汉竹编著●健康爱家系列

刘乃刚 胡波 主编

精准取穴专家教：

视频版

汉竹图书微博
http://weibo.com/hanzhutushu

江苏凤凰科学技术出版社
全国百佳图书出版单位

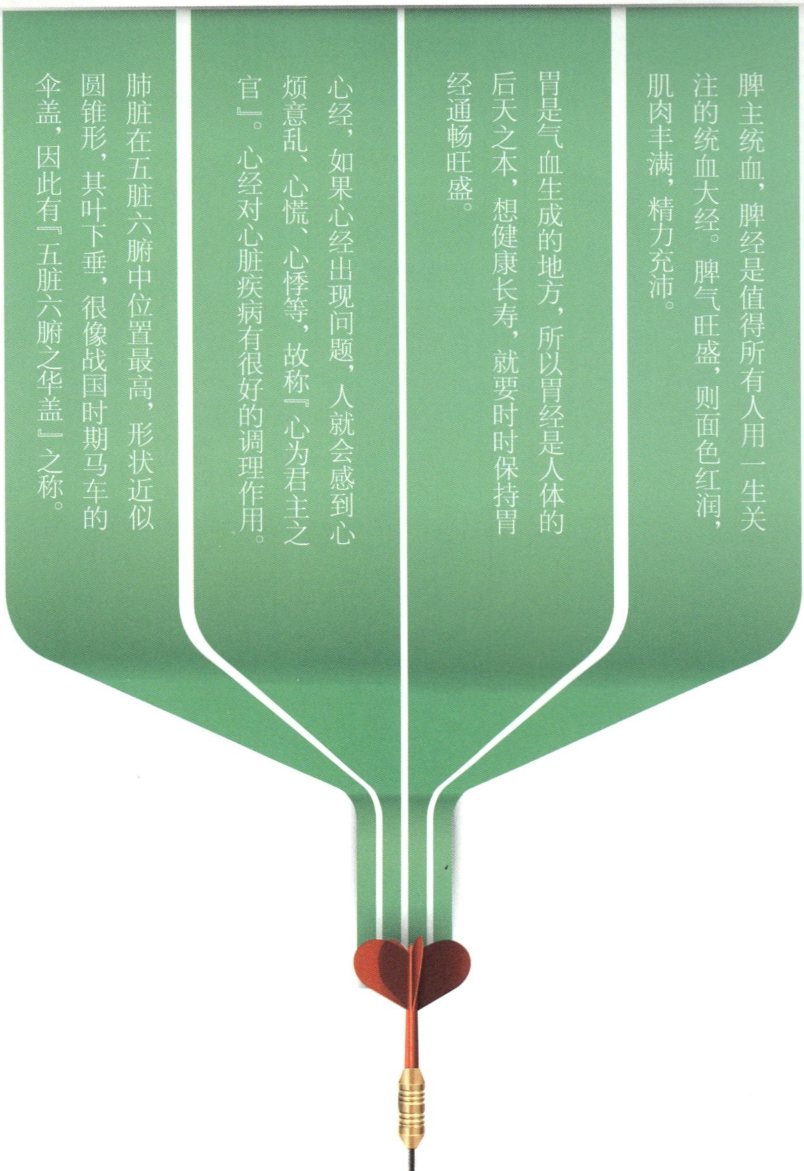

主　编：刘乃刚　胡　波

副主编：马本绪　张慧方　刘婉宁

编　委：王　旭　李　辉　史榕荇　张永旺　陈　剑　刘　畅
黄煜升　刘卫东　丁海涛　贾云芳　王鹰雷　唐学章

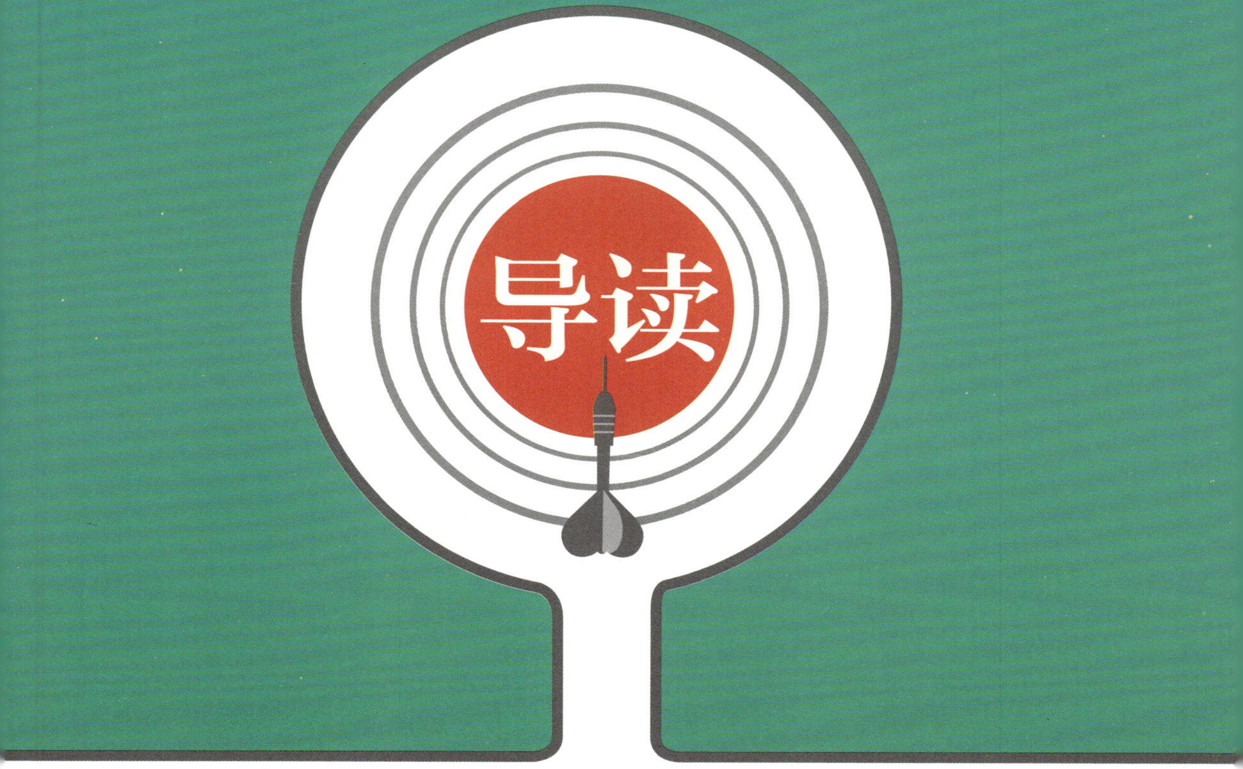

取穴，不知道位置怎么办？

祛病，不知道按摩哪个穴位怎么办？

文字晦涩，图片粗略，穴位找不准怎么办？

……

别担心，对于这些常见问题，本书帮您解决。

书中共收录了十四经脉所属腧穴 362 个、经外奇穴 46 个，对每个穴位都提供了精准定位法、快速取穴法，并配有骨骼肌肉图、真人示范图。一穴双解，一穴双图，图文并茂，达到易学易用的目的。此外，每个穴位都注有功效、主治病症，以便您查阅和使用。

本书的特别之处是，书中的 406 个穴位全部附有专家取穴演示视频，还介绍了人体 14 条经络的保养宜忌，无论您是中医爱好者，还是零基础初学者，都可以轻松、快速学会取穴按摩，在家就能进行经络保健。

目录

第四章 足阳明胃经 /20

第五章 足太阴脾经 /38

第六章 手少阴心经 /48

第七章 手太阳小肠经 /54

第九章 足少阴肾经 /90

第十章 手厥阴心包经 /102

第十一章 手少阳三焦经 /108

第十二章 足少阳胆经 /118

第十三章 足厥阴肝经 /136

第十四章 任脉 /144

第十五章 督脉 /154

第十六章 经外奇穴 /167

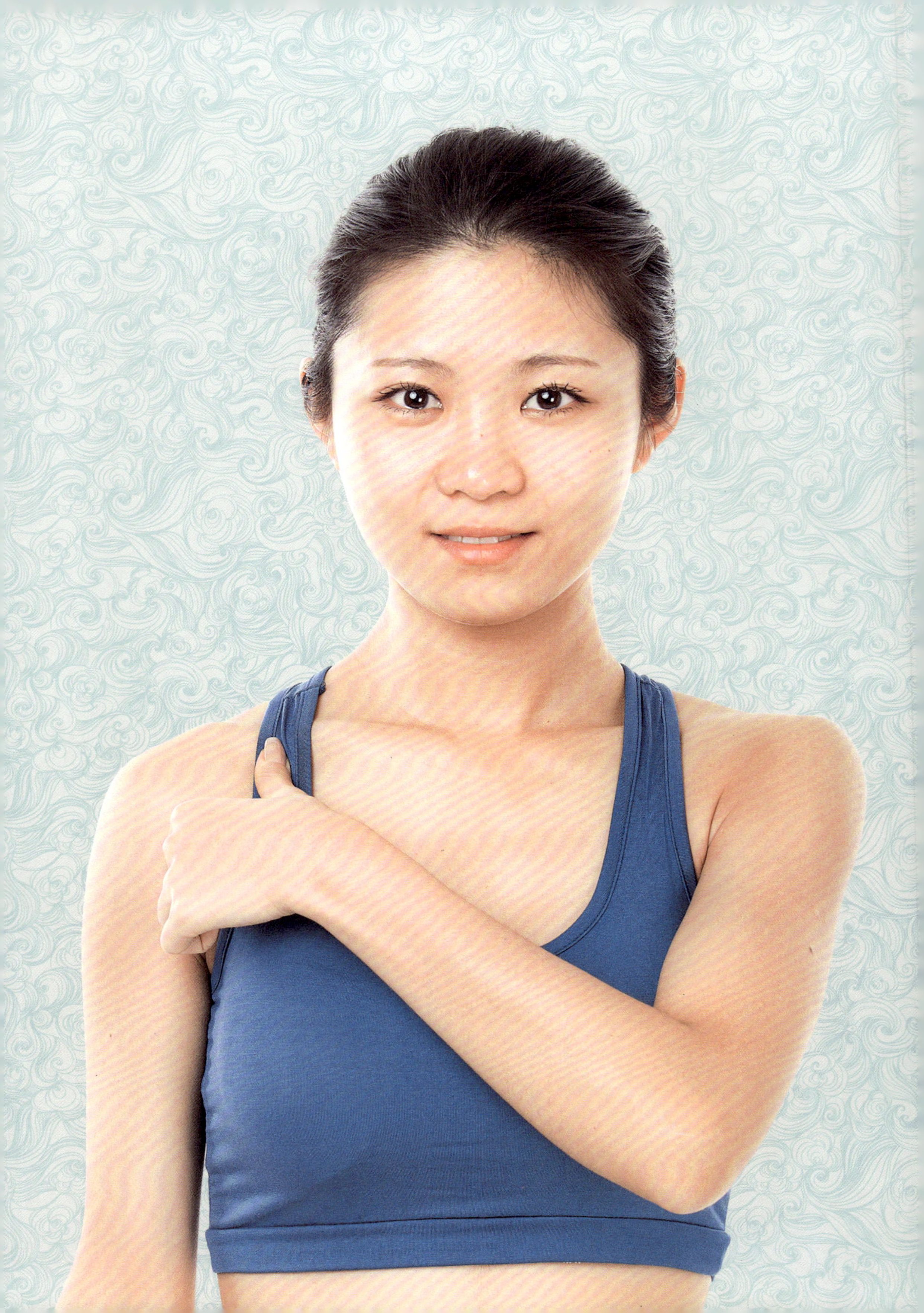

第一章　常用取穴定位法

体表解剖标志定位法

体表解剖标志定位法以体表解剖学的各种体表标志为依据来确定穴位，可分为固定标志和活动标志两种。

固定标志：指各部位由骨节和肌肉所形成的突起、凹陷及五官轮廓、发际、指（趾）甲、乳头、脐窝等可作取穴标志。如两眉间取印堂，两乳头间取膻中，腓骨头（位于小腿外侧部）前下方凹陷处取阳陵泉。

活动标志：指各部位的关节、肌腱、肌肉、皮肤在活动过程中出现的空隙、凹陷、皱纹、尖端等。如屈肘时在肘横纹外侧端凹陷处取曲池，张口时在耳屏与下颌关节之间的凹陷处取听宫。

“骨度”折量定位法

“骨度”折量定位法是指将全身各部位以骨节为主要标志规定其长短，并依其比例折算作为定穴的标准。按照此种方法，不论男女、老少、高矮、胖瘦，折量的分寸都是一样的，从而很好地解决了在不同人身上定穴的难题。

部位	起止点	骨度（寸）	度量
头面部	前发际正中至后发际正中	12	直寸
	眉间（印堂）至前发际正中	3	直寸
	两额角发际（头维）之间	9	横寸
	耳后两乳突（完骨）之间	9	横寸
胸腹胁部	胸骨上窝（天突）至剑胸结合中点（歧骨）	9	直寸
	剑胸结合中点（歧骨）至脐中	8	直寸
	脐中至耻骨联合上缘（曲骨）	5	直寸
	两乳头之间	8	横寸
	两肩胛骨喙突内侧缘之间	12	横寸
背腰部	肩胛骨内侧缘至后正中线	3	横寸

（续表）

部位	起止点	骨度（寸）	度量
上肢部	腋前、后纹头至肘横纹（平尺骨鹰嘴）	9	直寸
	肘横纹（平尺骨鹰嘴）至腕掌（背）侧远端横纹	12	直寸
下肢部	耻骨联合上缘至髌底	18	直寸
	髌底至髌尖	2	直寸
	髌尖（膝中）至内踝尖 15 寸（胫骨内侧髁下方（阴陵泉穴）至内踝尖为 13 寸）	15	直寸
	股骨大转子至腘横纹（平髌尖）	19	直寸
	臀沟至腘横纹	14	直寸
	腘横纹（平髌尖）至外踝尖	16	直寸
	内踝尖至足底	3	直寸

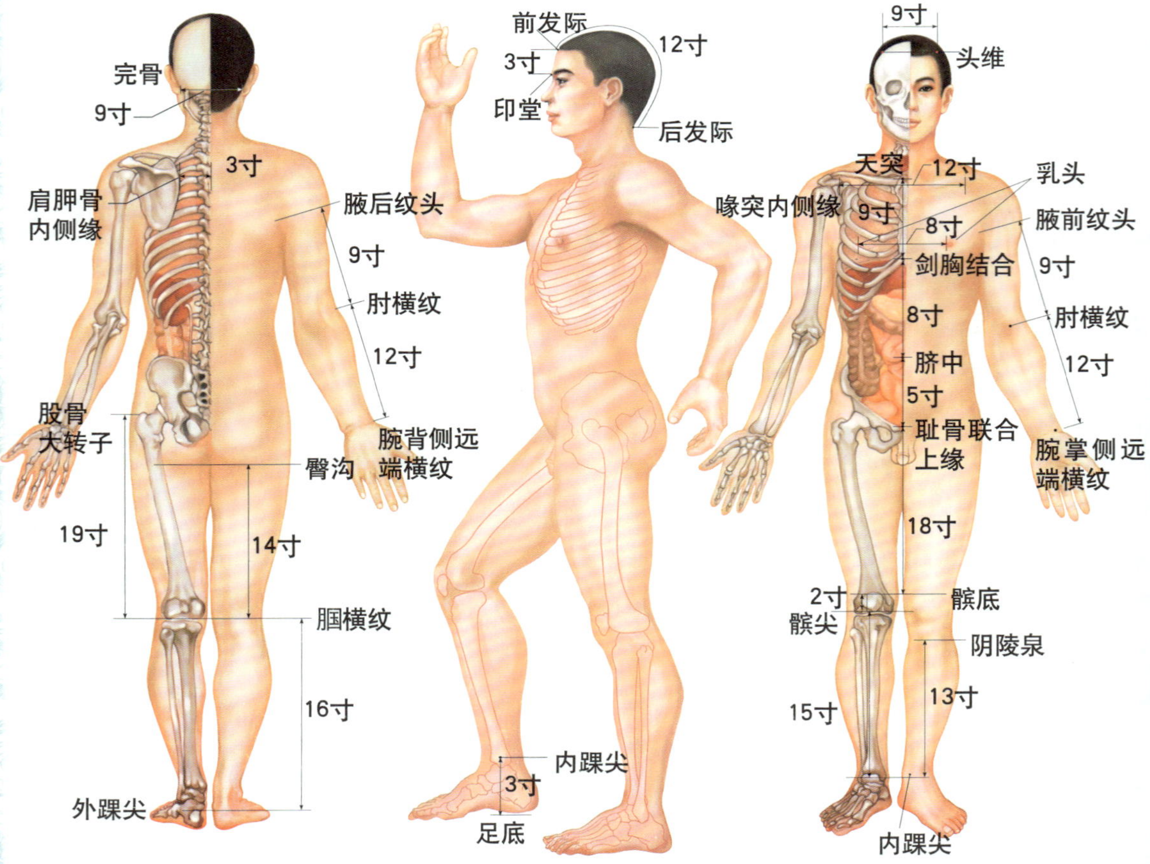

“指寸”定位法

“指寸”定位法是一种简易的取穴方法，即依照被取穴者本人手指的长度和宽度为标准来取穴。

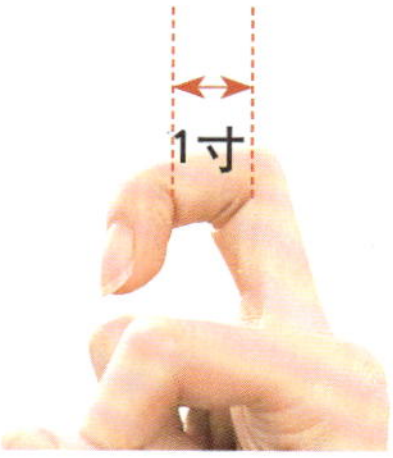

中指同身寸，以被取穴者中指中节屈曲时内侧两端纹头之间距离为1寸。此法可用于腰背部和四肢等部位。

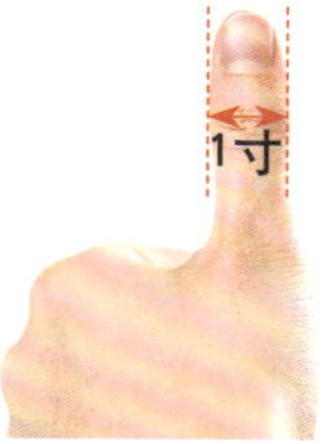

拇指同身寸，以被取穴者大拇指指间关节的横向宽度为1寸。此法常用于四肢部位。

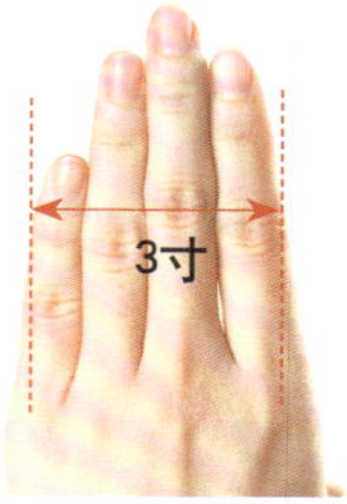

横指同身寸，又称一夫法，将被取穴者的食指、中指、无名指、小指并拢，以中指中节横纹处为标准，四指的宽度为3寸。

简便取穴法

简易取穴法是临床上常用的一种简便易行的取穴法，虽然不适用所有的穴位，但是操作方便，容易记忆。

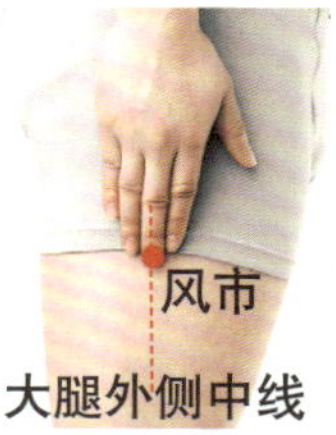

风市：直立垂手，手掌并拢伸直，中指尖处即是。

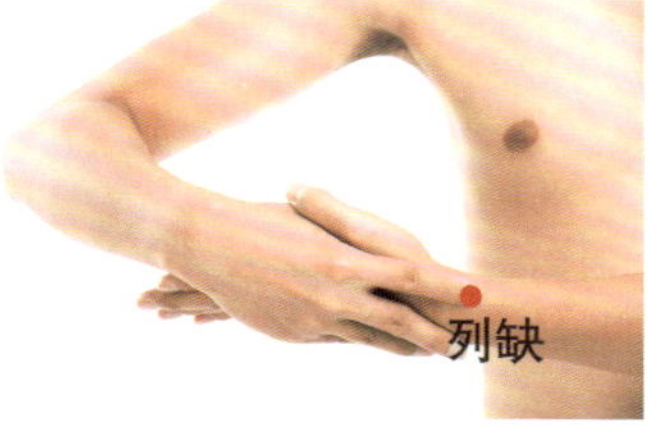

列缺：两手虎口相交，一手食指压另一手桡骨茎突上，食指尖到达处即是。

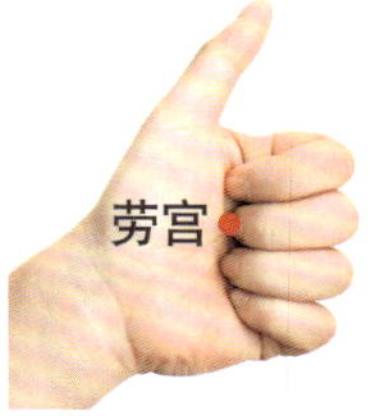

劳宫：握拳，中指指尖压在掌心的第一横纹处即是。

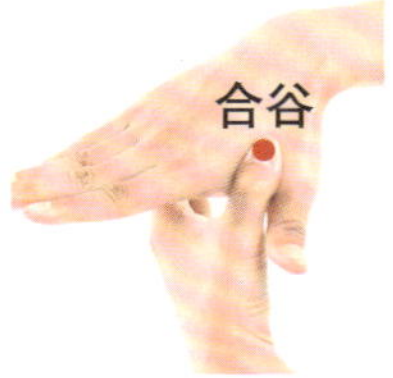

合谷：以一手拇指指间横纹对准另一手拇指、食指之间的指蹼，指尖点到处即是。

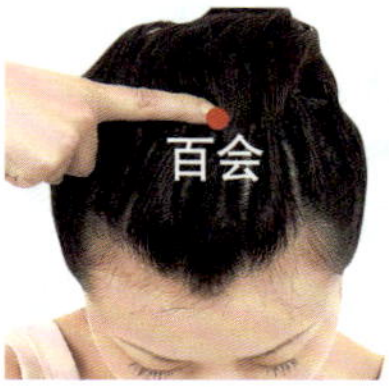

百会：两耳尖与头正中线相交处，按压有凹陷处即是。

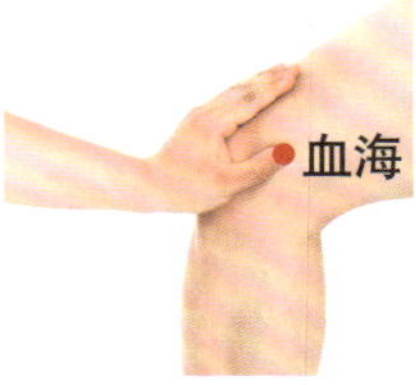

血海：屈膝90°，手掌伏于膝盖上，拇指与其他四指成45°，拇指尖处即是。

第二章 手太阴肺经

手太阴肺经是十二经脉循行的起始经脉，经脉的循行与肺脏相连，并向下与大肠相联络，肺与大肠是相表里的脏腑。肺脏在五脏六腑中位置最高，呈现圆锥形，其叶下垂，像战国时期马车的伞盖，因此有“五脏六腑之华盖”之称。

肺经上潜伏的疾病

肺经和肺、大肠、喉咙等器官联系密切，肺经畅通，也就保证了这些相关器官的功能正常。当肺经异常不通时，人的身体就会出现以下疾病。

经络症：沿肺经所过部位疼痛，一般出现在锁骨上窝、上臂、前臂内侧上缘。

脏腑症：如咳嗽、气短、怕冷等症状。

情志病：肺气虚时，会产生伤心、心理压力大等情绪；肺气过盛时，则会产生自负、狂妄的情绪。

皮肤病：如过敏性皮炎、色斑、面色暗沉等。

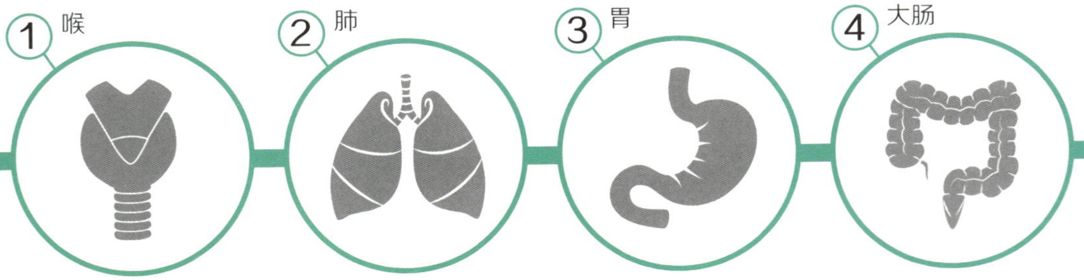

手太阴肺经速记

穴位	一侧 11 个，左右共 22 个	**首穴**	中府
上肢	一侧 9 个，左右共 18 个	**末穴**	少商
前胸	一侧 2 个，左右共 4 个	**联系脏腑**	胃、肺、喉、大肠

经穴歌诀

手太阴肺十一穴，
中府云门天府诀，
侠白尺泽孔最存，
列缺经渠太渊涉，
鱼际少商如韭叶，
左右二十二孔穴。

寅时（3:00~5:00）

肺经当令，经脉气血循行流注至**肺经**，但此时人已进入深度睡眠状态，该时段**不宜进行保养**。

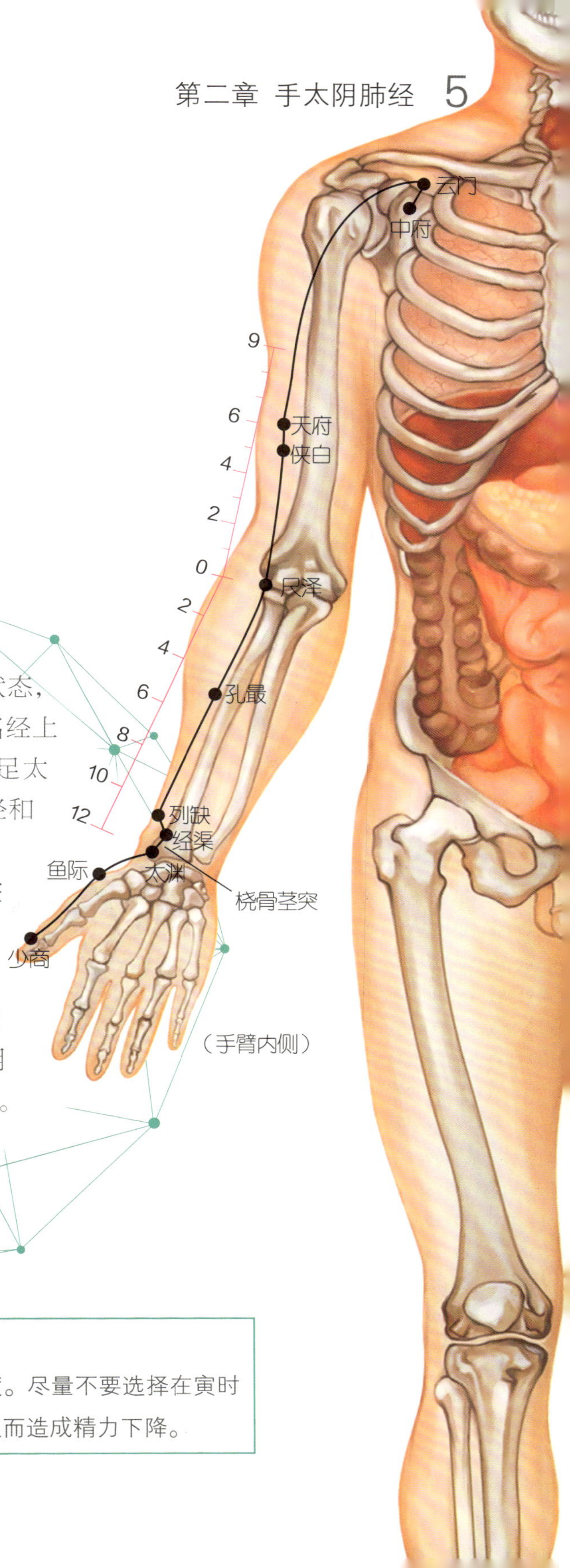

5 保养肺经的最佳方法

- 因为寅时人已经进入睡眠状态，不宜保养肺经，但可从同名经上找，也就是上午 9:00~11:00 足太阴脾经当令的时段，对肺经和脾经进行拍打或按摩。
- 肺经位于上肢内侧，平常空闲时间就可以用手掌拍一拍肺经循行部位，力度要轻。
- 人的肺气不会变多，只会变少，轻度拍打是补气，而用力过重的话，就会“泻”气。每次轻轻拍打 1~3 分钟即可。

保养禁忌

拍打肺经循行部位时，不可用力过度。尽量不要选择在寅时拍打或按摩，以免影响睡眠质量，反而造成精力下降。

中府 LU1

功效

止咳平喘 清泻肺热 通经活络

主治

肺炎 哮喘 胸痛 肺结核 支气管扩张 咳嗽 气喘

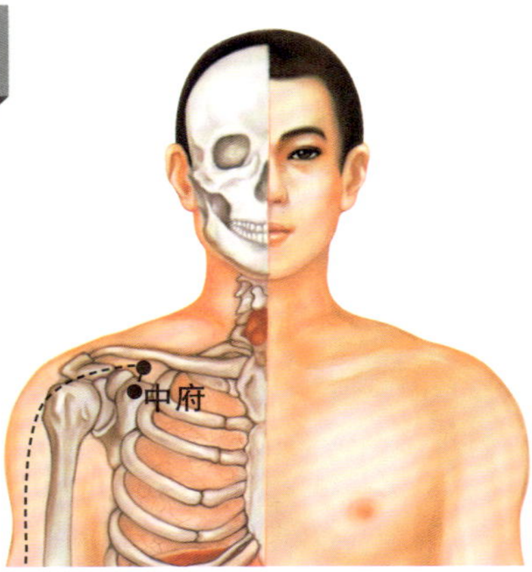

精准定位：在胸部，横平第 1 肋间隙，锁骨下窝外侧，前正中线旁开 6 寸。

快速取穴：正立，锁骨外侧端下方有一凹陷，该处再向下 1 横指处即是。

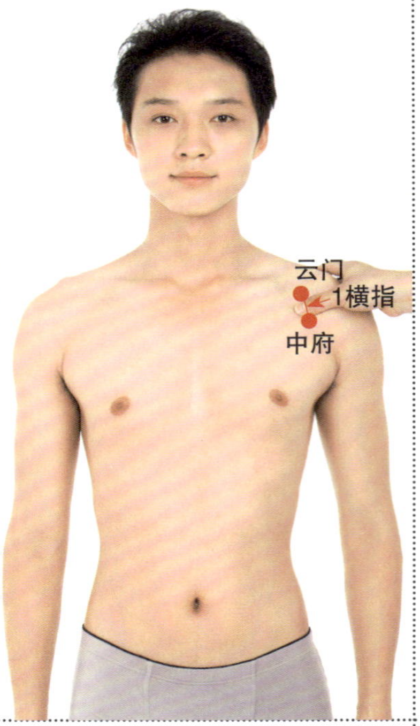

云门 LU2

功效

止咳平喘 清肺理气 泻四肢热

主治

咳嗽 气喘 胸痛 肩痛 肩关节内侧痛 胁痛

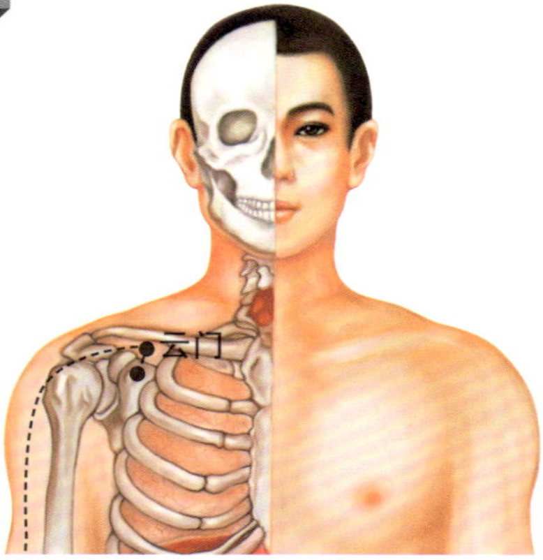

精准定位：在胸部，锁骨下窝凹陷处，肩胛骨喙突内侧缘，前正中线旁开 6 寸。

快速取穴：正立，挺胸，锁骨外侧端下方的三角形凹陷处即是。

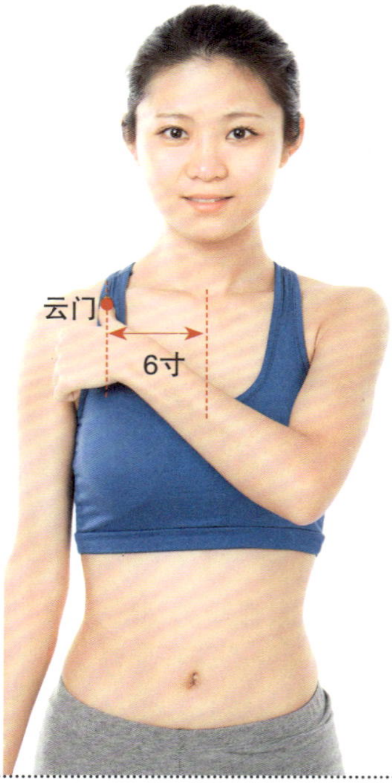

天府 LU3

功效

调理肺气 安神定志

主治

咳嗽 气喘 鼻塞

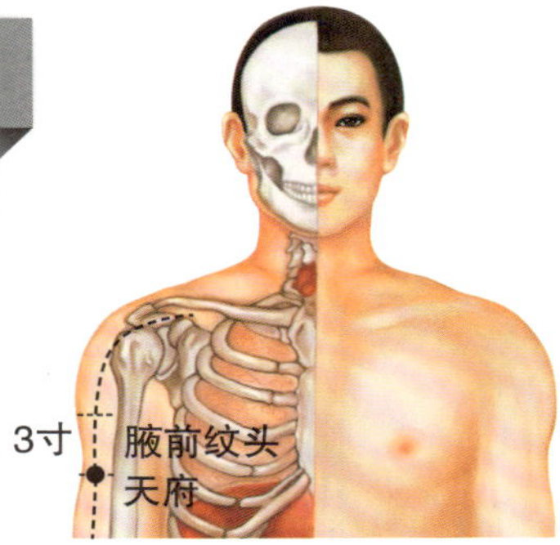

精准定位：在臂前区，腋前纹头下 3 寸，肱二头肌桡侧缘处。

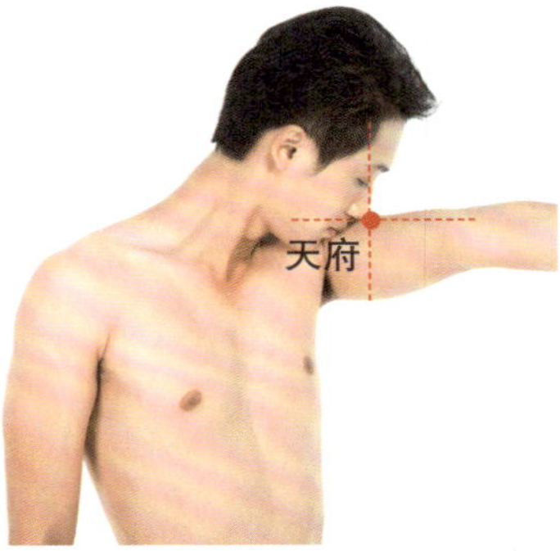

快速取穴：臂向前平举，俯头。鼻尖接触上臂内侧处即是。

侠白 LU4

功效

止咳平喘 宣肺理气

主治

咳嗽 气喘 胸闷

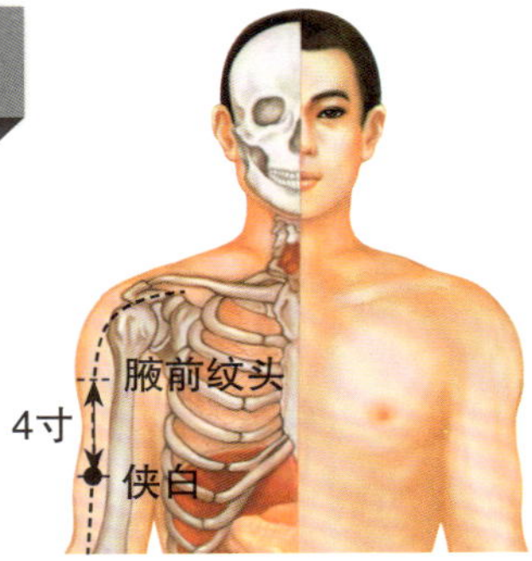

精准定位：在臂前区，腋前纹头下 4 寸，肱二头肌桡侧缘处。

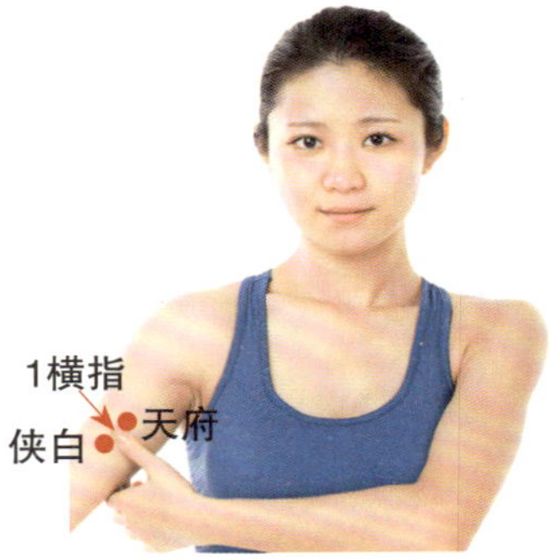

快速取穴：先找到天府穴，向下 1 横指处即是。

尺泽 LU5

功效

清热和胃 通络止痛

主治

气喘 胸部胀满

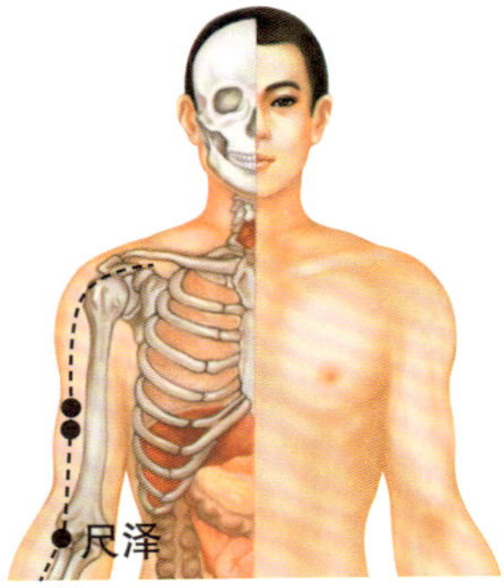

精准定位：在肘区，肘横纹上，肱二头肌腱桡侧缘凹陷中。

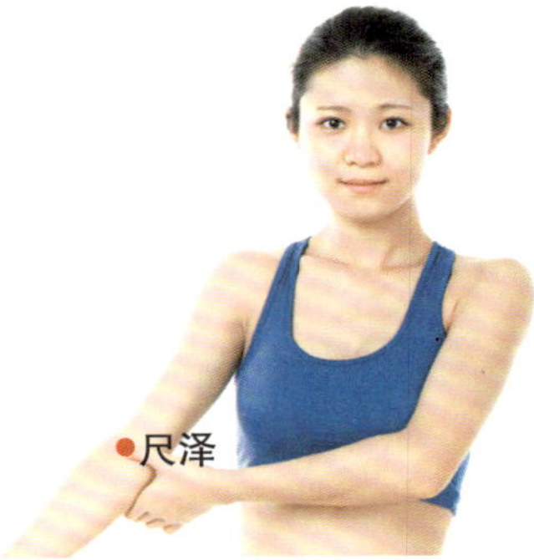

快速取穴：先找到肱二头肌肌腱，在其桡侧的肘横纹中取穴。

孔最 LU6

功效

清热止血 润肺理气

主治

咳嗽 咯血 肘臂痛

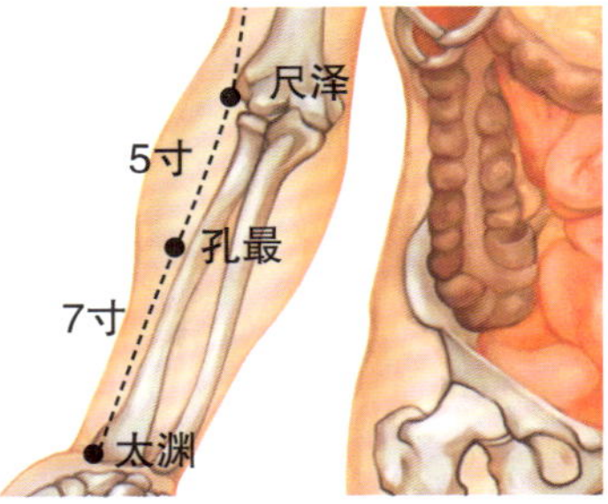

精准定位：在前臂前区，腕掌侧远端横纹上 7 寸，尺泽穴（LU5）与太渊穴（LU9）连线上。

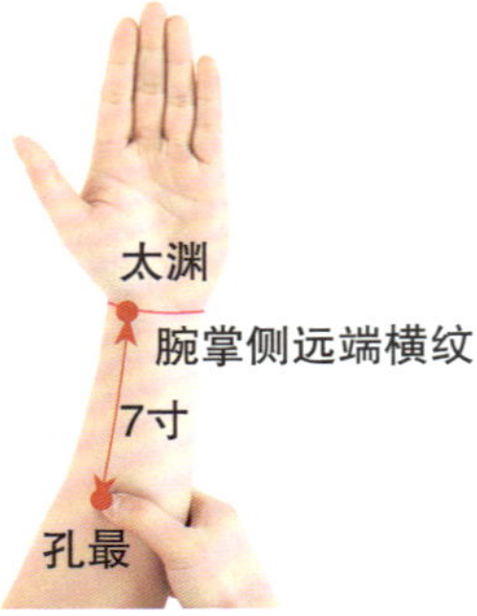

快速取穴：手臂前伸，于腕掌侧远端横纹处定太渊穴，太渊穴上 7 寸即是。

列缺 LU7

功效

止咳平喘 通经活络

主治

偏、正头痛 落枕

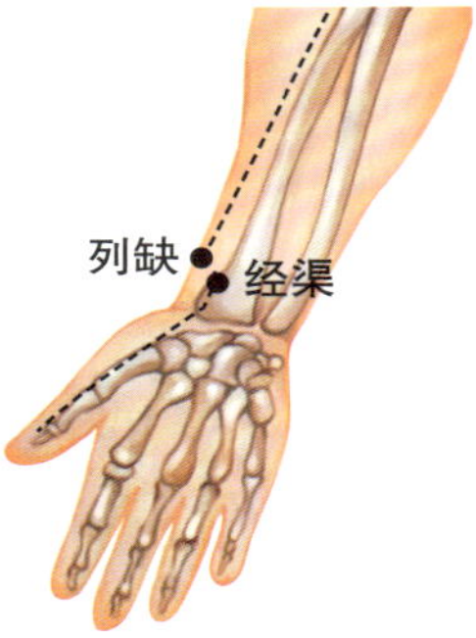

精准定位：在前臂，腕掌侧远端横纹上 1.5 寸，拇长展肌腱沟的凹陷中。

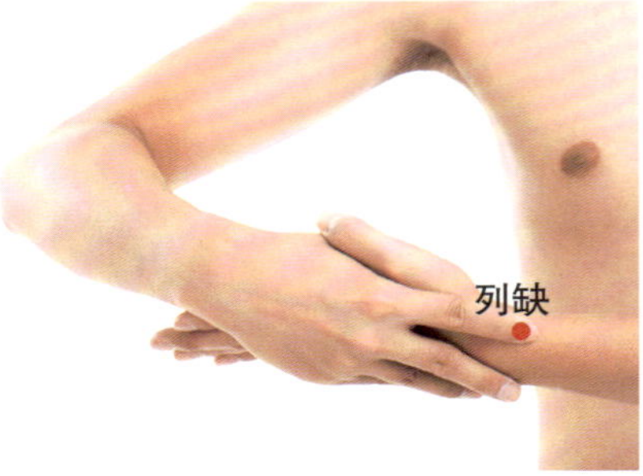

快速取穴：两手虎口相交，一手食指压另一手桡骨茎突上，食指尖到达处即是。

经渠 LU8

功效

宣肺利咽 降逆平喘

主治

胸部胀满 胸背痛

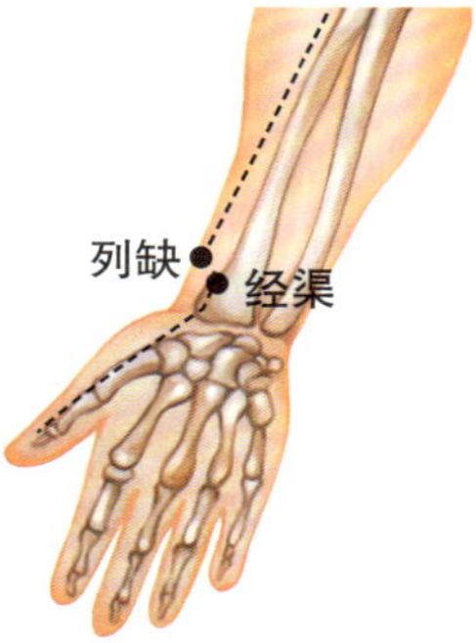

精准定位：在前臂前区，腕掌侧远端横纹上 1 寸，桡骨茎突与桡动脉之间。

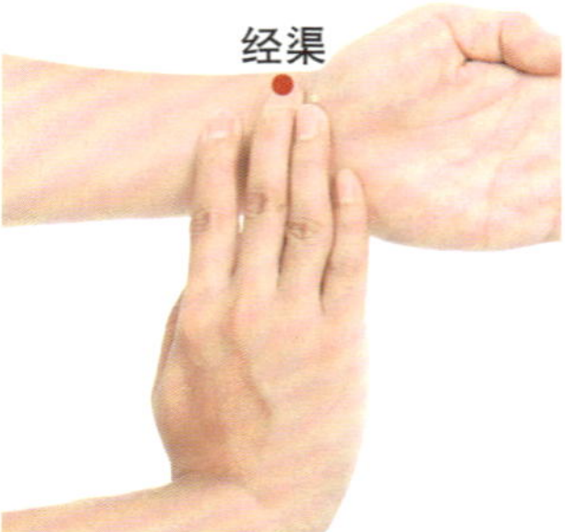

快速取穴：伸手，掌心向内，用一手给另一手把脉，中指指端所在位置即是。

太渊 LU9

功效

止咳化痰 通调血脉

主治

心动过速 膈肌痉挛

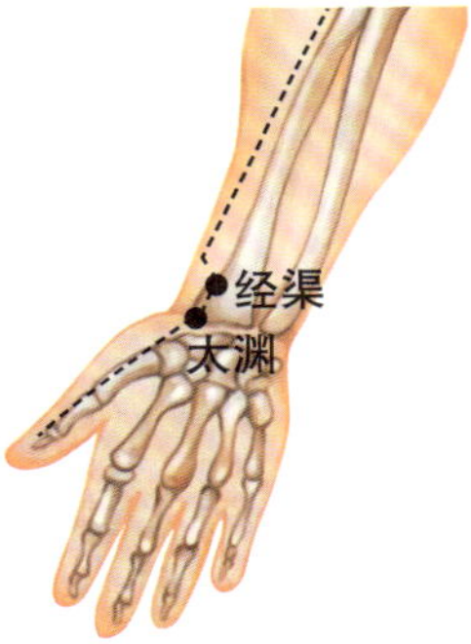

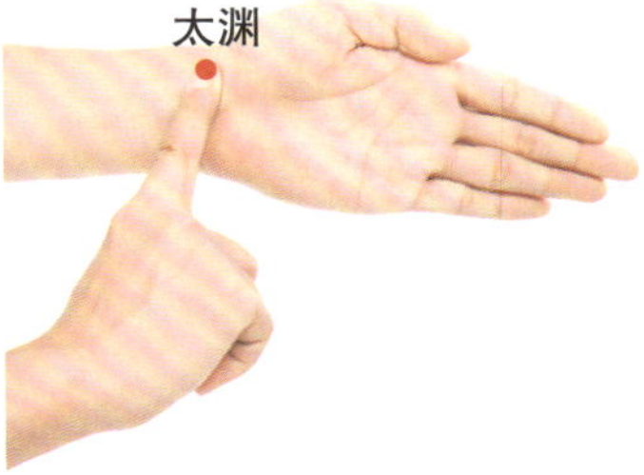

精准定位：在腕前区，桡骨茎突与舟状骨之间，拇长展肌腱尺侧凹陷中。

快速取穴：掌心向内，腕横纹外侧摸到桡动脉，其外侧即是。

鱼际 LU10

功效

清热利咽 止咳平喘

主治

咳嗽 咯血 发热

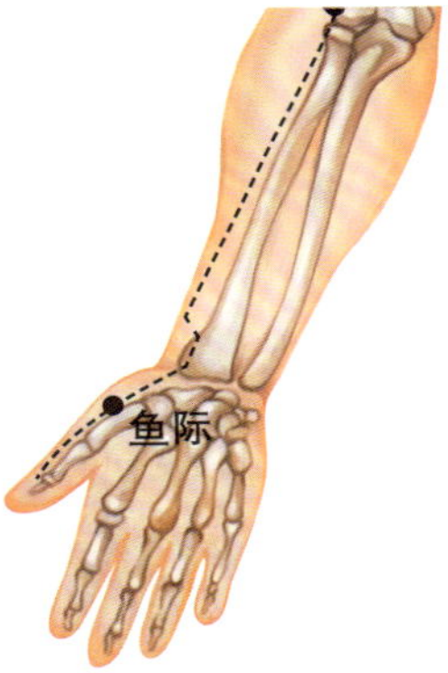

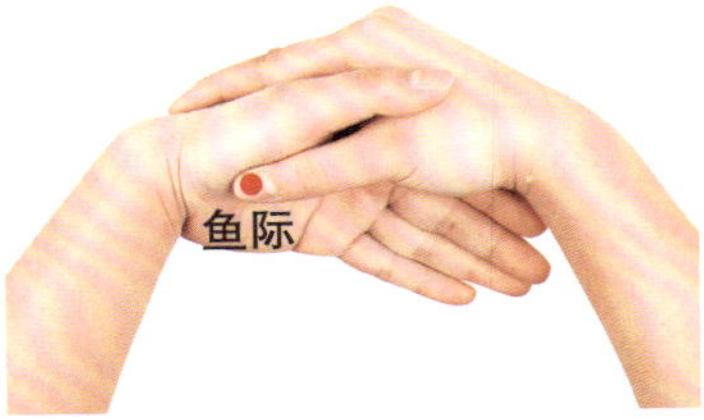

精准定位：在手外侧，第 1 掌骨桡侧中点赤白肉际处。

快速取穴：手掌大鱼际隆起处外侧第 1 掌骨中点赤白肉际处。

少商 LU11

功效

解表清热 通利咽喉

主治

热病 中暑 呕吐

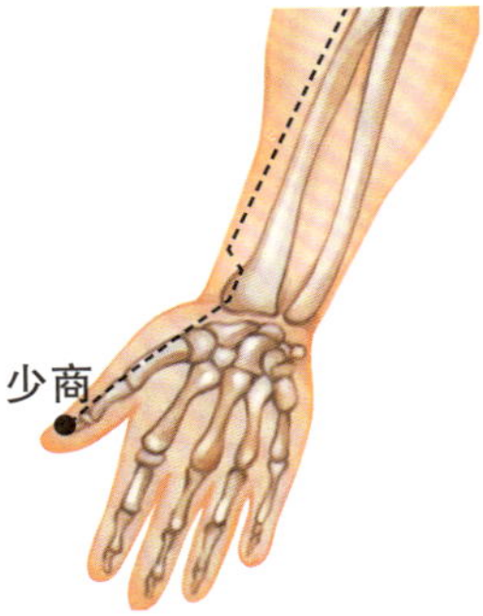

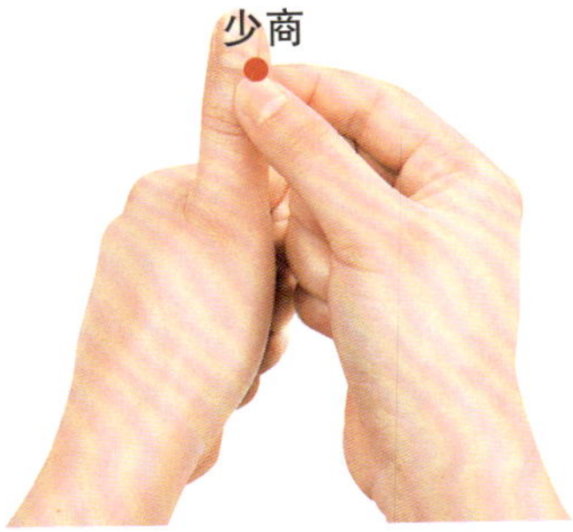

精准定位：在手指，拇指末节桡侧，指甲根角侧上方 0.1 寸（指寸）。

快速取穴：将拇指伸直，沿拇指指甲桡侧缘和下缘各作一切线，两线交点处。

第三章 手阳明大肠经

手阳明大肠经在食指与手太阴肺经衔接，联系的脏腑器官有口、下齿、鼻，属大肠，络肺，在鼻旁与足阳明胃经相接。大肠经对淋巴系统有自然保护功能，经常刺激可增强人体免疫力，因此可以说它是人体淋巴系统的保护神。

大肠经上潜伏的疾病

大肠经发生病变时，主要表现为以下疾病。

经络症：会导致手背、上肢、后肩等经络循行部位的疼痛和酸、胀、麻等不舒服的感觉。

脏腑症：肠鸣腹痛、便秘、泄泻、脱肛等。

五官病：眼睛发黄、口发干、流涕、牙龈肿痛或者咽喉肿痛等症。

亢进热证时症状：便秘、腹胀痛、头痛、肩与前臂部疼痛、指痛、体热、口干。

衰弱寒证时症状：便溏、腹泻、腹痛、晕眩、上肢无力、手足怕冷。

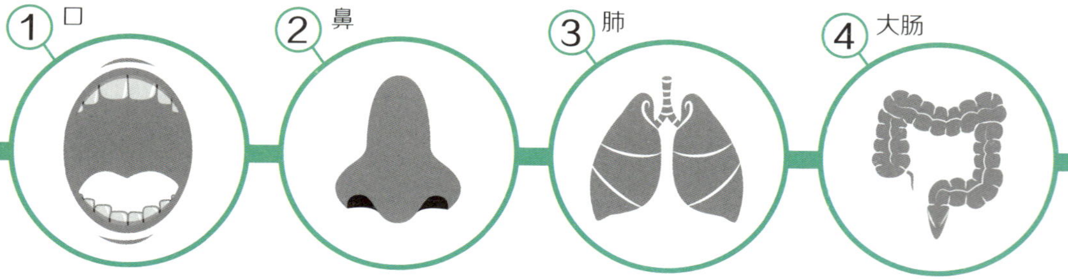

手阳明大肠经速记

穴位	一侧 20 个，左右共 40 个	**首穴**	商阳
上肢	一侧 15 个，左右共 30 个	**末穴**	迎香
前胸	一侧 5 个，左右共 10 个	**联系脏腑**	口、下齿、鼻、肺、大肠

经穴歌诀

二十大肠起商阳，
二间三间合谷藏，
阳溪偏历温溜济，
下廉上廉三里长，
曲池肘髎五里近，
臂臑肩髃巨骨当，
天鼎扶突禾髎接，
鼻旁五分迎香列。

卯时（5:00~7:00）

经脉气血循行流注至**大肠经**，大肠蠕动，排出**毒物渣滓**。

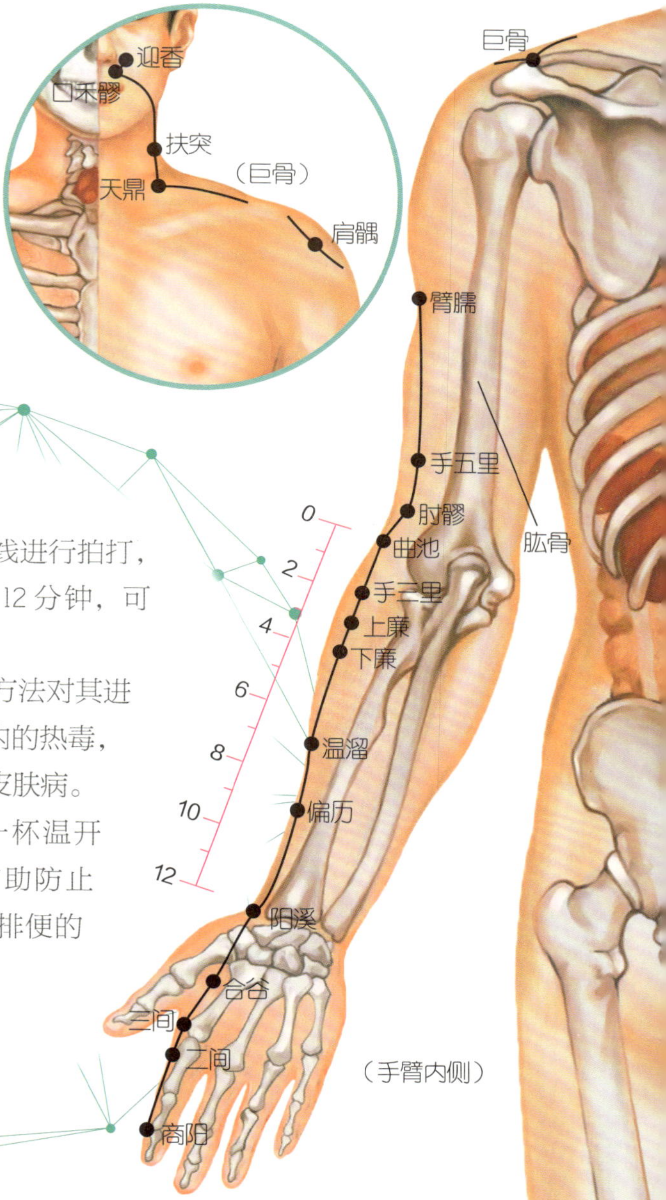

5 保养大肠经的最佳方法

- 沿着大肠经的循行路线进行拍打，每天拍打 1 次，每次 12 分钟，可双手交替进行。
- 也可用刮痧、按摩等方法对其进行刺激，可以清除体内的热毒，清洁血液通道，预防皮肤病。
- 清晨起床后宜先喝一杯温开水，可稀释血液，有助防止血栓形成。养成清晨排便的习惯。

保养禁忌

孕妇按摩应在医生指导下进行，特别是孕妇不适宜按摩、针灸或刺激合谷穴。有文献记载，孕妇针刺合谷穴可能导致流产。

商阳 LI1

功效

清热解表 利咽醒脑 苏厥开窍

主治

咽喉肿痛 热病

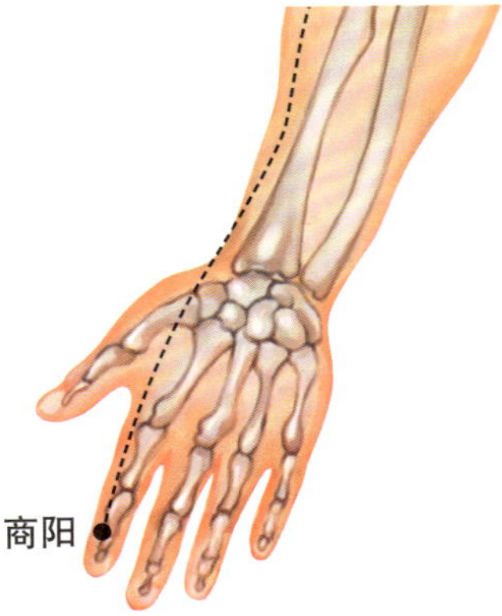

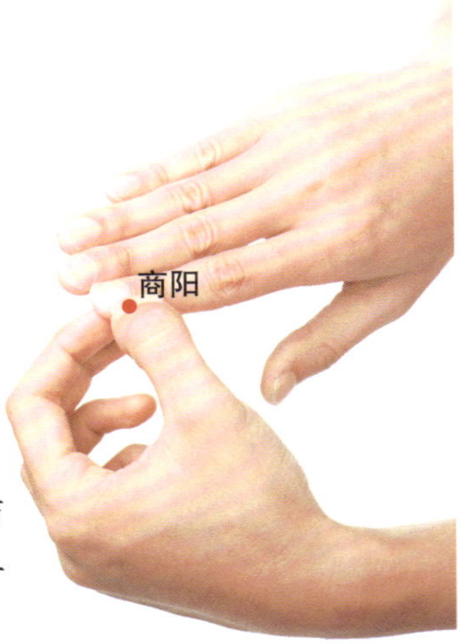

精准定位：在手指，食指末节桡侧，指甲根角侧上方 0.1 寸（指寸）。

快速取穴：食指末节指甲根角，靠拇指侧的位置。

二间 LI2

功效

解表 清热利咽 通络止痛

主治

齿痛 咽喉肿痛 口眼歪斜 目痛 热病

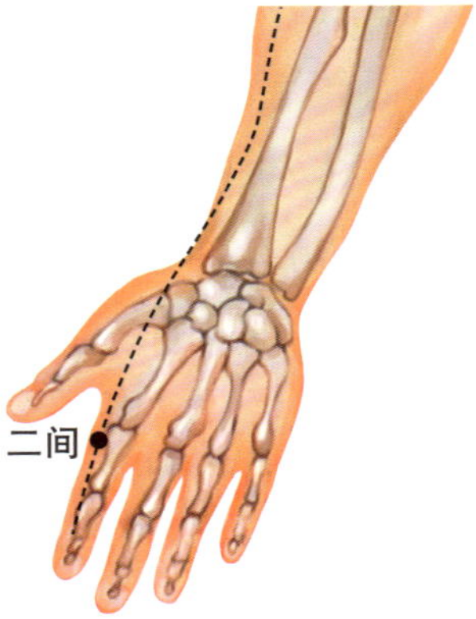

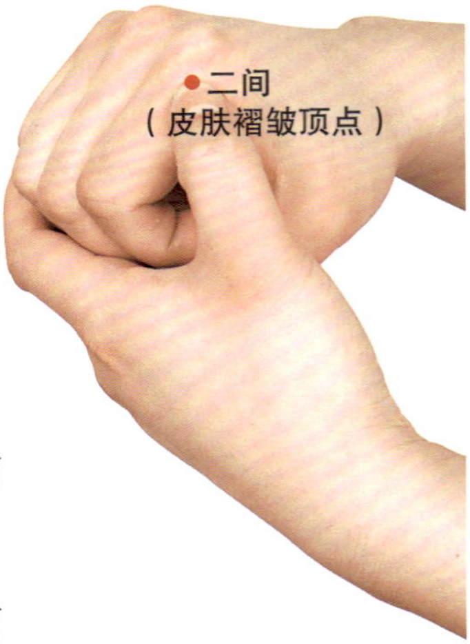

精准定位：在手指，第 2 掌指关节桡侧远端赤白肉际处。

快速取穴：握拳，第 2 掌指关节前缘，靠大拇指侧，触之有凹陷处即是。

三间 LI3

功效

泄热止痛 利咽平喘

主治

齿痛 咽喉肿痛

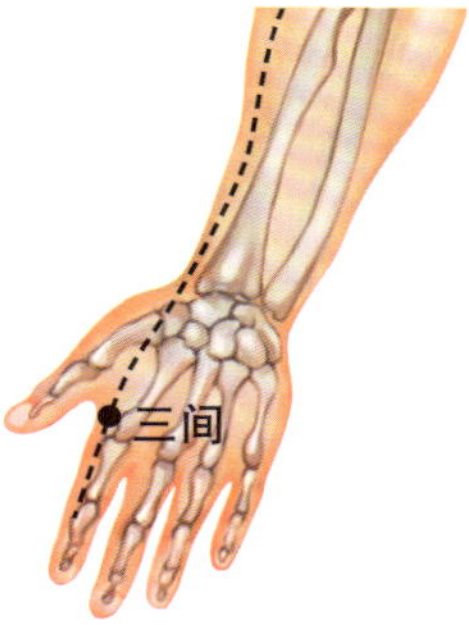

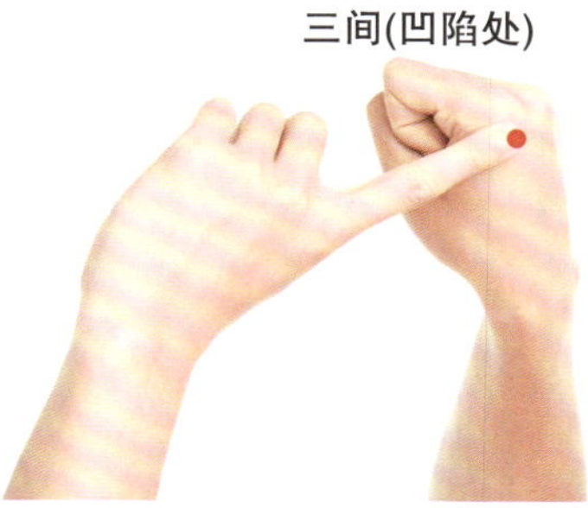

精准定位： 在手背，第 2 掌指关节桡侧近端凹陷中。

快速取穴： 微握拳，第 2 掌指关节后缘，触之有凹陷处即是。

合谷 LI4

功效

疏风解表 通络镇痛

主治

月经不调 脱肛

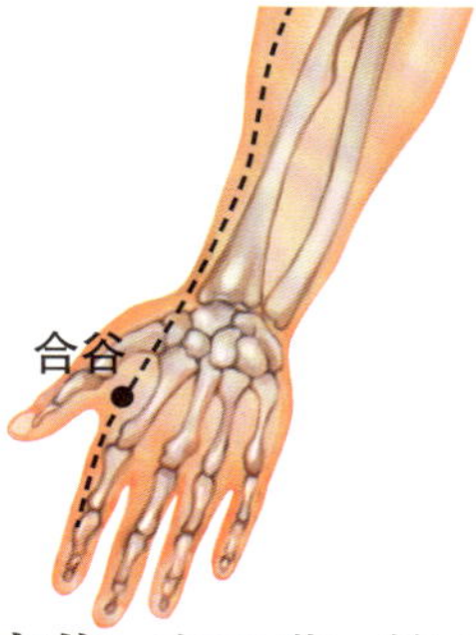

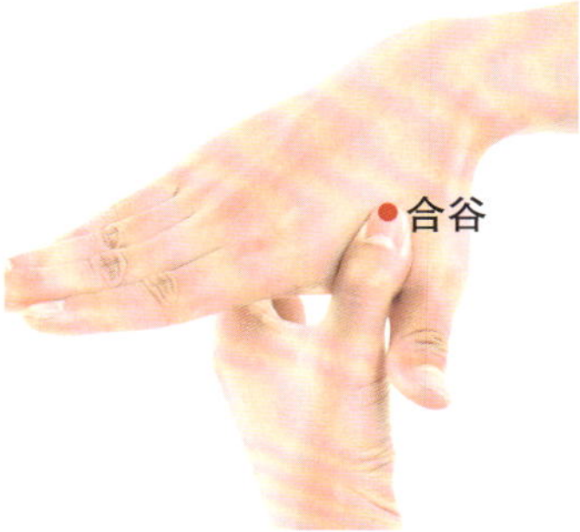

精准定位： 在手背，第 2 掌骨桡侧的中点处。

快速取穴： 右手拇指、食指张开呈 90°，左手拇指指间关节横纹压在右手虎口上，指尖点到处即是。

阳溪 LI5

功效

平肝潜阳 清热散风

主治

头痛 耳鸣 齿痛

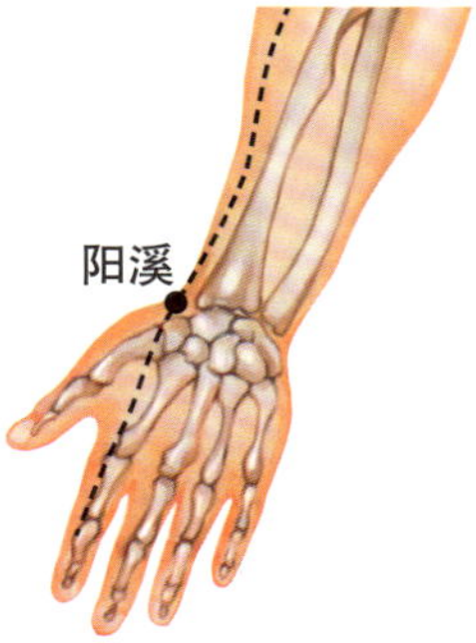

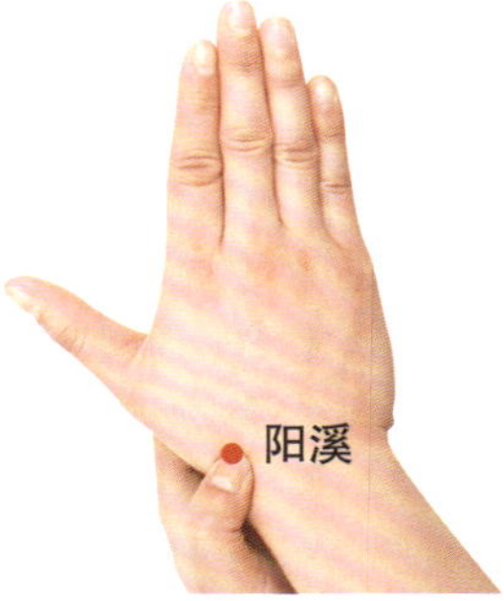

精准定位： 在腕区，腕背侧远端横纹桡侧，桡骨茎突远端，即“鼻烟窝”凹陷中。

快速取穴： 手掌侧放，拇指伸直向上翘起，腕背桡侧有一凹陷处即是。

偏历 LI6

功效

平肝潜阳 清热利尿
通经活络

主治

耳聋 耳鸣 鼻出血
目赤 喉痛 肠鸣腹痛

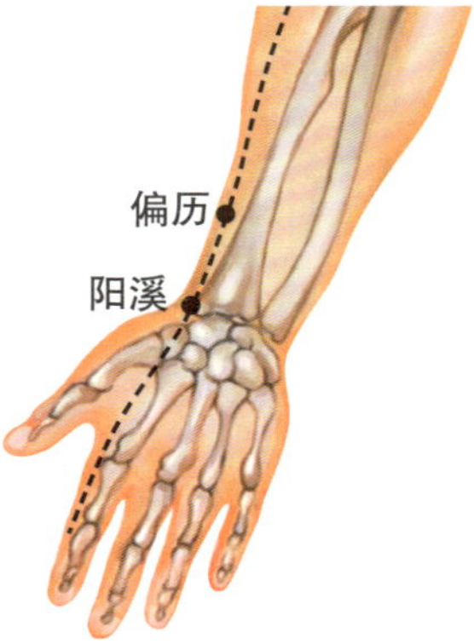

精准定位：在前臂，腕背侧远端横纹上 3 寸，阳溪穴（LI5）与曲池穴（LI11）连线上。

快速取穴：两手虎口垂直交叉，中指指端落于前臂背面处的凹陷处即是。

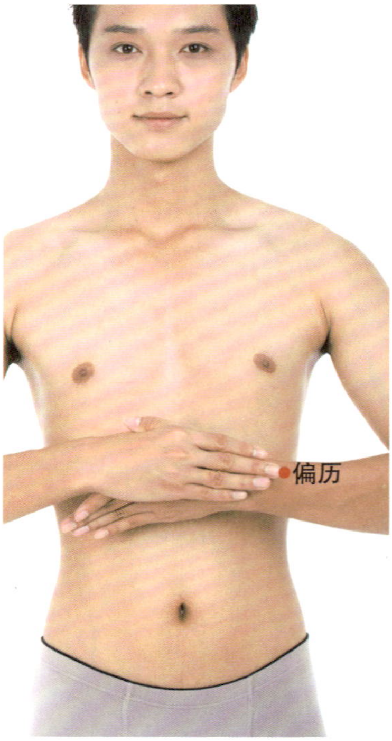

温溜 LI7

功效

平肝潜阳 清热止痛
理气和胃

主治

寒热头痛 面赤面肿
口舌痛 肩背疼痛
肠鸣腹痛

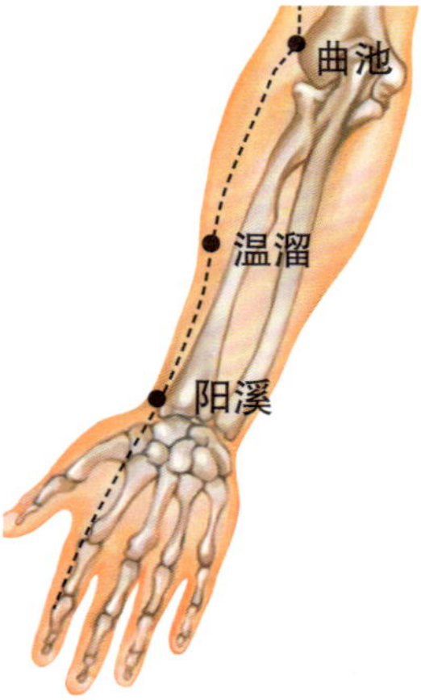

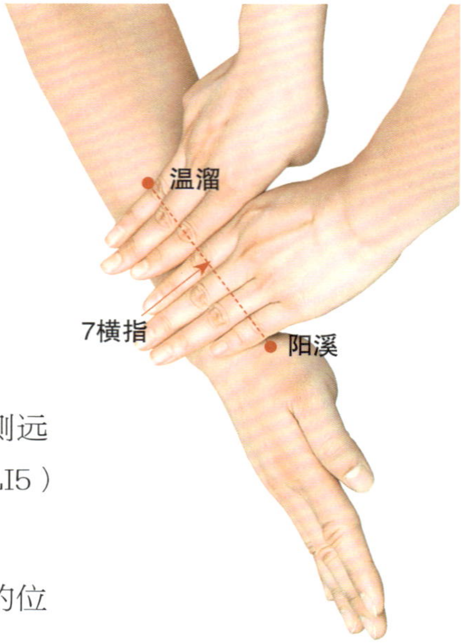

精准定位：在前臂，腕背侧远端横纹上 5 寸，阳溪穴（LI5）与曲池穴（LI11）连线上。

快速取穴：先确定阳溪穴的位置，向上 7 横指处即是。

下廉 LI8

功效

平肝潜阳 调理肠胃

主治

眩晕 腹痛 腹胀

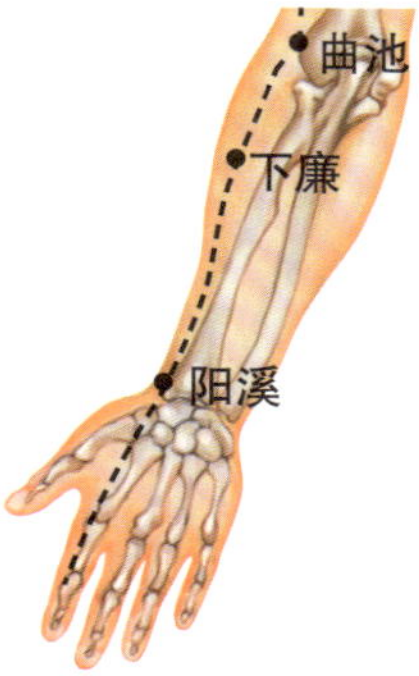

精准定位：在前臂，肘横纹下 4 寸，阳溪穴（LI5）与曲池穴（LI11）连线上。

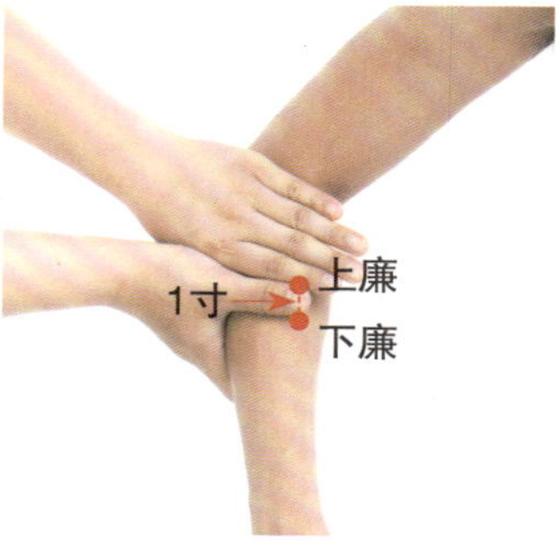

快速取穴：先找到上廉穴，向下 1 寸即是。

上廉 LI9

功效

祛风止痉 调理肠胃

主治

腹痛 腹胀 吐泻

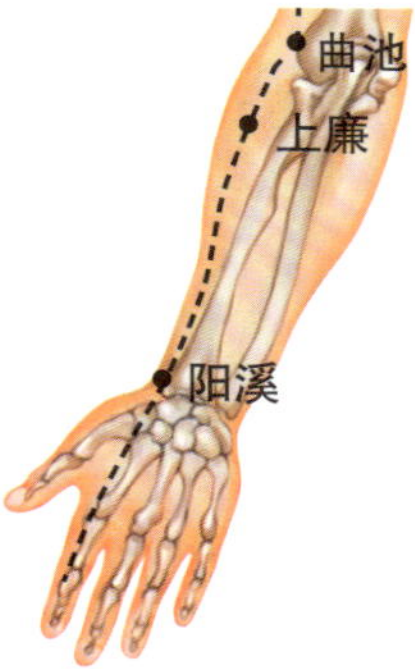

精准定位：在前臂，肘横纹下 3 寸，阳溪穴（LI5）与曲池穴（LI11）连线上。

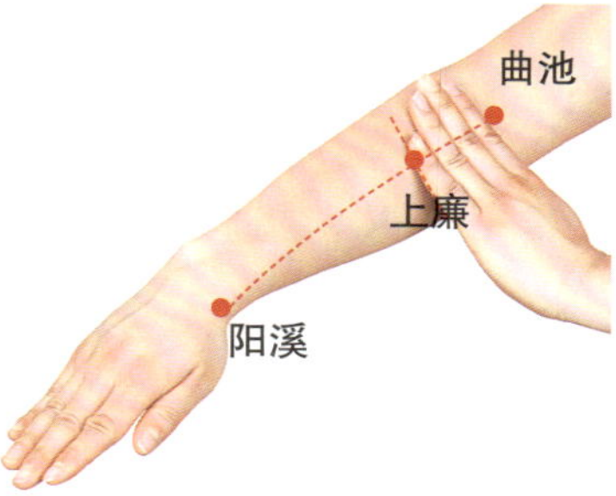

快速取穴：先找到曲池穴、阳溪穴，两者连线，曲池穴向下 4 横指处即是。

手三里 LI10

功效

通经活络 清热明目

主治

腹泻 半身不遂

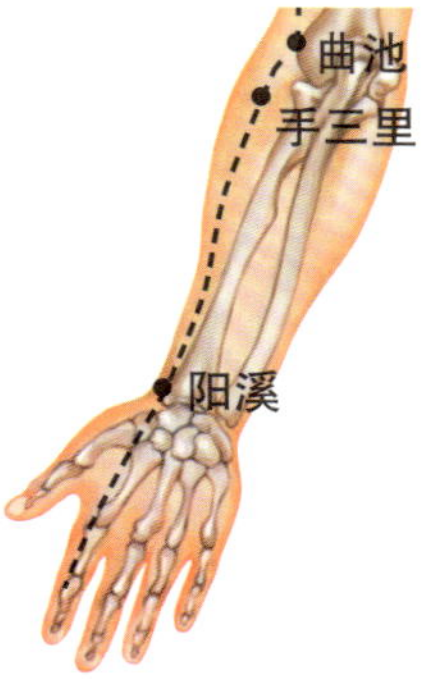

精准定位：在前臂，肘横纹下 2 寸，阳溪穴（LI5）与曲池穴（LI11）连线上。

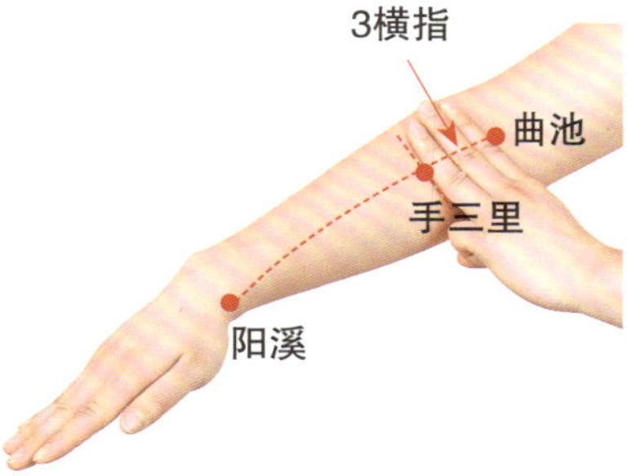

快速取穴：先找到曲池穴、阳溪穴，两者连线，曲池穴向下 3 横指即是。

曲池 LI11

功效

清热和营 理气和胃
降逆活络

主治

外感发热 咳嗽
气喘 腹痛 吐泻
齿痛 湿疹 痤疮
手臂肿痛 白癜风

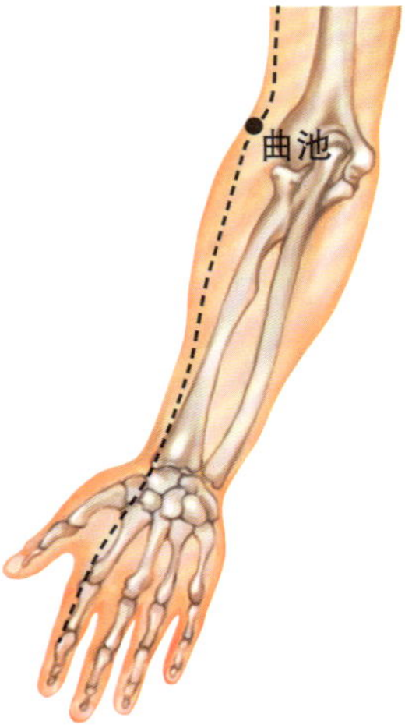

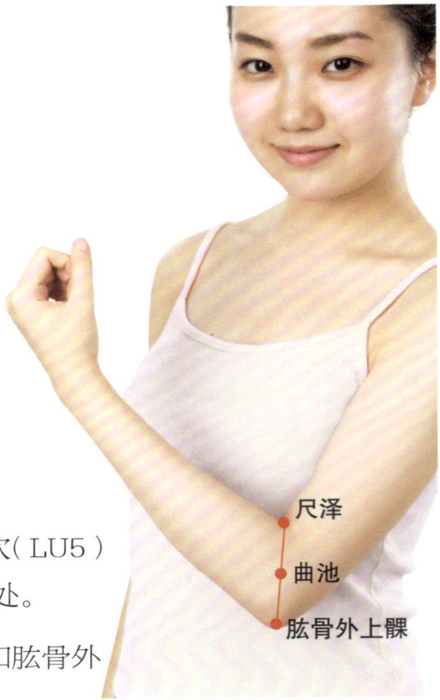

精准定位： 在肘区，尺泽穴（LU5）与肱骨外上髁连线的中点处。

快速取穴： 先找到尺泽穴和肱骨外上髁，其连线中点处即是。

肘髎 LI12

功效

息风止痉 舒筋活络
消肿散结

主治

肩臂、肘疼痛
上肢麻木 拘挛

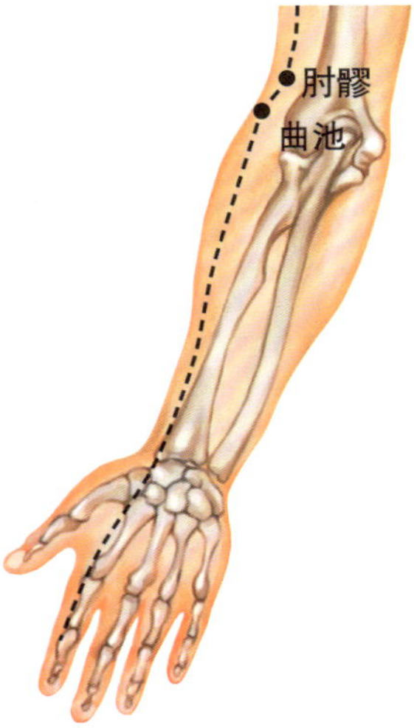

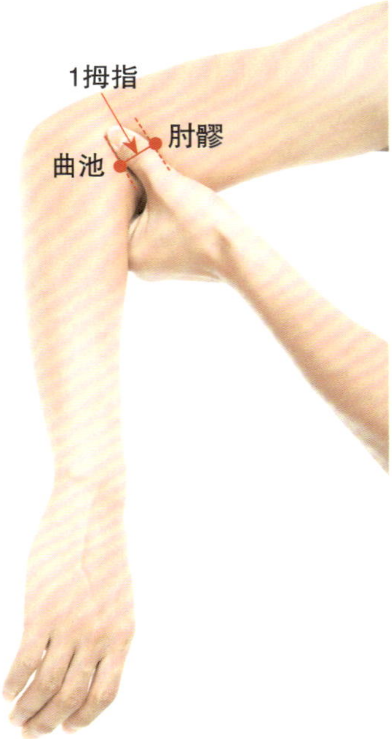

精准定位： 在肘区，肱骨外上髁上缘，髁上嵴的前缘。

快速取穴： 先找到曲池穴，向上 1 拇指同身寸处即是。

手五里 LI13

功效

通经活络 理气散结

主治

肘臂疼痛挛急 上肢不遂

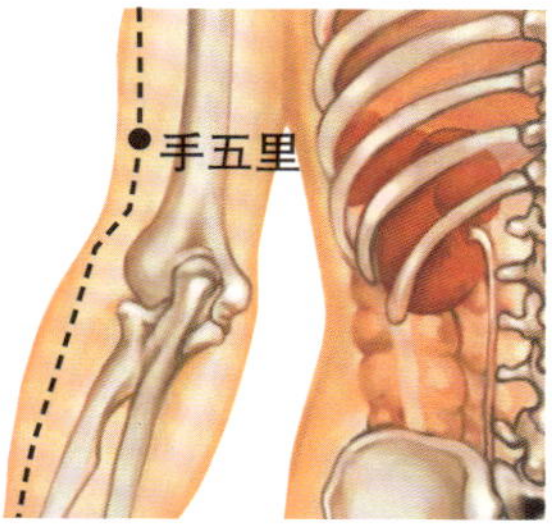

精准定位：在臂部，肘横纹上 3 寸，曲池穴（LI11）与肩髃穴（LI15）连线上。

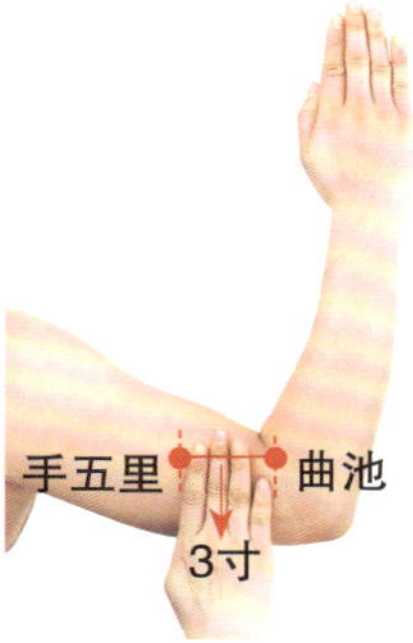

快速取穴：手臂外侧，曲池穴上 4 横指处。

臂臑 LI14

功效

通经活络 理气散结

主治

肩臂疼痛 手臂肿痛

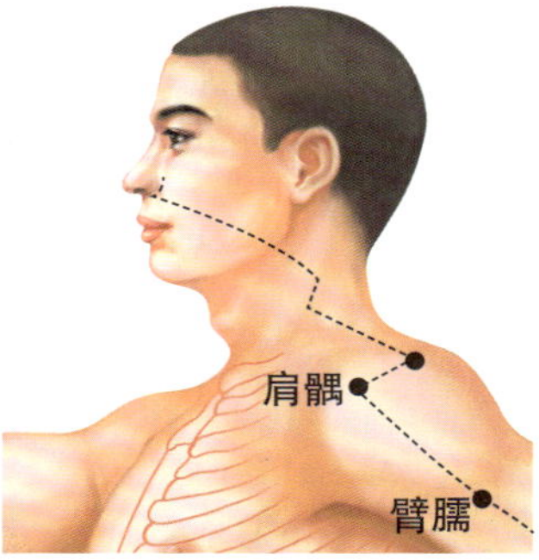

精准定位：在臂部，曲池穴（LI11）上 7 寸，三角肌前缘处。

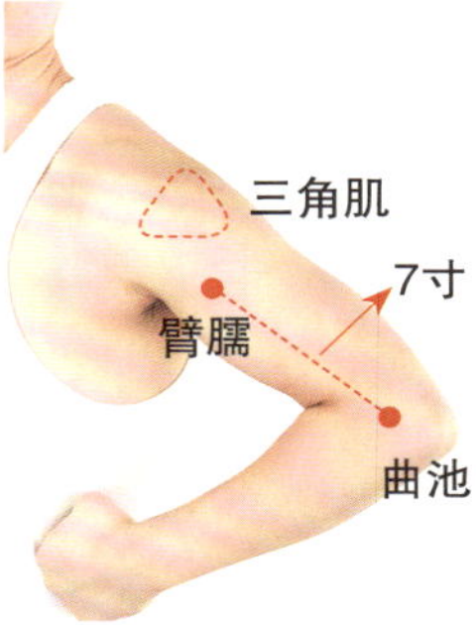

快速取穴：屈肘，紧握拳，在三角肌下端偏内侧取穴。

肩髃 LI15

功效

舒筋活络 祛风活血

主治

手臂挛急 上肢不遂

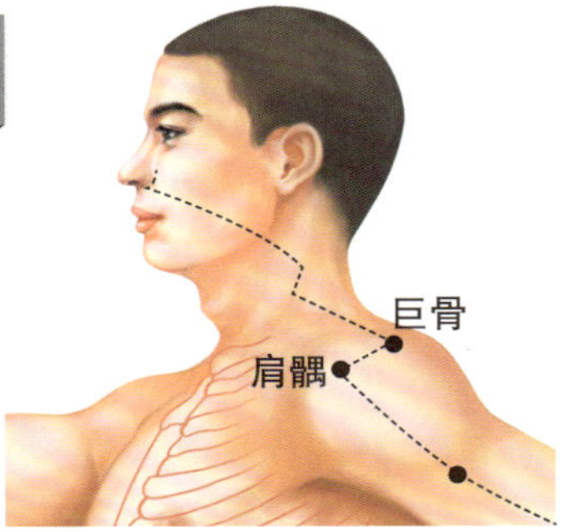

精准定位：在三角肌区，肩峰外侧缘前端与肱骨大结节之间凹陷处。

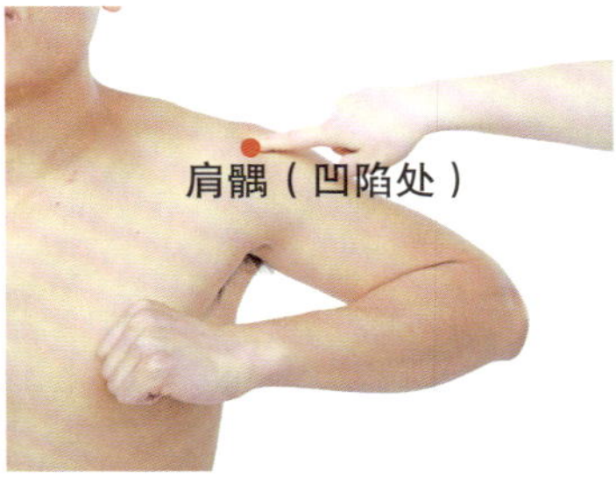

快速取穴：正坐，屈肘抬臂，用食指按压肩尖下，肩前呈现凹陷处。

巨骨 LI16

功效

祛风活血 活络止痛
消肿散结

主治

肩背及上臂疼痛
手臂挛急 半身不遂

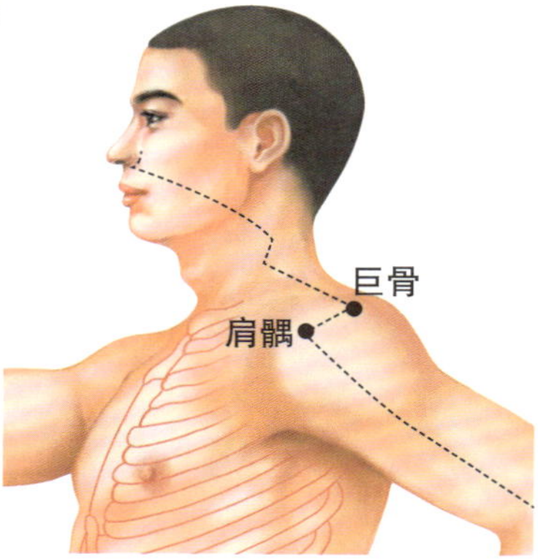

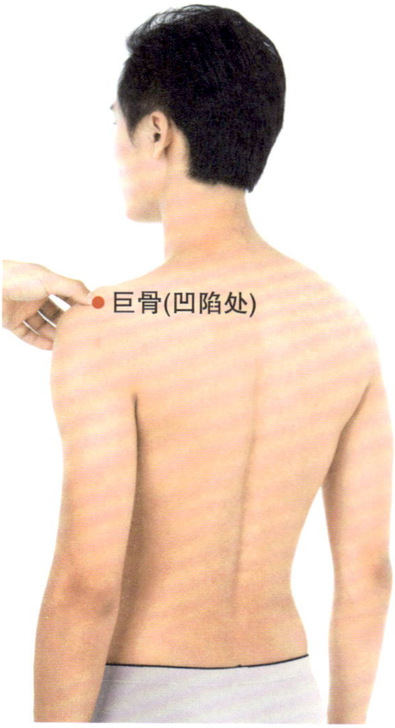

精准定位：在肩胛区，锁骨肩峰端与肩胛冈之间凹陷中。

快速取穴：沿着锁骨向外摸至肩峰端，再找背部肩胛冈，两者之间凹陷处即是。

天鼎 LI17

功效

止咳平喘 消肿散结
通经活络

主治

咳嗽 气喘
咽喉肿痛

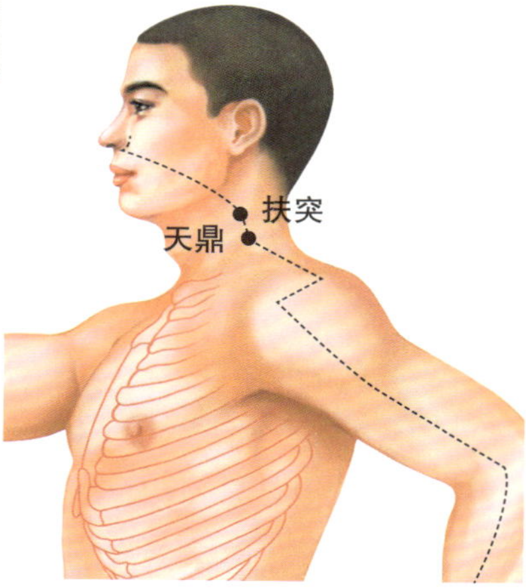

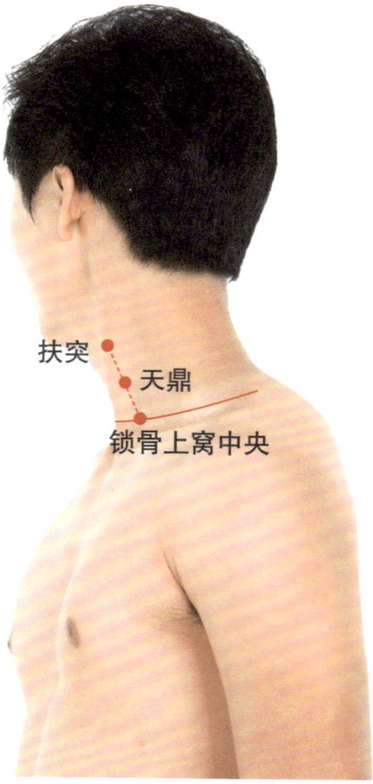

精准定位：在颈部，横平环状软骨，胸锁乳突肌后缘。

快速取穴：先找到扶突穴，再找到锁骨上窝中央，两者连线中点处即是。

扶突 LI18

功效
清咽消肿 理气降逆

主治
咽喉肿痛 咳嗽 气喘

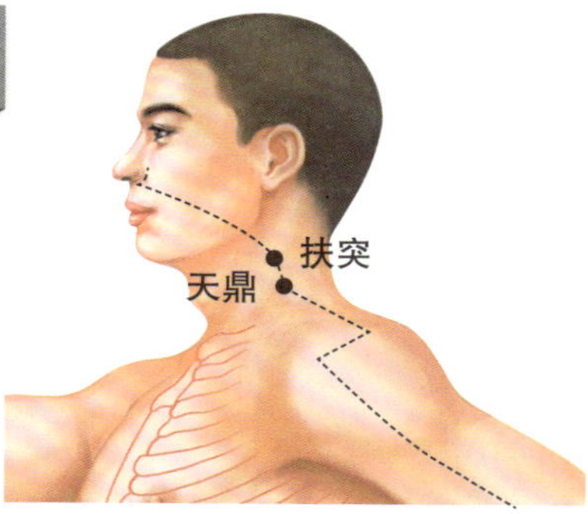

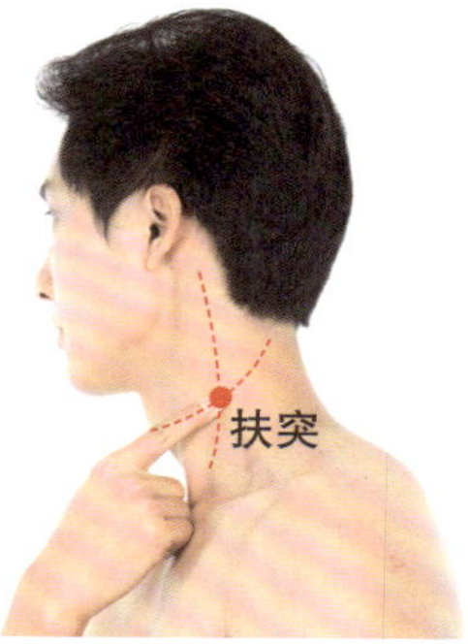

精准定位：在胸锁乳突肌区，横平喉结，胸锁乳突肌的前、后缘中间。

快速取穴：头微侧，手指置于平喉结的胸锁乳突肌肌腹中点，按压有酸胀感处即是。

口禾髎 LI19

功效
祛风止痉 宣通鼻窍

主治
鼻塞流涕 鼻出血

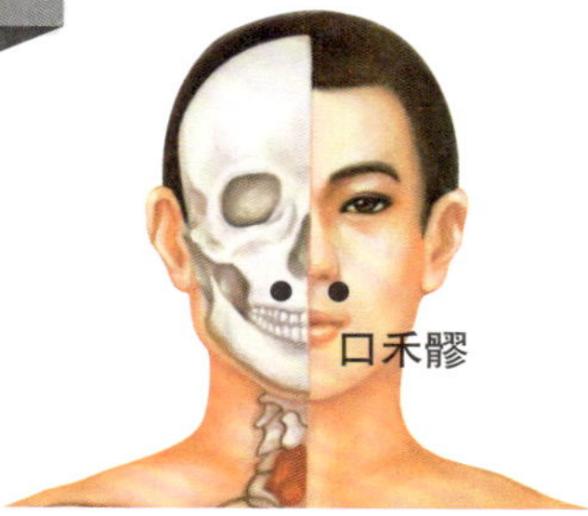

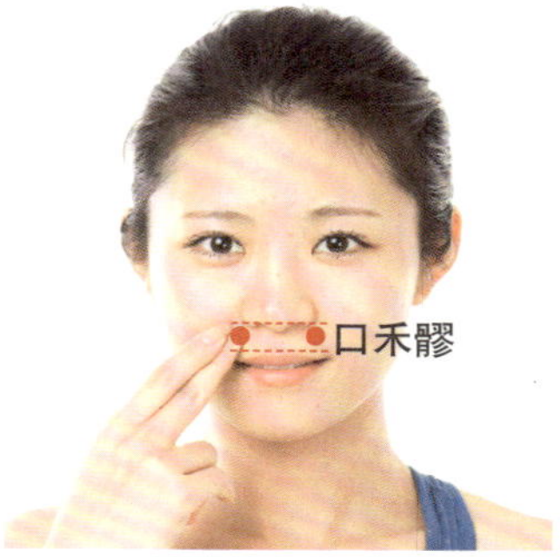

精准定位：在面部，横平人中沟上 1/3 与下 2/3 相交处，鼻孔外缘直下。

快速取穴：鼻孔外缘直下，平鼻唇沟上 1/3 处即是。

迎香 LI20

功效
疏风散热 通利鼻窍

主治
鼻塞 鼻出血 口歪

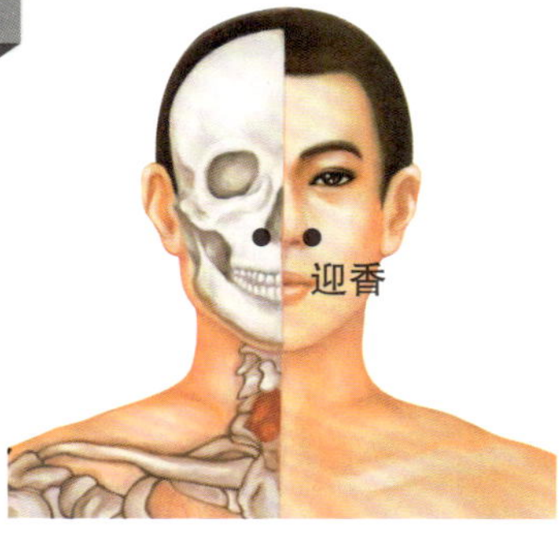

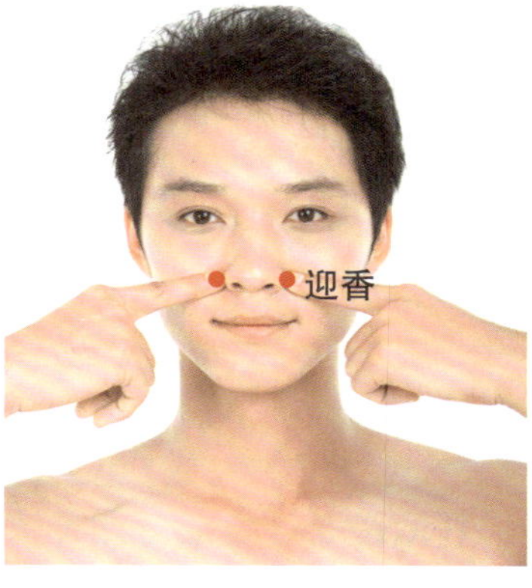

精准定位：在面部，鼻翼外缘中点旁，鼻唇沟中。

快速取穴：于鼻翼外缘中点的鼻唇沟中取穴。

第四章 足阳明胃经

足阳明胃经在鼻旁与手阳明大肠经衔接，联系的脏腑器官有鼻、目、上齿、口唇、喉咙和乳房，属胃，络脾，在足大趾与足太阴脾经相接。胃是气血生成的地方，而气血是人体最基本的保障，所以脾胃是人体的后天之本。

胃经上潜伏的疾病

胃经不畅通，人经常会出现以下症状。

经络症：容易发高热、出汗、咽喉痛、牙痛、流鼻涕或流鼻血。

脏腑症：会出现胃痛、胃胀、消化不良、呕吐、肠鸣腹胀。

亢进热证时症状：腹胀、打嗝、便秘、食欲增加、胃痉挛性疼痛、胃酸过多、唇干裂。

衰弱寒证时症状：餐后腹痛、腹泻、呕吐、消化不良、胃酸不足、忧郁、下肢倦怠。

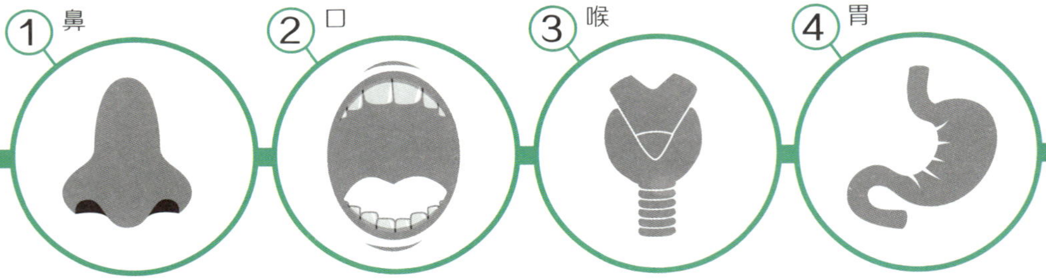

经穴歌诀

四十五穴足阳明，承泣四白巨髎经，地仓大迎下颊车，下关头维对人迎，水突气舍连缺盆，气户库房屋翳寻，膺窗乳中下乳根，不容承满与梁门，关门太乙滑肉门，天枢外陵大巨存，水道归来气冲次，髀关伏兔走阴市，梁丘犊鼻足三里，上巨虚连条口行，下巨虚下有丰隆，解溪冲阳陷谷同，内庭厉兑阳明穴，大指次指之端终。

保养禁忌

过于燥热的食物容易引起胃火盛，引发嘴唇干裂、唇疮等问题。同时也要尽量避免胃寒，以免影响保养效果。

辰时（7:00~9:00）

经脉气血循行流注至**胃经**，在此时段**吃早餐**最容易消化，吸收也最好。

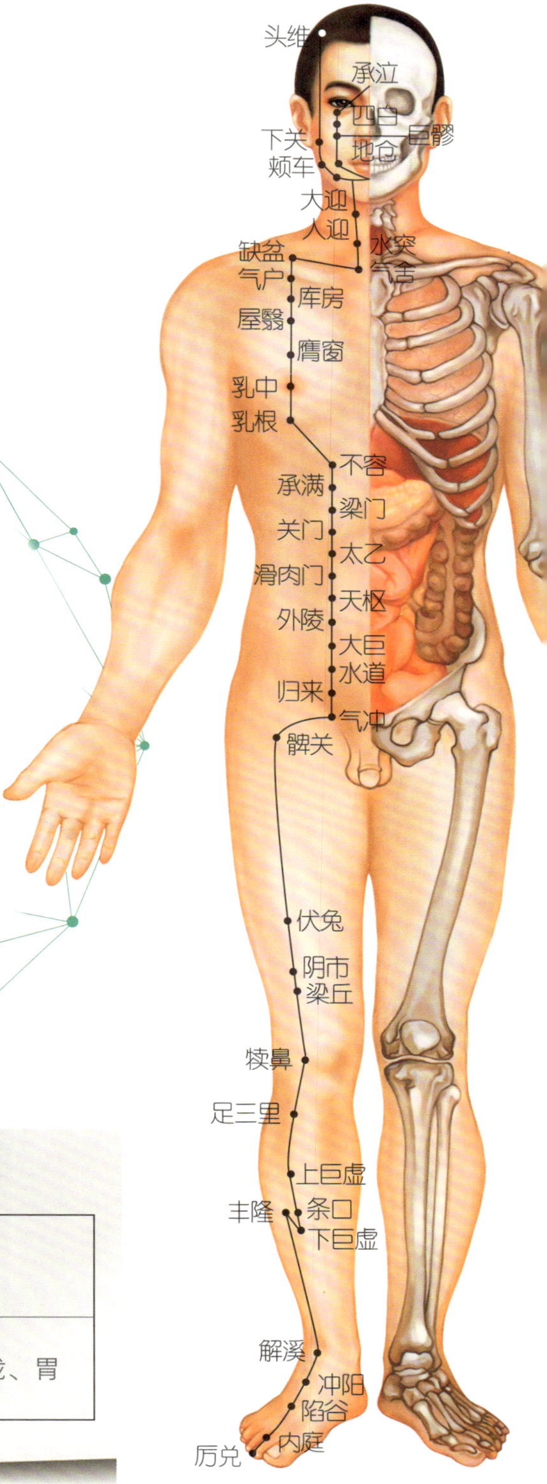

5 保养胃经的最佳方法

- 早餐可准备温和养胃的食物，如稀粥、麦片等。
- 可拍打刺激胃经来梳理经络气血，要掌握好拍打力度。也可用艾灸的方法缓解身体不适。
- 饭后1小时循按胃经可以帮助消化，以调节人体的胃肠功能。

足阳明胃经速记

穴位	一侧 45 个，左右共 90 个	**首穴**	承泣
末穴	厉兑	**联系脏腑**	鼻、口、喉咙、胃

承泣 ST1

功效

散风清热 明目止泪 通经活络

主治

目赤肿痛 视力模糊 夜盲 迎风流泪 口眼歪斜

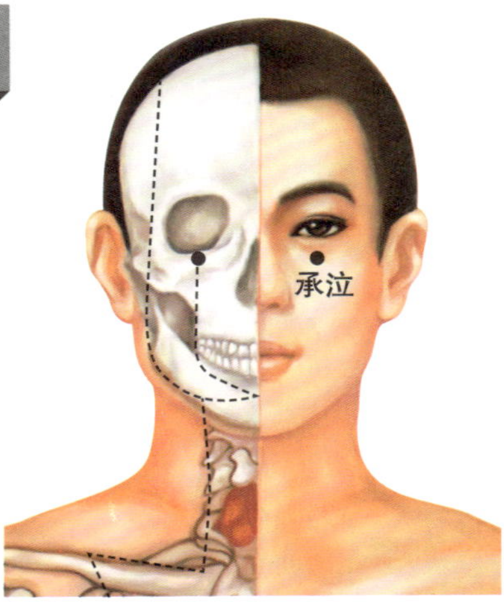

精准定位：在面部，眼球与眶下缘之间，瞳孔直下。

快速取穴：食指、中指伸直并拢，中指贴于鼻侧，食指指尖位于下眼眶边缘处即是。

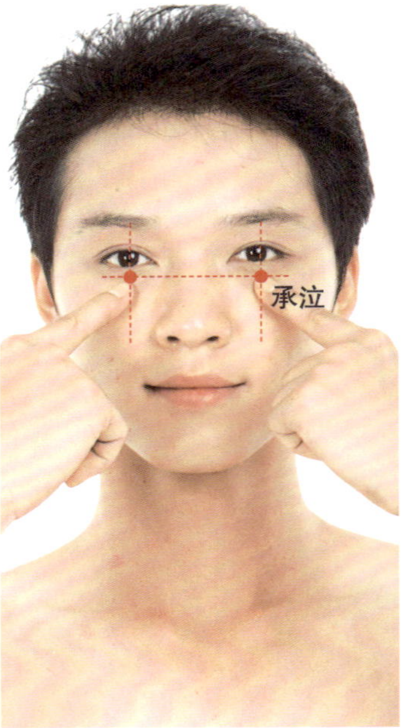

四白 ST2

功效

清热解毒 祛风明目 通经活络

主治

目赤痛痒 迎风流泪 眼睑瞤动 口眼歪斜 头痛眩目

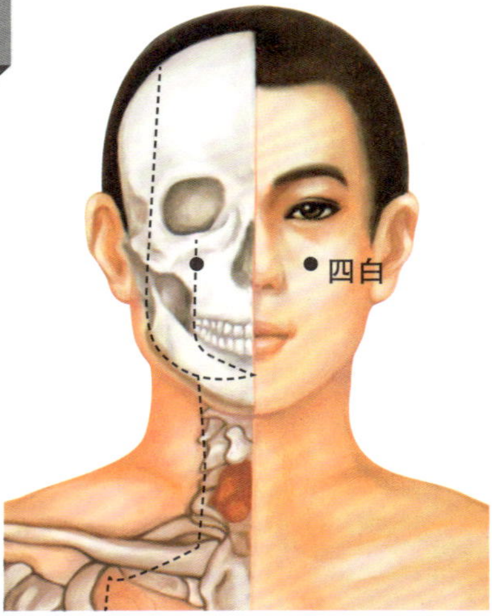

精准定位：在面部，眶下孔处。

快速取穴：食指、中指伸直并拢，中指贴于两侧鼻翼，食指指尖所按处有一凹陷处即是。

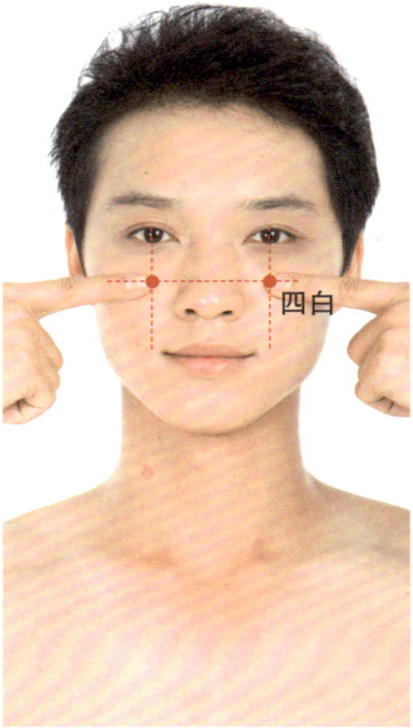

巨髎 ST3

功效

清热息风 明目退翳

主治

口眼歪斜 眼睑瞤动

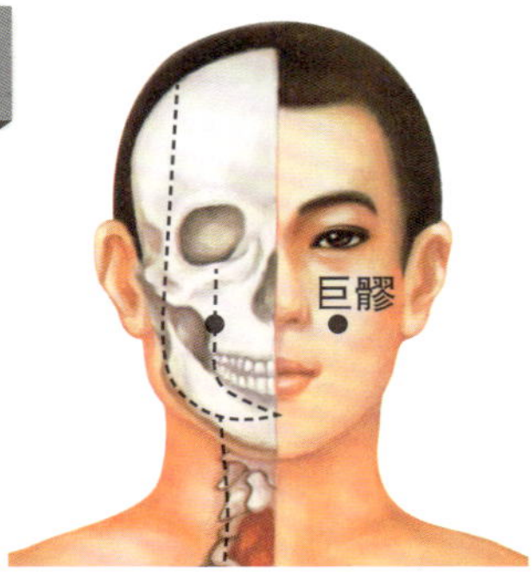

精准定位：在面部，横平鼻翼下缘，瞳孔直下。

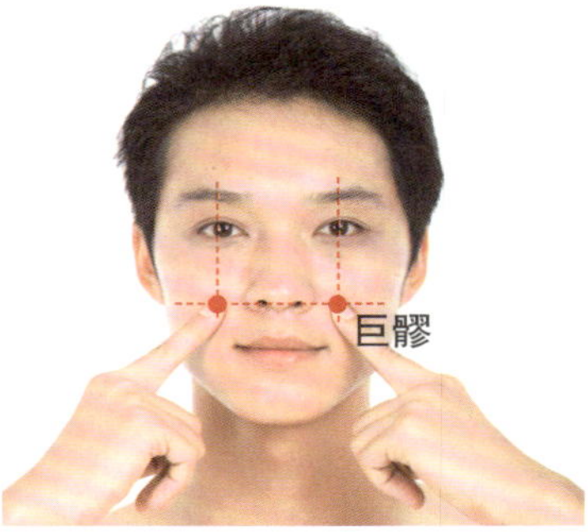

快速取穴：直视前方，沿瞳孔垂直线向下，与鼻翼下缘水平线交点凹陷处即是。

地仓 ST4

功效

舒经活络 活血化瘀

主治

口眼歪斜 流涎

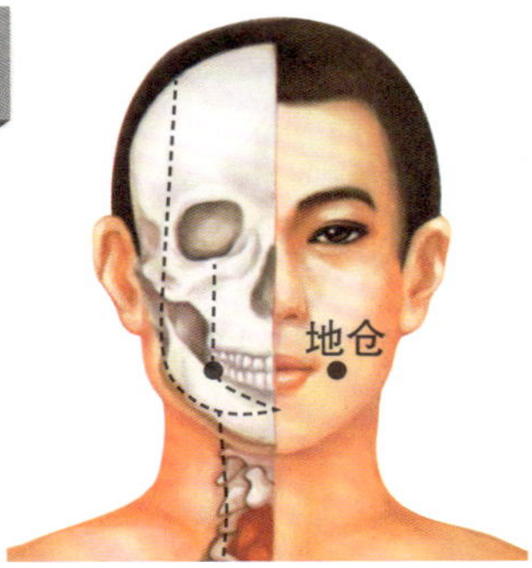

精准定位：在面部，口角旁开 0.4 寸（指寸）。

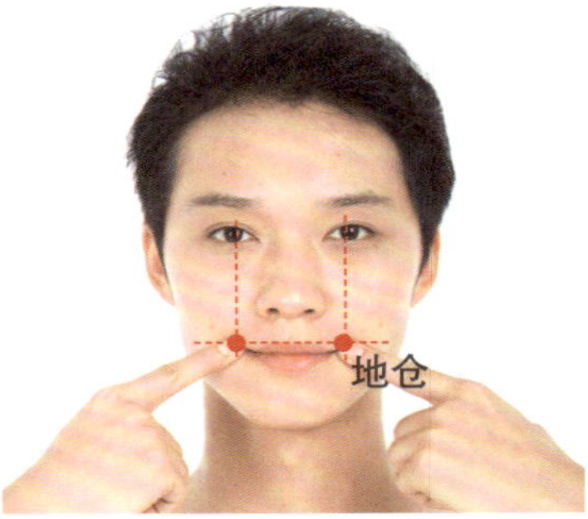

快速取穴：轻闭口，举两手，用食指指甲垂直下压唇角外侧两旁即是。

大迎 ST5

功效

祛风通络 消肿止痛

主治

齿痛 颊肿 口歪

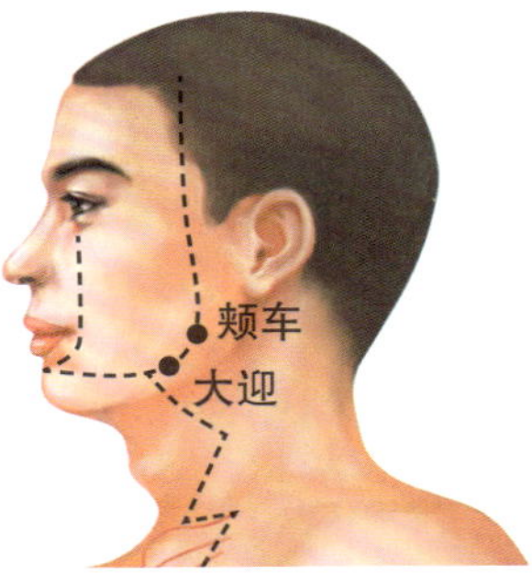

精准定位：在面部，下颌角前方，咬肌附着部的前缘凹陷中，面动脉搏动处。

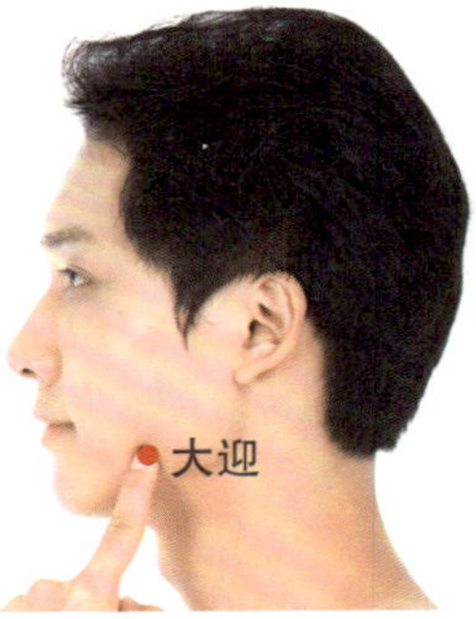

快速取穴：正坐，闭口咬牙，咬肌前下方有一凹陷，按之有搏动感处即是。

颊车 ST6

功效

祛风清热 安神利窍
开关通络

主治

口眼歪斜 牙痛
齿痛 面肌痉挛

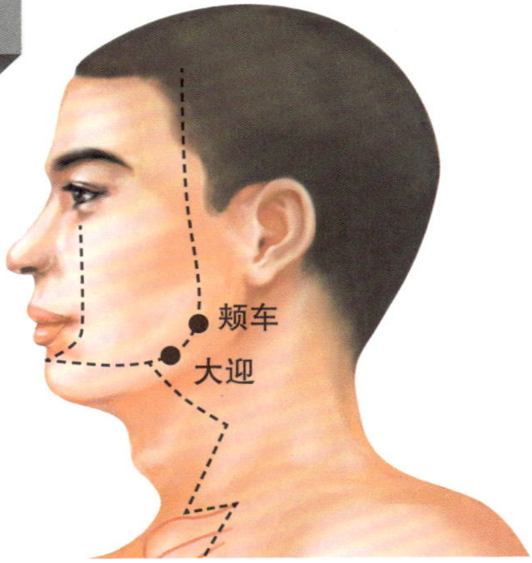

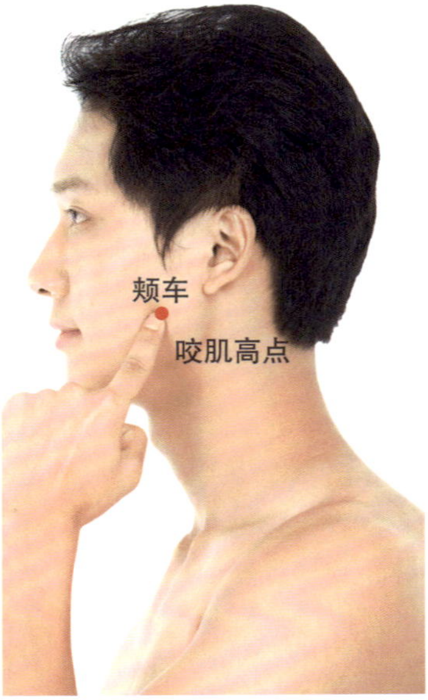

精准定位： 在面部，下颌角前上方 1 横指。

快速取穴： 上下牙关咬紧时，隆起的咬肌高点，放松时按之凹陷处。

下关 ST7

功效

消肿止痛 安神利窍
清热疏风

主治

牙痛 下颌疼痛
耳鸣 口眼歪斜
面痛 面瘫

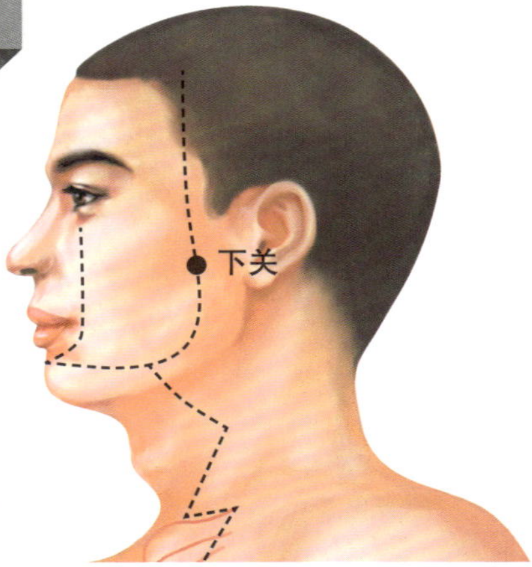

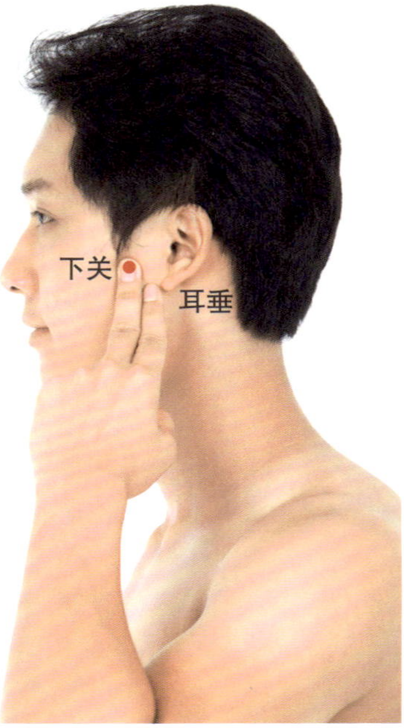

精准定位： 在面部，颧弓下缘中央与下颌切迹之间凹陷中。

快速取穴： 闭口，食指、中指并拢，食指贴于耳垂旁，中指指腹处即是。

头维 ST8

功效

清头明目 安神利窍

主治

偏、正头痛 目眩

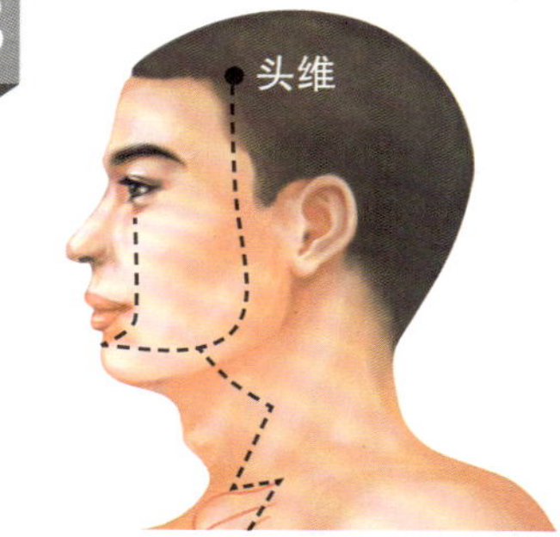

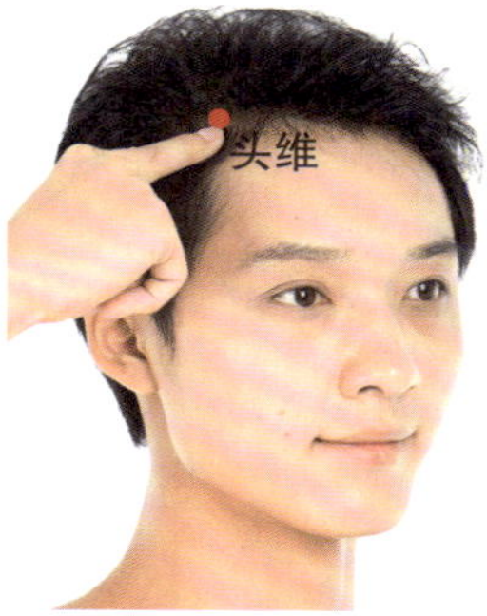

精准定位：在头部，额角发际直上 0.5 寸，头正中线旁开 4.5 寸。

快速取穴：在额头上，距额角 1 横指处。

人迎 ST9

功效

利咽散结 理气降逆

主治

胸满气逆 咽喉肿痛

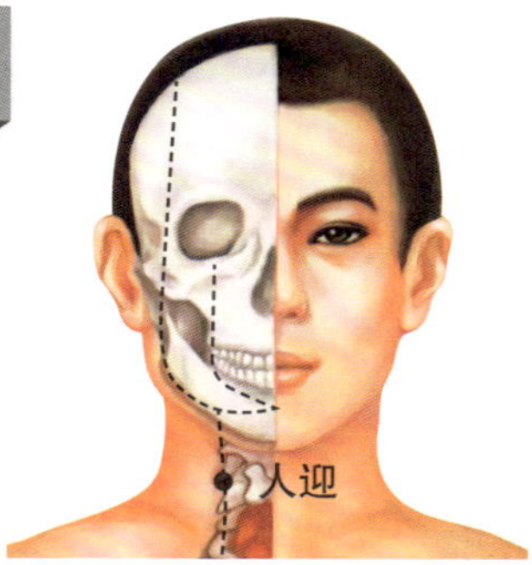

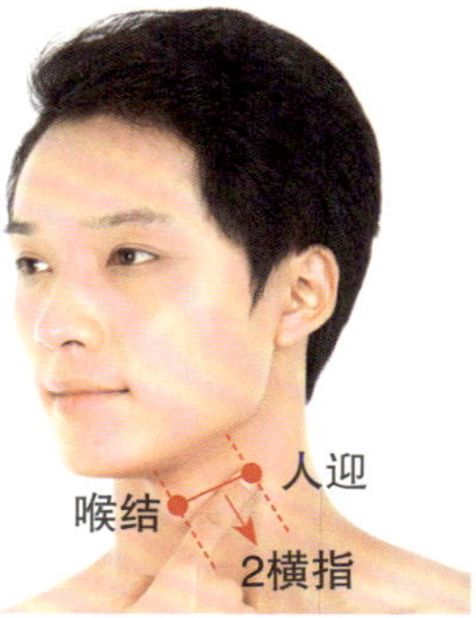

精准定位：在颈部，横平喉结，胸锁乳突肌前缘，颈总动脉搏动处。

快速取穴：正坐，从喉结往外侧量 2 横指，可感胸锁乳突肌前缘动脉搏动处。

水突 ST10

功效

清热利咽 降逆平喘

主治

气喘 咳嗽 咽喉肿痛

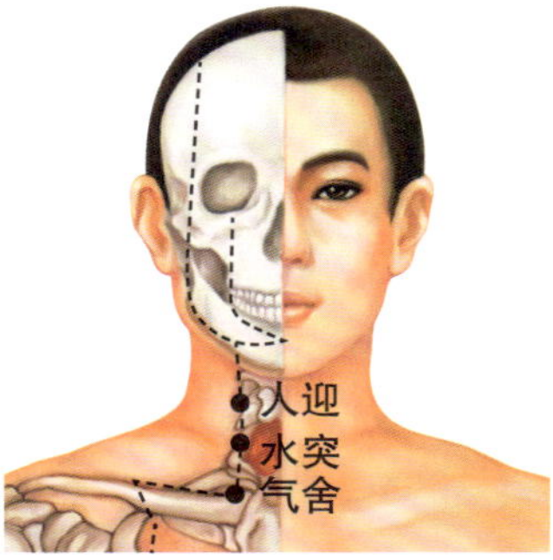

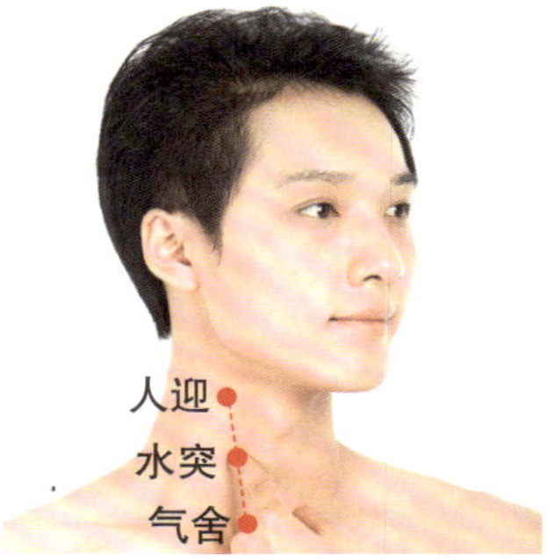

精准定位：在颈部，横平环状软骨，胸锁乳突肌前缘。

快速取穴：找到人迎穴、气舍穴，两者连线中点即是。

气舍 ST11

功效

利咽平喘 消肿止痛
软坚散结

主治

气喘 咽喉肿痛
咳嗽 颈项强痛

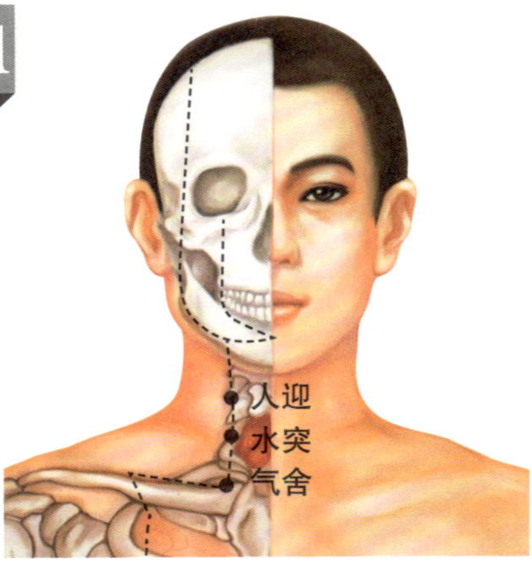

精准定位：锁骨上小窝，锁骨胸骨端上缘，胸锁乳突肌胸骨头与锁骨头中间的凹陷中。

快速取穴：头转向对侧，锁骨内侧端上缘两筋之间的凹陷处。

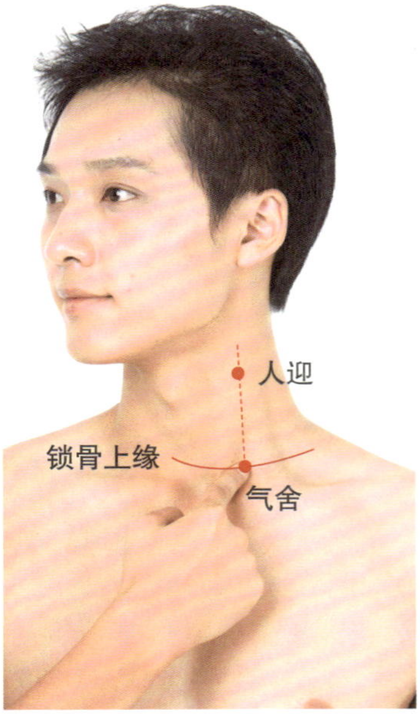

缺盆 ST12

功效

宽胸利膈 止咳平喘
消肿止痛

主治

咳嗽 气管炎
胸胁痛 咽喉肿痛
慢性咽炎

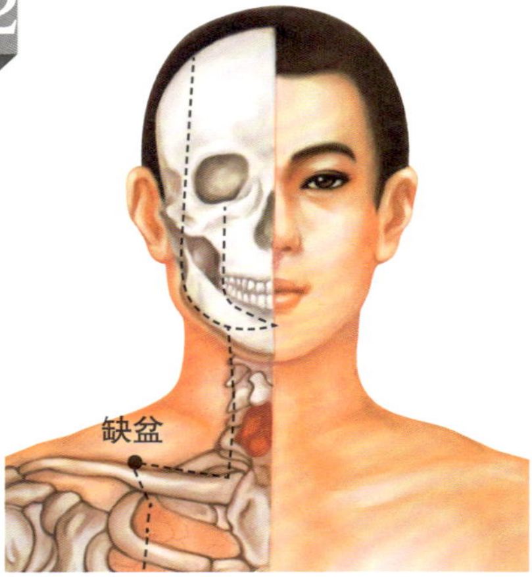

精准定位：锁骨上大窝，锁骨上缘凹陷中，前正中线旁开 4 寸。

快速取穴：正坐，乳中线直上锁骨上方有一凹陷，凹陷中点按压有酸胀感处即是。

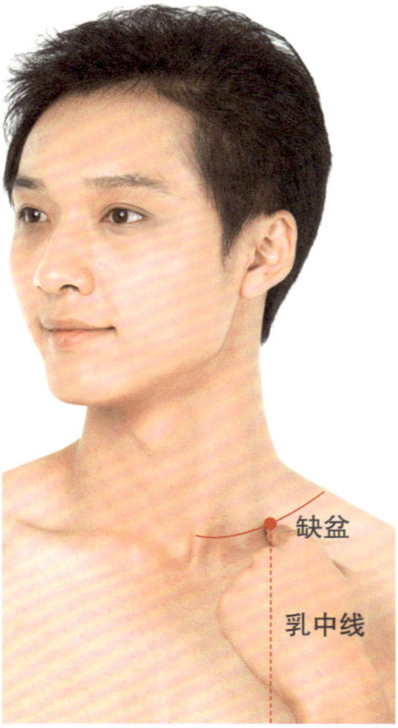

气户 ST13

功效

理气宽胸 止咳平喘

主治

咳嗽 气喘 呃逆 胸胁胀满

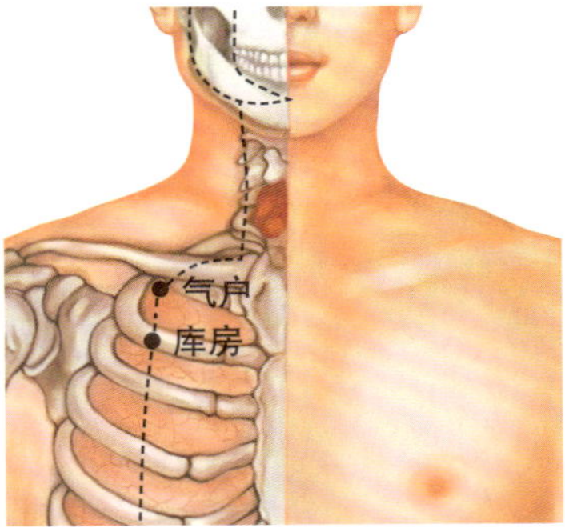

精准定位：在胸部，锁骨下缘，前正中线旁开 4 寸。

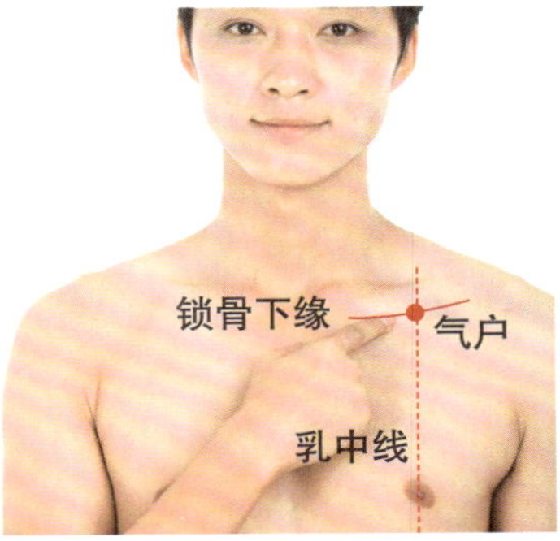

快速取穴：正坐或仰卧，乳中线与锁骨下缘相交的凹陷中，按压有酸胀感处即是。

库房 ST14

功效

咳嗽 气喘 清热化痰

主治

咳嗽 气喘 胸胁胀痛

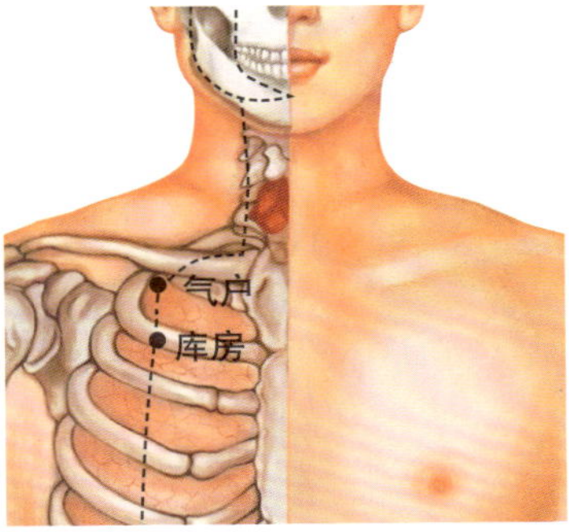

精准定位：在胸部，第 1 肋间隙，前正中线旁开 4 寸。

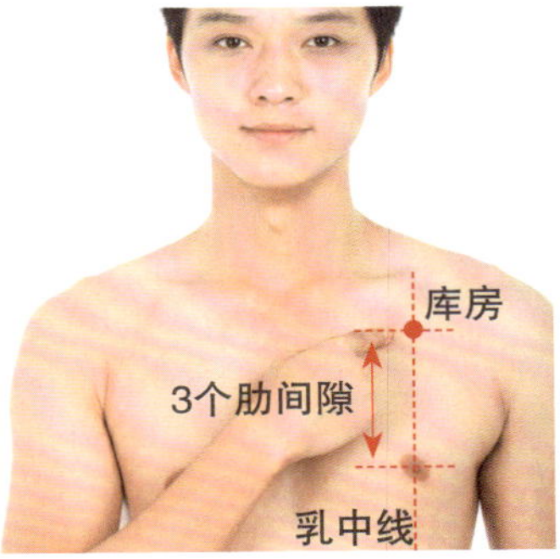

快速取穴：正坐或仰卧，从乳头沿垂直线向上推 3 个肋间隙，按压有酸胀感处即是。

屋翳 ST15

功效

止咳化痰 消痈止痒

主治

咳嗽 气喘 乳痈 胸胁胀痛

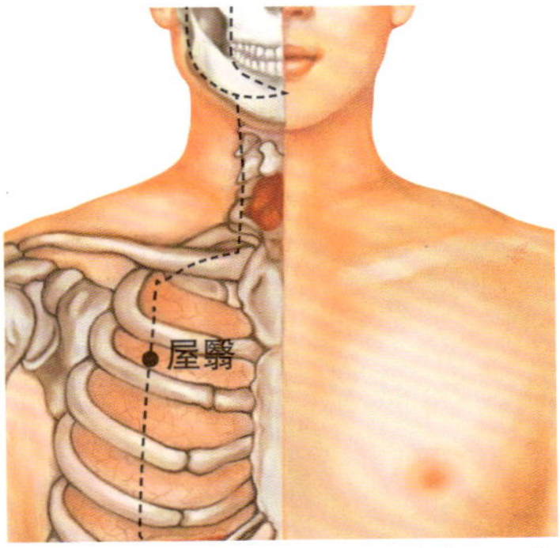

精准定位：在胸部，第 2 肋间隙，前正中线旁开 4 寸。

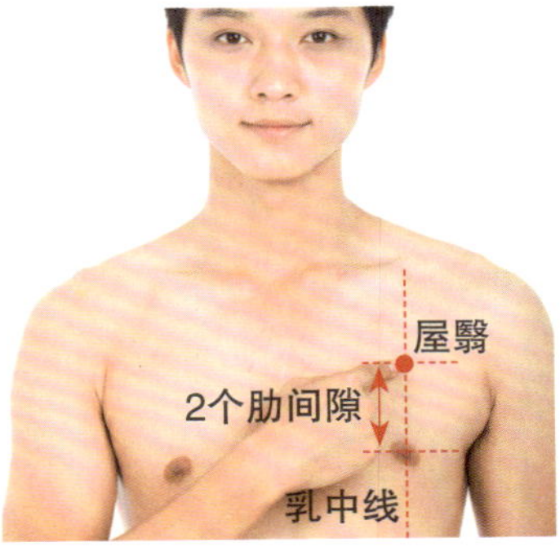

快速取穴：正坐或仰卧，从乳头沿垂直线向上推 2 个肋间隙，按压有酸胀感处即是。

膺窗 ST16

功效

止咳宁喘 消肿清热

主治

胸满气逆 呼吸喘鸣

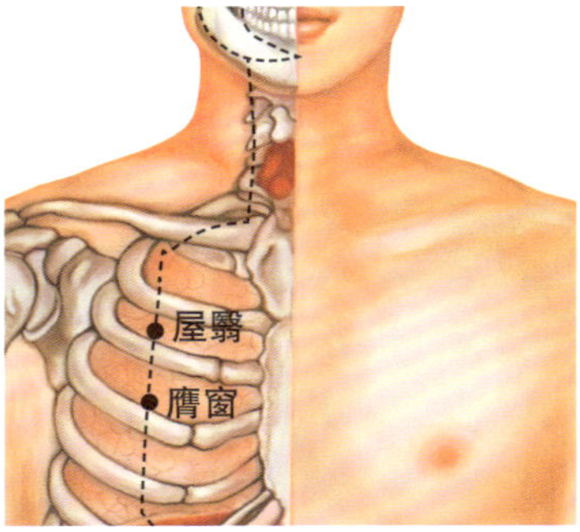

精准定位：在胸部，第3肋间隙，前正中线旁开4寸。

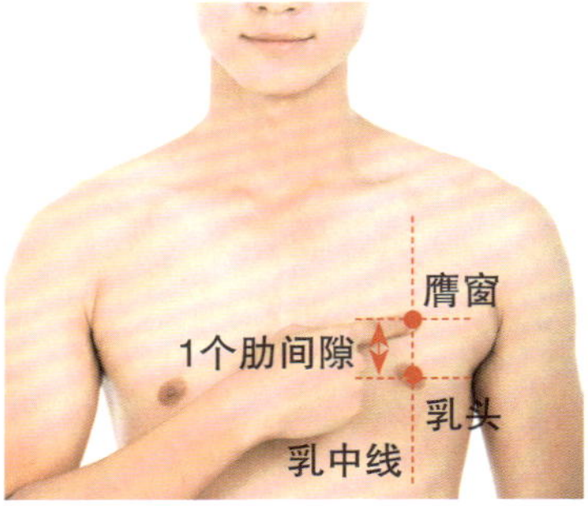

快速取穴：正坐或仰卧，从乳头沿垂直线向上推1个肋间隙，按压有酸胀感处。

乳中 ST17

功效

通经活血 滋阴清热

主治

产后缺乳 多汗症

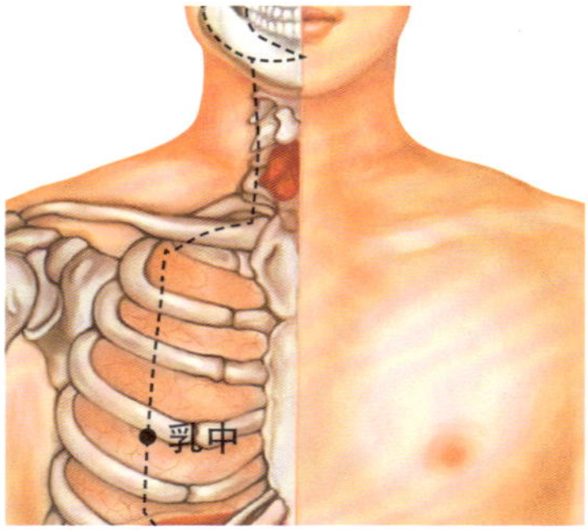

精准定位：在胸部，乳头中央。

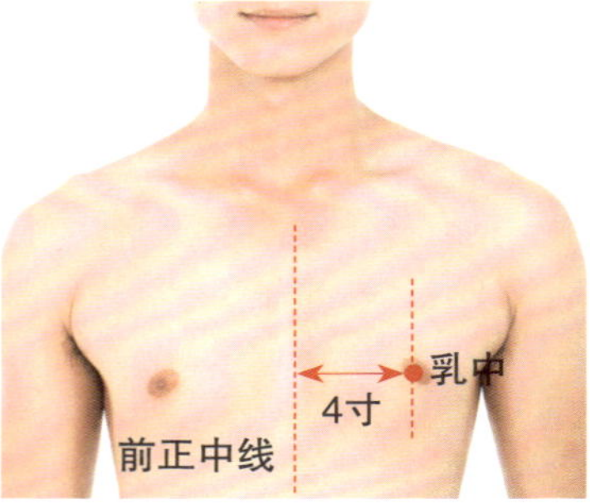

快速取穴：在胸部，第4肋间隙，乳头中央，距前正中线4寸。

乳根 ST18

功效

通乳化瘀 宣肺利气

主治

咳喘 乳汁不足 乳痛

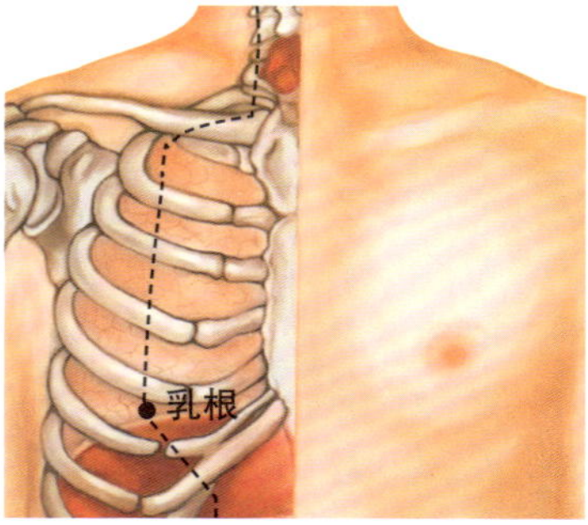

精准定位：在胸部，第5肋间隙，前正中线旁开4寸。

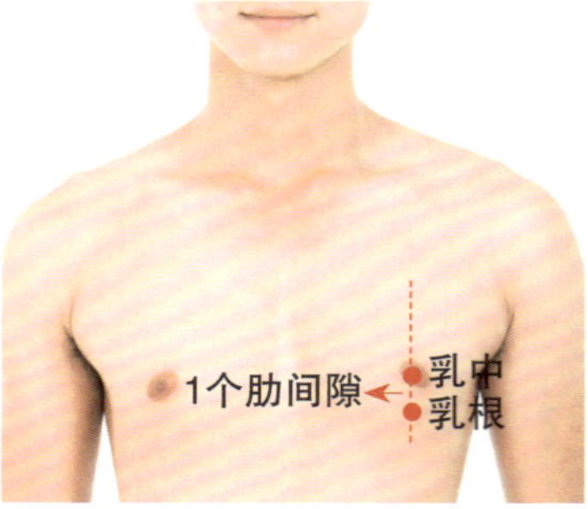

快速取穴：正坐或仰卧，从乳中直向下推1个肋间隙，按压有酸胀感处即是。

不容 ST19

功效

调中和胃 理气止痛

主治

胃脘部疼痛

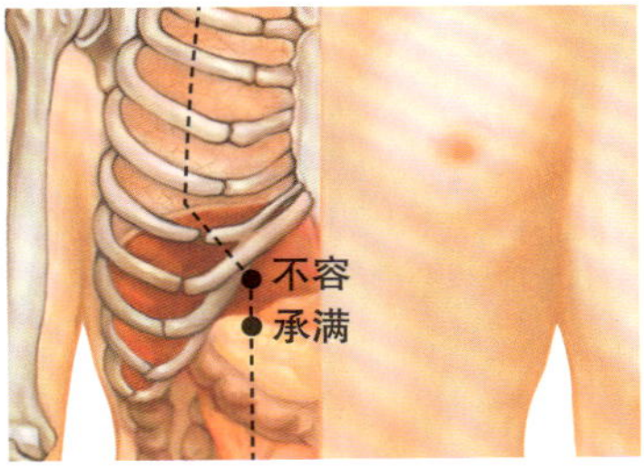

精准定位：在上腹部，脐中上6寸，前正中线旁开2寸。

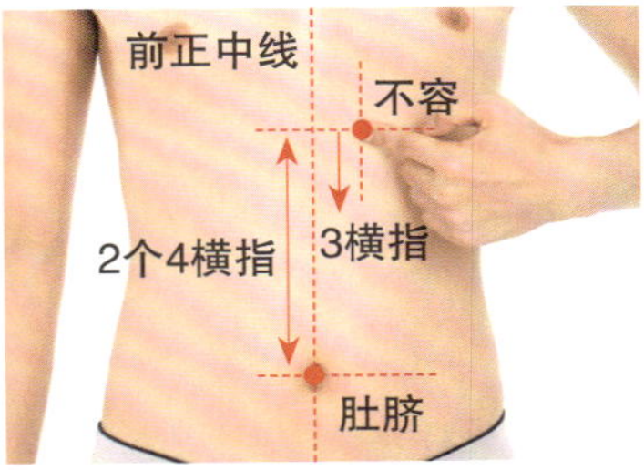

快速取穴：仰卧，从肚脐向上2个4横指，再水平旁开3横指，按压有酸胀感处。

承满 ST20

功效

理气和胃 降逆止呕

主治

胃痛 呕吐 肠鸣

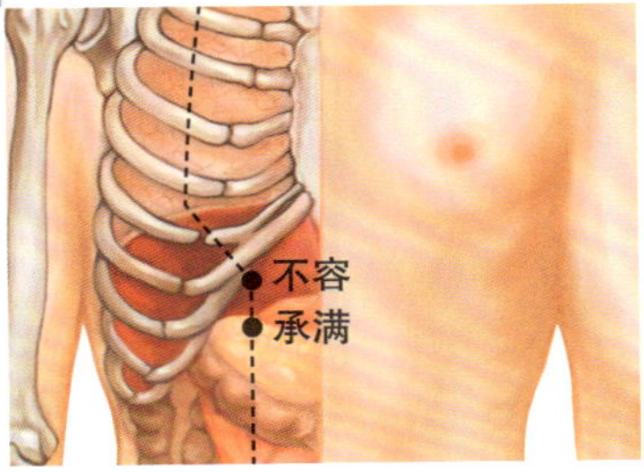

精准定位：在上腹部，脐中上5寸，前正中线旁开2寸。

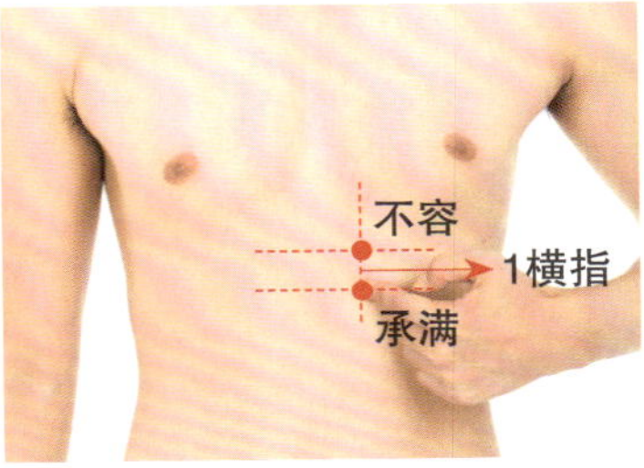

快速取穴：仰卧，先找到不容穴，垂直向下量1横指，按压有酸胀感处即是。

梁门 ST21

功效

和胃理气 健脾调中

主治

肠鸣 食欲不振

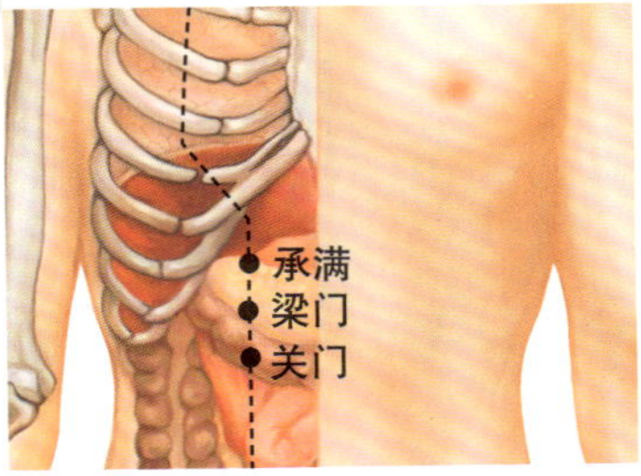

精准定位：在上腹部，脐中上4寸，前正中线旁开2寸。

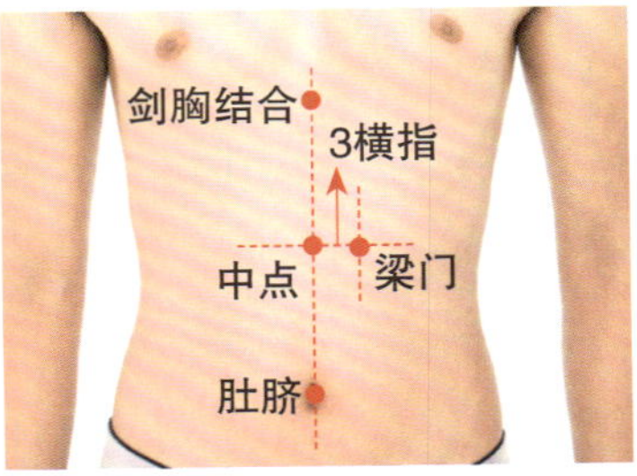

快速取穴：仰卧，取肚脐与剑胸结合连线的中点，再水平旁开3横指处即是。

关门 ST22

功效

调理肠胃 利水消肿

主治

肠鸣 食欲不振

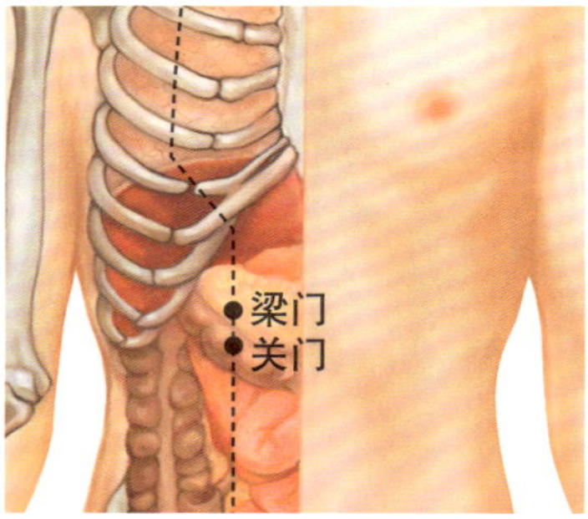

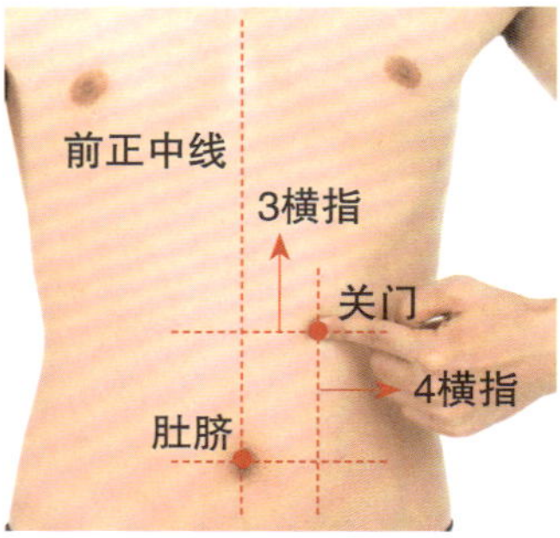

精准定位：在上腹部，脐中上3寸，前正中线旁开2寸。

快速取穴：仰卧，从肚脐沿前正中线向上4横指，再水平旁开3横指处即是。

太乙 ST23

功效

涤痰开窍 镇惊安神

主治

胃痛 呕吐 腹胀

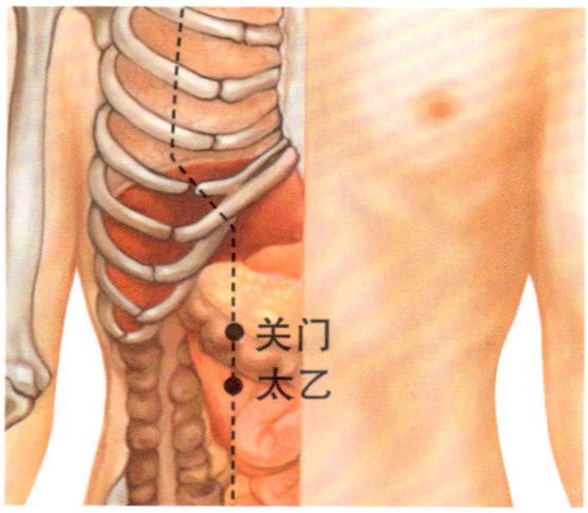

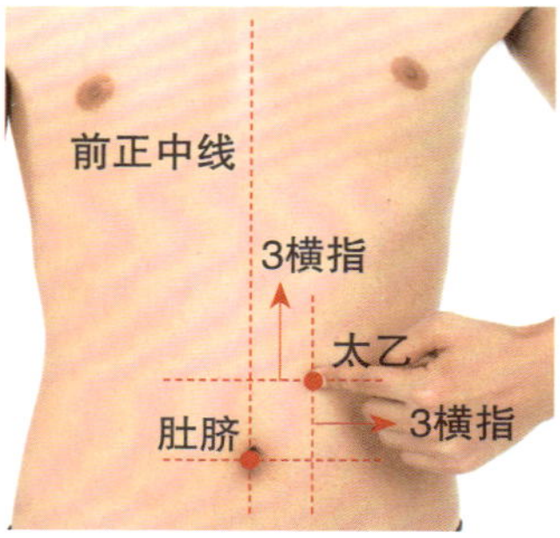

精准定位：在上腹部，脐中上2寸，前正中线旁开2寸。

快速取穴：仰卧，从肚脐沿前正中线向上3横指，再水平旁开3横指处即是。

滑肉门 ST24

功效

平肝逆阳 镇惊安神

主治

肠鸣 食欲不振

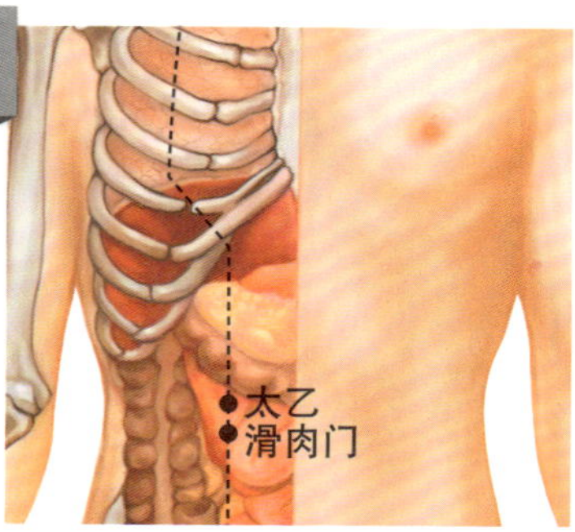

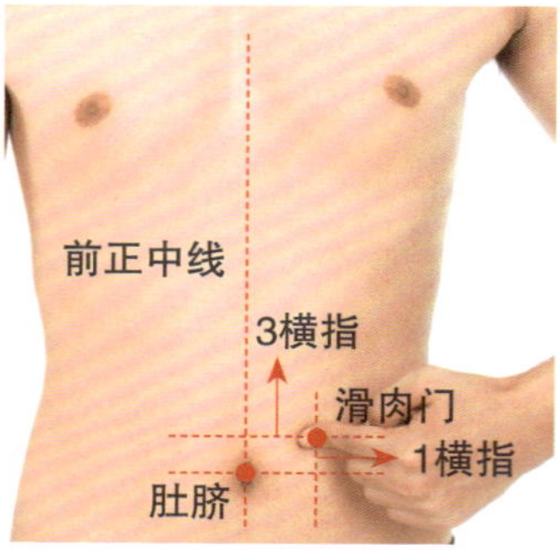

精准定位：在上腹部，脐中上1寸，前正中线旁开2寸。

快速取穴：仰卧，从肚脐沿前正中线向上1横指，再水平旁开3横指处即是。

天枢 ST25

功效

调中和胃 理气健脾

主治

口腔溃疡 月经不调

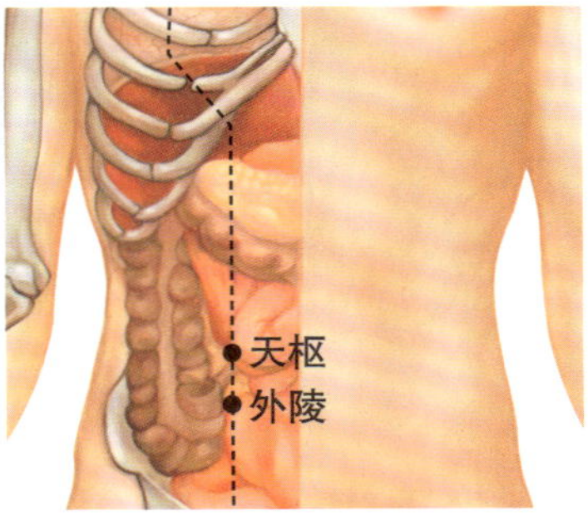

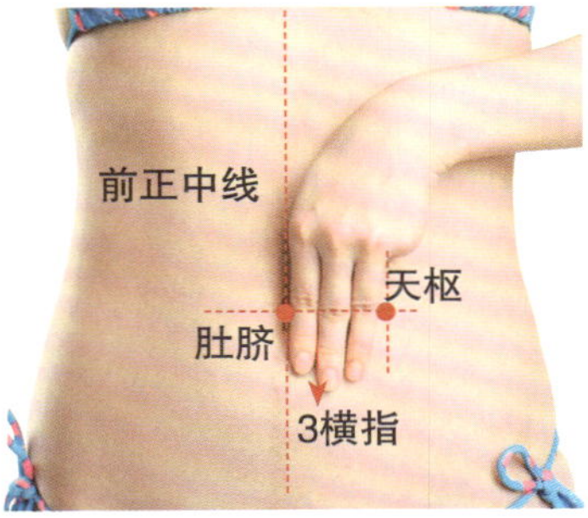

精准定位：在腹部，横平脐中，前正中线旁开2寸。

快速取穴：仰卧，肚脐旁开3横指，按压有酸胀感处即是。

外陵 ST26

功效

和胃化湿 理气止痛

主治

胃脘痛 腹痛

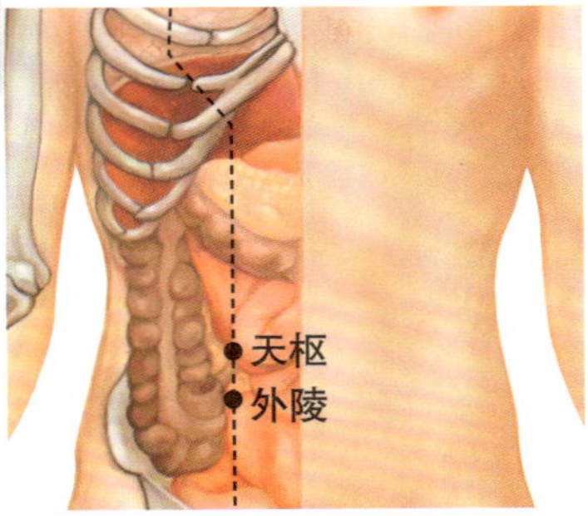

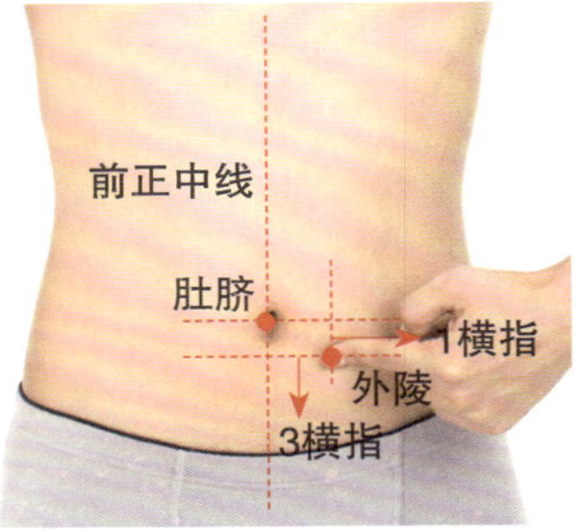

精准定位：在下腹部，脐中下1寸，前正中线旁开2寸。

快速取穴：仰卧，从肚脐沿前正中线向下1横指，再水平旁开3横指处即是。

大巨 ST27

功效

调肠胃 宁心安神

主治

便秘 腹痛 早泄

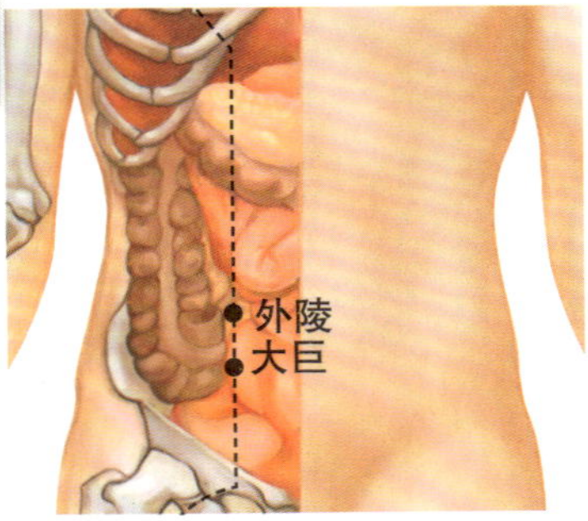

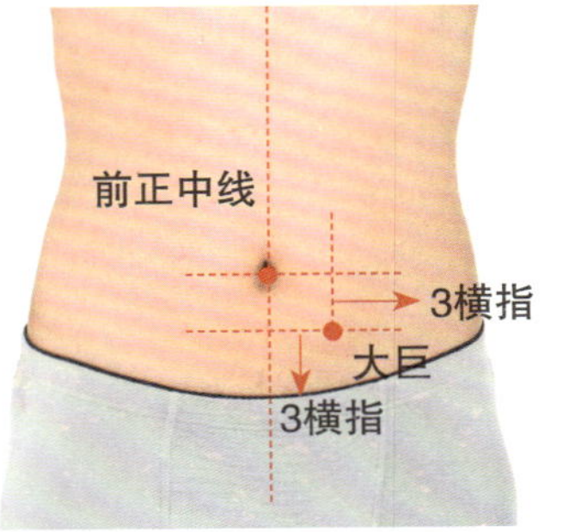

精准定位：在下腹部，脐中下2寸，前正中线旁开2寸。

快速取穴：仰卧，从肚脐沿前正中线向下3横指，再水平旁开3横指处即是。

水道 ST28

功效

利水消肿 调经止痛

主治

小腹胀痛 痛经

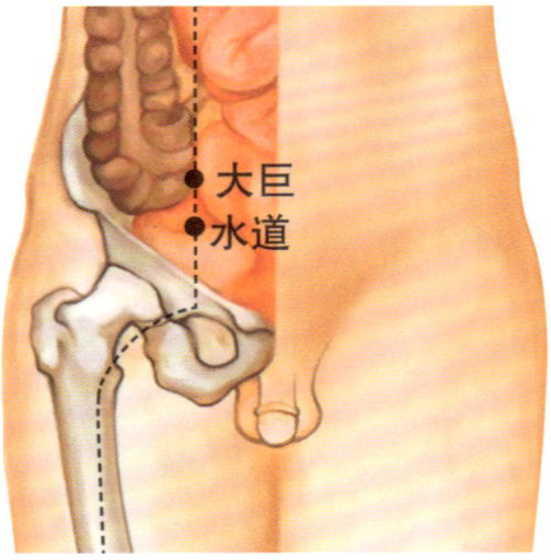

精准定位：在下腹部，脐中下3寸，前正中线旁开2寸。

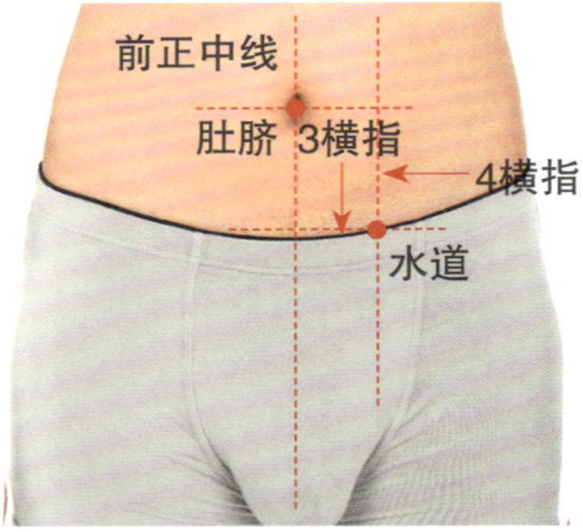

快速取穴：仰卧，从肚脐沿前正中线向下4横指，再水平旁开3横指处即是。

归来 ST29

功效

活血化瘀 调经止痛

主治

腹痛 白带 疝气
月经不调

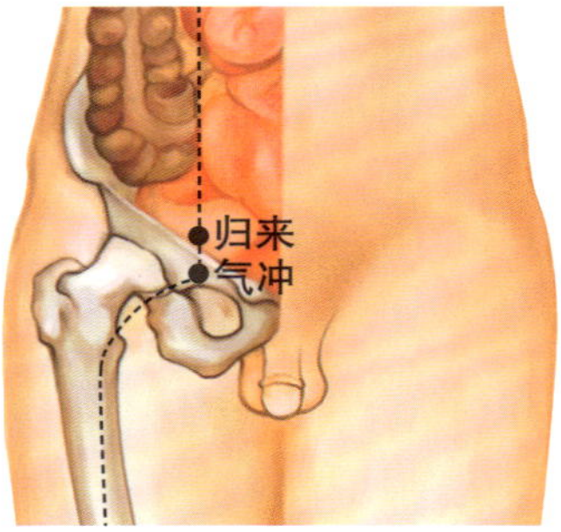

精准定位：在下腹部，脐中下4寸，前正中线旁开2寸。

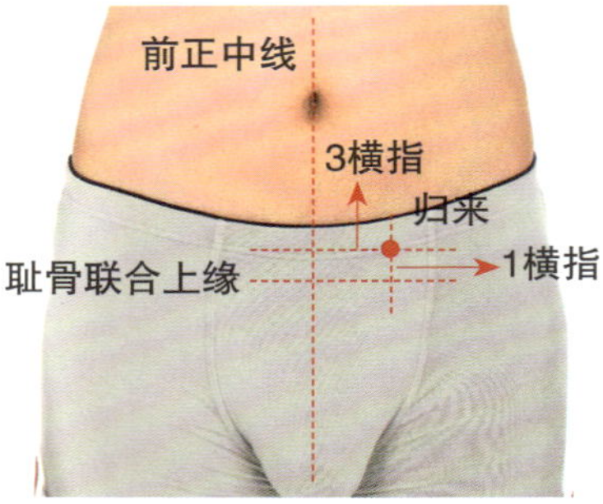

快速取穴：仰卧，从耻骨联合上缘沿前正中线向上1横指，再水平旁开3横指处即是。

气冲 ST30

功效

调经血 舒宗筋

主治

阳痿 疝气 不孕

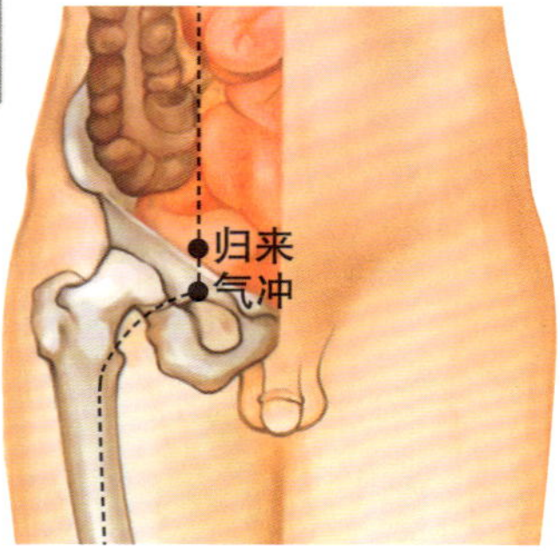

精准定位：在腹股沟区，耻骨联合上缘，前正中线旁开2寸，动脉搏动处。

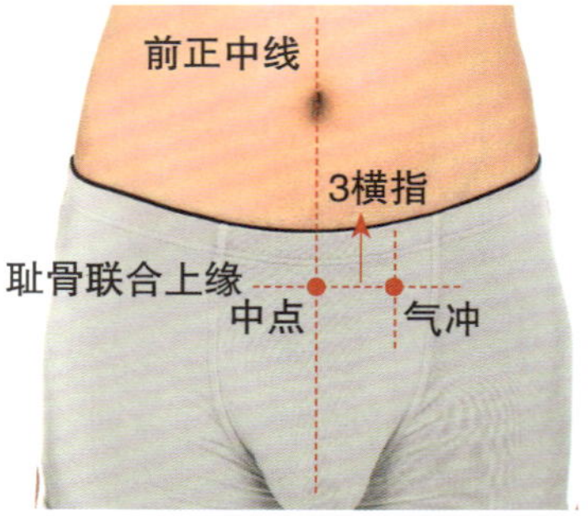

快速取穴：仰卧，从耻骨联合上缘中点水平旁开3横指处即是。

髀关 ST31

功效

强腰膝 解痉止痛

主治

肢酸软麻木

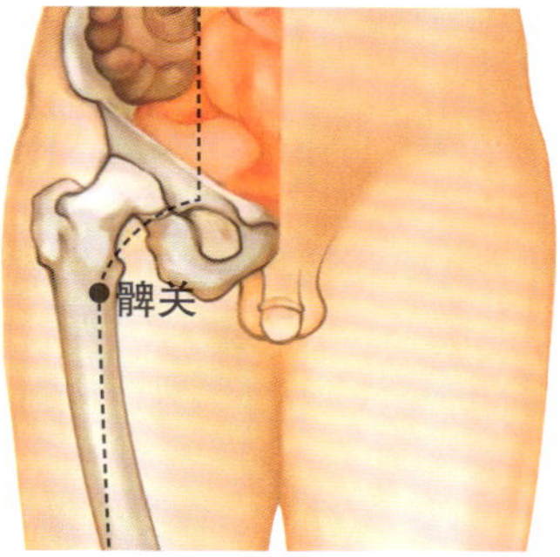

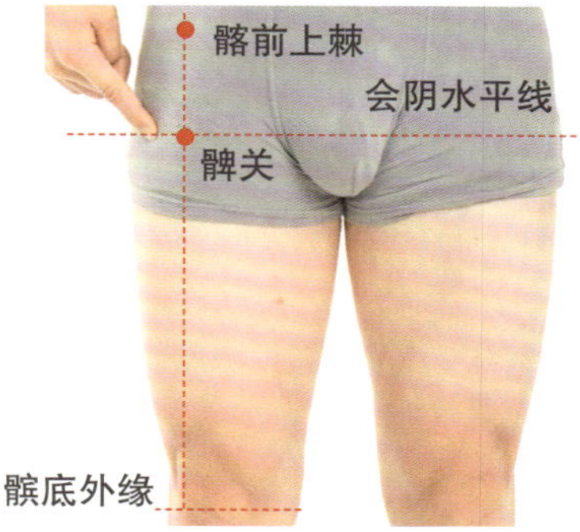

精准定位：在股前区，股直肌近端、缝匠肌与阔筋膜张肌 3 条肌肉之间凹陷中。

快速取穴：大腿前髂前上棘与髌底外缘连线和会阴水平线交点处即是。

伏兔 ST32

功效

缓痉止痛 散寒化湿

主治

腰膝疼痛 腹胀

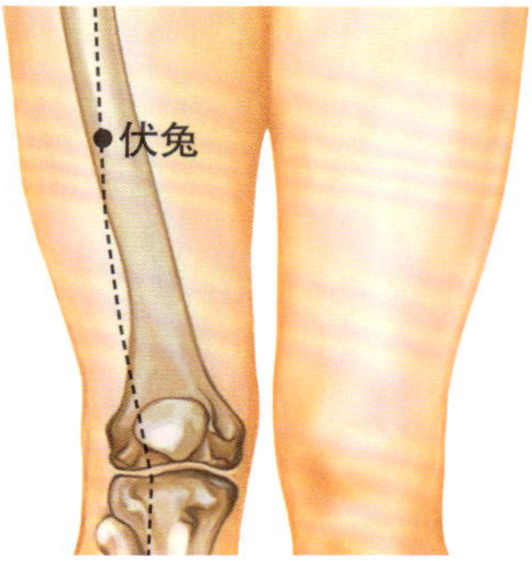

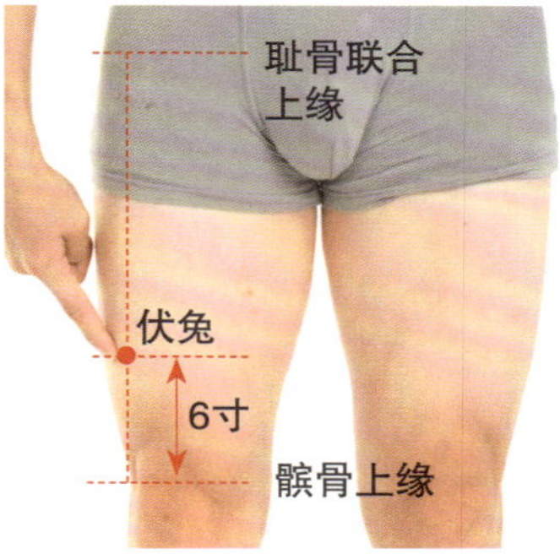

精准定位：在股前区，髌底上 6 寸，髂前上棘与髌底外侧端的连线上。

快速取穴：耻骨联合上缘与髌骨外缘连线上，髌骨上缘上 6 寸即是。

阴市 ST33

功效

温经散寒 理气止痛

主治

腹胀 腹痛 腰膝痿痹

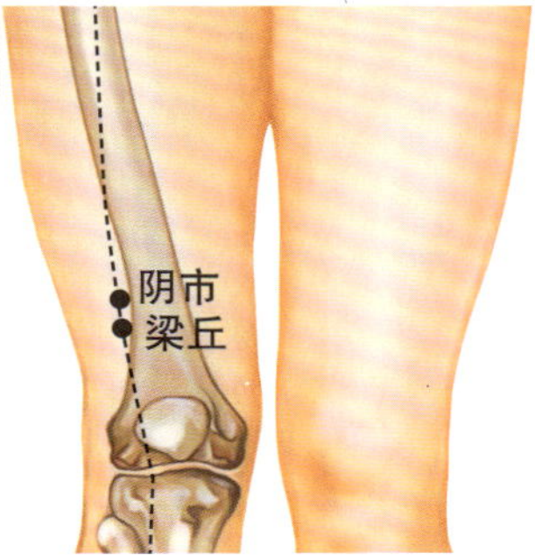

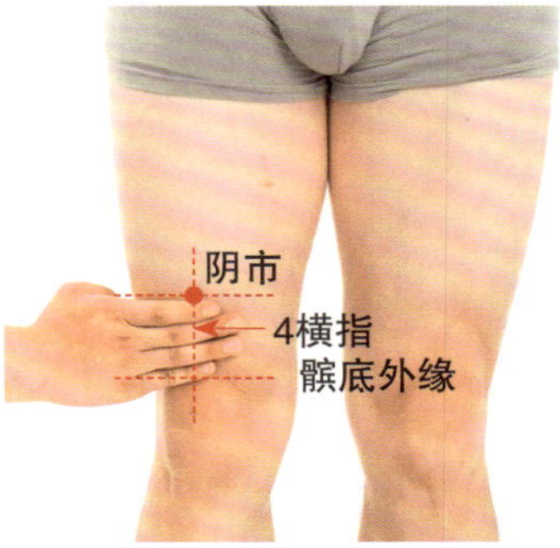

精准定位：在股前区，髌底上3寸，股直肌肌腱外侧缘。

快速取穴：下肢伸直，髌底外侧直上 4 横指，按压有痛感处即是。

梁丘 ST34

功效

缓痉止痛 理气和胃

主治

胃痉挛 腹泻 浮肿

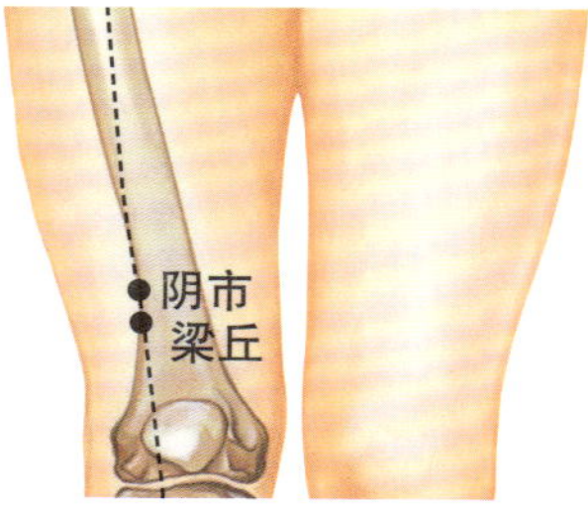

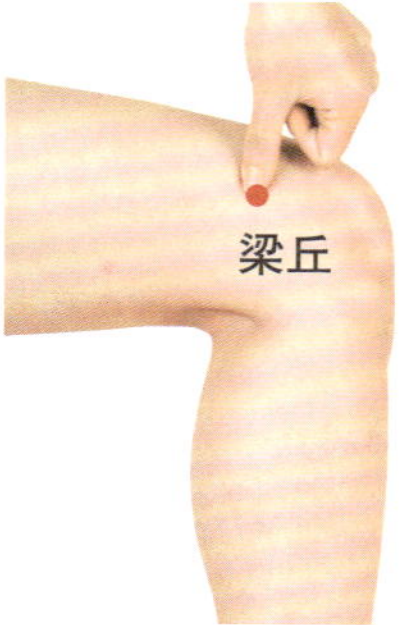

精准定位：在股前区，髌底上 2 寸，股外侧肌与股直肌肌腱之间。

快速取穴：坐位，下肢用力蹬直，髌骨外上缘上方凹陷正中处即是。

犊鼻 ST35

功效

疏风散寒 通经活络

主治

膝部痛 冷痹不仁

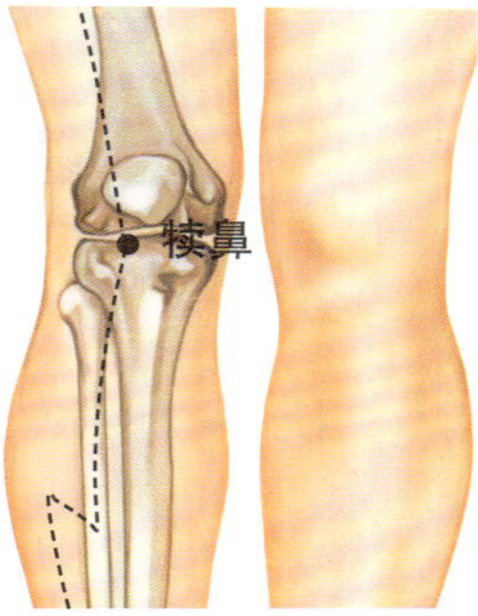

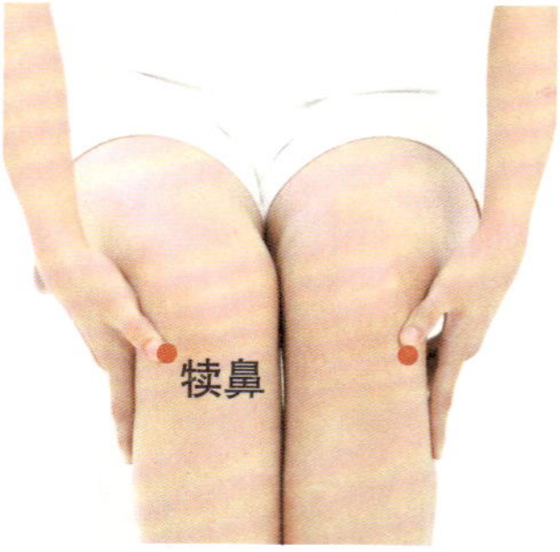

精准定位：在膝前区，髌韧带外侧凹陷中。

快速取穴：坐位，下肢用力蹬直，膝盖外下方凹陷处即是。

足三里 ST36

功效

健脾和胃 扶正培元

主治

急性胃肠炎 贫血

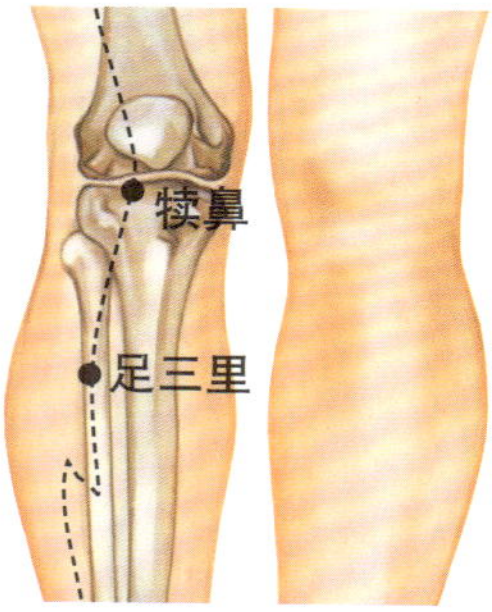

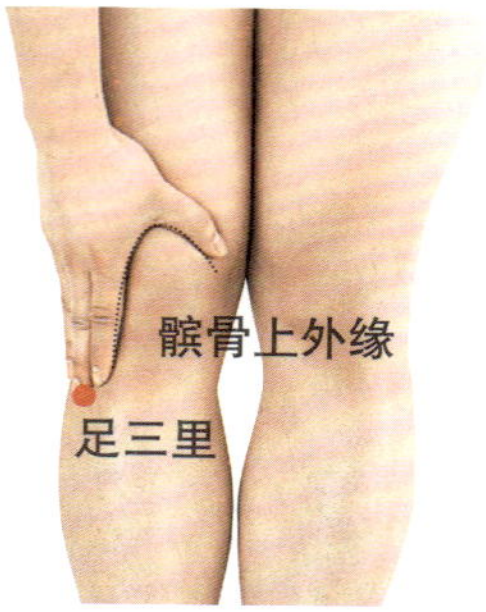

精准定位：在小腿外侧，犊鼻穴（ST35）下 3 寸，犊鼻穴与解溪穴（ST41）连线上。

快速取穴：站位弯腰，同侧手虎口围住髌骨上外缘，余四指向下，中指指尖处即是。

上巨虚 ST37

功效

行气止痛 调和肠胃

主治

便秘 腹胀 肠鸣

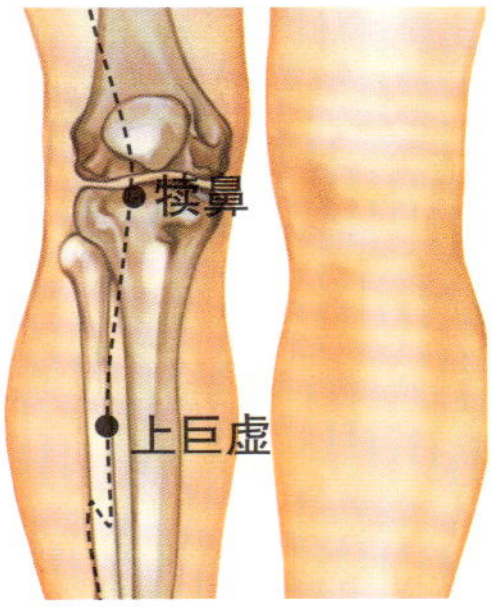

精准定位：在小腿外侧，犊鼻穴（ST35）下6寸，犊鼻穴与解溪穴（ST41）连线上。

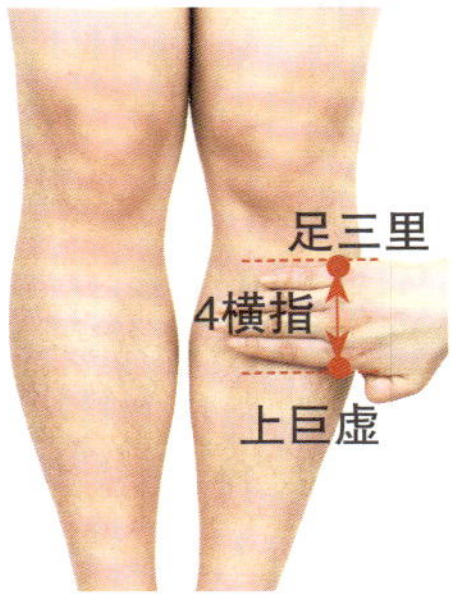

快速取穴：先找到足三里穴，向下4横指，凹陷处即是。

条口 ST38

功效

祛风除湿 散寒通络

主治

下肢痿痹 小腿肿痛

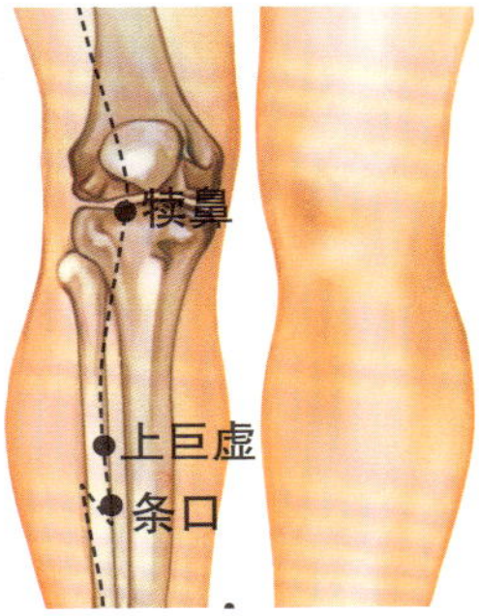

精准定位：在小腿外侧，犊鼻穴（ST35）下8寸，犊鼻穴与解溪穴（ST41）连线上。

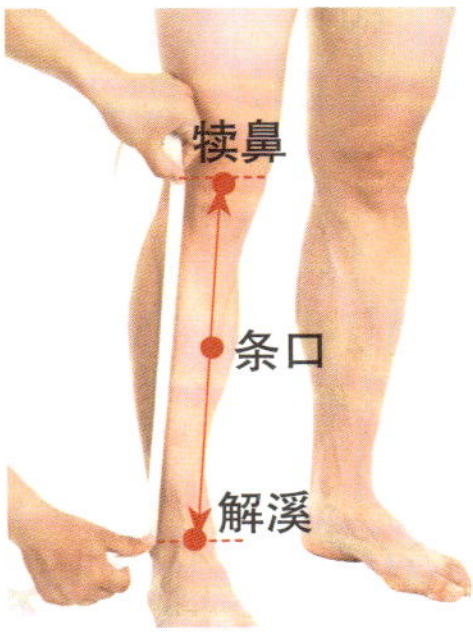

快速取穴：于犊鼻穴与解溪穴连线的中点取穴。

下巨虚 ST39

功效

调肠胃 通经络 安神志

主治

腹泻 下肢痿痹

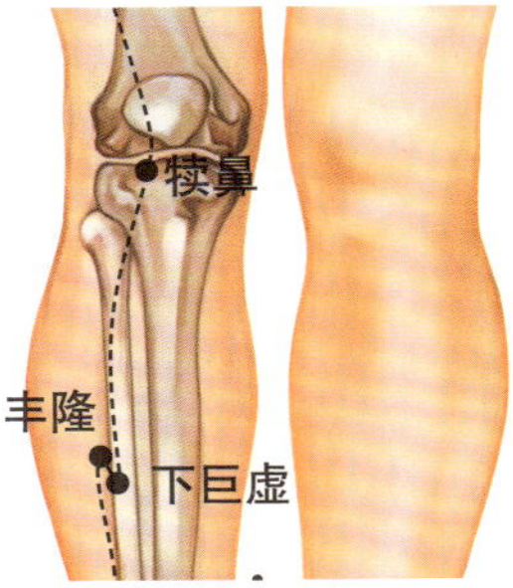

精准定位：在小腿外侧，犊鼻穴（ST35）下9寸，犊鼻穴与解溪穴（ST41）连线上。

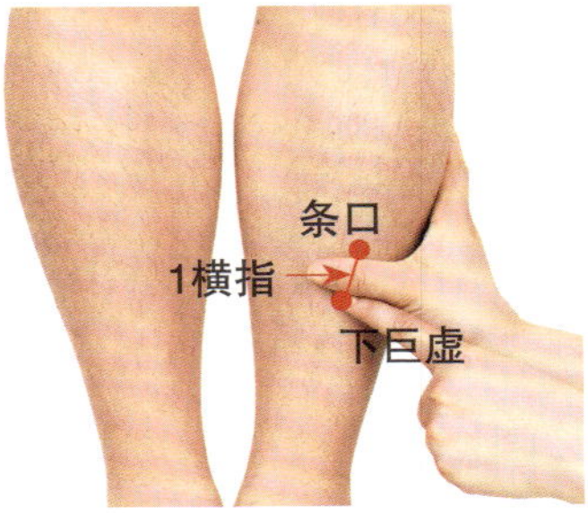

快速取穴：先找到条口穴，向下1横指，凹陷处即是。

丰隆 ST40

功效
健脾化痰 和胃降逆

主治
头痛 眩晕
咳嗽 便秘

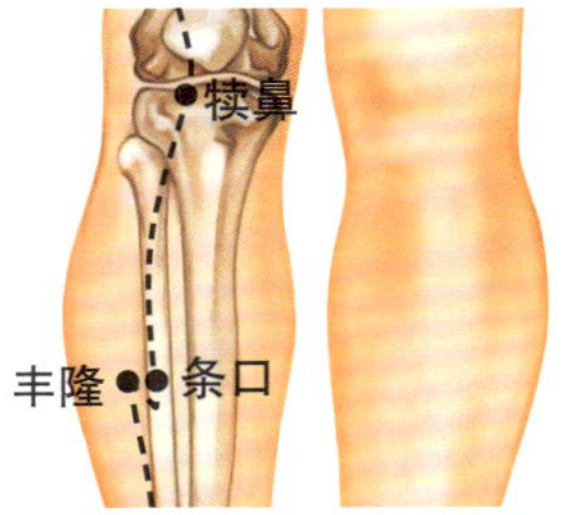

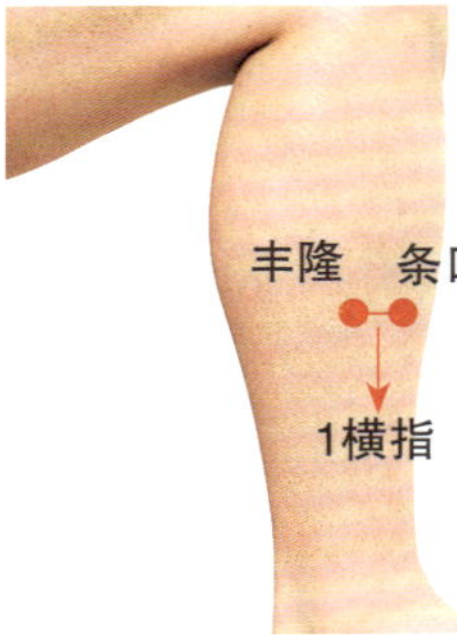

精准定位：在小腿外侧，外踝尖上 8 寸，胫骨前肌的外缘。

快速取穴：先找到条口穴，向外 1 横指，按压有沉重感处即是。

解溪 ST41

功效
舒筋活络 清热化痰

主治
头痛 腹胀 便秘

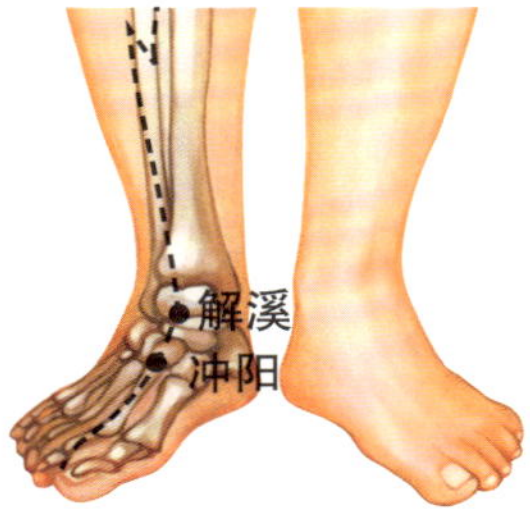

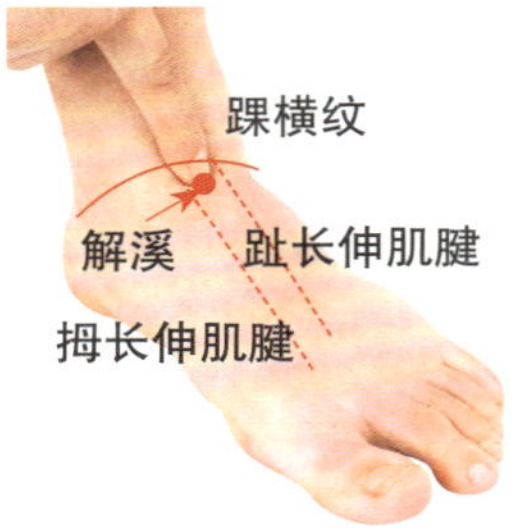

精准定位：在踝区，踝关节前面中央凹陷中，拇长伸肌腱与趾长伸肌腱之间。

快速取穴：足背与小腿交界处的横纹中央凹陷处，足背两条肌腱之间即是。

冲阳 ST42

功效
和胃化痰 消肿止痛

主治
口眼歪斜 牙痛 胃病

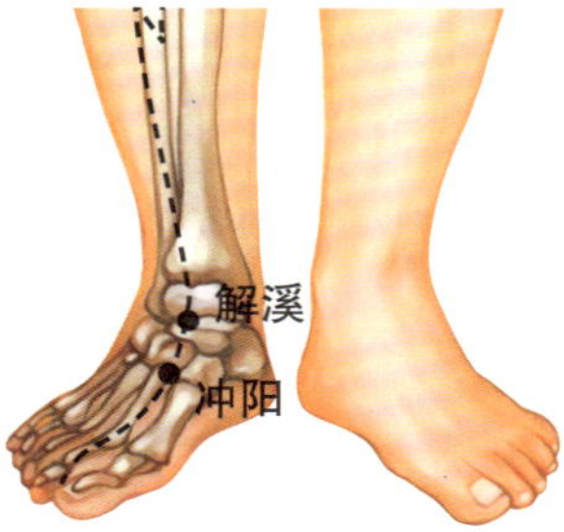

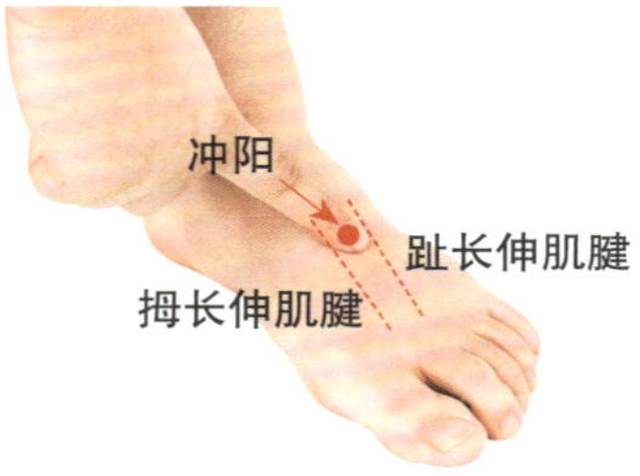

精准定位：在足背，第 2 跖骨基底部与中间楔状骨关节处，可触及足背动脉。

快速取穴：足背最高处，两条肌腱之间，按之有动脉搏动感处即是。

陷谷 ST43

功效

清热解表 和胃行水

主治

面部浮肿 肠鸣

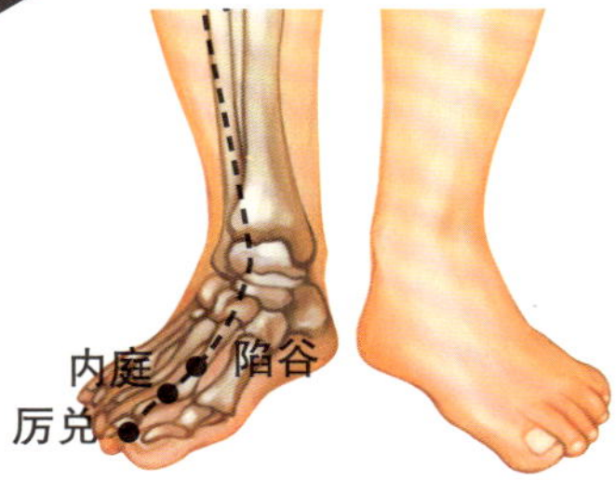

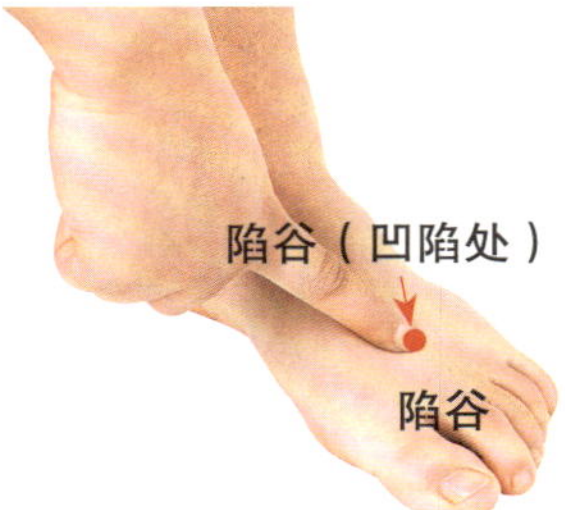

精准定位： 在足背，第2、3跖骨间，第2跖趾关节近端凹陷中。

快速取穴： 足背第2、3跖骨结合部前方凹陷处，按压有酸胀感处即是。

内庭 ST44

功效

清热泻火 理气和血

主治

齿痛 头面痛

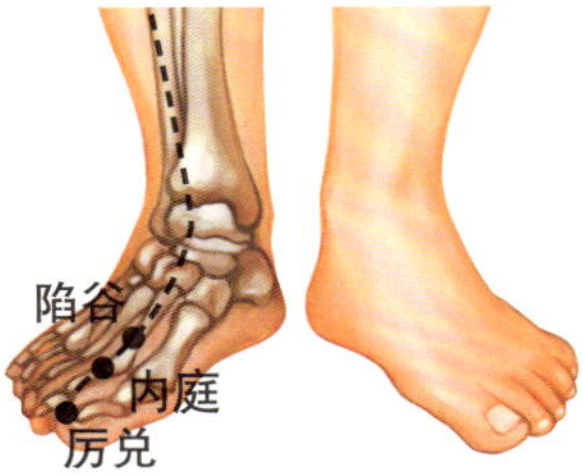

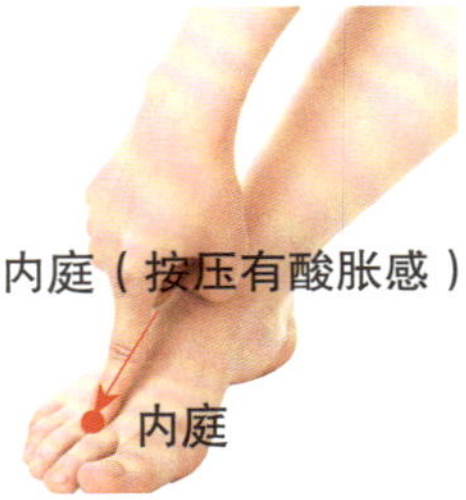

精准定位： 在足背，第2、3趾间，趾蹼缘后方赤白肉际处。

快速取穴： 足背第2、3趾之间，皮肤颜色深浅交界处即是。

厉兑 ST45

功效

清热和胃 苏厥醒神

主治

胃脘痛 水肿

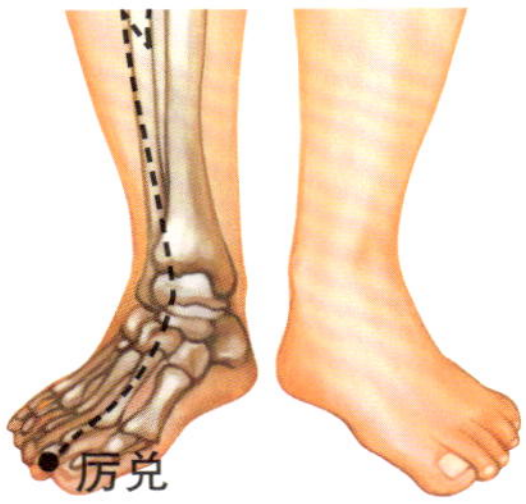

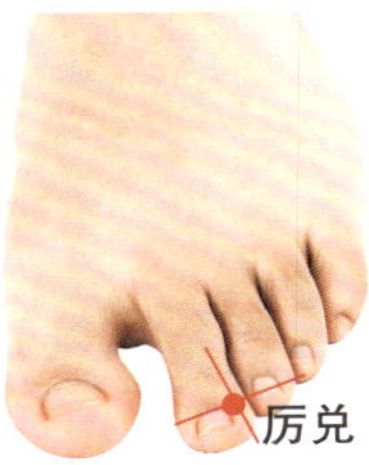

精准定位： 在足趾，第2趾末节外侧，趾甲根角侧旁开0.1寸（指寸）。

快速取穴： 足背第2趾趾甲外侧缘与趾甲下缘各作一切线，交点处即是。

第五章 足太阴脾经

足太阴脾经在足大趾与足阳明胃经相衔接，联系的脏腑器官有咽、舌，属脾，络胃，注心中，在胸部与手少阴心经相接。脾主统血，它是值得所有人用一生关注的统血大经，对于女性来说，更是无上的健康守护神。

脾经上潜伏的疾病

脾经是阴经，跟脏腑联系最密切，其不通时，人的身体会出现下列病症。

经络症：大脚趾内侧、脚内缘、小腿、膝盖或者大腿内侧、腹股沟等经络循行路线上出现发冷、酸、胀、麻、疼痛等不适感。

脏腑症：全身乏力或者全身疼痛、胃痛、腹胀、大便溏稀、心胸烦闷、心窝下急痛。

亢进热证时症状：胁下胀痛、呕吐、足膝关节疼痛、大趾活动困难、失眠。

衰弱寒证时症状：消化不良、胃胀气、上腹部疼痛、呕吐、肢倦乏力、麻木、腿部静脉曲张、皮肤易受损伤。

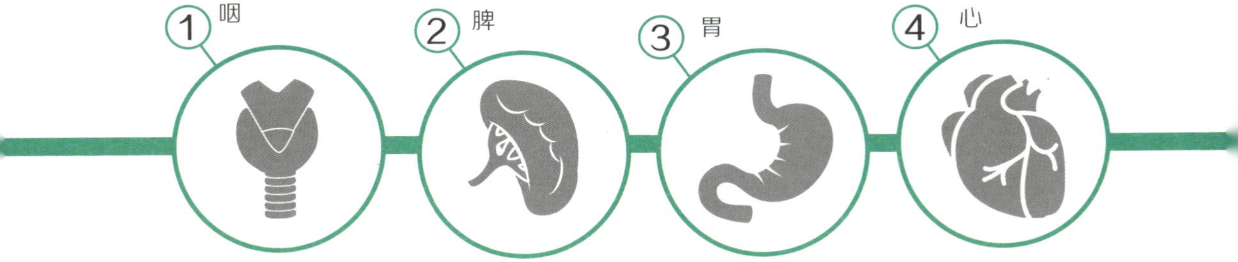

足太阴脾经速记

穴位	一侧 21 个，左右共 42 个
首穴	隐白
末穴	大包
联系脏腑	咽、舌、脾、胃、心

经穴歌诀

二十一穴脾中州，隐白在足大趾头，
大都太白公孙盛，商丘直上三阴交，
漏谷地机阴陵泉，血海箕门冲门前，
府舍腹结大横上，腹哀食窦天溪候，
胸乡周荣大包上，从足经腹向胸走。

巳时（9:00~11:00）

经脉气血循行流注至**脾经**，此时**拍打刺激脾经**就是对脾最好的保养。

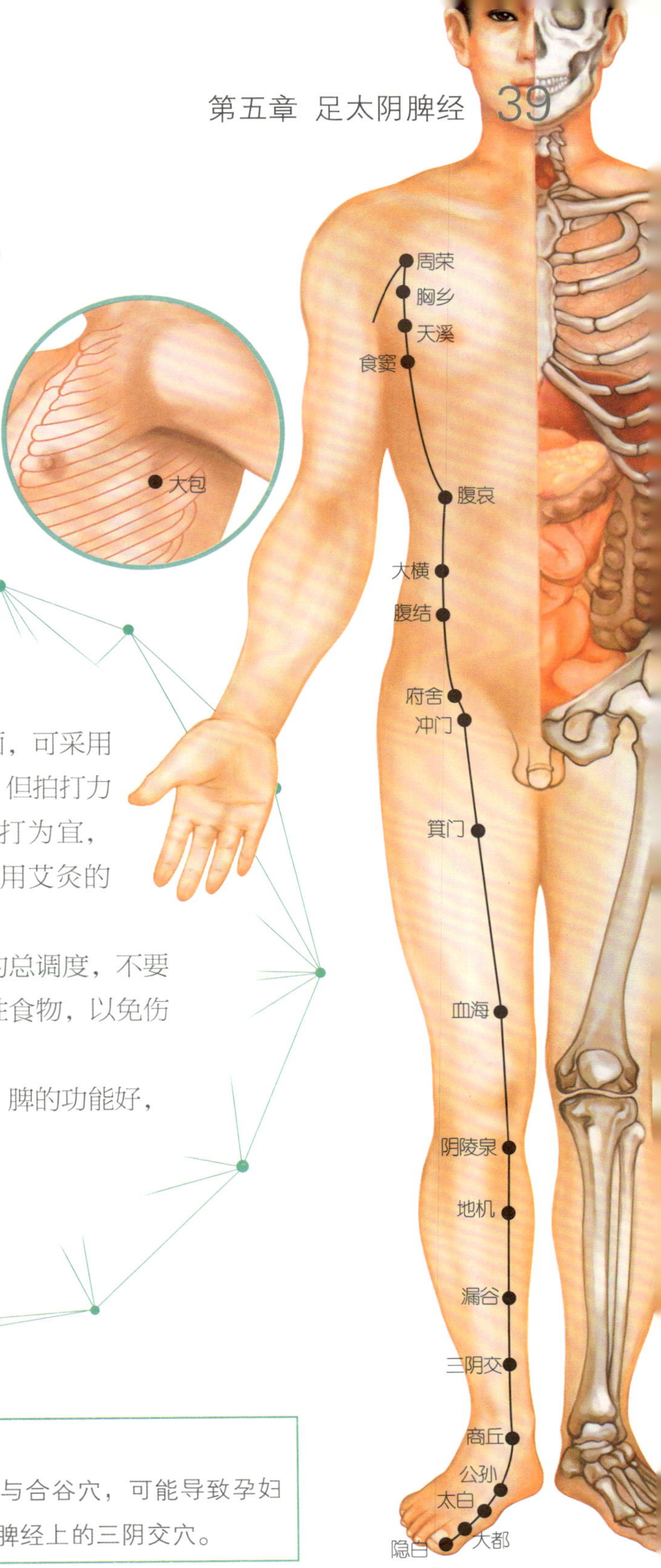

5 保养脾经的最佳方法

- 脾经在人体的正面和侧面，可采用拍打刺激的方式来保养，但拍打力度一定要适中，上午拍打为宜，每侧 10 分钟左右。也可用艾灸的方法来刺激脾经。
- 脾是消化、吸收、排泄的总调度，不要食用燥热及辛辣、刺激性食物，以免伤胃败脾。
- 脾又是人体血液的统领，脾的功能好，则血液质量好。

保养禁忌

有文献记载，按揉三阴交穴与合谷穴，可能导致孕妇流产，所以孕妇不适宜按摩脾经上的三阴交穴。

隐白 SP1

功效

行气止痛 调经统血
健脾回阳

主治

月经过多 崩漏
腹胀 小儿惊风

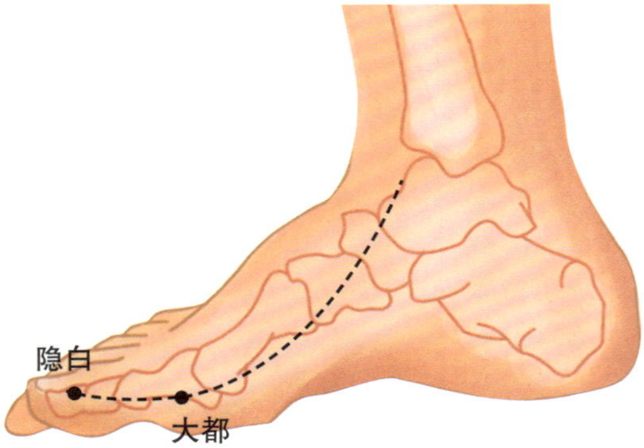

精准定位：在足趾，大趾末节内侧，趾甲根角侧后方0.1寸（指寸）。

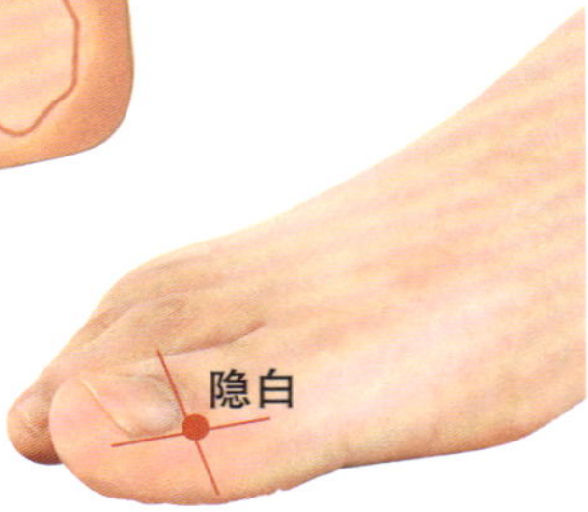

快速取穴：足大趾趾甲内侧缘与下缘各作一切线，交点处即是。

大都 SP2

功效

理气和胃 泄热止痛
健脾和中 宁心安神

主治

热病汗不出 腹胀
腹痛 呕吐 便秘
胃痛

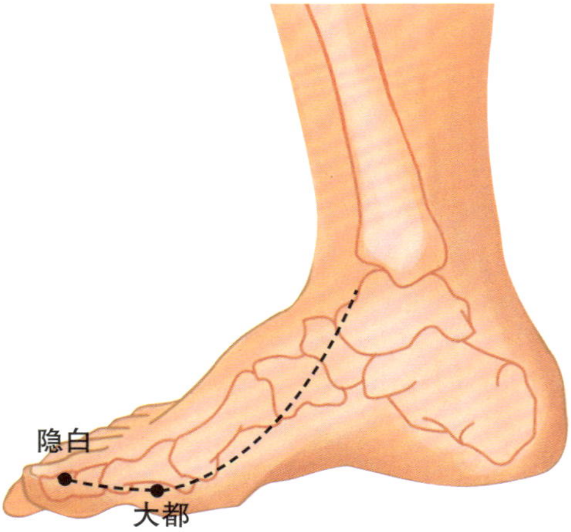

精准定位：在足趾，第1跖趾关节前下方赤白肉际凹陷中。

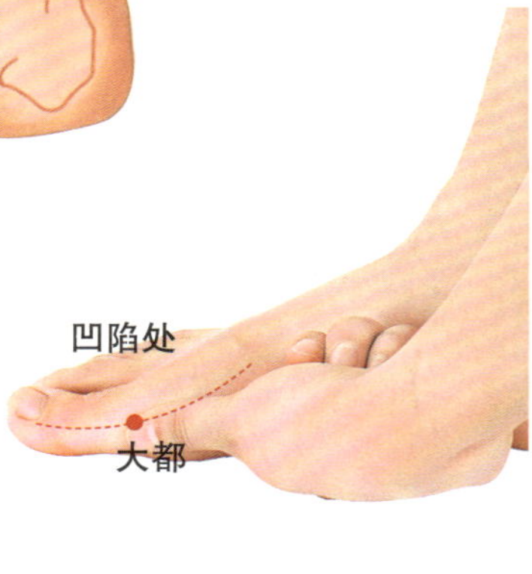

快速取穴：足大趾与足掌所构成的关节，前下方掌背交界线凹陷处即是。

太白 SP3

功效

健脾和胃 行气止痛

主治

脾胃虚弱 胃痛

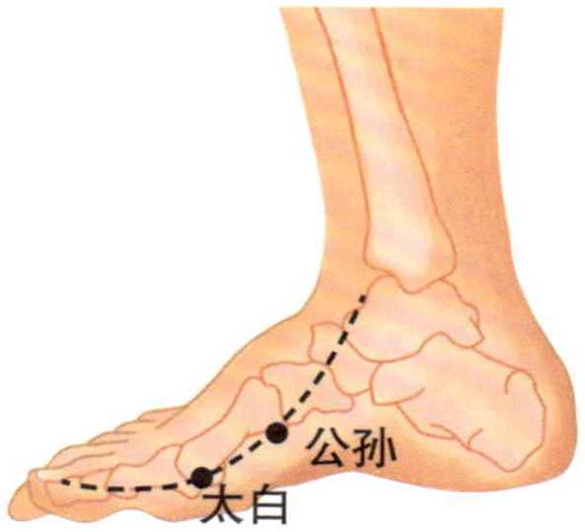

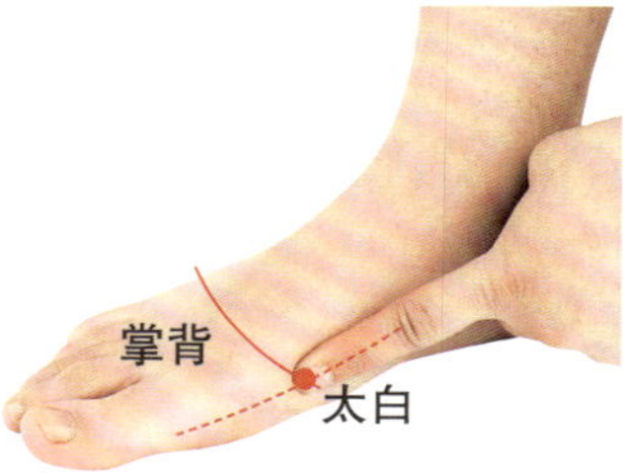

精准定位：在跖区，第 1 跖趾关节后下方赤白肉际凹陷中。

快速取穴：足大趾与足掌所构成的关节，后下方掌背交界线凹陷处即是。

公孙 SP4

功效

理气和胃 涩肠止泻

主治

呕吐 腹痛 肠鸣

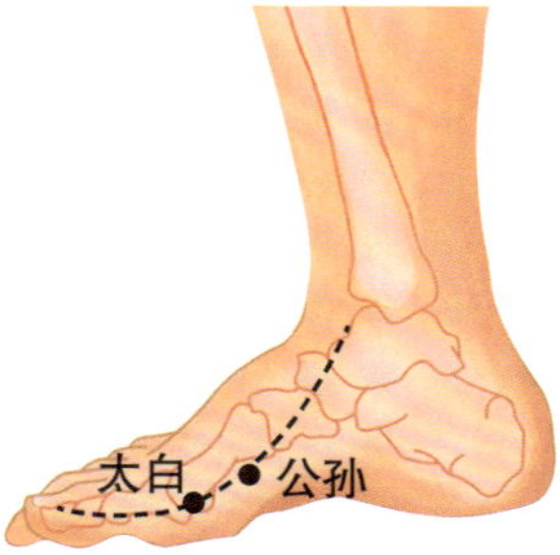

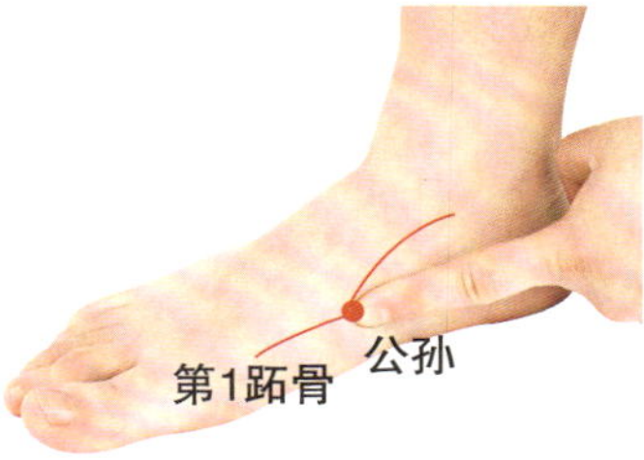

精准定位：在跖区，第 1 跖骨底的前下缘赤白肉际处。

快速取穴：足大趾与足掌所构成的关节内侧，弓形骨后端下缘凹陷处即是。

商丘 SP5

功效

健脾化湿 通调肠胃

主治

腹胀 肠鸣 痔疮

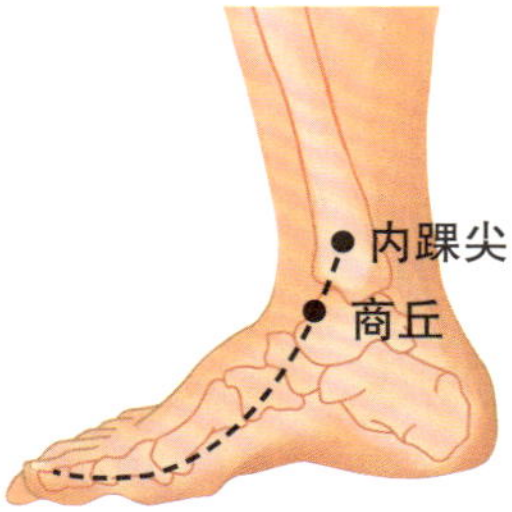

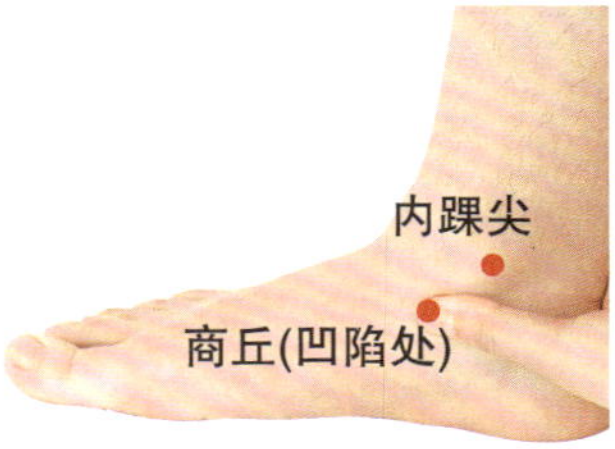

精准定位：在踝区，内踝前下方，舟骨粗隆与内踝尖连线中点的凹陷中。

快速取穴：内踝尖前下方凹陷处即是。

三阴交 SP6

功效

健脾和胃 补益肝肾
调经止带 涩精止遗

主治

阳痿 下肢神经痛
糖尿病 脾胃虚弱
更年期综合征 贫血
闭经 白带过多
盆腔炎 失眠 水肿

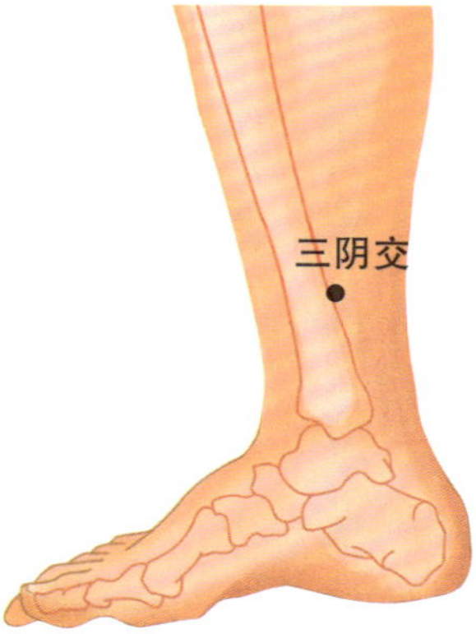

精准定位：在小腿内侧，内踝尖上 3 寸，胫骨内侧缘后际。

快速取穴：正坐或仰卧，胫骨内侧面后缘，内踝尖向上 4 横指处即是。

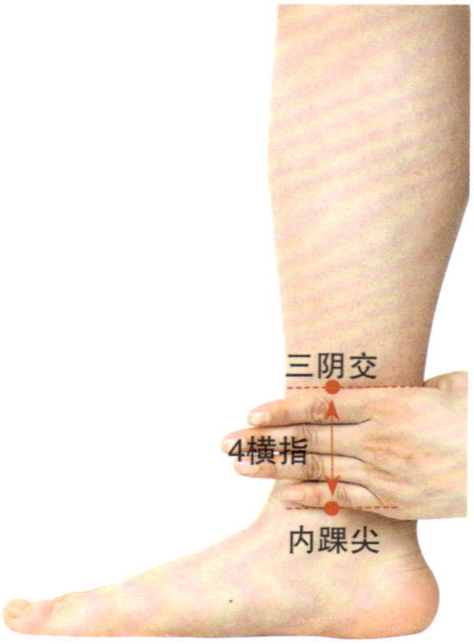

漏谷 SP7

功效

行气止痛 利尿除湿
通经活络

主治

肠鸣 腹胀 腹痛
水肿 腰膝麻痹
小便不利 失精
足踝肿痛 脚气

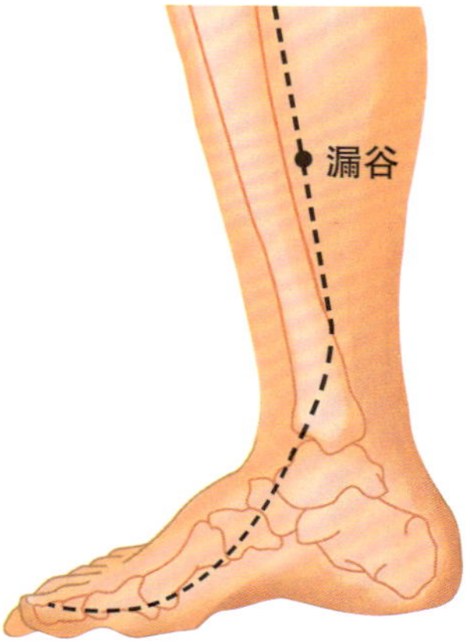

精准定位：在小腿内侧，内踝尖上 6 寸，胫骨内侧缘后际。

快速取穴：正坐或仰卧，三阴交穴直上 4 横指，胫骨内侧面后缘处即是。

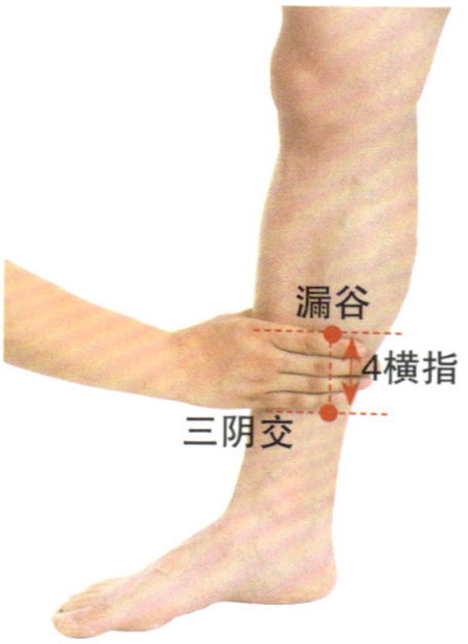

地机 SP8

功效

健脾除湿 调经止遗

主治

糖尿病 月经不调

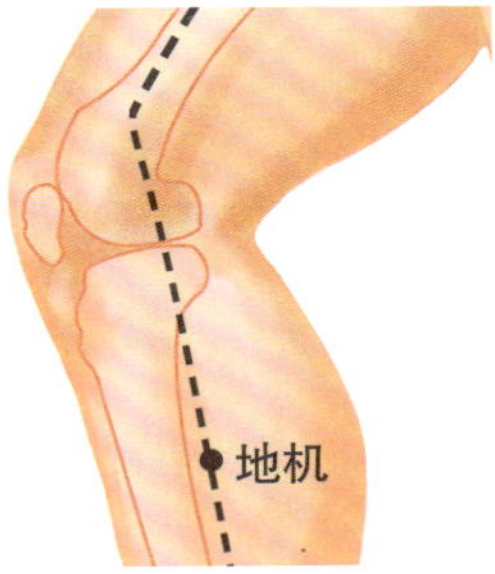

精准定位：在小腿内侧，阴陵泉穴（SP9）下3寸，胫骨内侧缘后际。

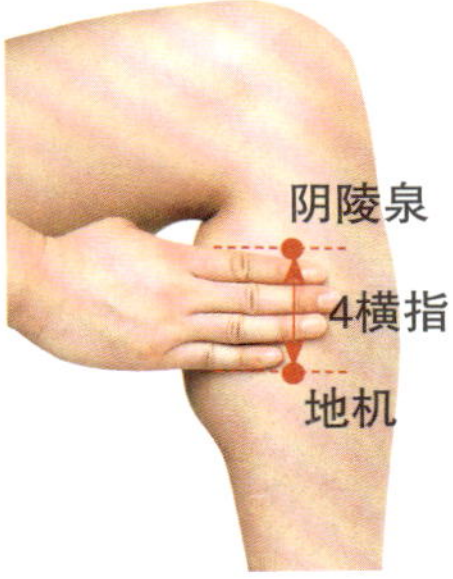

快速取穴：先找到阴陵泉穴，直下4横指处即是。

阴陵泉 SP9

功效

清利湿热 健脾理气

主治

腹胀 遗尿

痛经 膝痛

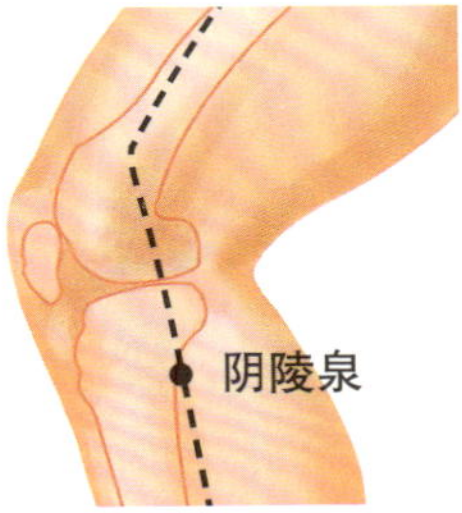

精准定位：在小腿内侧，胫骨内侧髁下缘与胫骨内侧缘之间的凹陷中。

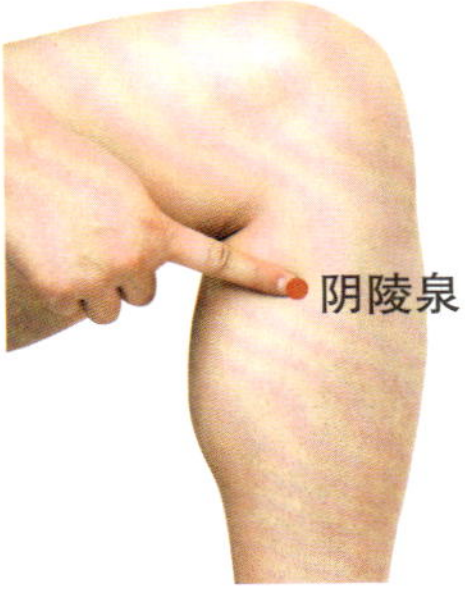

快速取穴：食指沿小腿内侧骨内缘向上推，抵膝关节下，胫骨向内上弯曲凹陷处。

血海 SP10

功效

调经统血 健脾化湿

主治

痛经 崩漏

膝关节痛

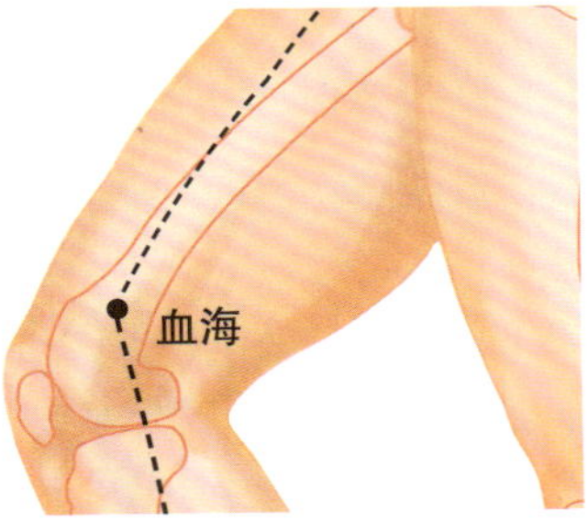

精准定位：在股前区，髌底内侧端上2寸，股内侧肌隆起处。

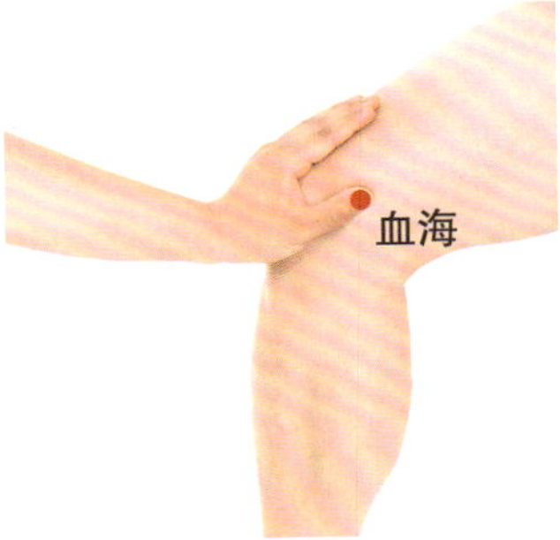

快速取穴：屈膝90°，手掌伏于膝盖骨上，大拇指与四指成45°，拇指尖处。

箕门 SP11

功效

健脾渗湿 通利下焦

主治

两股生疮 阴囊湿痒 小便不利 遗尿

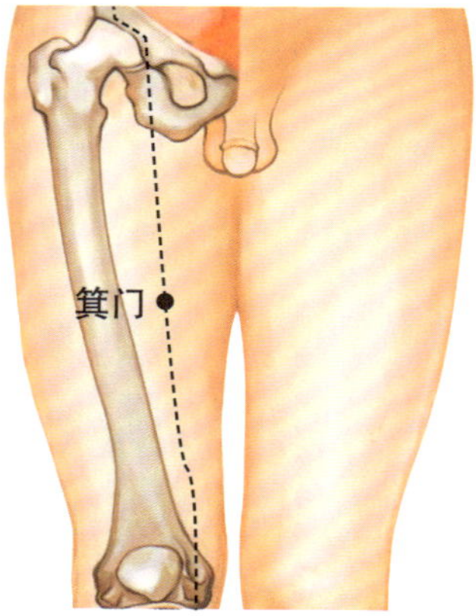

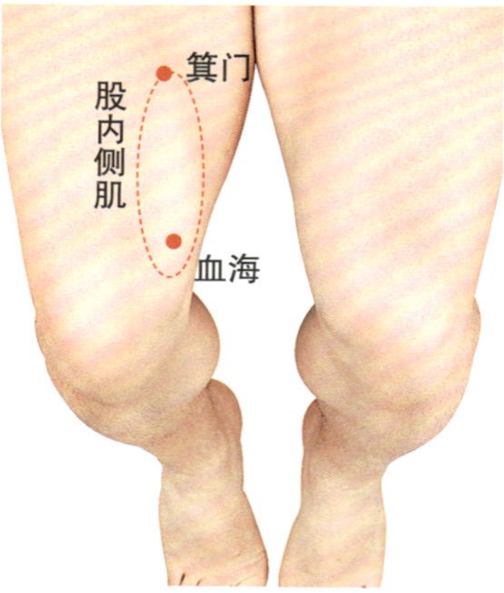

精准定位：在股前区，髌骨内侧端与冲门穴（SP12）的连线上 1/3 与下 2/3 的交点处。

快速取穴：坐位绷腿，大腿内侧有一鱼状肌肉隆起，鱼尾凹陷处即是。

冲门 SP12

功效

行气调经 健脾利湿 理气解痉

主治

腹痛 腹胀 小便不利 妊娠浮肿 尿闭 崩漏 带下 疝气

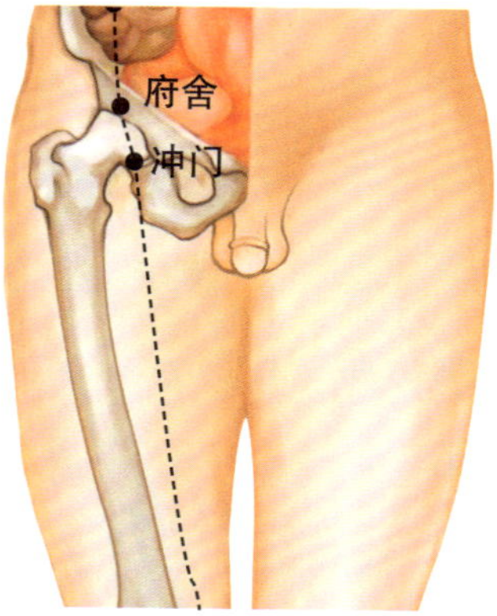

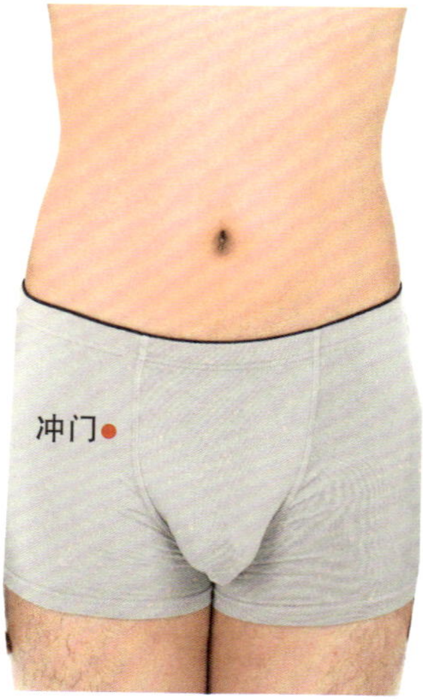

精准定位：腹股沟区，腹股沟斜纹中，髂外动脉搏动处的外侧。

快速取穴：腹股沟外侧可摸到动脉搏动，搏动外侧按压有酸胀感处即是。

府舍 SP13

功效

行气止痛 消肿散结

主治

腹痛 腹中肿块

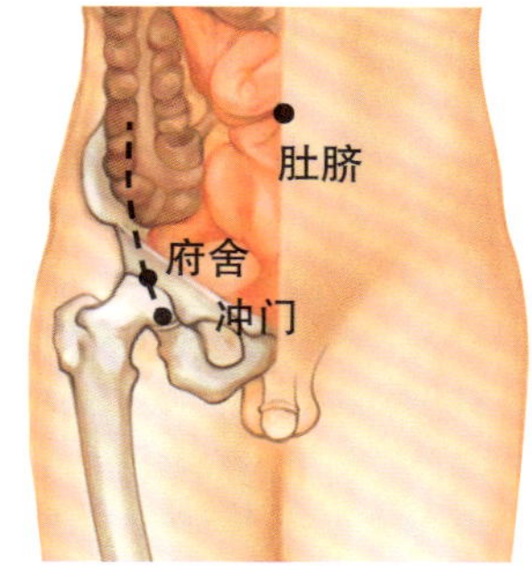

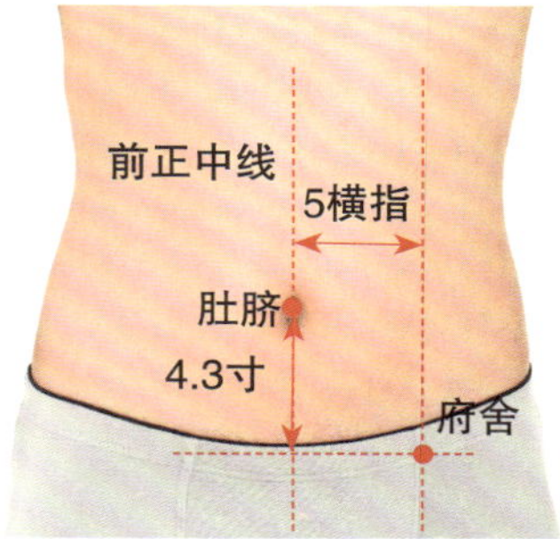

精准定位：在下腹部，脐中下4.3寸，前正中线旁开4寸。

快速取穴：从肚脐沿前正中线向下4.3寸，再水平旁开5横指处即是。

腹结 SP14

功效

行气 和胃止痛

主治

绕脐腹痛 泄泻

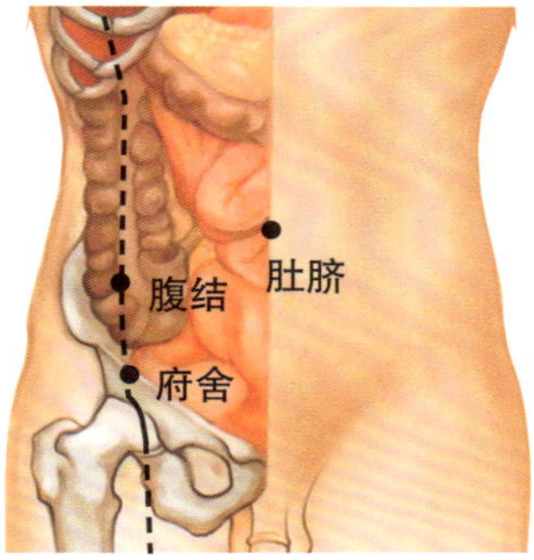

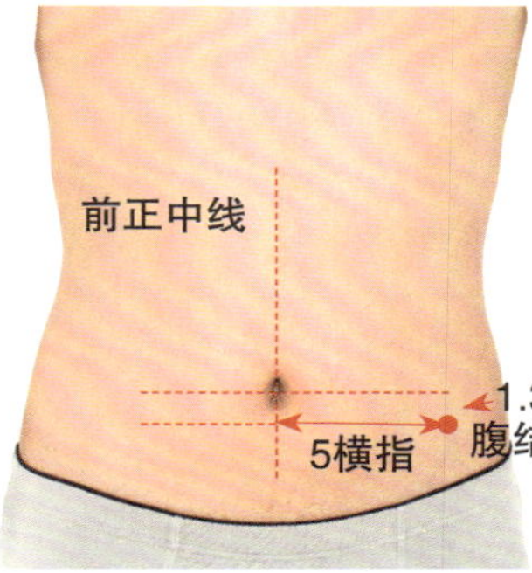

精准定位：在下腹部，脐中下1.3寸，前正中线旁开4寸。

快速取穴：在肚脐中央下1.3寸，再水平旁开5横指处即是。

大横 SP15

功效

行气 和胃止痛

主治

泄泻 便秘 腹痛

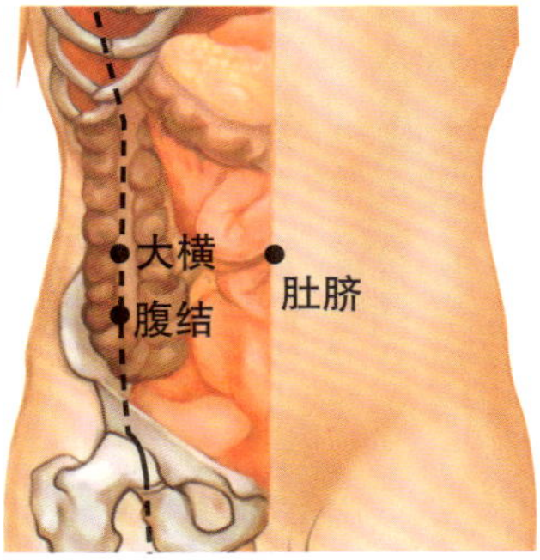

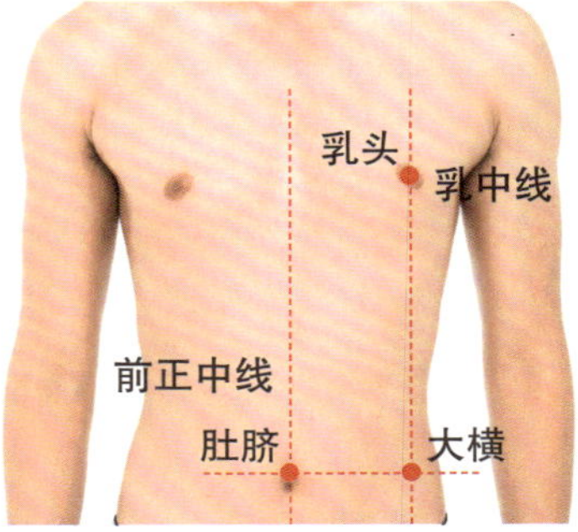

精准定位：在腹部，脐中旁开4寸。

快速取穴：由乳头向下作与前正中线的平行线，再由脐中央作一水平线，交点处即是。

腹哀 SP16

功效

健脾和胃 理气调肠

主治

腹痛 消化不良 便秘

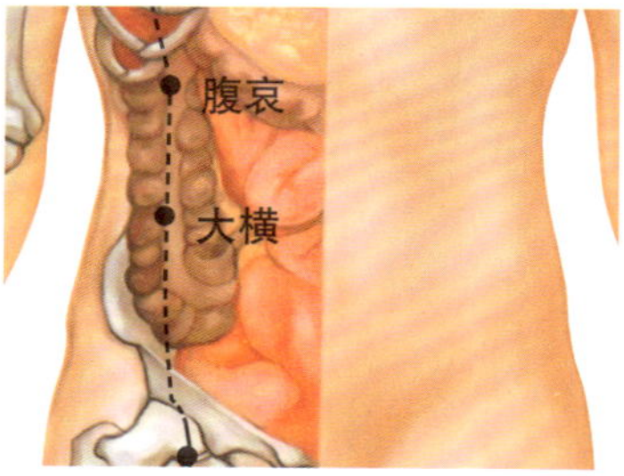

精准定位：在上腹部，脐中上3寸，前正中线旁开4寸。

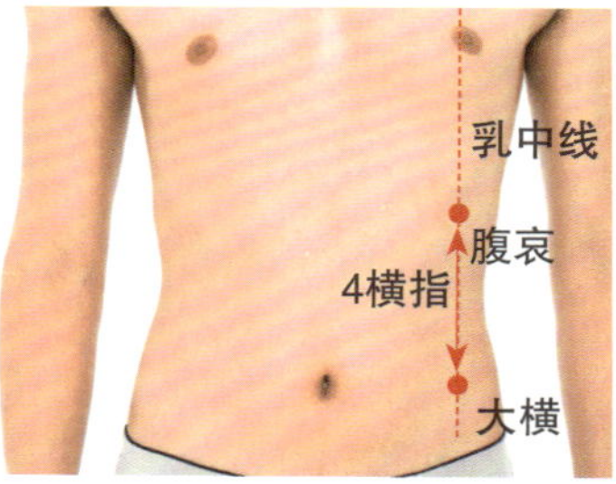

快速取穴：仰卧，先找到大横穴，再沿乳中线向上4横指即是。

食窦 SP17

功效

行气止痛 宣肺平喘

主治

水肿 反胃 胸胁胀痛

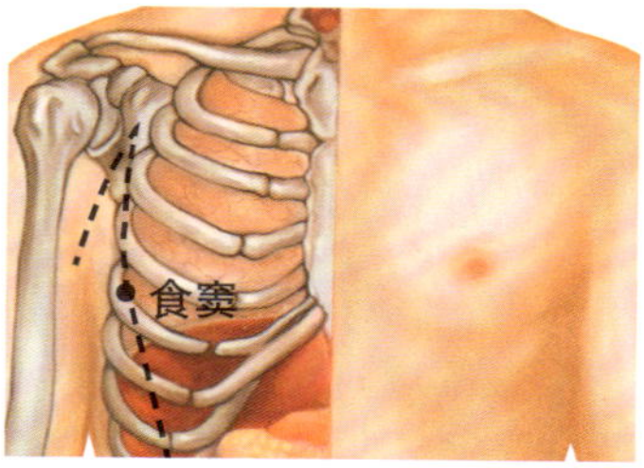

精准定位：在胸部，第5肋间隙，前正中线旁开6寸。

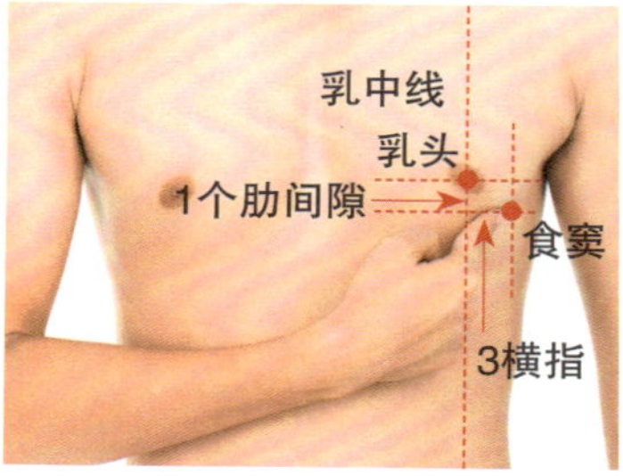

快速取穴：仰卧，乳头旁开3横指，再向下1个肋间隙处即是。

天溪 SP18

功效

宽胸理气 止咳通乳

主治

胸部疼痛 咳嗽

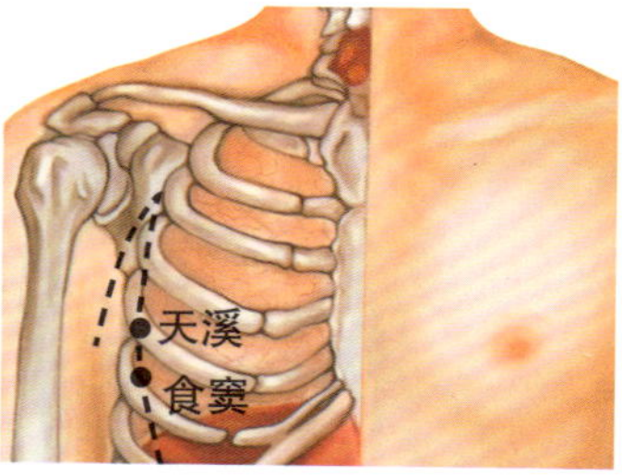

精准定位：在胸部，第4肋间隙，前正中线旁开6寸。

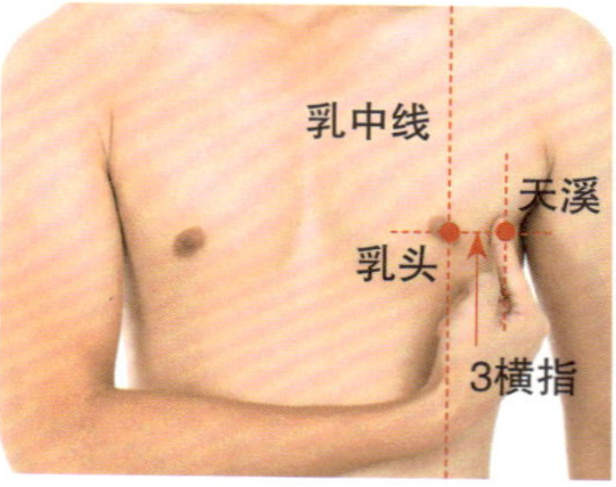

快速取穴：仰卧，乳头旁开3横指处，乳头所在肋间隙即是。

胸乡 SP19

功效

宣肺止咳 理气止痛

主治

胸胁胀痛 咳嗽

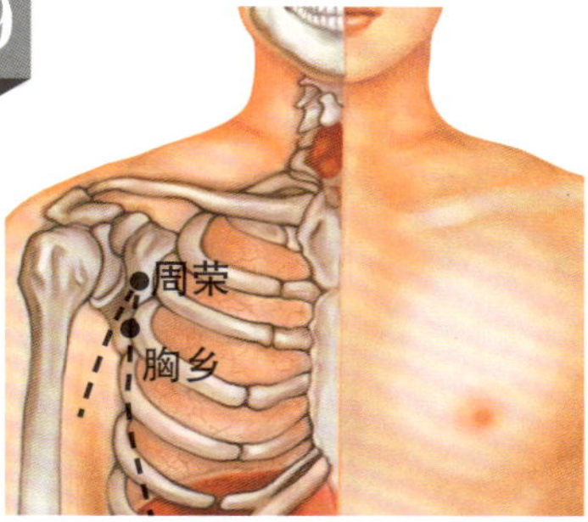

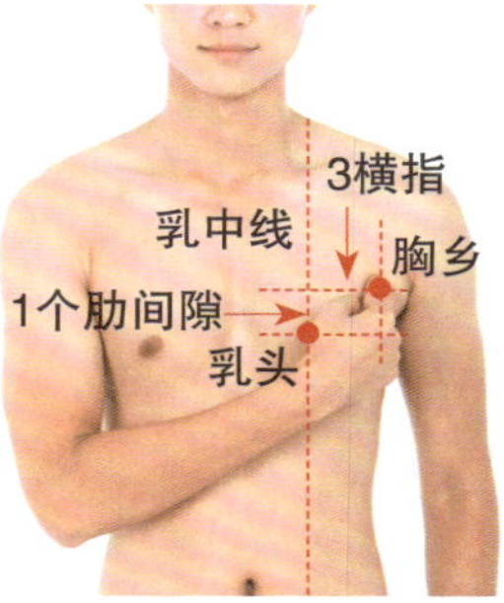

精准定位： 在胸部，第 3 肋间隙，前正中线旁开 6 寸。

快速取穴： 仰卧，乳头旁开 3 横指，再向上 1 个肋间隙处即是。

周荣 SP20

功效

宣肺止咳 理气止痛

主治

胸胁胀满 咳嗽 气逆

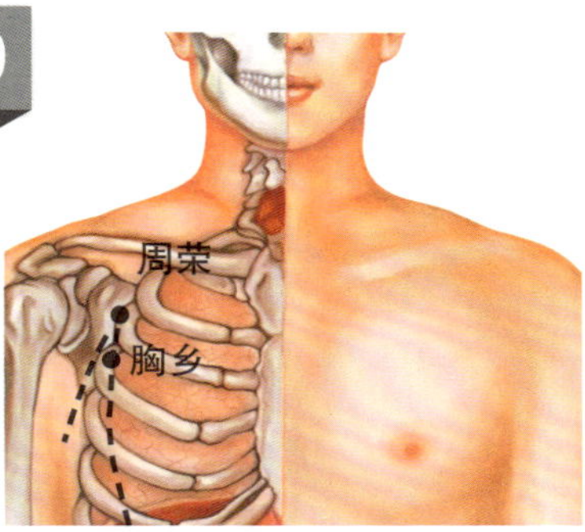

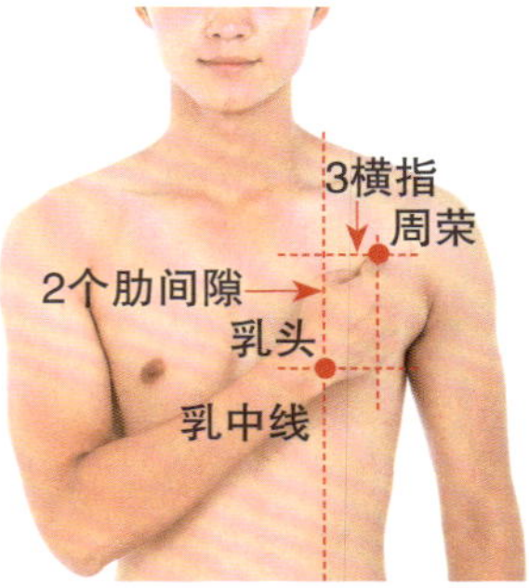

精准定位： 在胸部，第 2 肋间隙，前正中线旁开 6 寸。

快速取穴： 仰卧，乳头旁开 3 横指，再向上 2 个肋间隙处即是。

大包 SP21

功效

统血养经 宽胸止痛

主治

中气不和 哮喘 胸闷

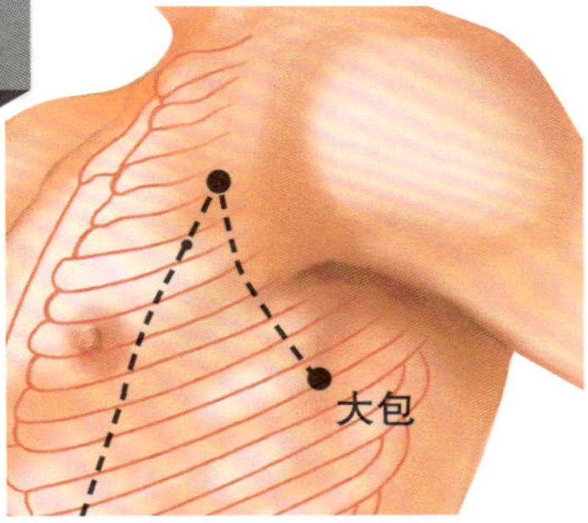

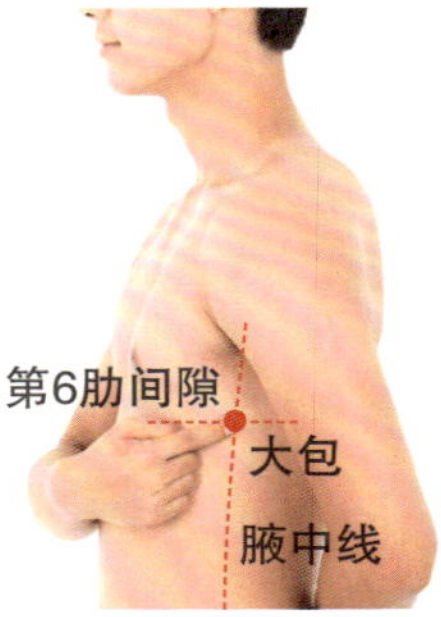

精准定位： 在胸外侧区，第 6 肋间隙，腋中线上。

快速取穴： 正坐侧身或仰卧，沿腋中线自上而下摸到第 6 肋间隙处即是。

第六章 手少阴心经

手少阴心经在心中与足太阴脾经的支脉衔接，联系的脏腑器官有心系、咽、目系，属心，络小肠，外行从心系上肺，斜走出于腋下，在手小指与手太阳小肠经相接。心经如果出现问题，人就会感到心烦意乱、胸痛等，故称“心为君主之官”。

心经上潜伏的疾病

心经异常，人体会出现下列病症。

经络症：失眠、多梦、易醒、难入睡、健忘、痴呆，心经所过的手臂疼痛、麻木、厥冷，血压不稳。

脏腑症：心烦、心悸、胸闷、心痛。

亢进热证时症状：心悸、口干；处在压力状态下，伴有压迫感、忧郁、内侧肩麻木、小指痛。

衰弱寒证时症状：胸口沉闷、呼吸困难、面色苍白、肩与前臂疼痛、四肢沉重、晕眩。

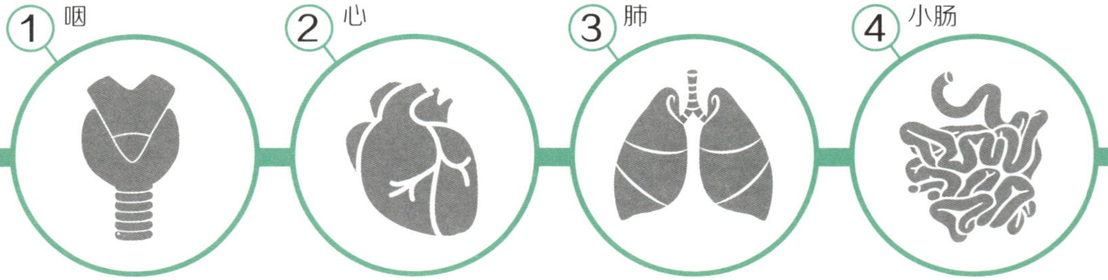

手少阴心经速记

穴位	一侧 9 个，左右共 18 个	**首穴**	极泉
末穴	少冲	**联系脏腑**	目、心、咽、肺、小肠

经穴歌诀

九穴心经手少阴，
极泉青灵少海深，
灵道通里阴郄邃，
神门少府少冲寻。

午时（11:00~13:00）

午时是**心经**当令的时间，此时心经最旺，**不宜做剧烈运动**。

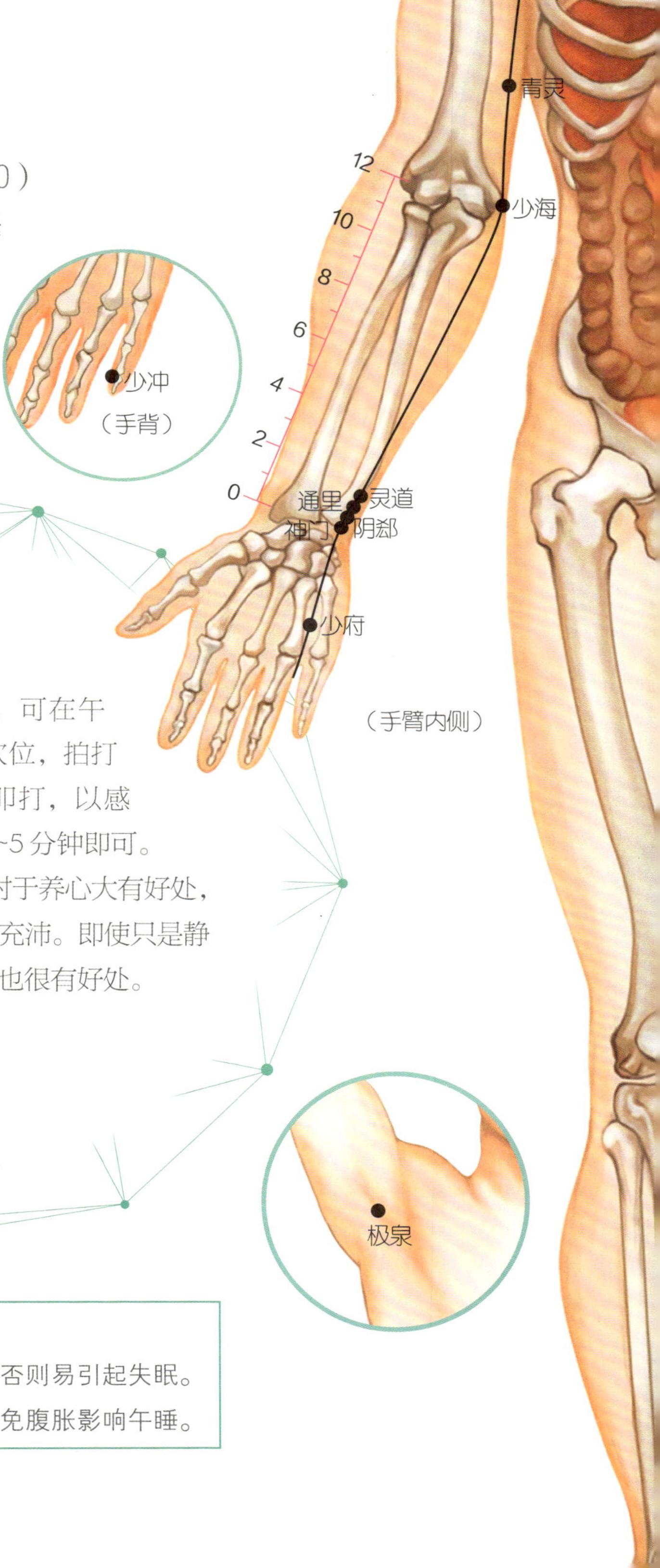

5 保养心经的最佳方法

- 心经位于手臂内侧，可在午饭前轻拍心经上的穴位，拍打时五指并拢，微屈叩打，以感觉舒适为宜，每次 3~5 分钟即可。
- 人在午时睡一会儿，对于养心大有好处，可使下午至晚上精力充沛。即使只是静卧闭目养神，对身体也很有好处。

保养禁忌

午睡虽好，但不宜超过 1 小时，否则易引起失眠。此外，午餐也不要吃得太多，以免腹胀影响午睡。

极泉 HT1

功效

宽胸宁神 理气止痛
消肿散结

主治

胃痛 干呕 心痛
四肢不举
乳汁分泌不足

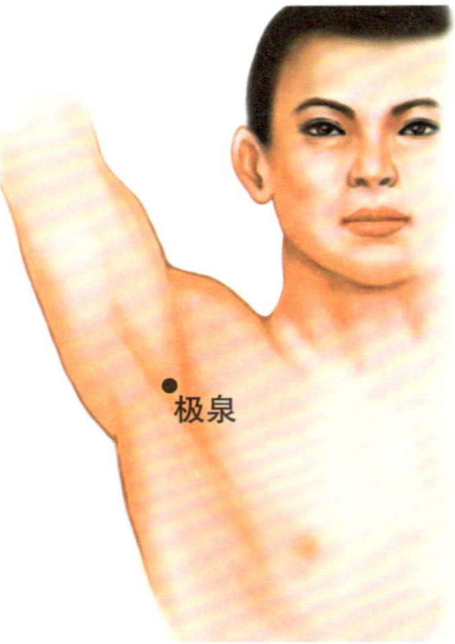

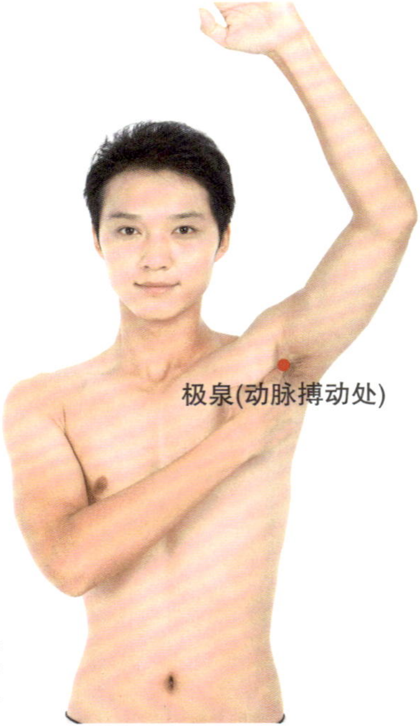

精准定位： 在腋区，腋窝中央，腋动脉搏动处。

快速取穴： 上臂外展，腋窝顶点可触摸到动脉搏动，按压有酸胀感处即是。

青灵 HT2

功效

理气止痛 宽胸宁心
通经活络

主治

头痛 肩臂红肿
腋下肿痛

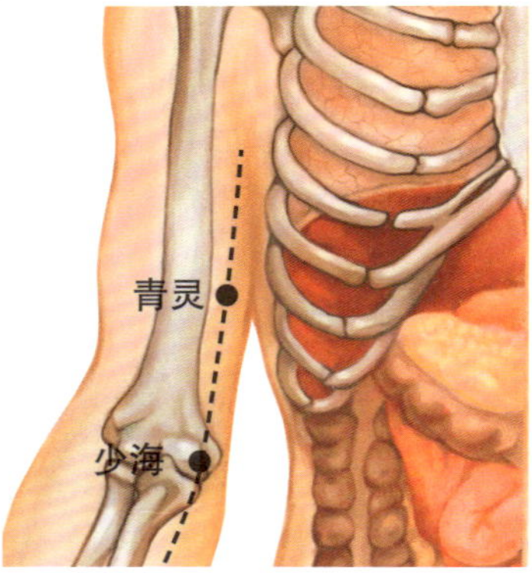

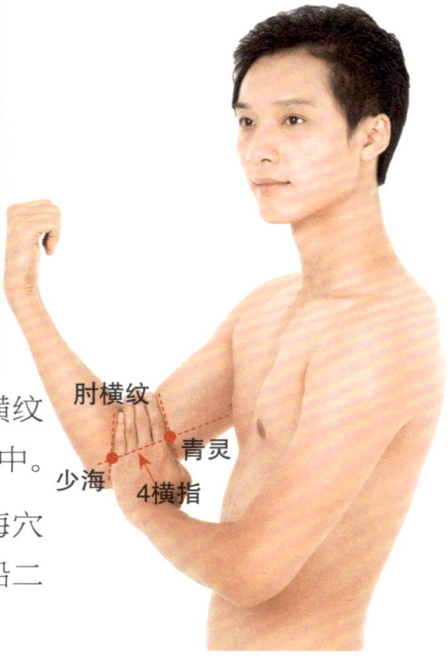

精准定位： 在臂前区，肘横纹上 3 寸，肱二头肌的内侧沟中。

快速取穴： 伸臂，确定少海穴与极泉穴位置，从少海穴沿二者连线向上 4 横指处即是。

少海 HT3

功效

理气通络 益心安神
消肿散结

主治

心痛 癫狂
痫证 臂痛
手颤 眼充血
鼻充血 气逆

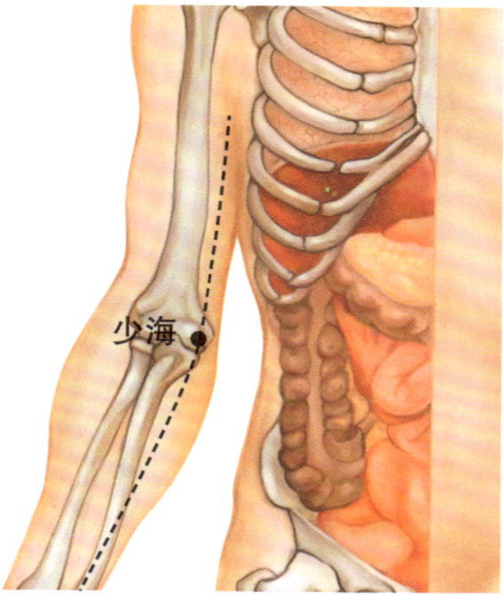

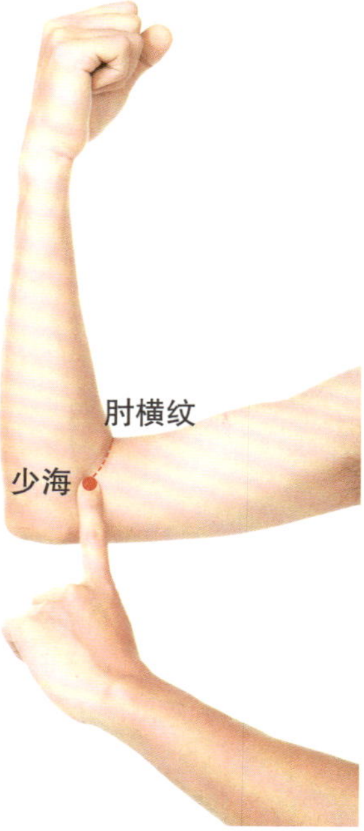

精准定位：在肘前区，横平肘横纹，肱骨内上髁前缘。

快速取穴：屈肘 90° ，肘横纹内侧端凹陷处即是。

灵道 HT4

功效

活络止痛 祛风止痉
宁心安神

主治

心脏疾患
胃脘部疼痛
干呕 肘臂挛痛

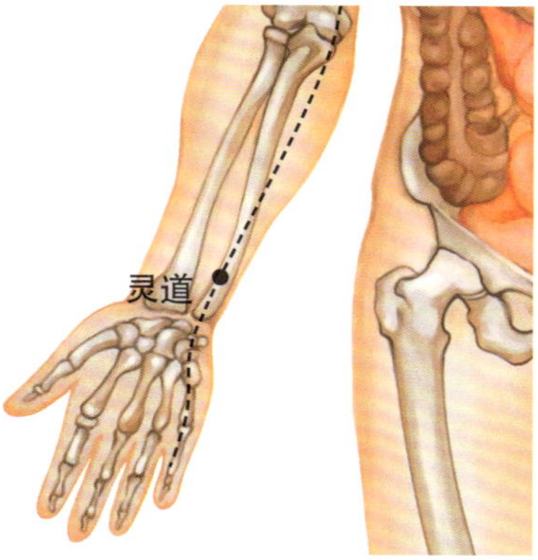

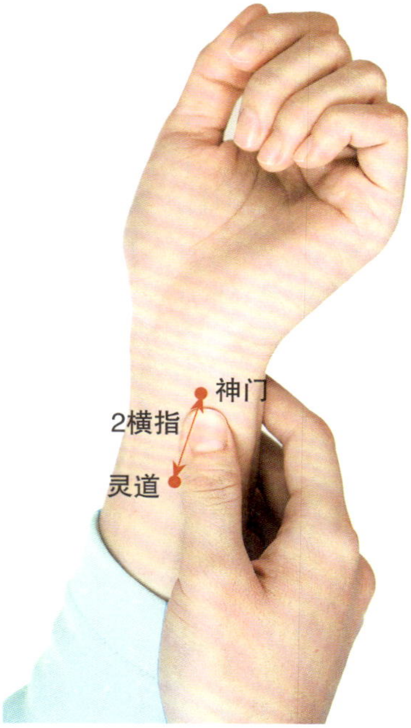

精准定位：在前臂前区，腕掌侧远端横纹上 1.5 寸，尺侧腕屈肌腱的桡侧缘。

快速取穴：先找到神门穴，再向上 2 横指处即是。

通里 HT5

功效

清热安神 祛风止痛
通经活络

主治

心脏疾病 头痛
头昏 盗汗
面赤热 心悸
扁桃体炎 月经过多

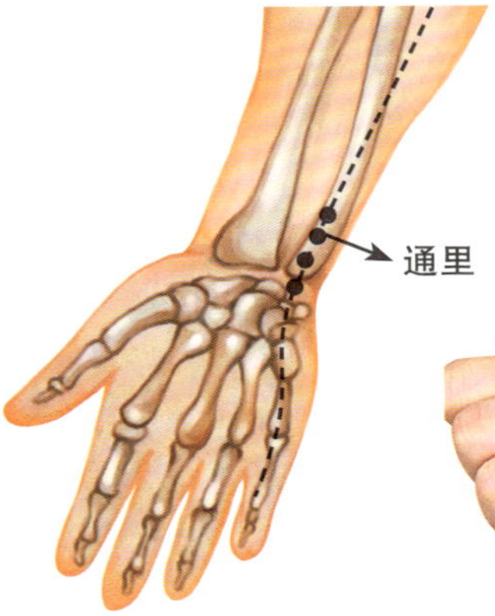

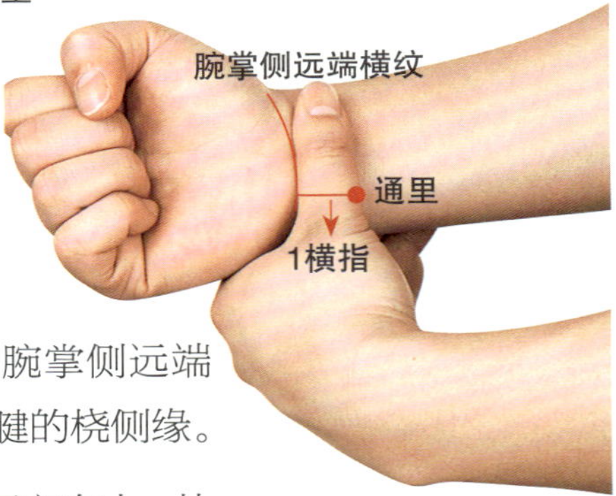

精准定位：在前臂前区，腕掌侧远端横纹上 1 寸，尺侧腕屈肌腱的桡侧缘。

快速取穴：用力握拳，神门穴向上，从腕掌侧远端横纹向上 1 横指处即是。

阴郄 HT6

功效

宁心安神 清热止血
通经活络

主治

胃脘部疼痛 吐血
心痛 盗汗 失语
鼻出血

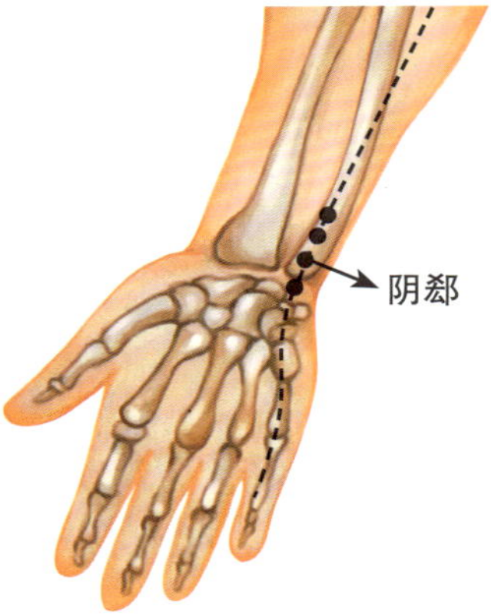

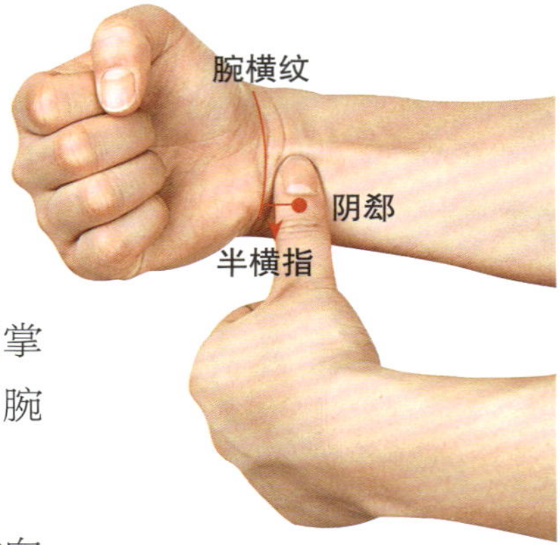

精准定位：在前臂前区，腕掌侧远端横纹上 0.5 寸，尺侧腕屈肌腱的桡侧缘。

快速取穴：用力握拳，神门穴向上，从腕横纹向上半横指处。

神门 HT7

功效

益心安神 平肝息风

主治

癫狂 痫证 心悸

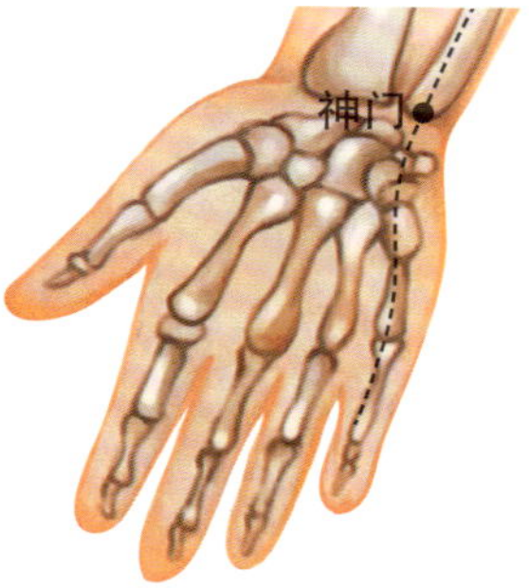

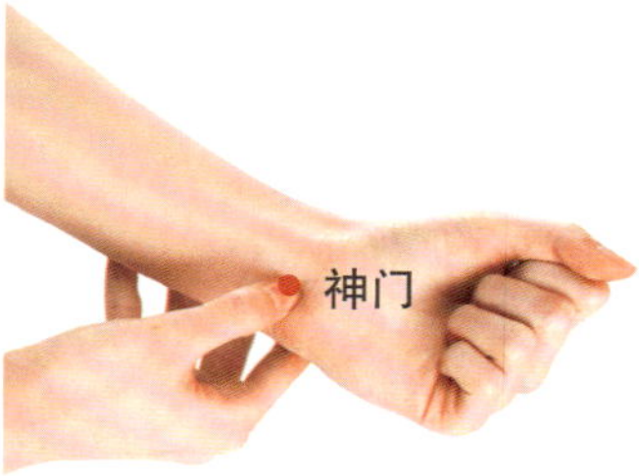

精准定位：在腕前区，腕掌侧远端横纹尺侧端，尺侧腕屈肌腱的桡侧缘。

快速取穴：伸臂仰掌，腕掌侧横纹尺侧，肌腱的桡侧缘。

少府 HT8

功效

清心泻火 息风止痉

主治

心悸 胸痛 小便不利

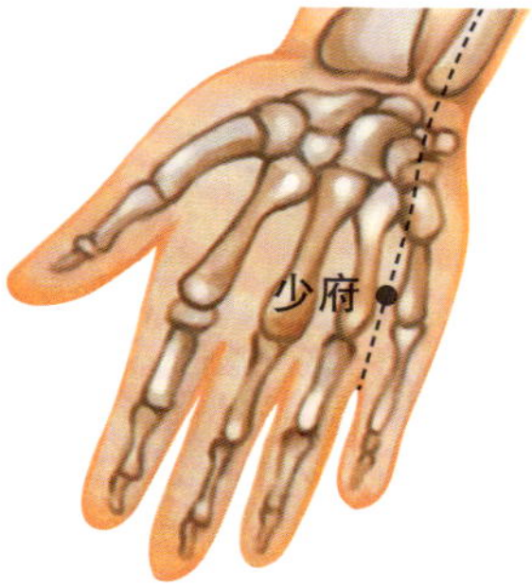

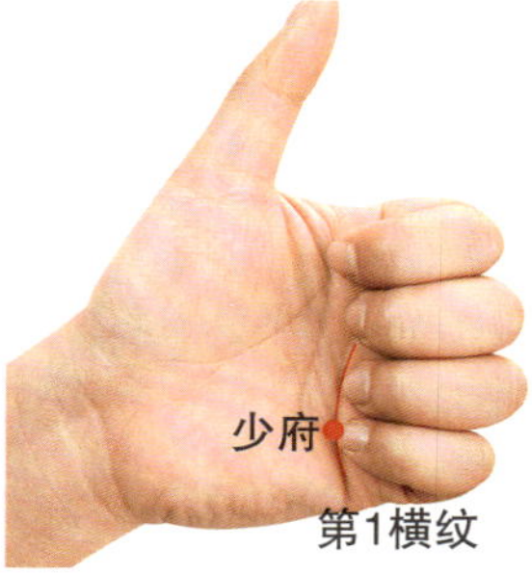

精准定位：在手掌，横平第5掌指关节近端，第4、5掌骨之间。

快速取穴：半握拳，小指切压掌心第1横纹上，小指尖所指处即是。

少冲 HT9

功效

开窍醒脑 祛风止痉

主治

心悸 心痛 癫狂 胸胁痛

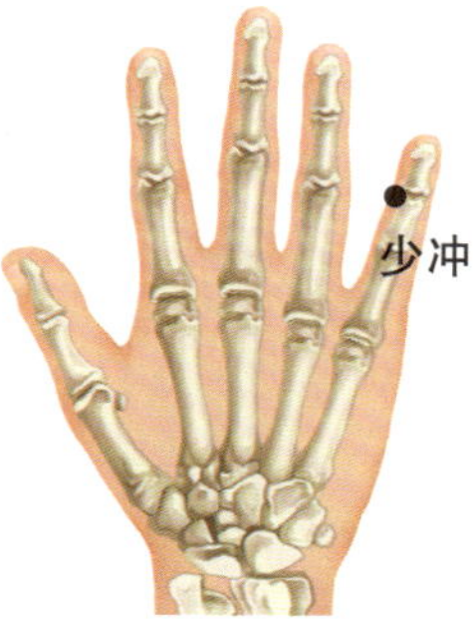

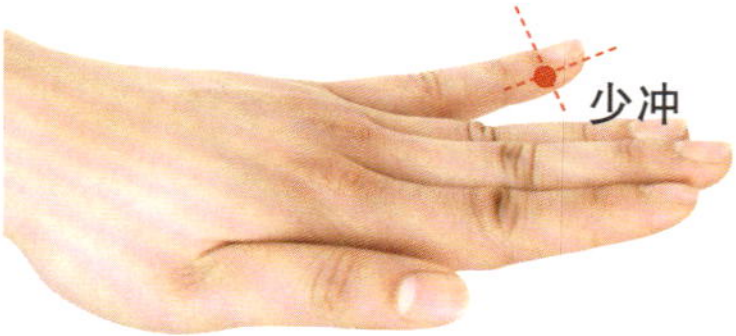

精准定位：在手指，小指末节桡侧，指甲根角侧上方0.1寸（指寸）。

快速取穴：伸小指，沿指甲底部与指甲桡侧引线交点处即是。

第七章 手太阳小肠经

手太阳小肠经在手小指与手少阴心经相衔接，联系的脏腑器官有咽、横膈、胃、心、小肠、耳、鼻、目内外眦，在目内眦与足太阳膀胱经相接。心与小肠相表里，心脏有问题，小肠经先有征兆，所以，手太阳小肠经是“反映心脏能力的镜子”。

小肠经上潜伏的疾病

小肠经发生病变时，主要表现为以下疾病。

经络症：耳聋、目黄、口疮、咽痛以及经脉所过部位的手肩疼痛。

脏腑症：绕脐痛、心闷、腰脊痛引、小便赤涩、尿闭、血尿等。

亢进热证时症状：颈、后脑、太阳穴至耳疼痛，肚脐与下腹部疼痛，后肩胛至臂外后廉疼痛。

衰弱寒证时症状：颔、颈水肿，耳鸣，呕吐，腹泻，手足怕冷。

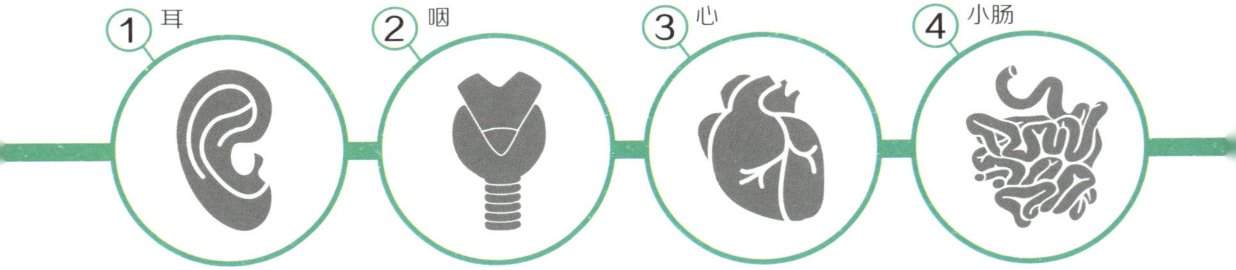

手太阳小肠经速记

穴位	一侧 19 个，左右共 38 个	**上肢**	一侧 8 个，左右共 16 个	**肩部、颈部和面部**	一侧 11 个，左右共 22 个
首穴	少泽	**末穴**	听宫	**联系脏腑**	目、耳、鼻、咽、横膈、心、胃、小肠

保养禁忌

午餐最好在 13 点之前吃完，但不要在 12 点时吃饭，因为人的血气在那时正处于全天中最旺的时刻，人的身体也处于最亢奋的状态。

未时（13:00~15:00）

未时是**小肠经**当令，小肠经气血最旺，此时是**保养小肠的最佳时段**。

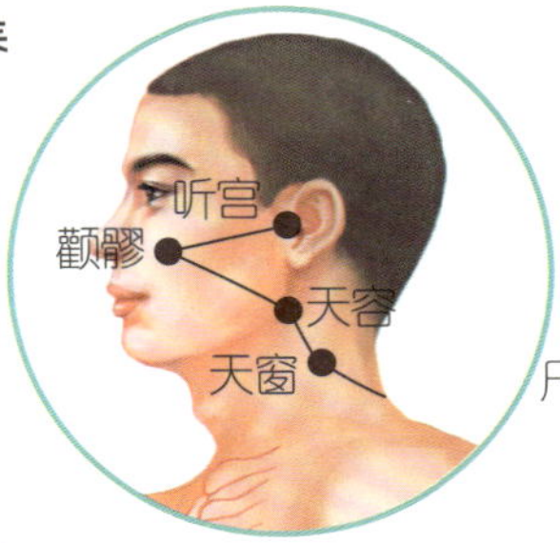

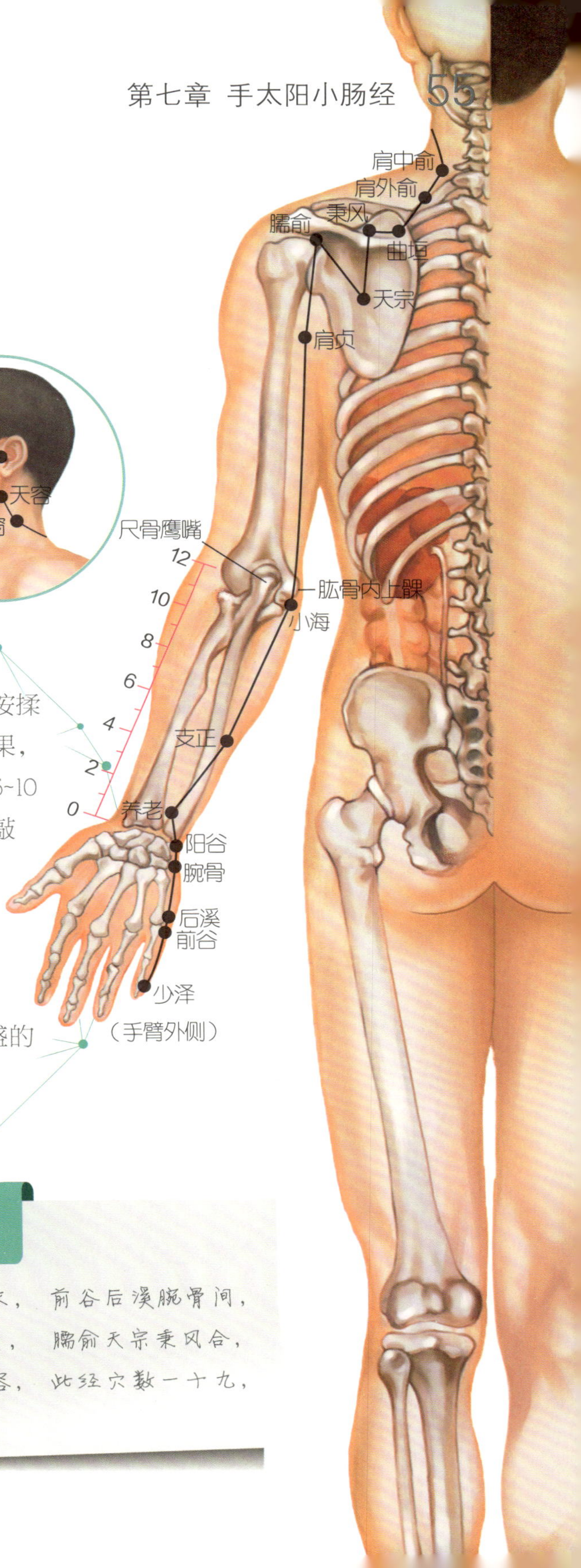

5 保养小肠经的最佳方法

- 午餐后沿着小肠经循行路线按揉所经过的穴位能起到最佳效果，注意掌握好力度。每次按揉 5~10 分钟即可。一般可每天轻柔敲按 2~3 次。
- 此时喝水、喝茶有利于小肠排毒降火。
- 午餐最好在 13:00 之前吃完，这样才能在小肠精力最旺盛的时候充分吸收营养物质。

经穴歌诀

手太阳经小肠穴，少泽先行小指末，前谷后溪腕骨间，阳谷须同养老列，支正小海上肩贞，臑俞天宗秉风合，曲垣肩外复肩中，天窗循次上天容，此经穴数一十九，还有颧髎入听宫。

少泽 SI1

功效

清热利咽 通乳开窍

明目退翳

主治

咽痛 鼻出血 耳聋

耳鸣 乳汁不足

乳痛 昏迷 头痛

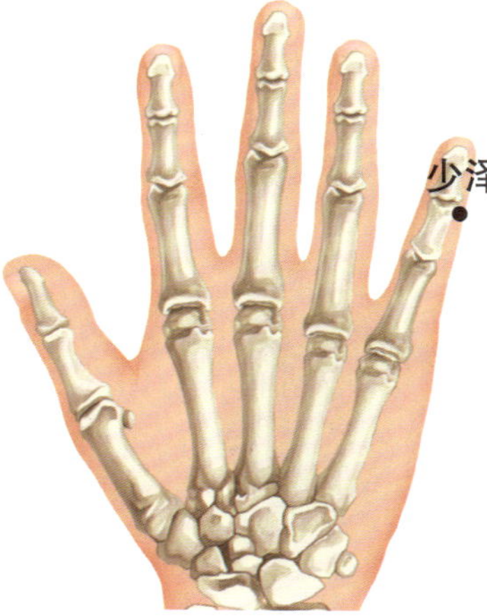

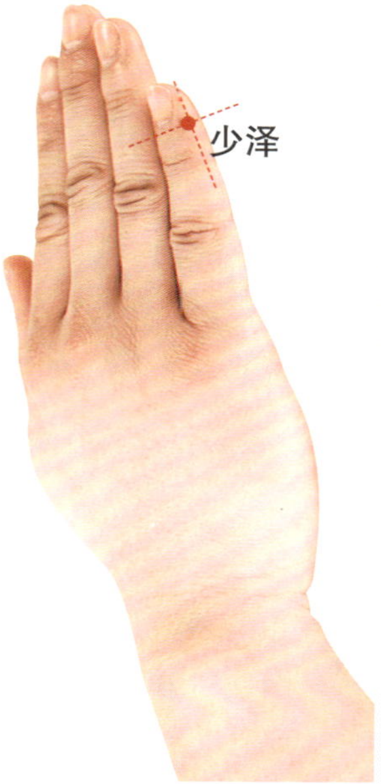

精准定位：在手指，小指末节尺侧，指甲根角侧旁开 0.1 寸（指寸）。

快速取穴：伸小指，沿指甲底部与指尺侧引线交点处即是。

前谷 SI2

功效

清利头目 安神定志

通经活络

主治

头项急痛

颈项不得回顾

掌指关节红肿

臂痛不得举

腮腺炎 乳腺炎

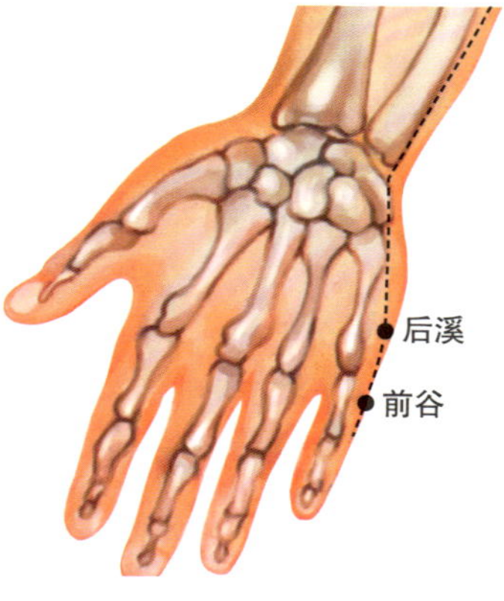

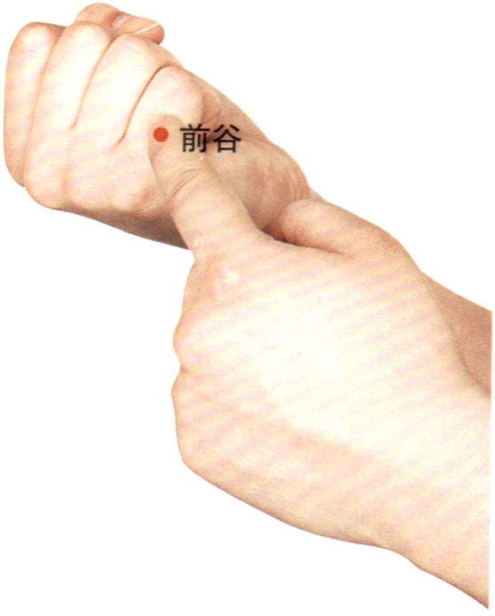

精准定位：在手指，第 5 掌指关节尺侧远端赤白肉际凹陷中。

快速取穴：握拳，小指掌指关节前有一皮肤皱襞突起，其尖端处即是。

后溪 SI3

功效

清心安神 平肝息风

主治

头项急痛 颈椎病

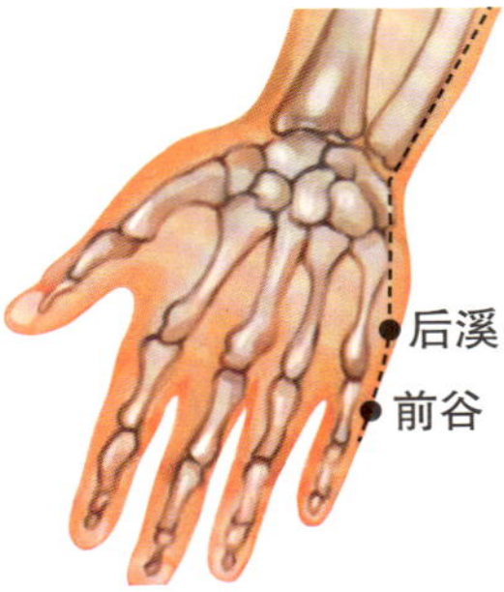

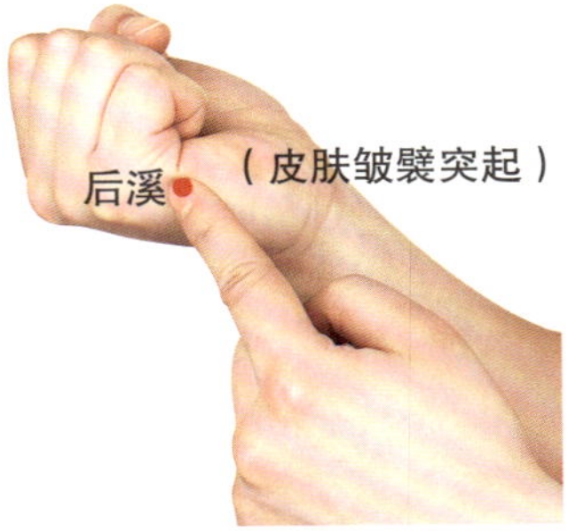

精准定位：在手内侧，第 5 掌指关节尺侧近端赤白肉际凹陷中。

快速取穴：握拳，小指掌指关节后有一皮肤皱襞突起，其尖端处即是。

腕骨 SI4

功效

祛湿退黄 增液止渴

主治

手腕无力 头痛
黄疸 目翳 热病

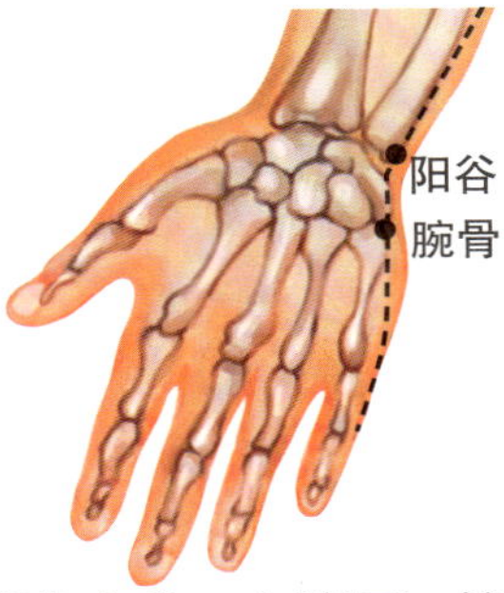

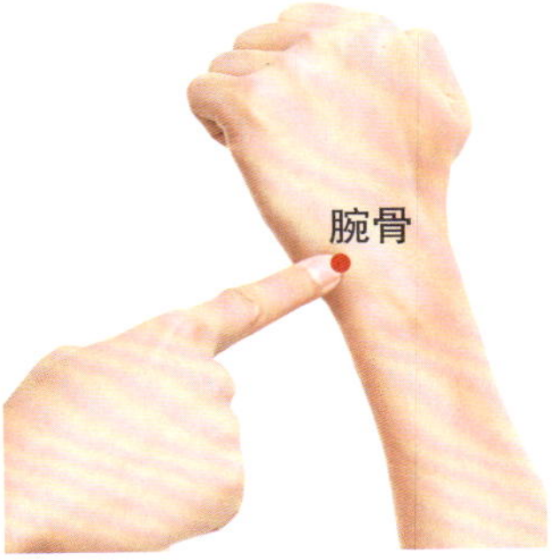

精准定位：在腕区，第 5 掌骨底与三角骨之间的赤白肉际凹陷中。

快速取穴：微握拳，掌心向下，由后溪穴向腕部推，摸到两骨结合凹陷处即是。

阳谷 SI5

功效

明目安神 平肝潜阳

主治

头痛 热病汗不出

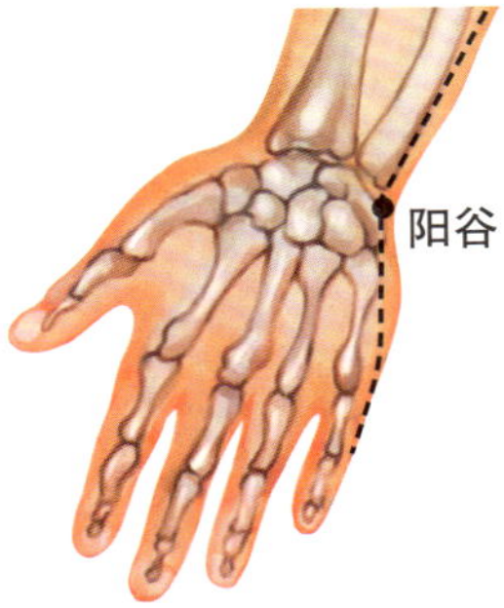

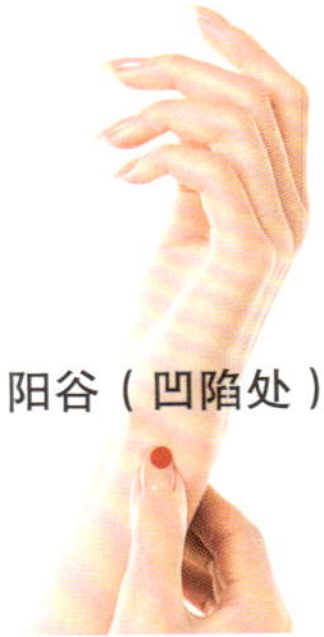

精准定位：在腕后区，尺骨茎突与三角骨之间的凹陷中。

快速取穴：位于尺骨茎突远端凹陷中。

养老 SI6

功效

清脑明目 息风止痛
舒筋活络

主治

目视不明
腕部及前臂疼痛
肘部红肿
急性腰痛 落枕

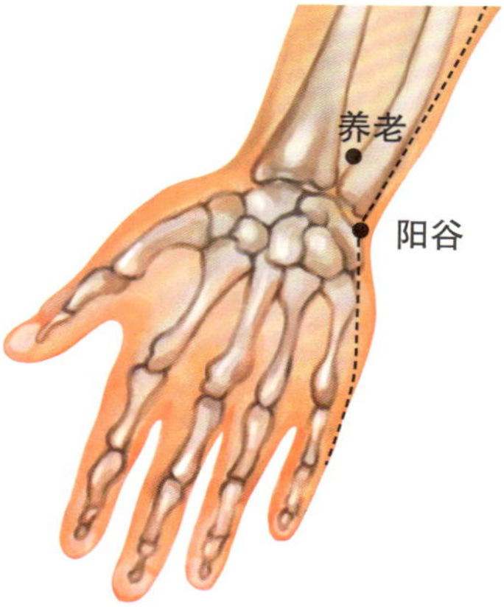

精准定位： 在前臂后区，腕背横纹上 1 寸，尺骨头桡侧凹陷中。

快速取穴： 屈腕掌心向胸，沿小指侧隆起高骨往桡侧推，触及一骨缝处即是。

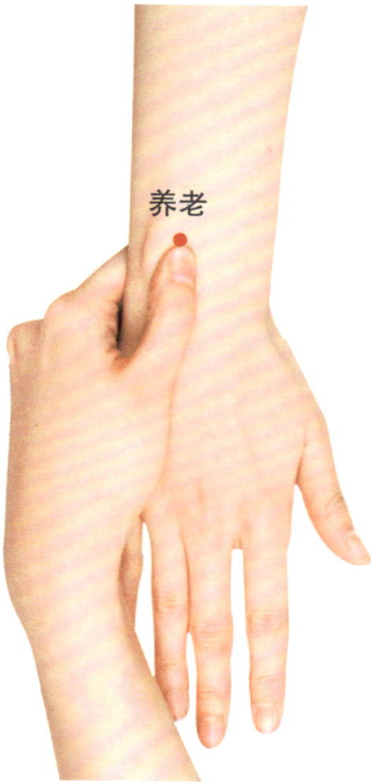

支正 SI7

功效

安神定志 清热解表
平肝息风 通经止痛

主治

头痛 目眩
肘挛不能屈伸
腰背酸痛
四肢无力 消渴

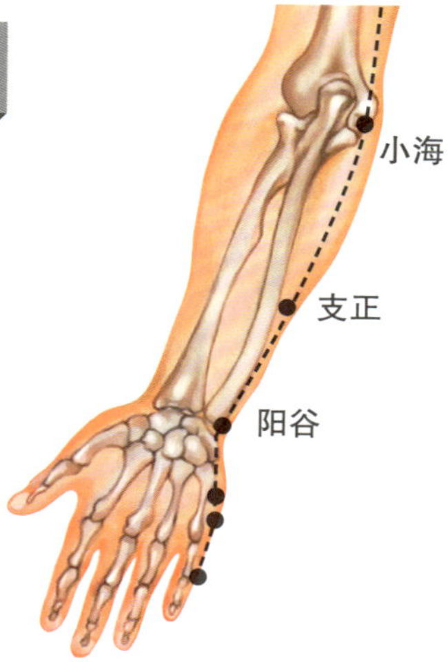

精准定位： 腕背侧远端横纹上 5 寸，尺骨尺侧与尺侧腕屈肌之间。

快速取穴： 屈肘，取阳谷穴与小海穴连线中点，向阳谷穴侧上 1 横指处即是。

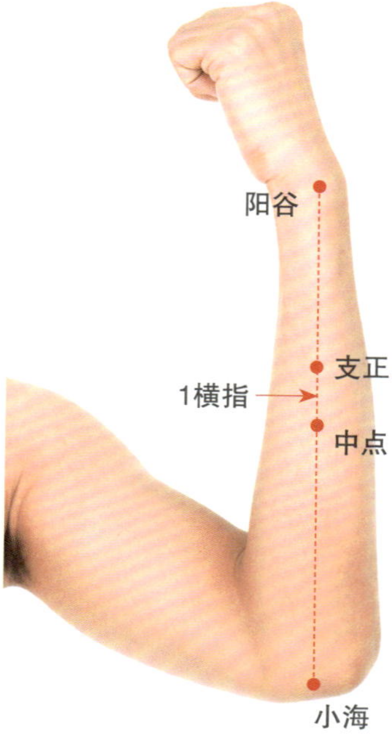

小海 SI8

功效

安神定志 平肝潜阳

主治

颊肿 颈项痛

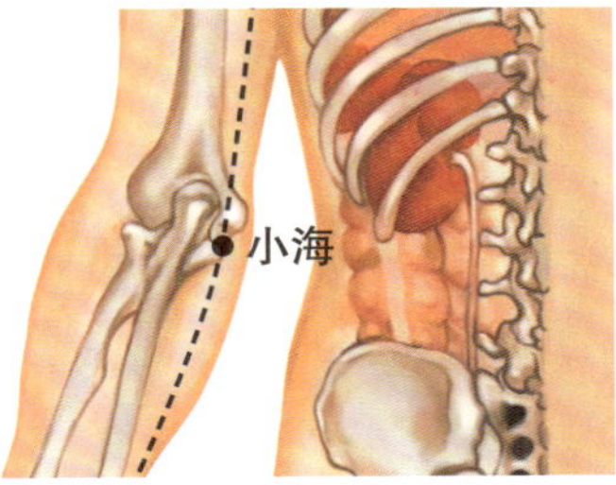

精准定位： 在肘后区，尺骨鹰嘴与肱骨内上髁之间凹陷中。

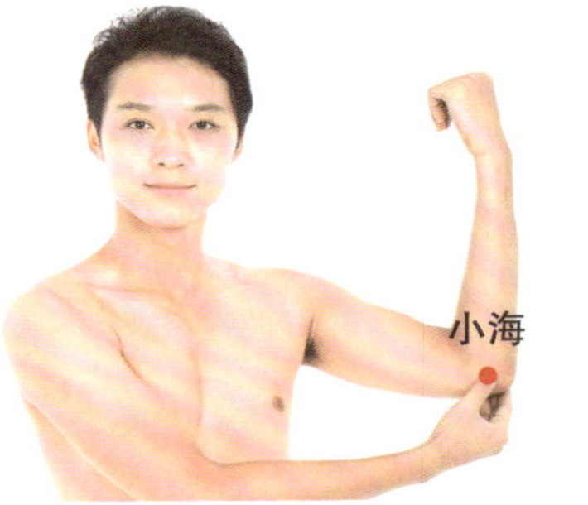

快速取穴： 屈肘，肘尖最高点与肘部内侧高骨最高点间凹陷处即是。

肩贞 SI9

功效

清脑聪耳 息风止痛

主治

肩胛疼痛 手臂不举
耳鸣 齿痛

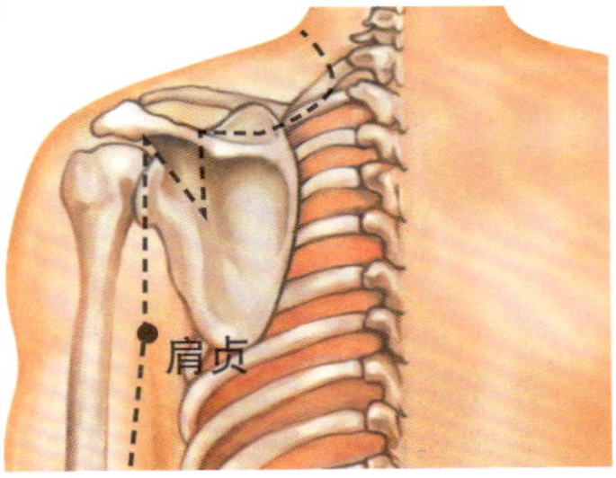

精准定位： 在肩胛区，肩关节后下方，腋后纹头直上1寸。

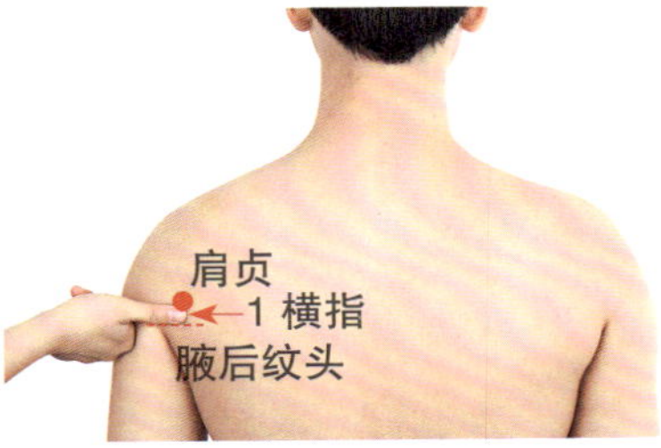

快速取穴： 正坐垂臂，从腋后纹头向上1横指处即是。

臑俞 SI10

功效

活络止痛 止咳化痰

主治

肩臂酸痛无力

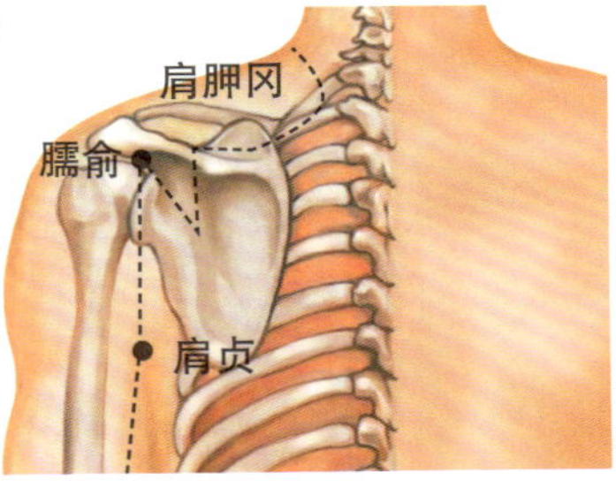

精准定位： 在肩胛区，腋后纹头直上，肩胛冈下缘凹陷中。

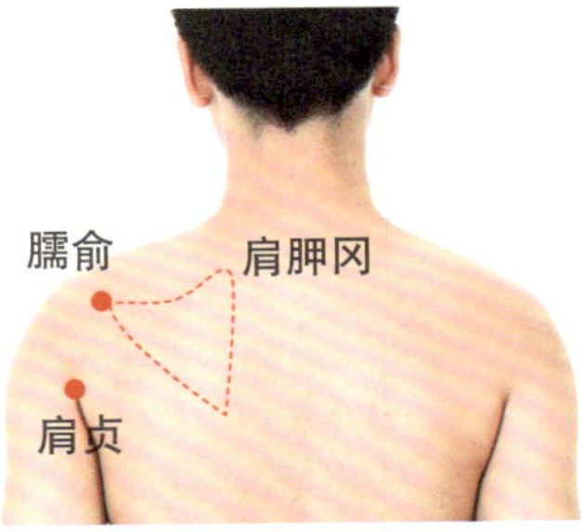

快速取穴： 手臂内收，腋后纹末端肩贞穴向上推至肩胛冈下缘处即是。

天宗 SI11

功效

舒筋活络 止咳化痰
理气消肿

主治

肩胛疼痛 乳房胀痛
颊颔肿 肩背痛
上肢麻痛

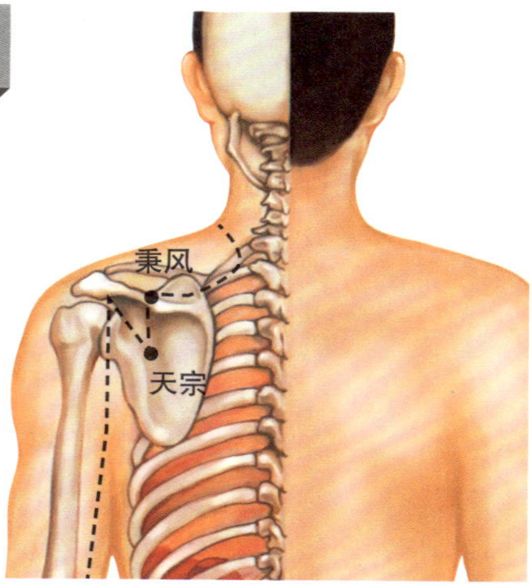

精准定位：在肩胛区，肩胛冈中点与肩胛骨下角连线上 1/3 与下 2/3 交点凹陷中。

快速取穴：以对侧手，由颈下过肩，手伸向肩胛骨处，中指指腹所在处。

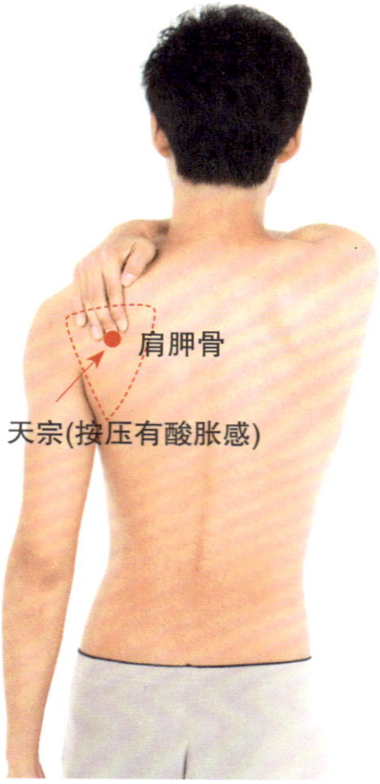

秉风 SI12

功效

散风理气 止咳化痰
通经活络

主治

肩胛疼痛不举
肩周炎 咳嗽
支气管炎

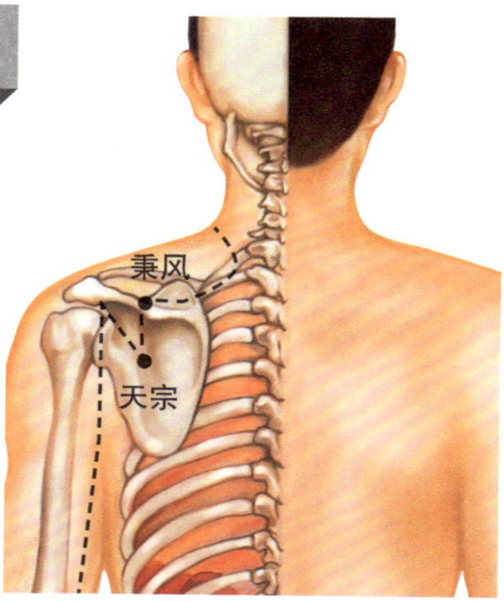

精准定位：在肩胛区，肩胛冈中点上方冈上窝中。

快速取穴：手臂内收，天宗穴直上，肩胛冈上缘凹陷处即是。

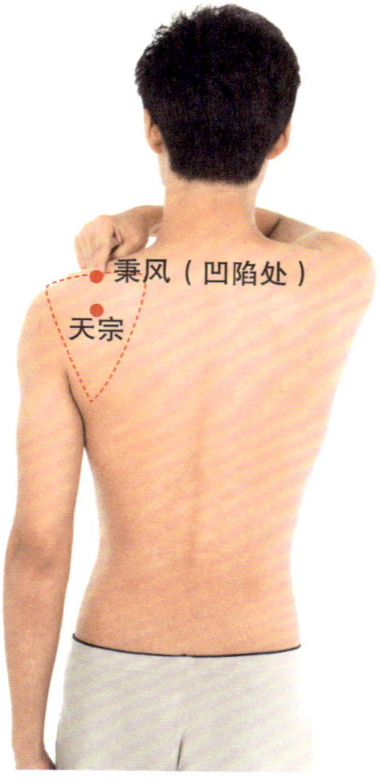

曲垣 SI13

功效

祛风止痉 止咳化痰

主治

肩胛拘挛疼痛

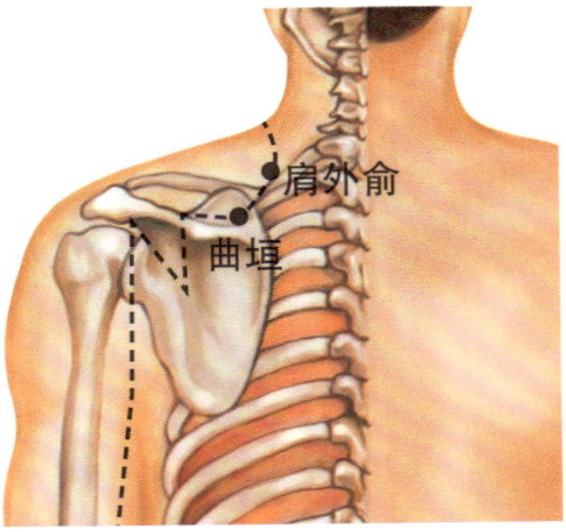

精准定位：在肩胛区，肩胛冈内侧端上缘凹陷中。

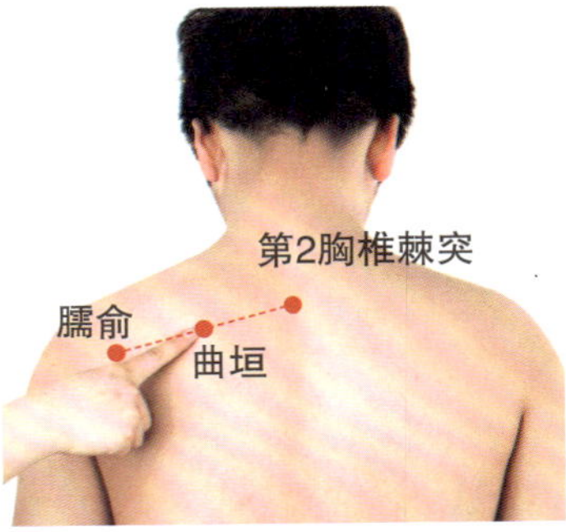

快速取穴：后颈部最突起椎体往下数 2 个椎骨为第 2 胸椎棘突，与臑俞穴连线中点处即是。

肩外俞 SI14

功效

舒筋活络 止咳平喘

主治

肩背酸痛 颈项僵硬

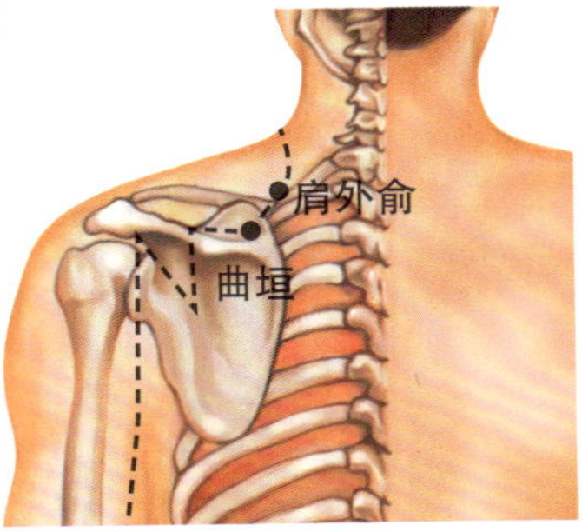

精准定位：在脊柱区，第 1 胸椎棘突下，后正中线旁开 3 寸。

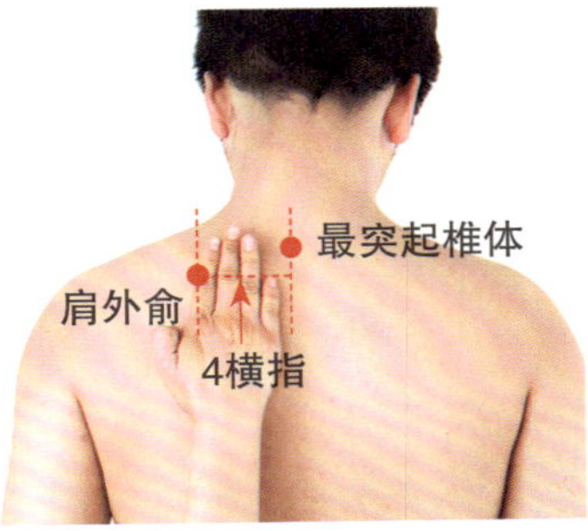

快速取穴：后颈部最突起椎体往下数 1 个椎骨的棘突下，旁开 4 横指处即是。

肩中俞 SI15

功效

解表宣肺 活络止痛

主治

咳嗽 气喘 肩背疼痛

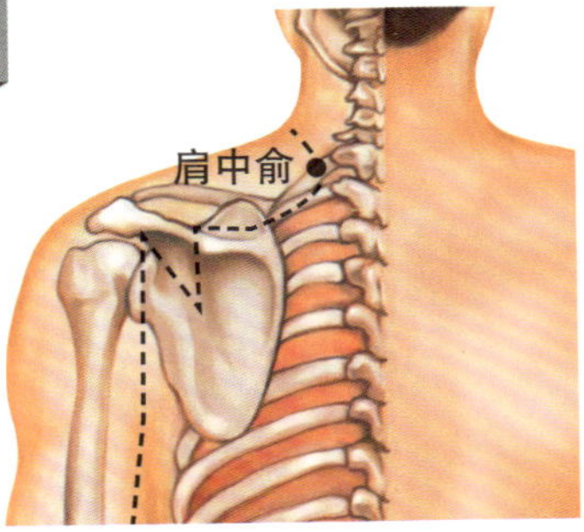

精准定位：在脊柱区，第 7 颈椎棘突下，后正中线旁开 2 寸。

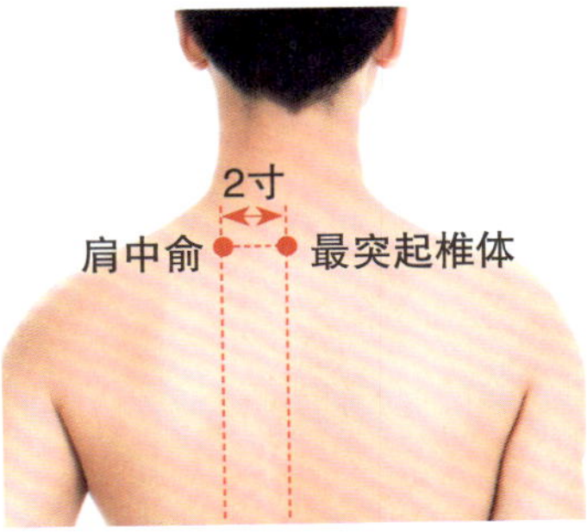

快速取穴：低头，后颈部最突起椎体旁开 2 寸处即是。

天窗 SI16

功效
平肝息风 消肿止痛
通经活络

主治
头痛 耳鸣 耳聋
咽喉肿痛 痔疮

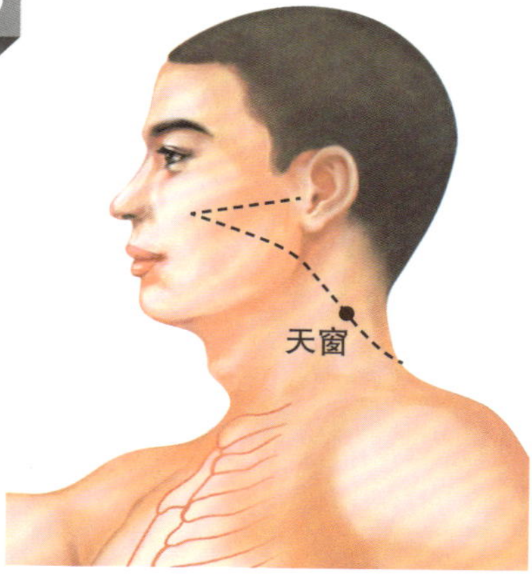

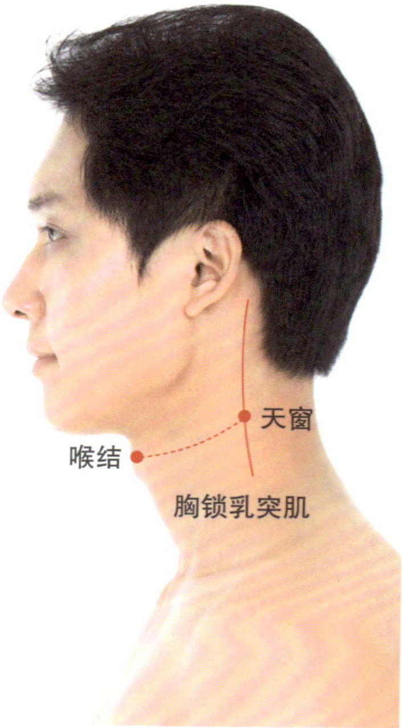

精准定位： 在颈部，横平喉结，胸锁乳突肌的后缘。

快速取穴： 仰头，从耳下向喉咙中央走行的绷紧的肌肉后缘与喉结相平处即是。

天容 SI17

功效
平肝息风 活络止痉
消肿止痛

主治
耳鸣 耳聋 咽喉肿痛
颈项强痛 哮喘

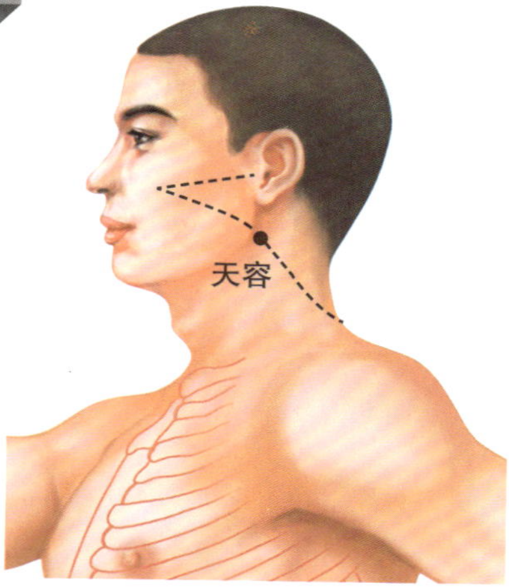

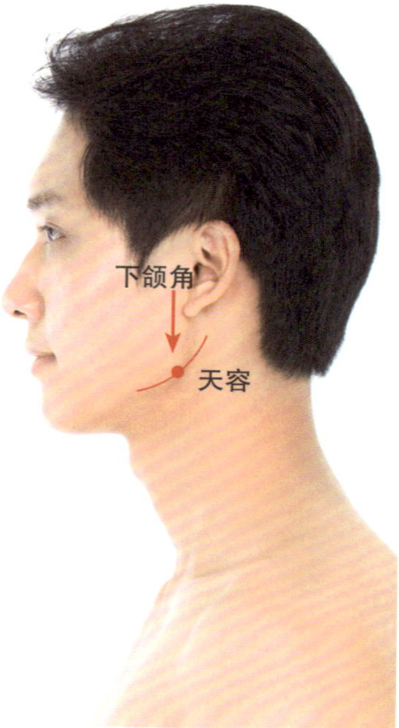

精准定位： 在颈部，下颌角后方，胸锁乳突肌的前缘凹陷中。

快速取穴： 耳垂下方的下颌角后方凹陷处即是。

颧髎 SI18

功效

祛风镇痉 清热消肿
通经活络

主治

面痛 眼睑瞤动
口眼歪斜
三叉神经痛
牙龈肿痛

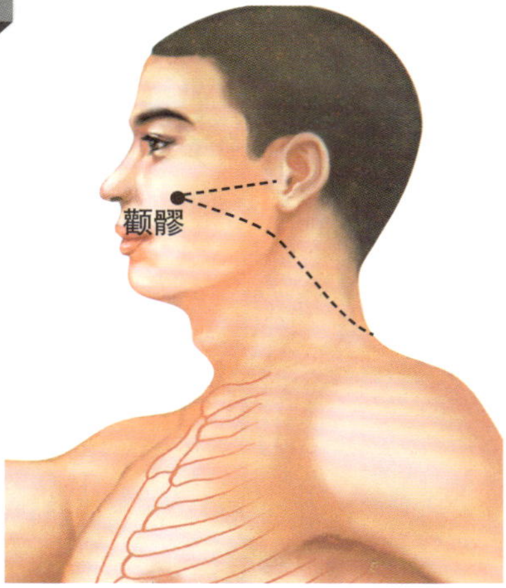

精准定位：在面部，颧骨下缘，目外眦直下凹陷中。

快速取穴：在面部，颧骨最高点下缘凹陷处即是。

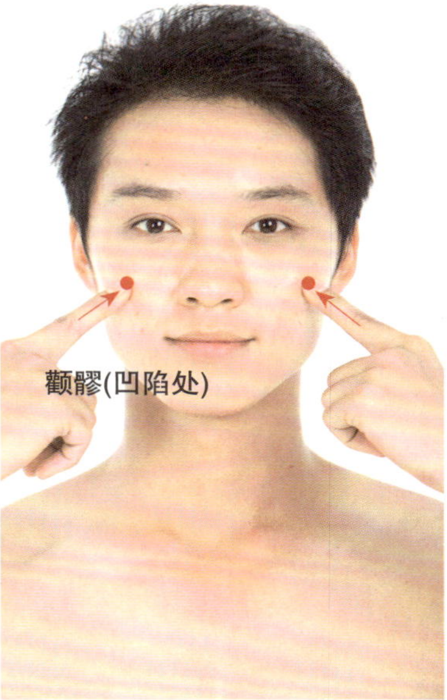

听宫 SI19

功效

平肝息风 消肿止痛
聪耳开窍

主治

耳鸣 耳聋 中耳炎
耳部疼痛 心腹满痛

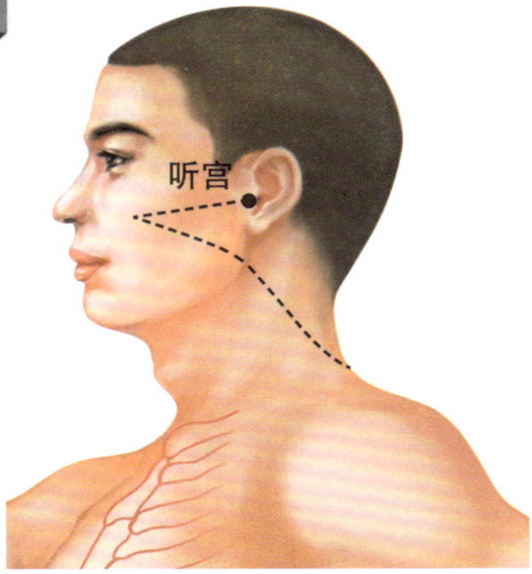

精准定位：在面部，耳屏正中与下颌骨髁突之间的凹陷中。

快速取穴：微张口，耳屏与下颌骨髁突之间凹陷处即是。

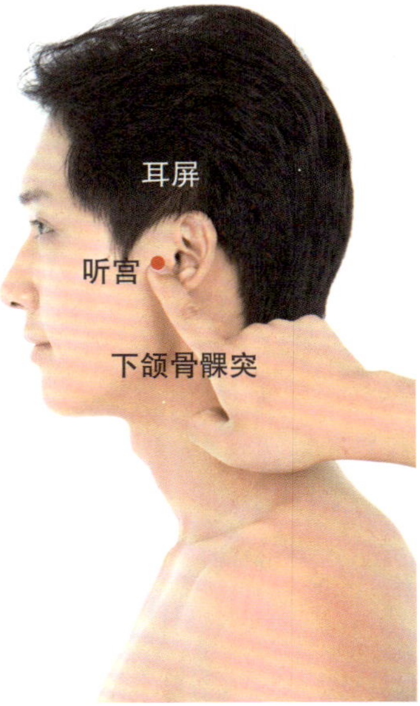

第八章 足太阳膀胱经

足太阳膀胱经在内眼角与手太阳小肠经衔接，联系的脏腑器官有目、耳、脑，属膀胱，络肾，在足小趾与足少阴肾经相接。膀胱经从头走到足，是人体穴位最多的一条经络，也是通达全身的通道。

膀胱经上潜伏的疾病

膀胱经病变时，表现为以下疾病。

经络症：膀胱经虚寒则易怕风怕冷、流鼻涕，经脉循行部位如项、背、腰、小腿疼痛及运动障碍。

脏腑症：小便不利、尿血，膀胱气绝则遗尿，目反直视（翻白眼）。

亢进热证时症状：泌尿生殖器疾病、后背肌肉强直酸痛。

衰弱寒证时症状：生殖器肿胀、四肢倦重无力、腰背无力。

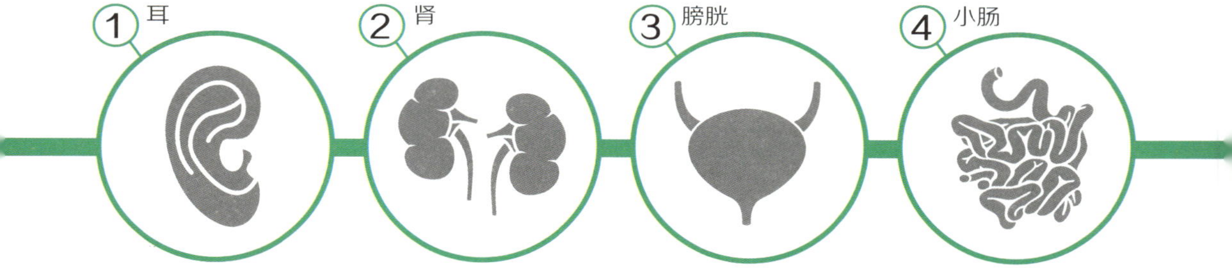

经穴歌诀

六十七穴足太阳，睛明目内红肉藏，攒竹眉冲与曲差，五处一五上承光，
通天络却下玉枕，天柱发际大筋上，大杼风门肺厥阴，心俞督俞膈俞当，
肝胆脾胃具挨次，三焦肾俞海大肠，关元小肠到膀胱，中膂白环寸半量，
上次中下四髎穴，一空一空骶孔藏，会阳尾骨外边取，附分脊背第二行，
魄户膏肓神堂寓，譩譆膈关魂门详，阳纲意舍胃仓随，肓门志室至胞肓，
二十一椎秩边是，承扶臀股纹中央，殷门浮郄委阳至，委中合阳承筋量，
承山飞扬跗阳继，昆仑仆参申脉堂，金门京骨束骨跟，通谷至阴小趾旁。

足太阳膀胱经速记

穴位	一侧 67 个，左右共 134 个	首穴	睛明
联系脏腑	目、耳、脑、肾、膀胱、小肠	末穴	至阴

申时（15:00~17:00）

经脉气血循行流注至**膀胱经**，膀胱经负责贮藏水液和津液，水液排出体外，津液循环在体内，**此时适宜饮水**。

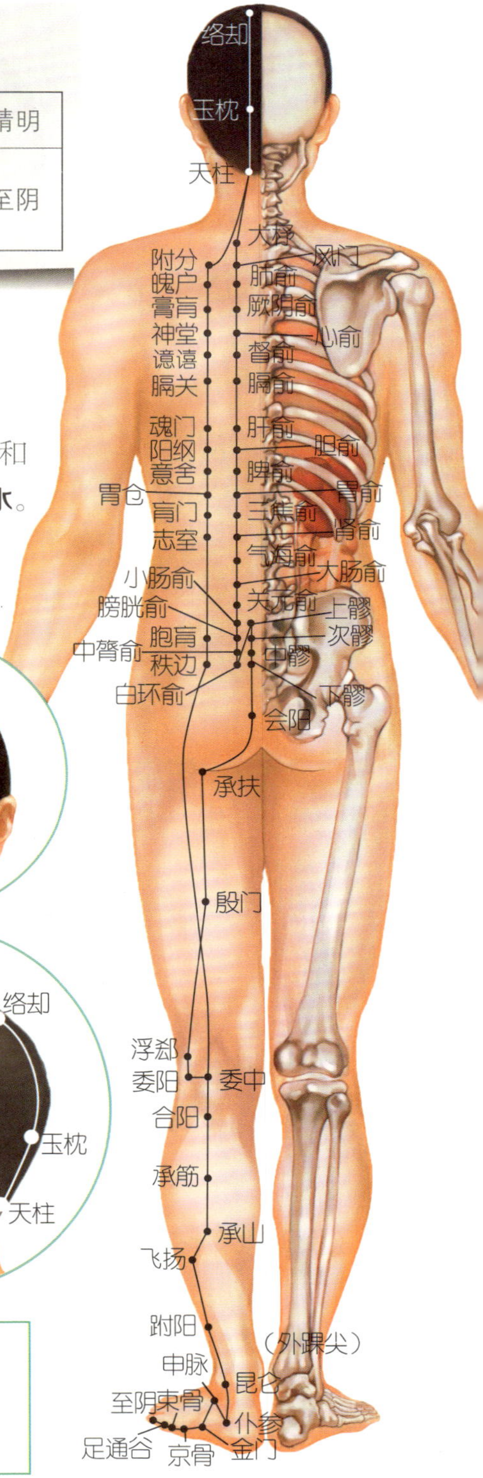

5 保养膀胱经的最佳方法

- 可用双手拇指和食指捏住脊柱两边肌肉，从颈椎一直推到尾骨，然后十指并拢，按住脊柱向上推回到开始的位置。
- 可用点揉或敲打的方式充分刺激腿部穴位。

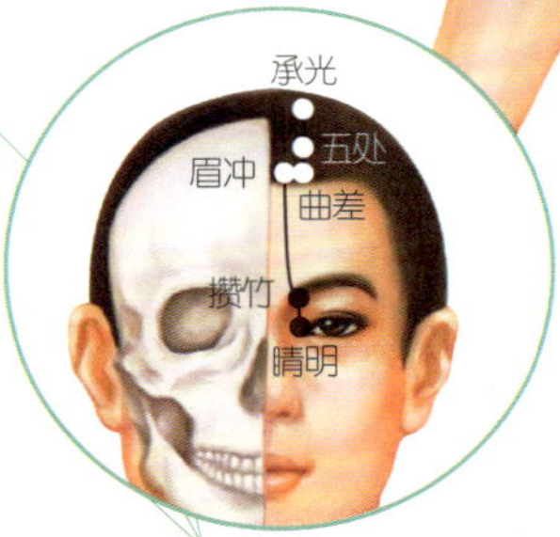

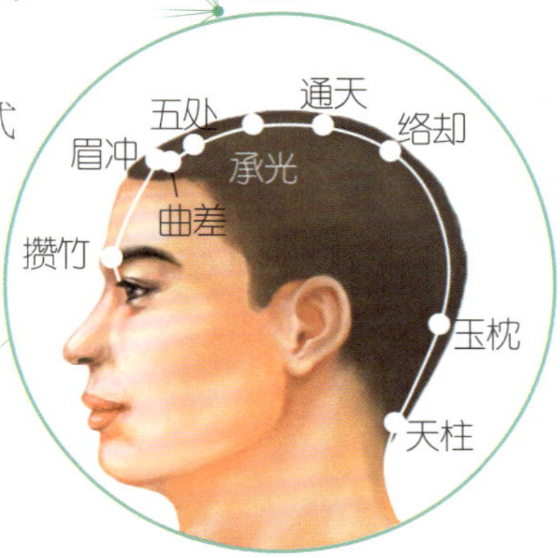

保养禁忌

不要憋小便，否则不利于排毒。另外，午时睡午觉，有利于保证申时精力充沛。

睛明 BL1

功效

泄热明目 散瘀止痛
祛风通络

主治

目赤肿痛 白内障
目视不明 近视
夜盲 色盲
急性腰扭伤
坐骨神经痛

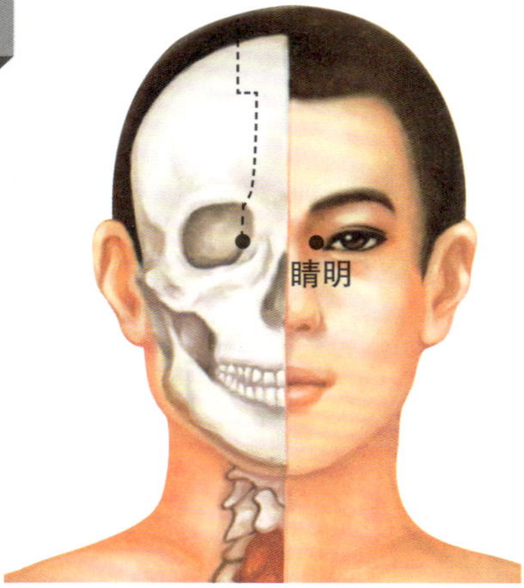

精准定位： 在面部，目内眦内上方眶内侧壁凹陷中。

快速取穴： 正坐合眼，手指置于内侧眼角稍上方，按压有一凹陷处即是。

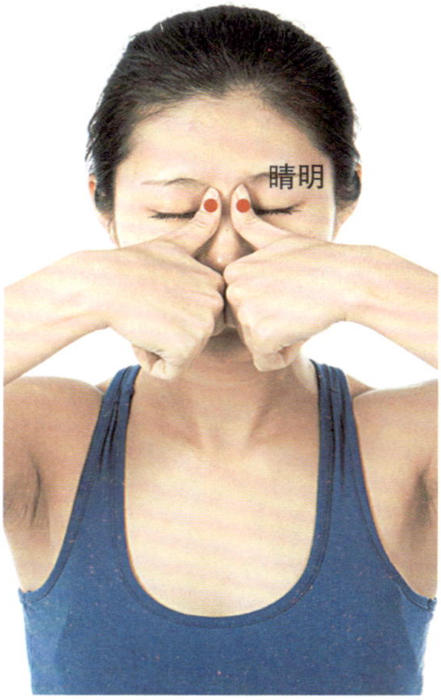

攒竹 BL2

功效

清热明目 通经活络

主治

头痛 口眼歪斜
目赤肿痛 近视
夜盲症 目视不明
膈肌痉挛
腰背肌扭伤

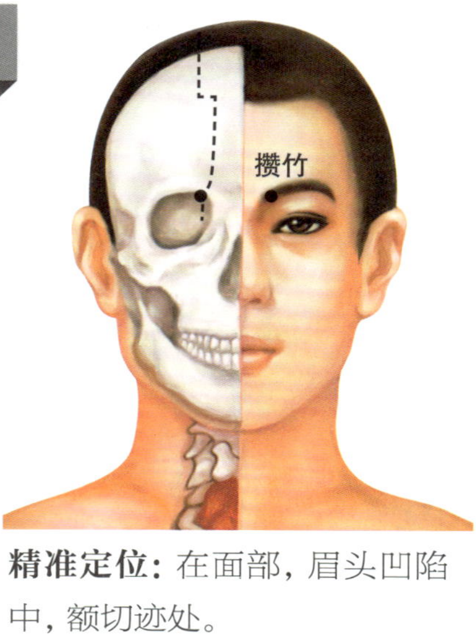

精准定位： 在面部，眉头凹陷中，额切迹处。

快速取穴： 皱眉，眉毛内侧端有一凹陷处即是。

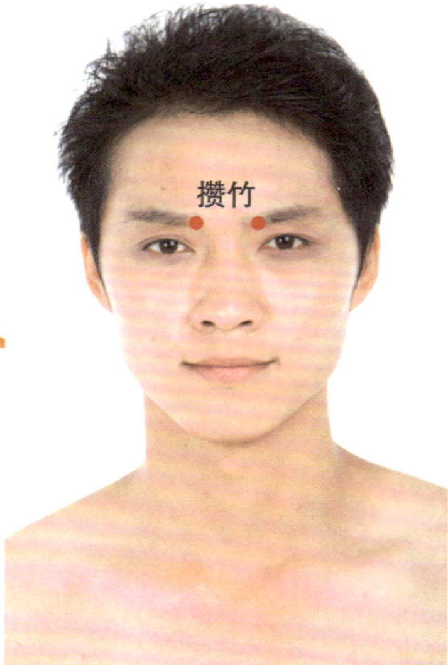

眉冲 BL3

功效

平肝潜阳 散风清热

主治

眩晕 头痛 鼻塞

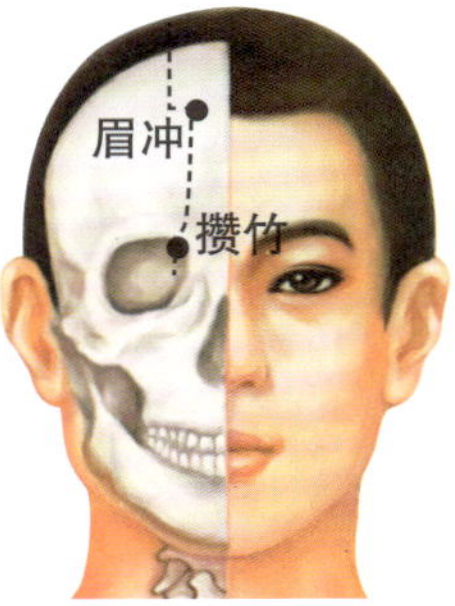

精准定位：在头部，额切迹直上入发际 0.5 寸。

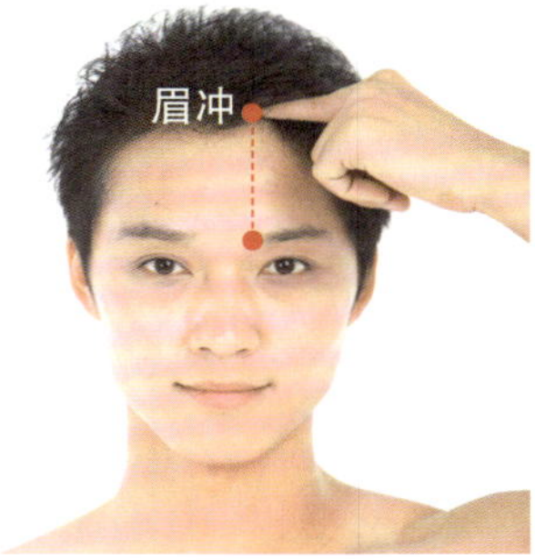

快速取穴：手指自眉毛（攒竹穴）向上推，入发际半横指处按压有痛感处即是。

曲差 BL4

功效

清热明目 平肝潜阳

主治

头痛 鼻塞

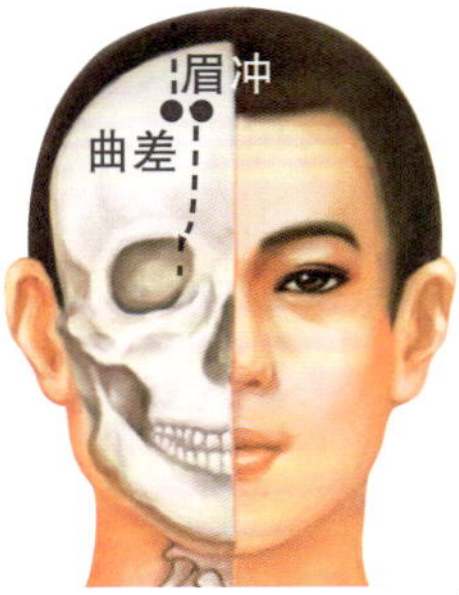

精准定位：在头部，前发际正中直上 0.5 寸，旁开 1.5 寸。

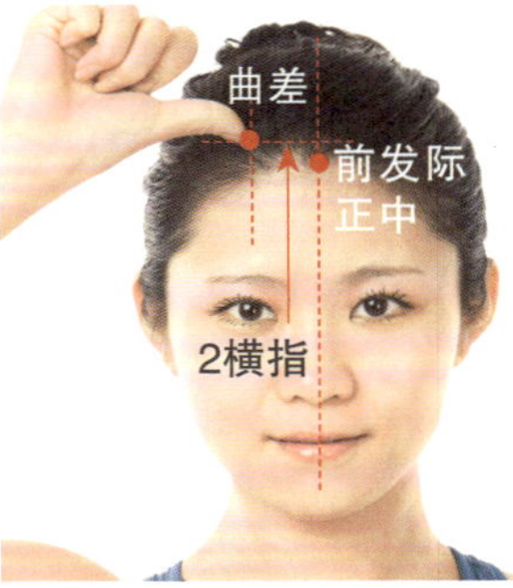

快速取穴：前发际正中直上半横指，再旁开正中线 2 横指处即是。

五处 BL5

功效

清热散风 平肝潜阳

主治

小儿惊风 头痛

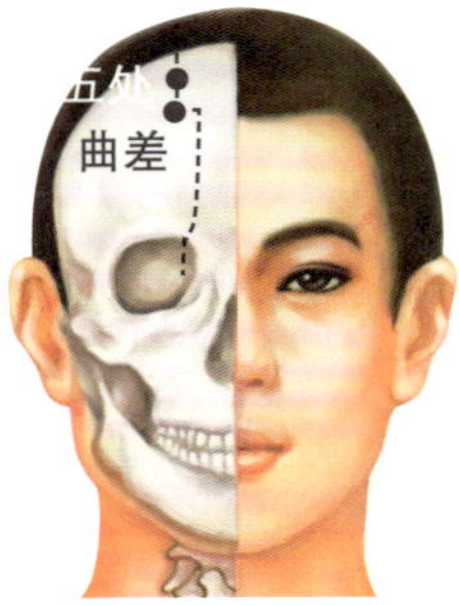

精准定位：在头部，前发际正中直上 1 寸，旁开 1.5 寸。

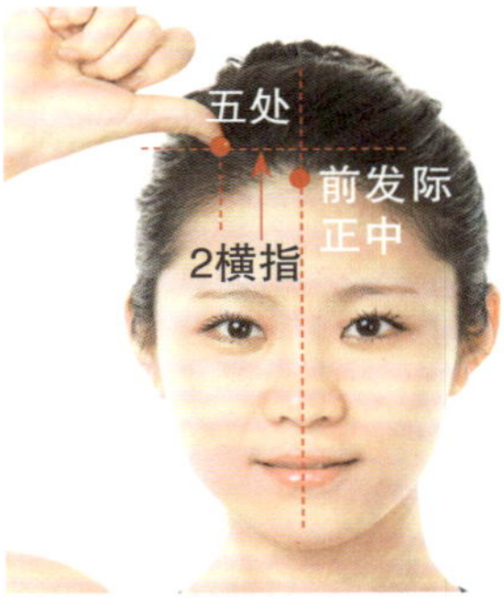

快速取穴：前发际正中直上 1 横指，再旁开 2 横指处即是。

承光 BL6

功效

清热明目 和胃止呕
安神利窍

主治

头痛 口眼歪斜
鼻塞 目痛 目眩
目视不明

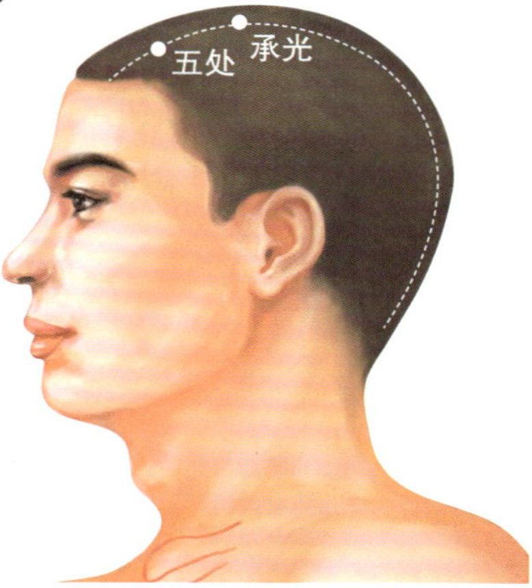

精准定位：在头部，前发际正中直上 2.5 寸，旁开 1.5 寸。

快速取穴：前发际正中直上 3 横指，再旁开 2 横指处即是。

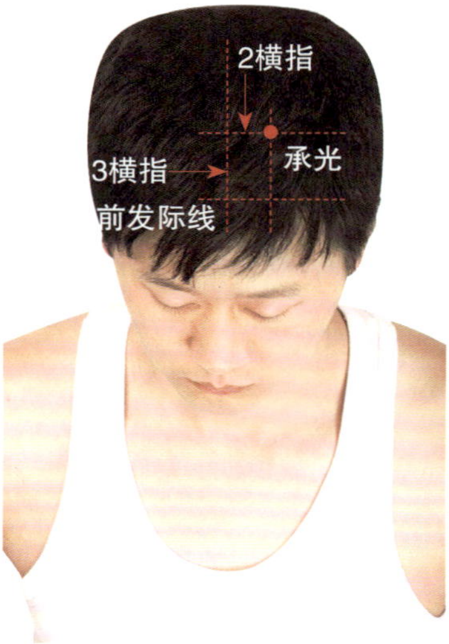

通天 BL7

功效

清热祛风 通利鼻窍
通经活络

主治

头痛 眩晕 鼻塞
口眼歪斜

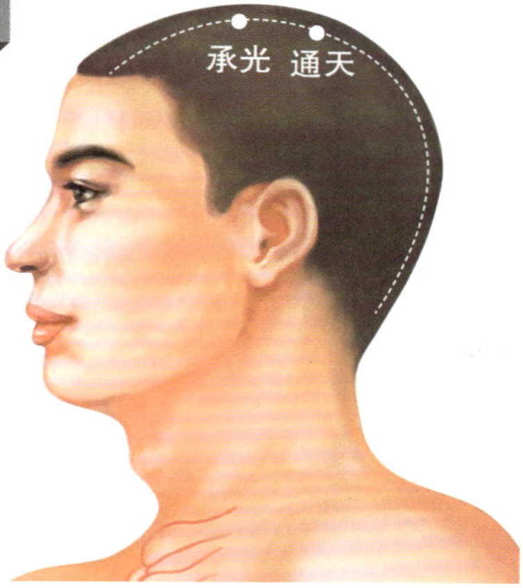

精准定位：在头部，前发际正中直上 4 寸，旁开 1.5 寸。

快速取穴：取承光穴直上 2 横指处即是。

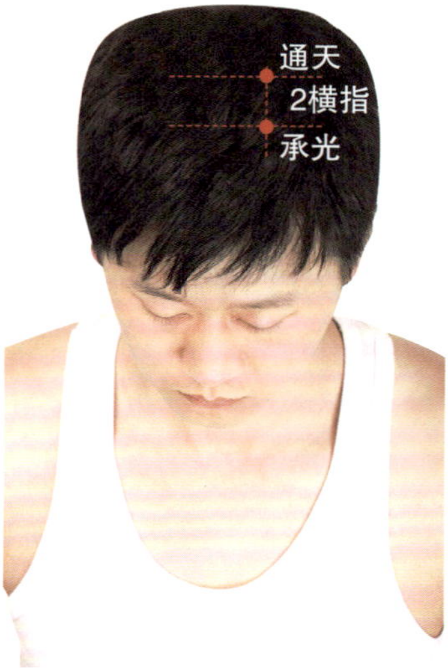

络却 BL8

功效

清热安神 平肝息风

主治

口眼歪斜 眩晕

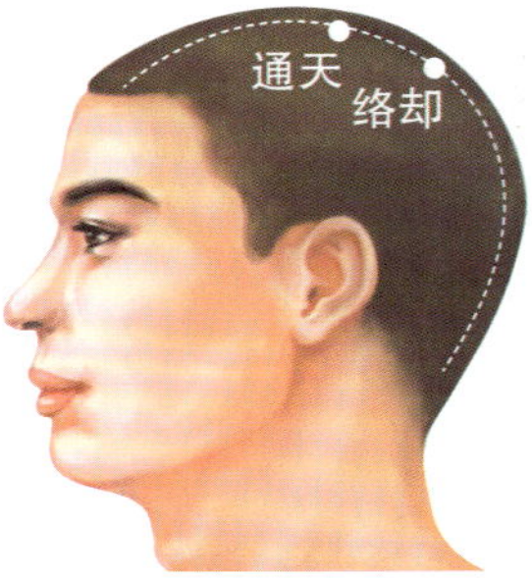

精准定位：在头部，前发际正中直上 5.5 寸，旁开 1.5 寸。

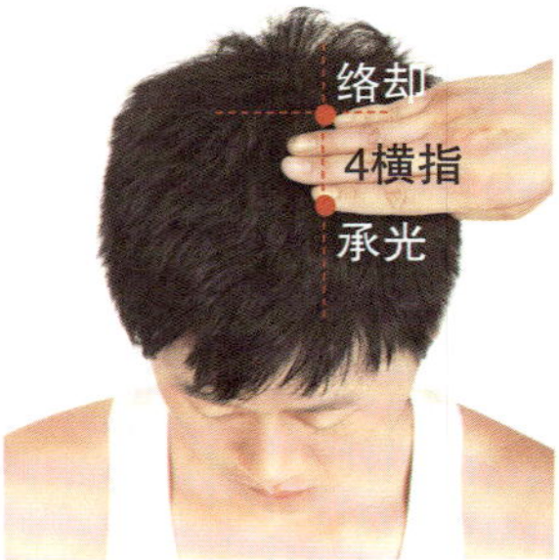

快速取穴：取承光穴直上 4 横指处即是。

玉枕 BL9

功效

清热明目 降逆止呕

主治

头痛 眩晕

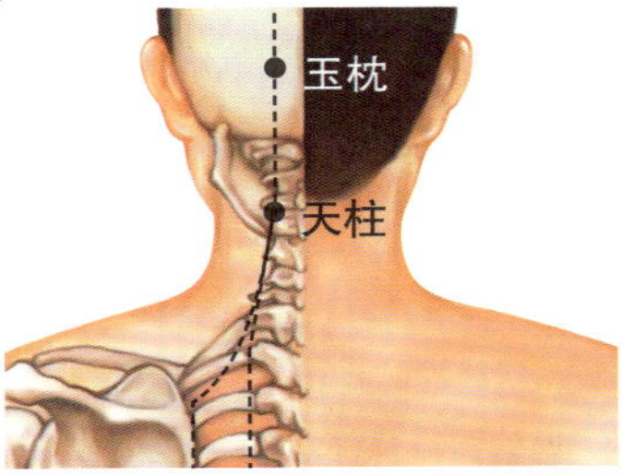

精准定位：在头部，横平枕外隆凸上缘，后发际旁开 1.3 寸。

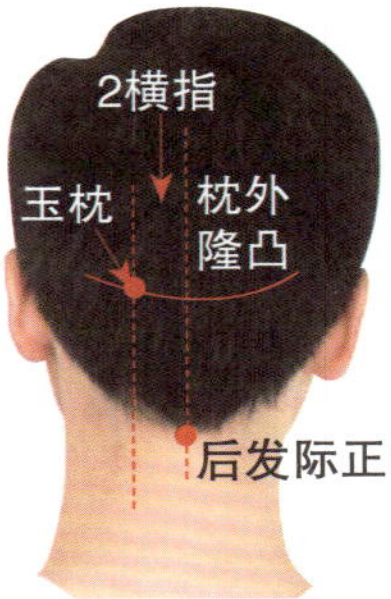

快速取穴：沿后发际正中向上轻推，枕骨旁开 2 横指，在骨性隆起的外上缘一凹陷处。

天柱 BL10

功效

清头明目 强筋壮骨

主治

头痛头晕 颈项僵硬

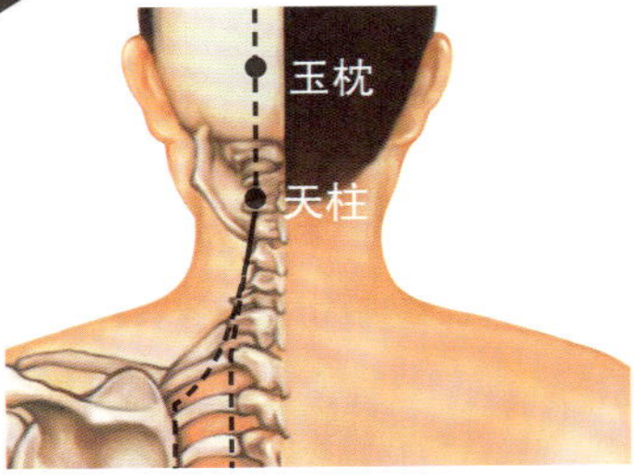

精准定位：在颈后区，横平第 2 颈椎棘突上际，斜方肌外缘凹陷中。

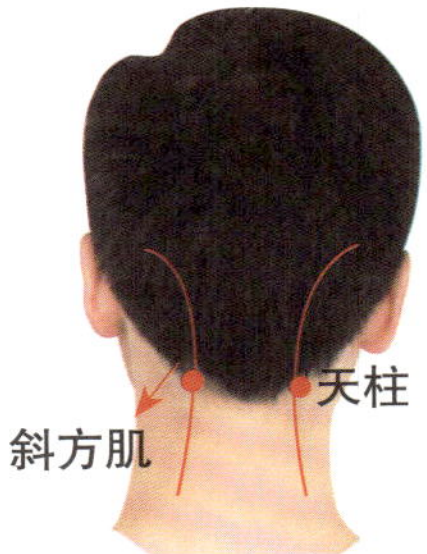

快速取穴：正坐，触摸颈后两条大筋，在其外侧，后发际边缘可触及一凹陷处。

大杼 BL11

功效

强筋壮骨 清热止痛
通经活络

主治

头痛 感冒 肩背痛
肺炎 胸胁胀满

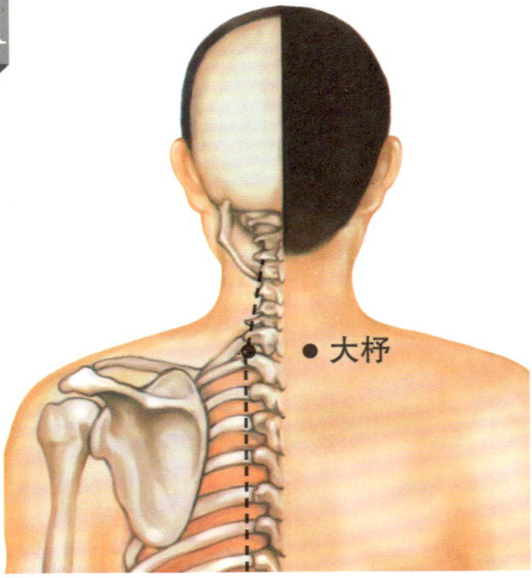

精准定位：在脊柱区，第 1 胸椎棘突下，后正中线旁开 1.5 寸。

快速取穴：低头屈颈，颈背交界处椎骨高突向下推 1 个椎体，下缘旁开 2 横指处即是。

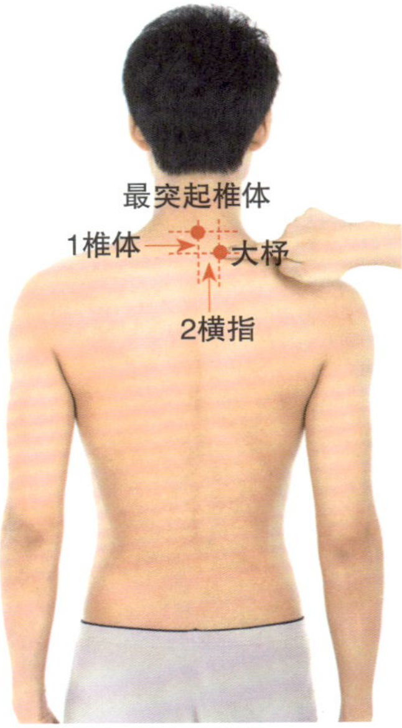

风门 BL12

功效

宣肺解表 平肝潜阳
活络止痛

主治

伤风咳嗽 发热头痛
哮喘 呕吐 感冒

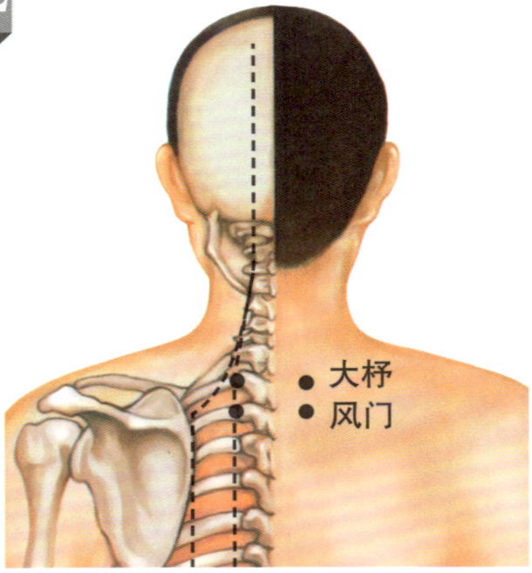

精准定位：在脊柱区，第 2 胸椎棘突下，后正中线旁开 1.5 寸。

快速取穴：低头屈颈，颈背交界处椎骨高突向下推 2 个椎体，下缘旁开 2 横指处即是。

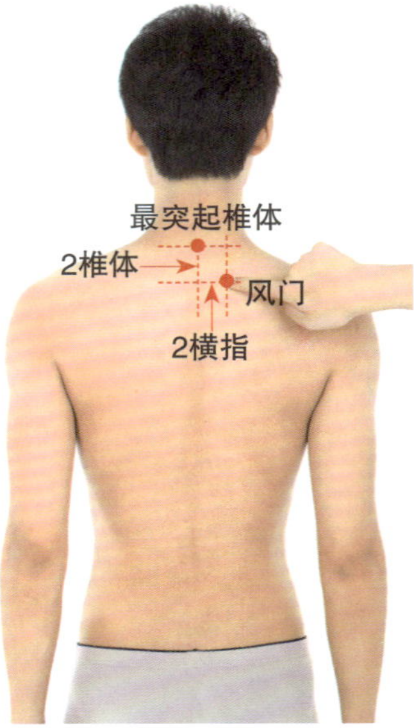

肺俞 BL13

功效

解表宣肺 清热理气

主治

咳嗽上气 胸满喘逆

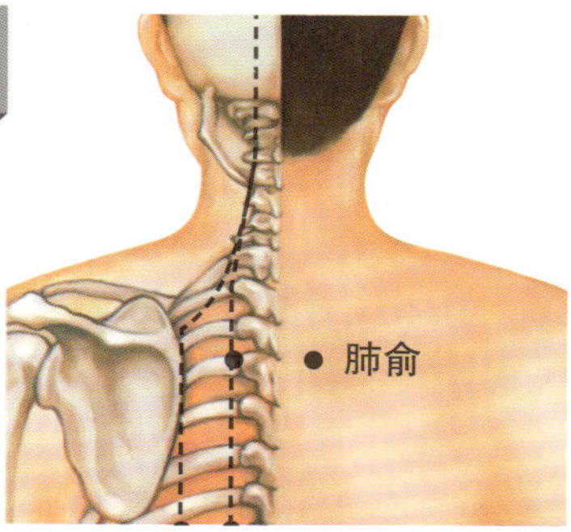

精准定位： 在脊柱区，第3胸椎棘突下，后正中线旁开1.5寸。

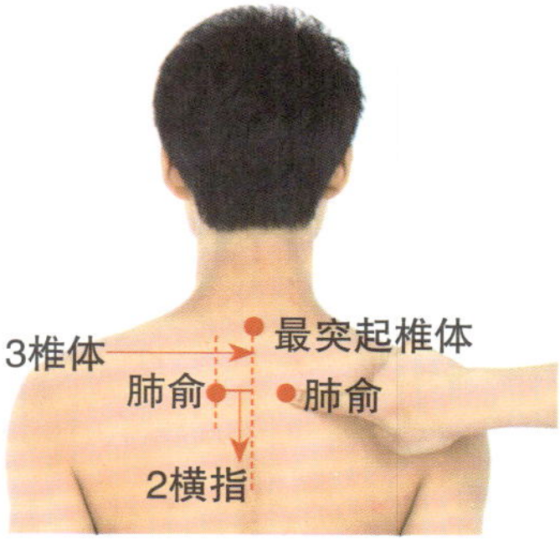

快速取穴： 低头屈颈，颈背交界处椎骨高突向下推3个椎体，下缘旁开2横指处。

厥阴俞 BL14

功效

宽胸理气 降逆止呕

主治

胃脘部疼痛 呕吐

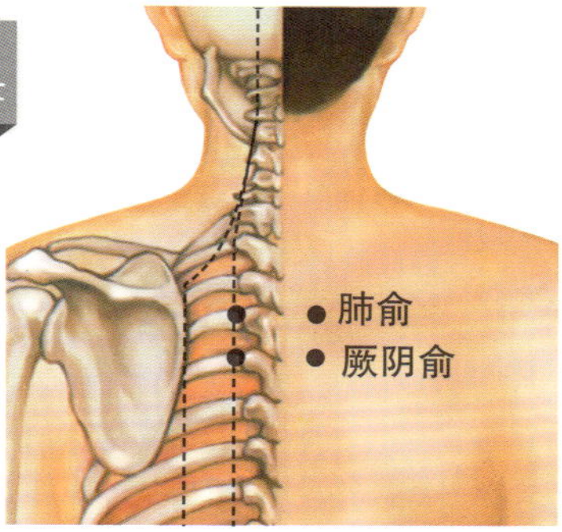

精准定位： 在脊柱区，第4胸椎棘突下，后正中线旁开1.5寸。

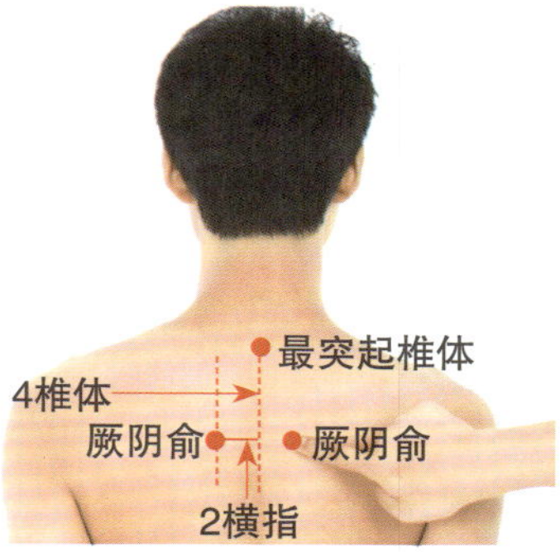

快速取穴： 低头屈颈，颈背交界处椎骨高突向下推4个椎体，下缘旁开2横指处。

心俞 BL15

功效

宽胸理气 养心止悸

主治

心痛 呕吐不食

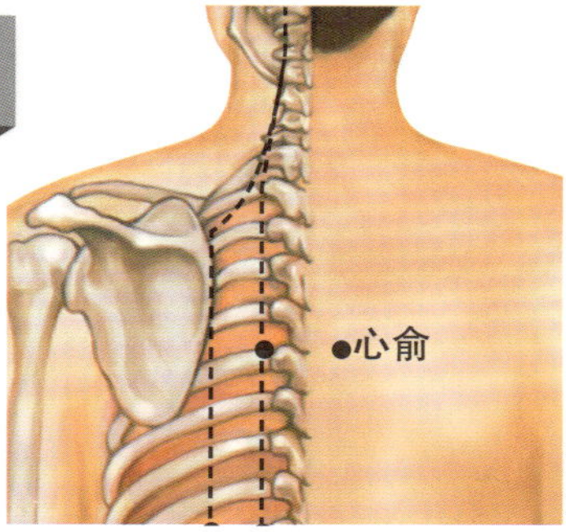

精准定位： 在脊柱区，第5胸椎棘突下，后正中线旁开1.5寸。

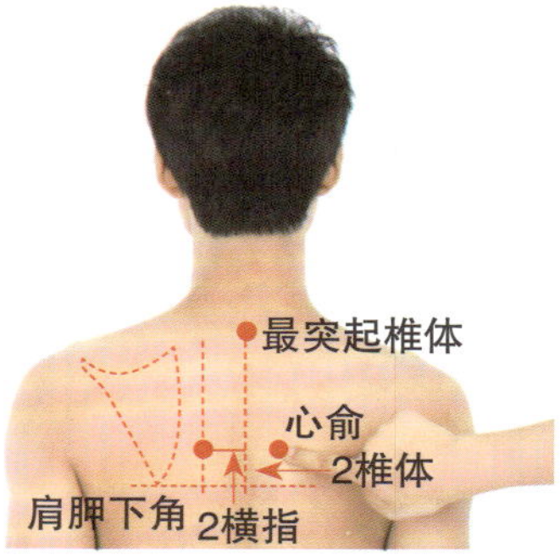

快速取穴： 肩胛骨下角水平连线与脊柱相交处，上推2个椎体，正中线旁开2横指处。

督俞 BL16

功效

理气止痛 和胃降逆 强心通脉

主治

发热恶寒 冠心病 心绞痛 腹胀 肠鸣 呃逆 乳腺炎

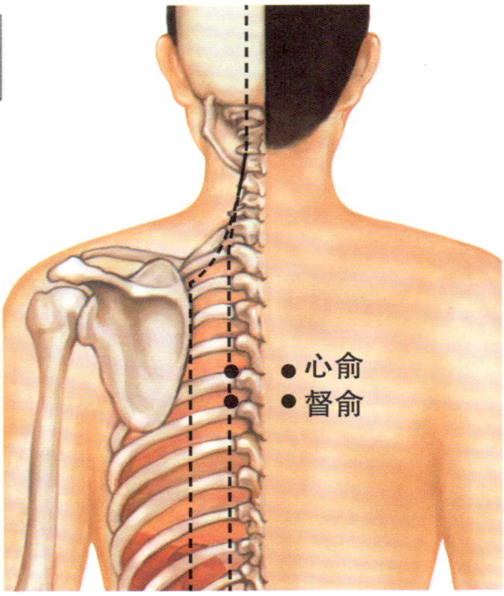

精准定位：在脊柱区，第 6 胸椎棘突下，后正中线旁开 1.5 寸。

快速取穴：肩胛骨下角水平连线与脊柱相交椎体处，往上推 1 个椎体，正中线旁开 2 横指处。

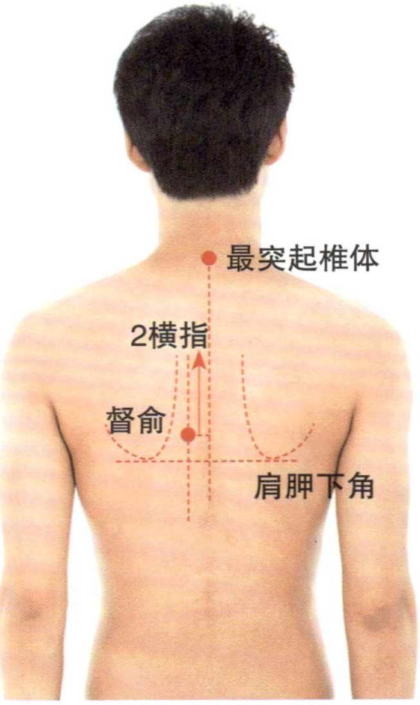

膈俞 BL17

功效

理气宽胸 健脾和胃 活血通脉 滋补肝肾

主治

咯血 贫血 便血 心痛 心悸 胸痛 胸闷 胃脘痛 呕吐 呃逆 盗汗

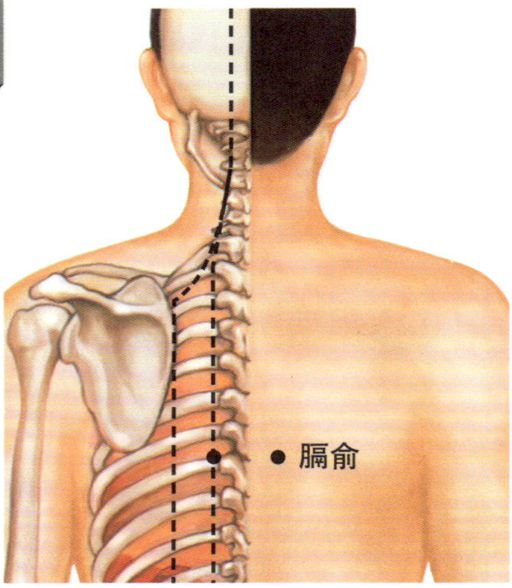

精准定位：在脊柱区，第 7 胸椎棘突下，后正中线旁开 1.5 寸。

快速取穴：肩胛骨下角水平连线与脊柱相交椎体处，正中线旁开 2 横指处。

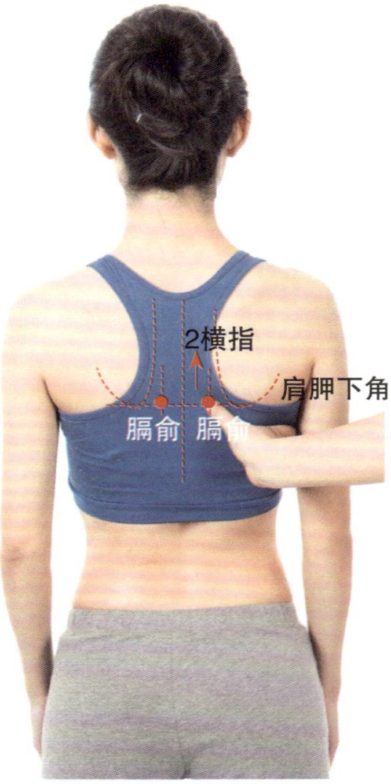

肝俞 BL18

功效

疏肝利胆 清热凉血

主治

急、慢性肝炎 咯血

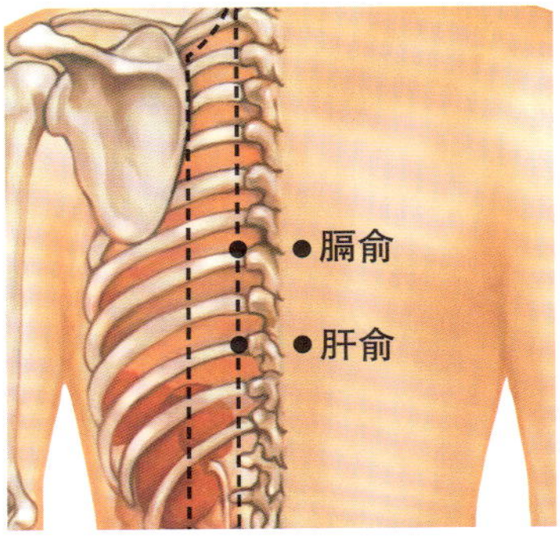

精准定位： 在脊柱区，第 9 胸椎棘突下，后正中线旁开 1.5 寸。

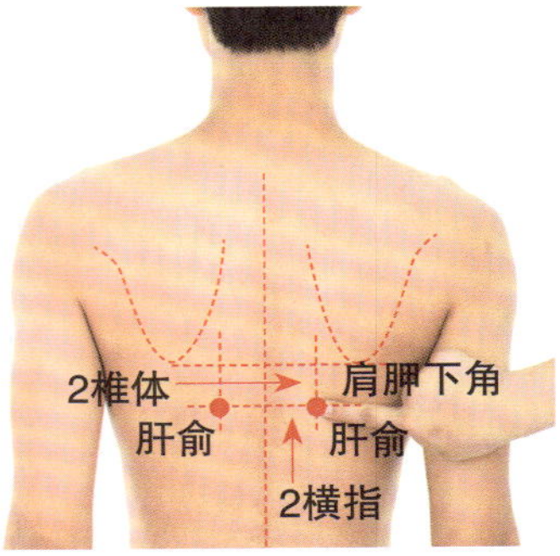

快速取穴： 肩胛骨下角水平连线与脊柱相交处，下推 2 个椎体，正中线旁开 2 横指处。

胆俞 BL19

功效

疏肝利胆 清热化湿

主治

胆囊炎 肝炎

黄疸 肋痛

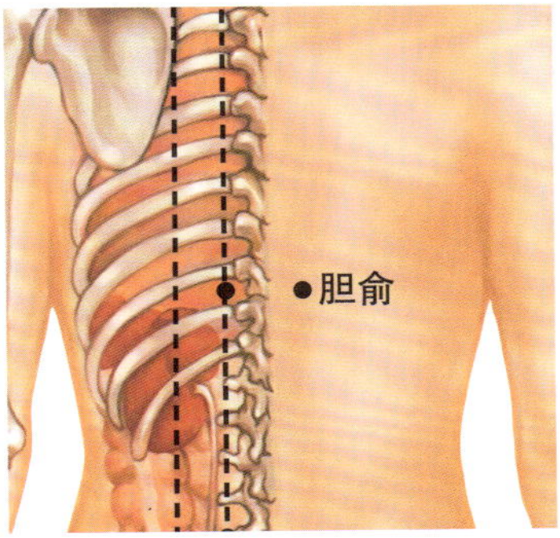

精准定位： 在脊柱区，第 10 胸椎棘突下，后正中线旁开 1.5 寸。

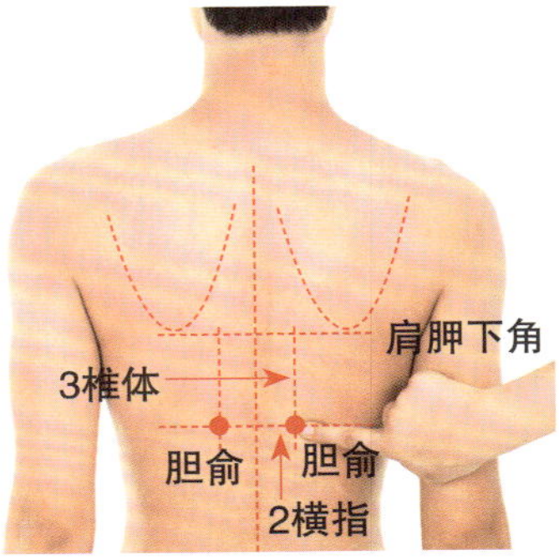

快速取穴： 肩胛骨下角水平连线与脊柱相交处，下推 3 个椎体，正中线旁开 2 横指处。

脾俞 BL20

功效

疏肝利胆 清热化湿

主治

腹泻 便血 呕吐

痢疾

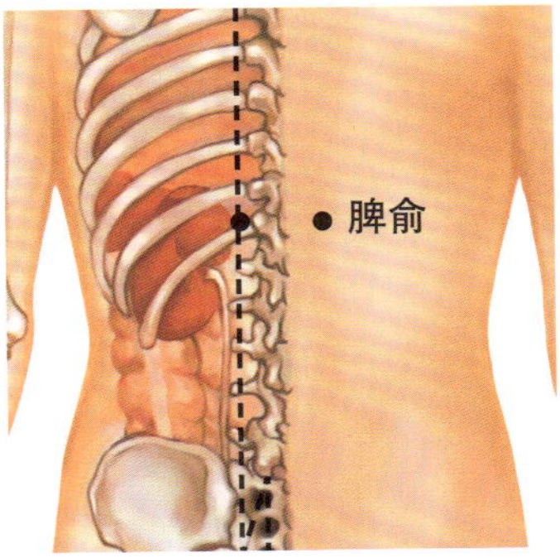

精准定位： 在脊柱区，第 11 胸椎棘突下，后正中线旁开 1.5 寸。

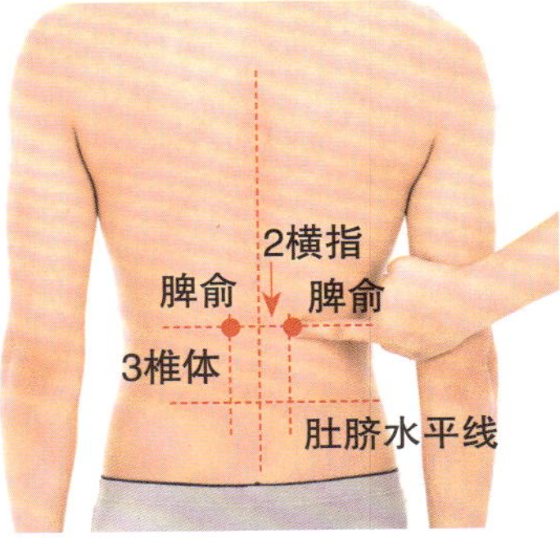

快速取穴： 肚脐水平线与脊柱相交椎体处，往上推 3 个椎体，正中线旁开 2 横指处。

胃俞 BL21

功效

和胃健脾 补益肝肾
理中降逆

主治

胃脘痛 呕吐
顽固性胃肠炎
痢疾 小儿疳积

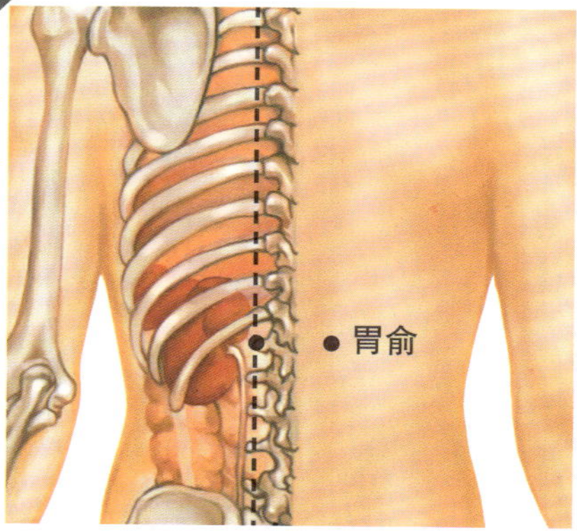

精准定位：在脊柱区，第 12 胸椎棘突下，后正中线旁开 1.5 寸。

快速取穴：肚脐水平线与脊柱相交椎体处，往上推 2 个椎体，正中线旁开 2 横指处即是。

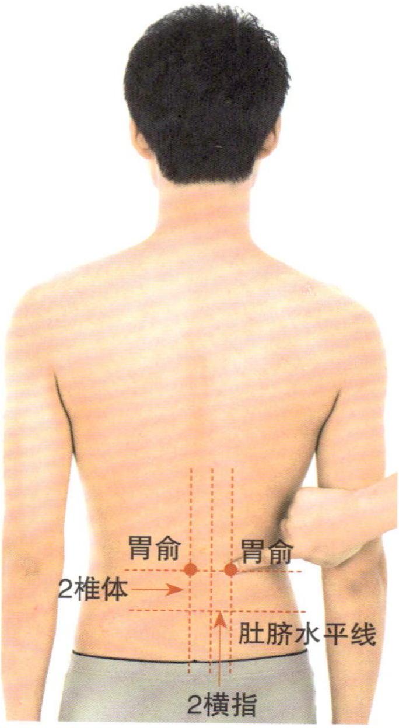

三焦俞 BL22

功效

温中健脾 和胃止痛
补益肝肾

主治

胃炎 水肿
小便不利 遗尿
腹水 肠鸣泄泻

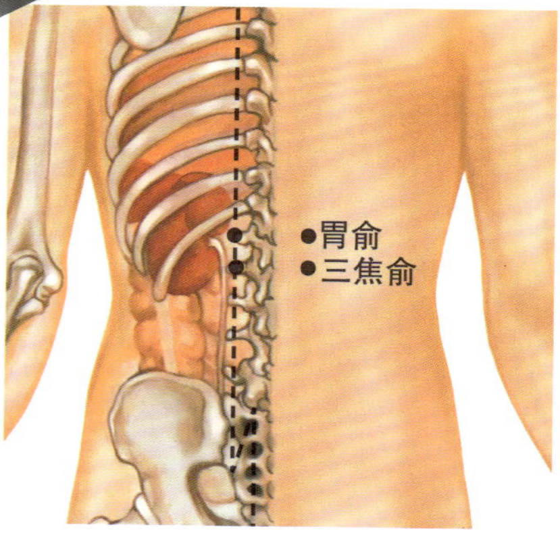

精准定位：在脊柱区，第 1 腰椎棘突下，后正中线旁开 1.5 寸。

快速取穴：肚脐水平线与脊柱相交椎体处，往上推 1 个椎体，正中线旁开 2 横指处即是。

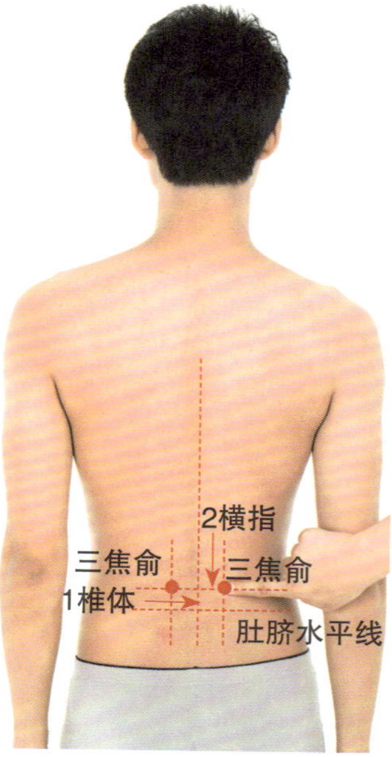

肾俞 BL23

功效

温肾助阳 生精益髓

主治

阳痿 月经不调

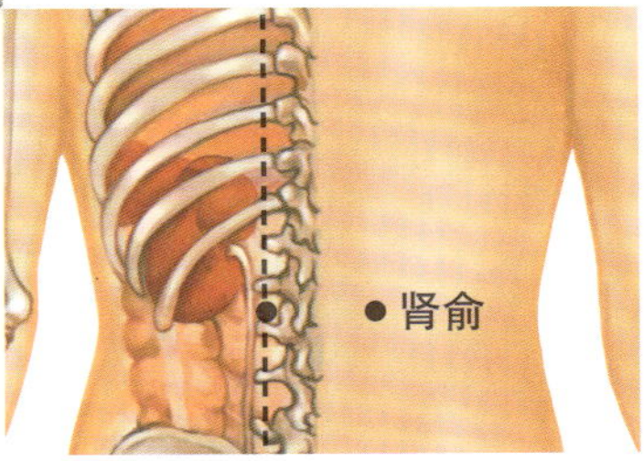

精准定位：在脊柱区，第 2 腰椎棘突下，后正中线旁开 1.5 寸。

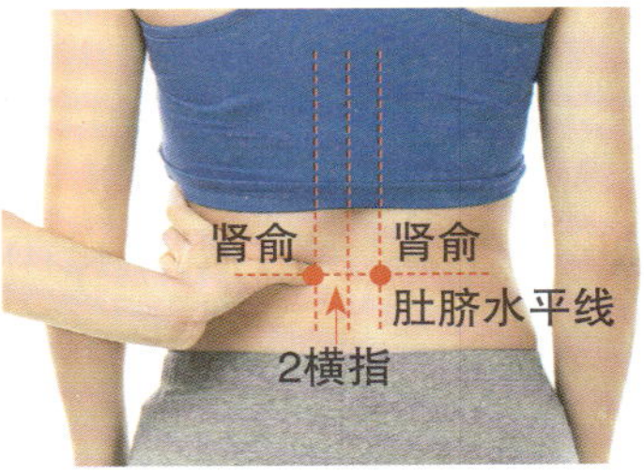

快速取穴：肚脐水平线与脊柱相交椎体处，正中线旁开 2 横指处即是。

气海俞 BL24

功效

调补气血 温养冲任

主治

痔疮 便秘
遗精 月经不调

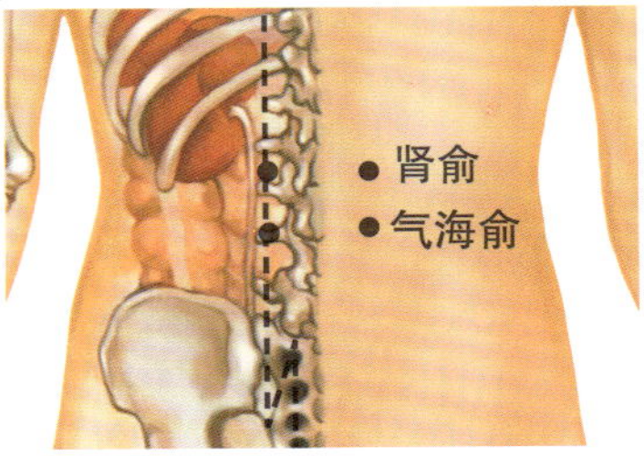

精准定位：在脊柱区，第 3 腰椎棘突下，正中线旁开 1.5 寸。

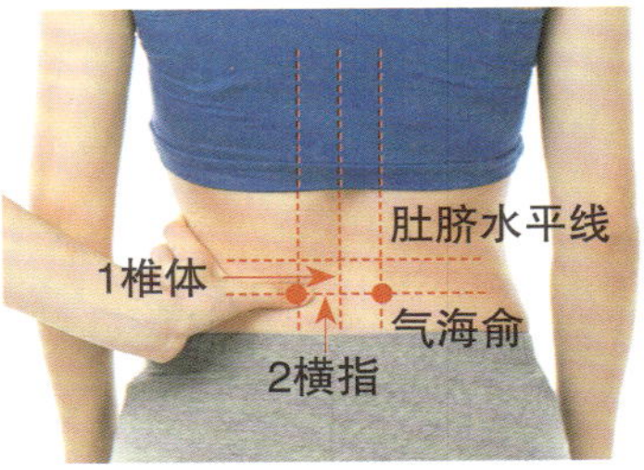

快速取穴：肚脐水平线与脊柱相交椎体处，往下推 1 个椎体，正中线旁开 2 横指处。

大肠俞 BL25

功效

除湿散寒 息风止痛

主治

泄泻 肠鸣 便秘

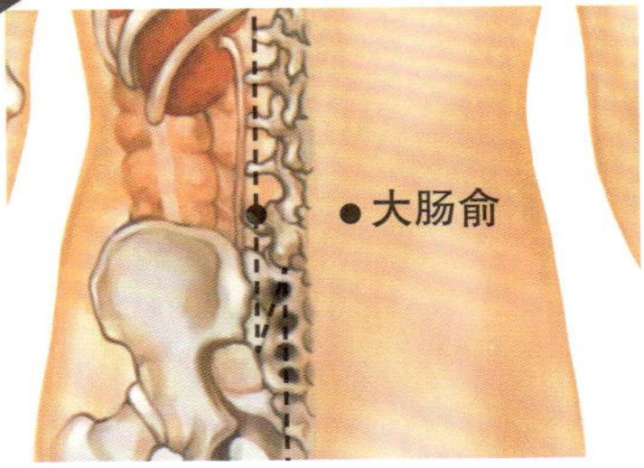

精准定位：在脊柱区，第 4 腰椎棘突下，后正中线旁开 1.5 寸。

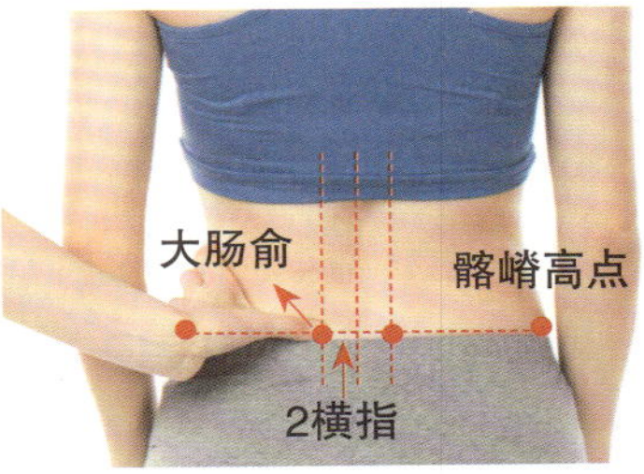

快速取穴：两侧髂嵴高点连线与脊柱交点，旁开 2 横指处即是。

关元俞 BL26

功效

除湿散寒 息风止痛

主治

腹痛 腹胀 泄泻

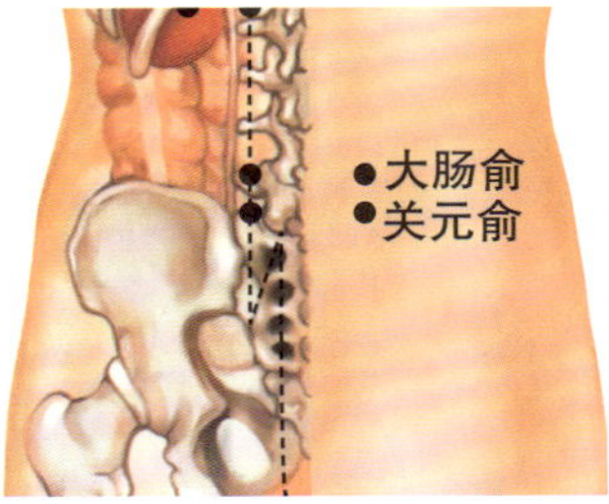

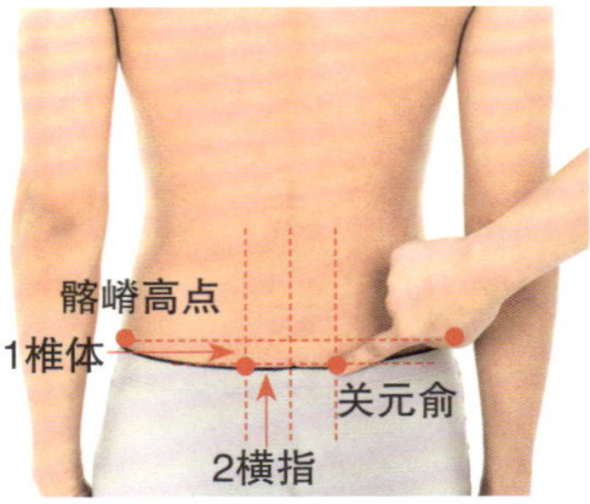

精准定位：在脊柱区，第 5 腰椎棘突下，后正中线旁开 1.5 寸。

快速取穴：两侧髂嵴高点连线与脊柱交点，往下推 1 个椎体，旁开 2 横指处即是。

小肠俞 BL27

功效

温经散寒 通络止痛

主治

腰痛 痢疾 泄泻

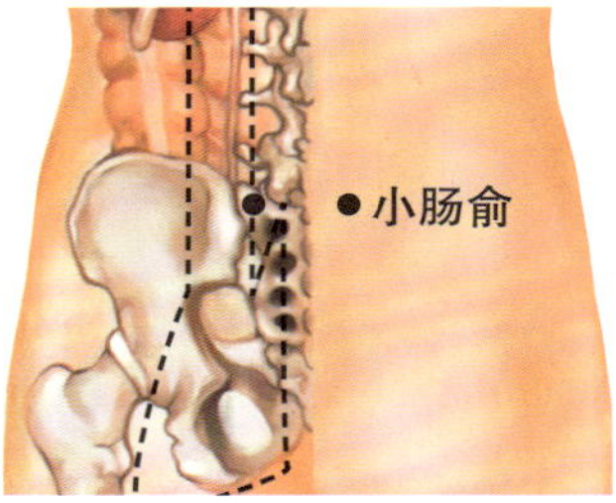

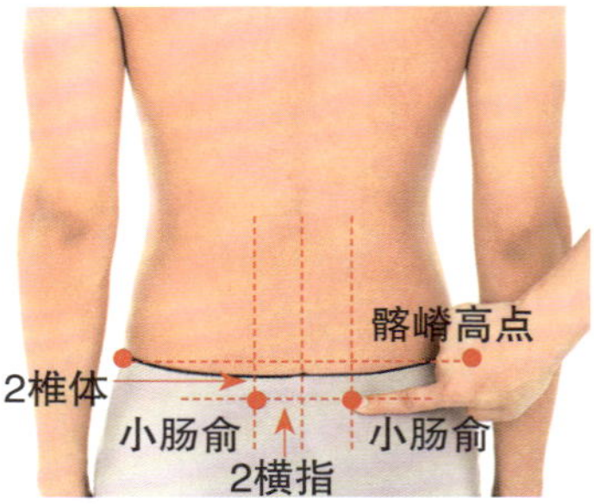

精准定位：在骶区，横平第 1 骶后孔，骶正中嵴旁开 1.5 寸。

快速取穴：两侧髂嵴高点连线与脊柱交点，往下推 2 个椎体，旁开 2 横指处即是。

膀胱俞 BL28

功效

温肾固摄 补益脾肾

主治

小便赤涩 夜尿症

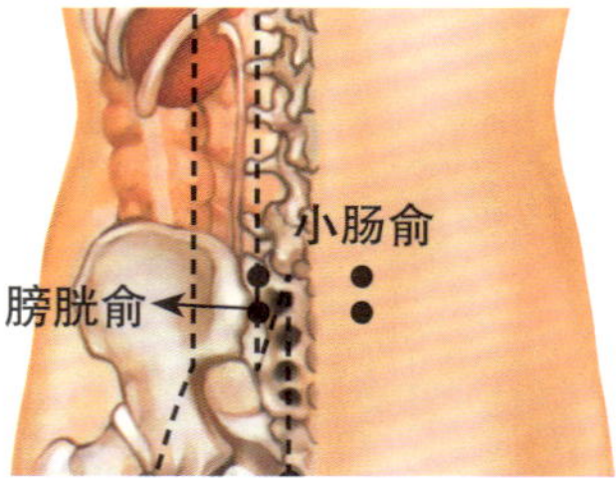

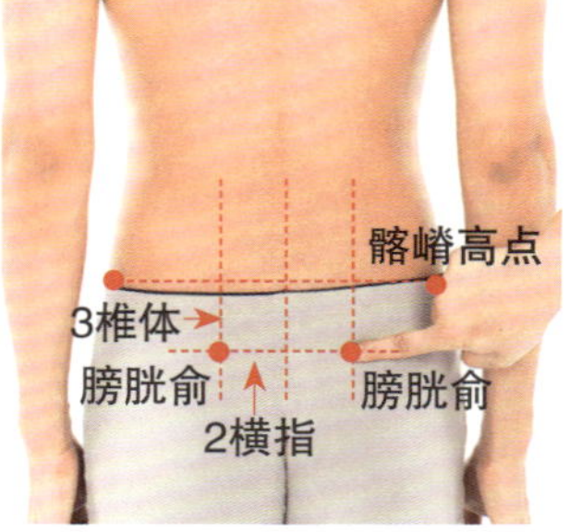

精准定位：在骶区，横平第 2 骶后孔，骶正中嵴旁开 1.5 寸。

快速取穴：两侧髂嵴高点连线与脊柱交点，往下推 3 个椎体，旁开 2 横指处即是。

中膂俞 BL29

功效

养阴生津 清热润燥

主治

腰脊强痛 痢疾

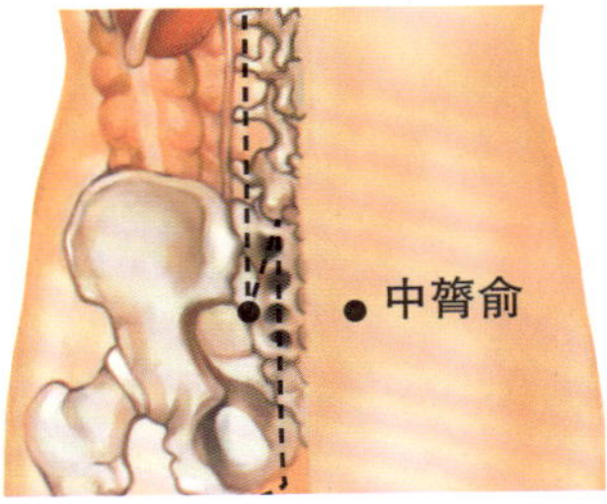

精准定位： 在骶区，横平第3骶后孔，骶正中嵴旁开1.5寸。

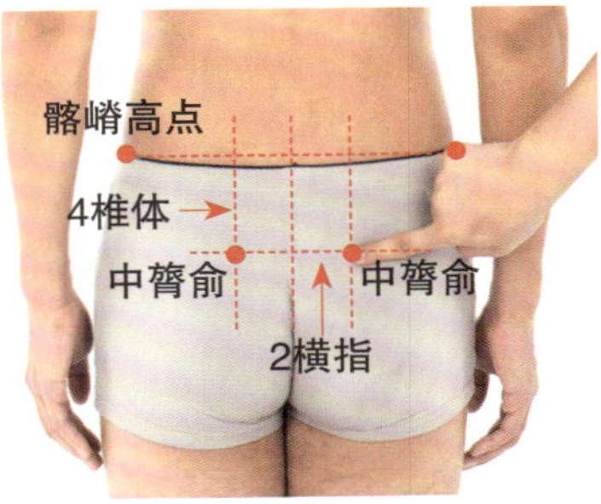

快速取穴： 两侧髂嵴高点连线与脊柱交点，往下推4个椎体，旁开2横指处即是。

白环俞 BL30

功效

除湿散寒 调补气血

主治

遗精 月经不调

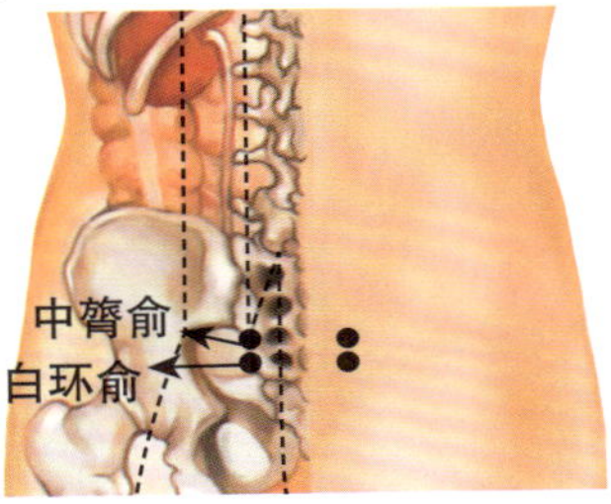

精准定位： 在骶区，横平第4骶后孔，骶正中嵴旁开1.5寸。

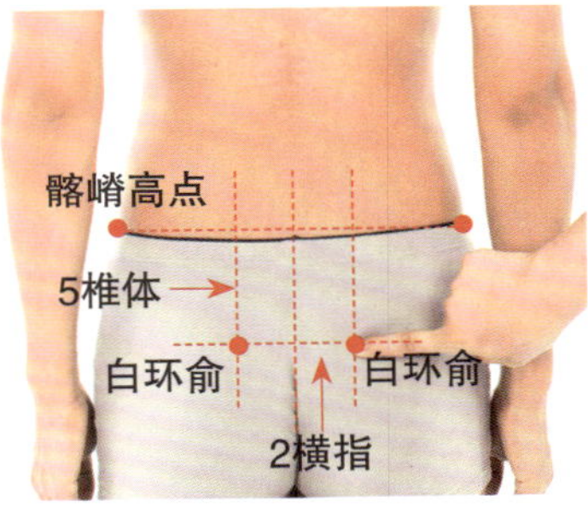

快速取穴： 两侧髂嵴高点连线与脊柱交点，往下推5个椎体，旁开2横指处即是。

上髎 BL31

功效

补脾益肾 通络止痛

主治

腰骶痛 带下病

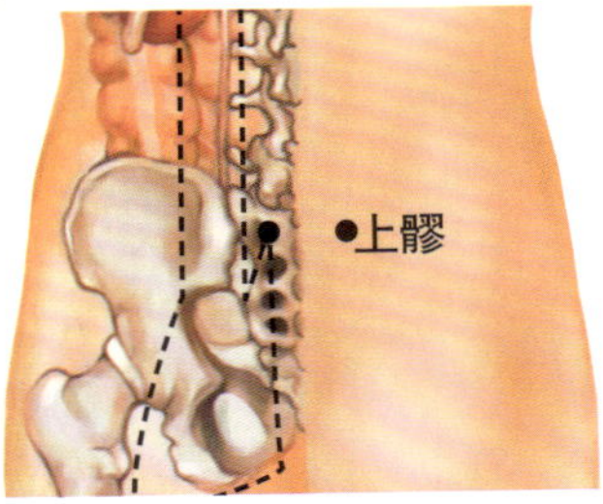

精准定位： 在骶区，正对第1骶后孔中。

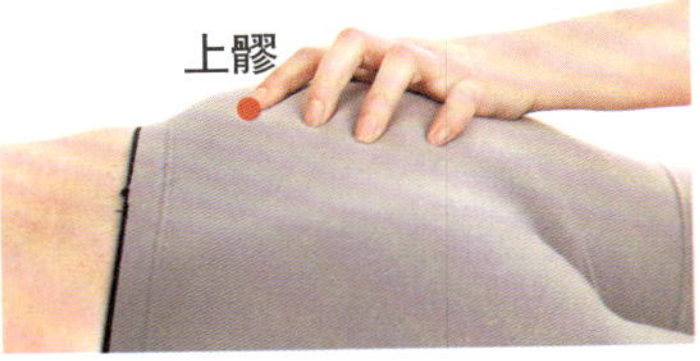

快速取穴： 四指分别按于骶骨第1至第4骶椎棘突上，向外移1横指，食指位置。

次髎 BL32

功效

通经止痛 温肾固摄

主治

月经不调 遗精

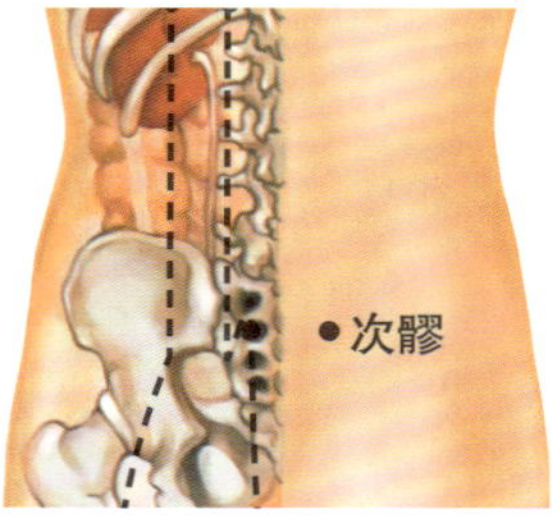

精准定位：在骶区，正对第2骶后孔中。

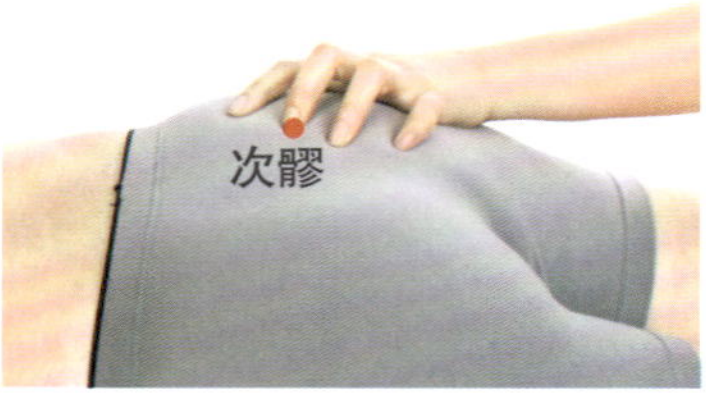

快速取穴：同上髎穴的取穴方法，此时中指所指的位置即为次髎穴。

中髎 BL33

功效

补益脾肾 温阳通便

主治

月经不调 二便不利

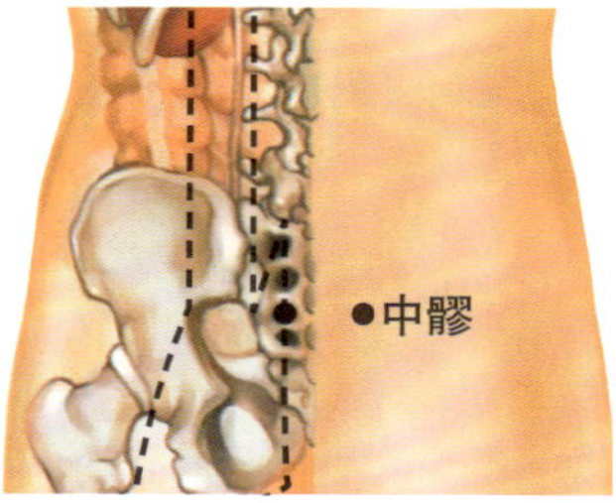

精准定位：在骶区，正对第3骶后孔中。

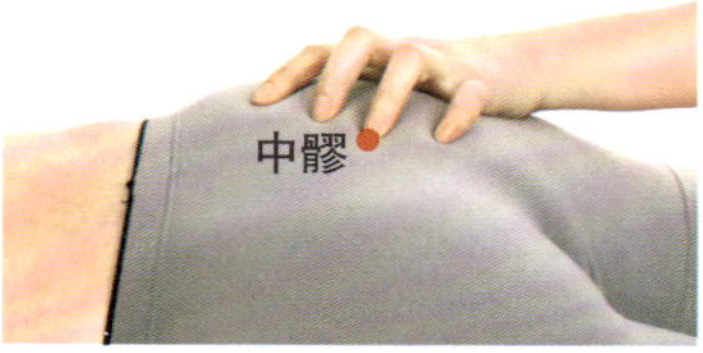

快速取穴：同上髎穴的取穴方法，此时无名指所指的位置即为中髎穴。

下髎 BL34

功效

通经止痛 补益脾肾

主治

遗精 阳痿

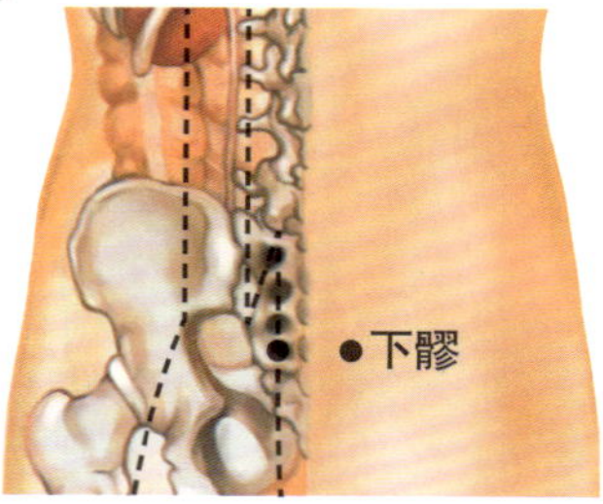

精准定位：在骶区，正对第4骶后孔中。

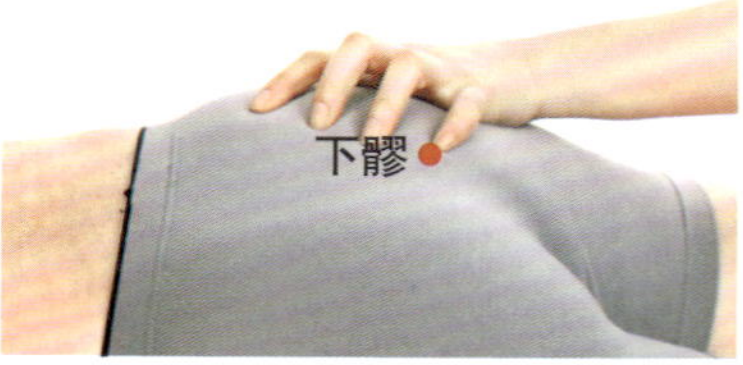

快速取穴：同上髎穴的取穴方法，此时小指所指的位置即为下髎穴。

会阳 BL35

功效

固摄带脉 清热利湿

主治

痔疮 便血 阳痿

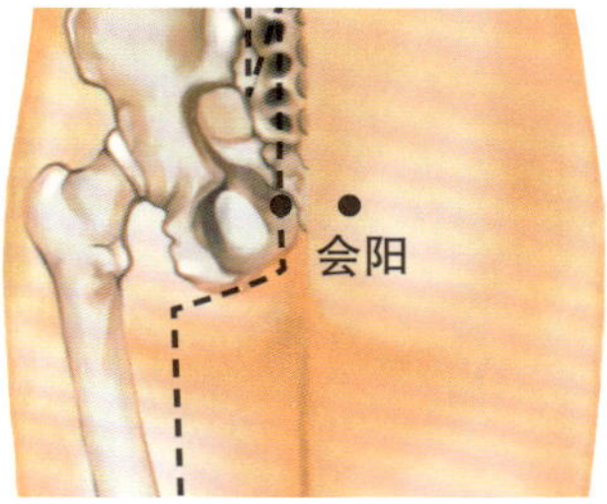

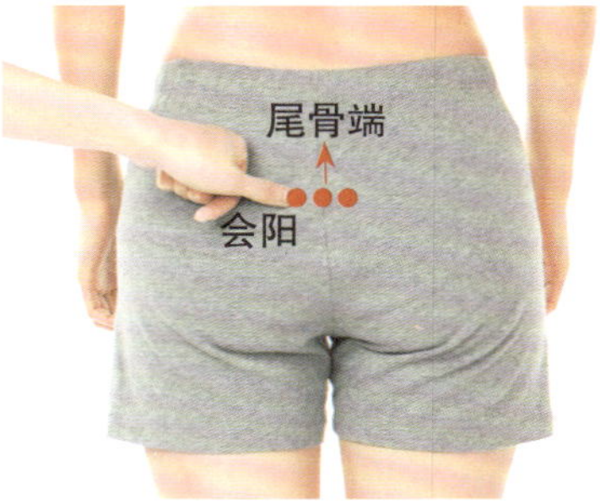

精准定位：在骶区，尾骨端旁开 0.5 寸。

快速取穴：顺着脊柱向下摸到尽头，旁开半个拇指处即是。

承扶 BL36

功效

通络止痛 清热利湿

主治

坐骨神经痛 痔疮

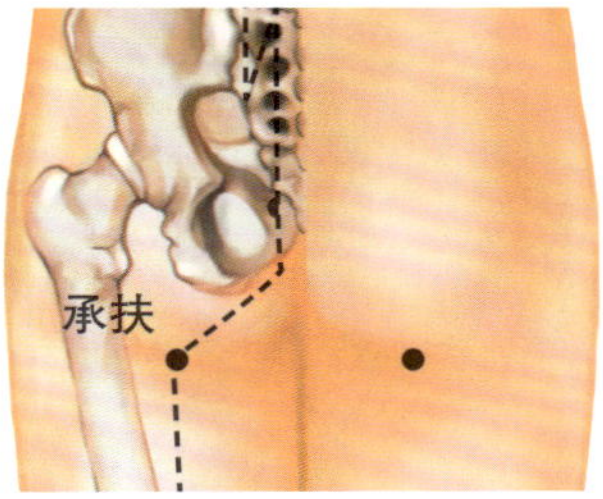

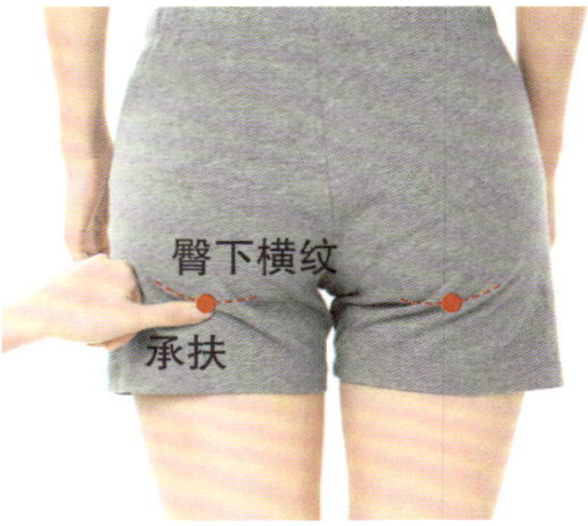

精准定位：在股后区，臀沟的中点。

快速取穴：臀下横纹正中点，按压有酸胀感处即是。

殷门 BL37

功效

除湿散寒 缓急止痛

主治

下肢瘫痪

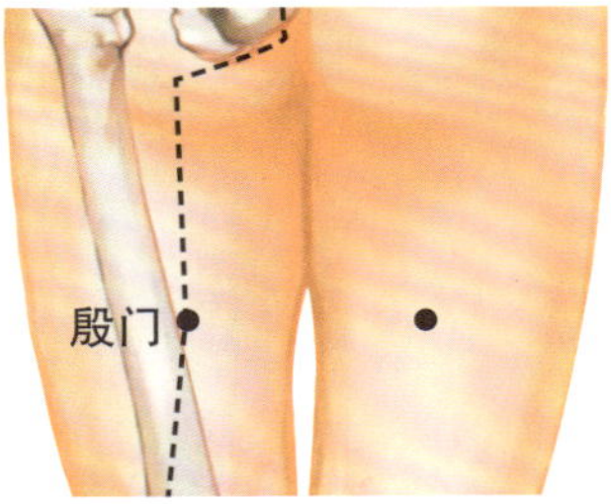

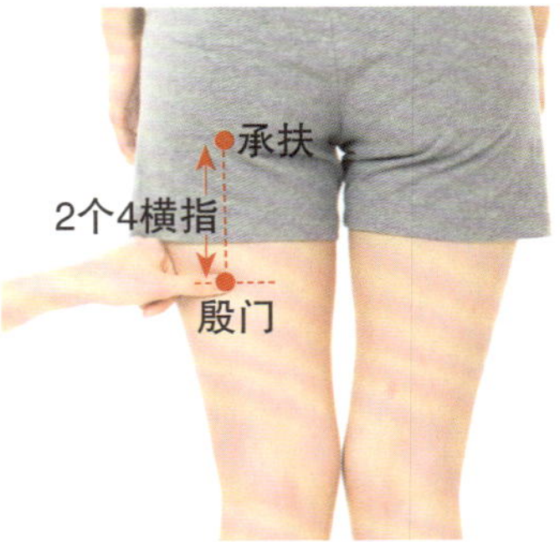

精准定位：在股后区，臀沟下 6 寸，股二头肌与半腱肌之间。

快速取穴：承扶穴与膝盖后面凹陷中央的腘横纹中点连线，承扶穴下 2 个 4 横指处。

浮郄 BL38

功效

温经散寒 宽筋活络

主治

尿潴留 急性胃肠炎

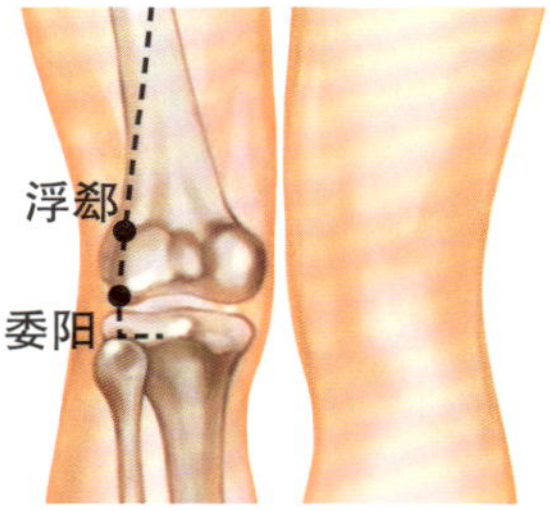

精准定位：在膝后区，腘横纹上 1 寸，股二头肌腱的内侧缘。

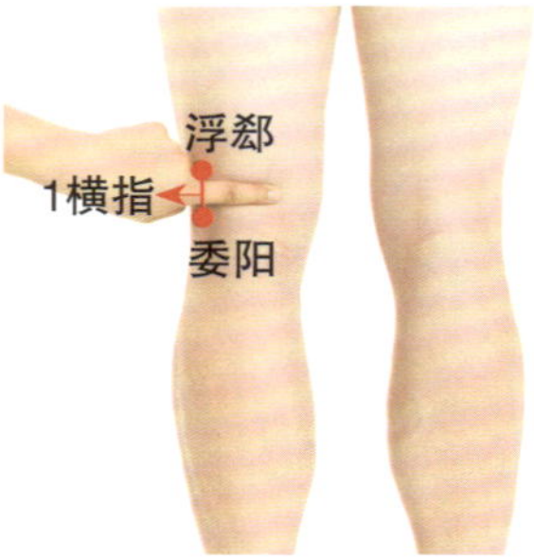

快速取穴：先找到委阳穴，向上 1 横指处即是。

委阳 BL39

功效

补脾益胃 温经散寒

主治

小便淋沥 胃炎

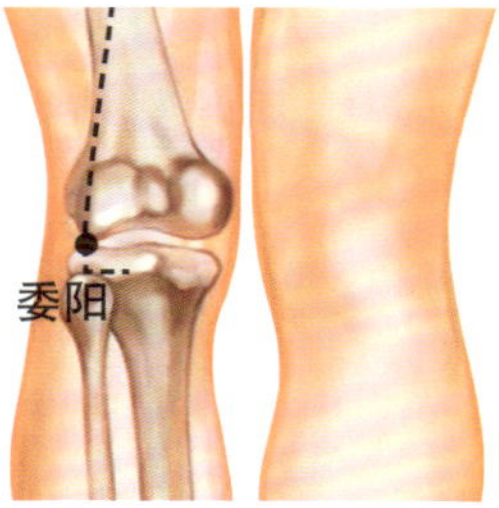

精准定位：在膝部，腘横纹上，股二头肌腱的内侧缘。

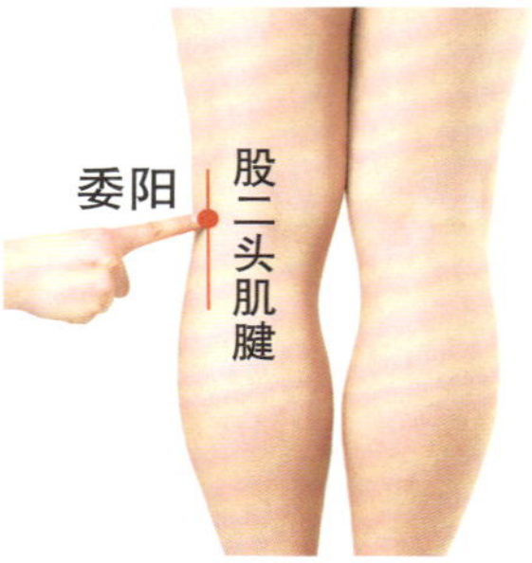

快速取穴：膝盖后面凹陷中央的腘横纹外侧，股二头肌腱内侧即是。

委中 BL40

功效

健脾和胃 通络止痛

主治

胸胁痛 腰背痛

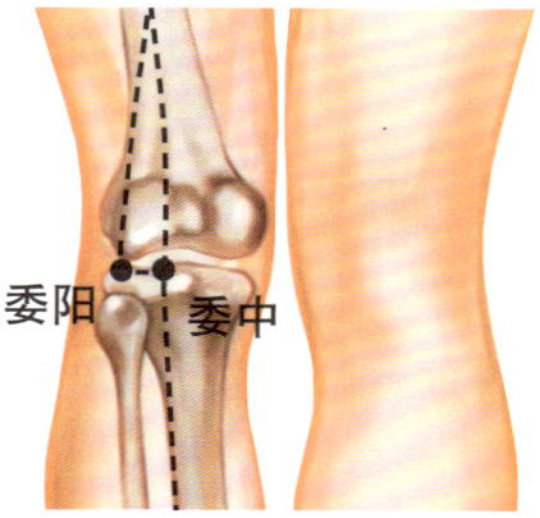

精准定位：在膝后区，腘横纹中点。

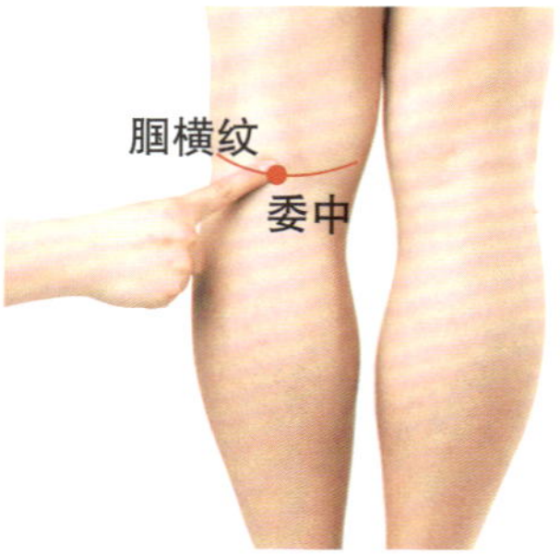

快速取穴：膝盖后面凹陷中央的腘横纹中点即是。

附分 BL41

功效

补益气血 祛风散邪

主治

肩背拘急疼痛

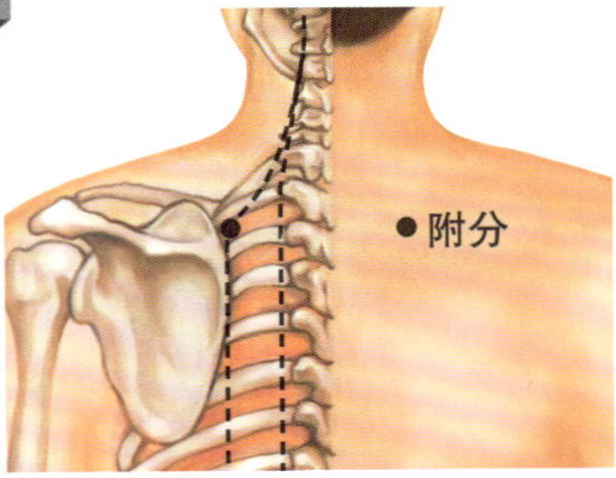

精准定位：在脊柱区，第2胸椎棘突下，后正中线旁开3寸。

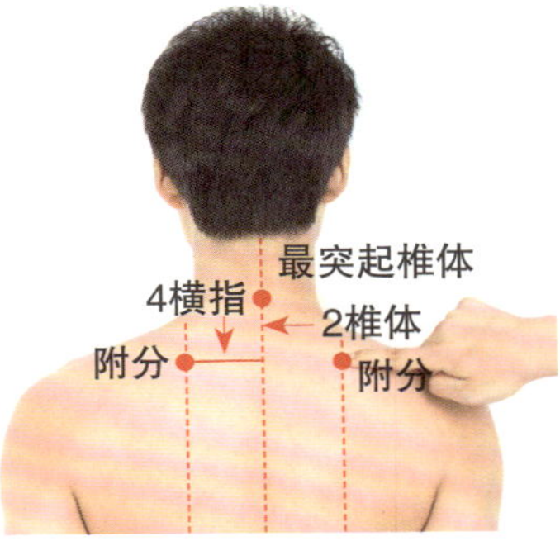

快速取穴：低头屈颈，颈背交界处椎骨高突向下推2个椎体，下缘旁开4横指处。

魄户 BL42

功效

止咳平喘 补虚培元

主治

气喘 支气管炎

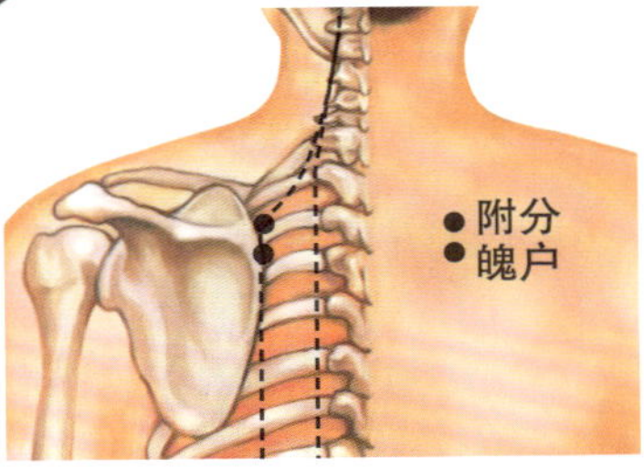

精准定位：在脊柱区，第3胸椎棘突下，后正中线旁开3寸。

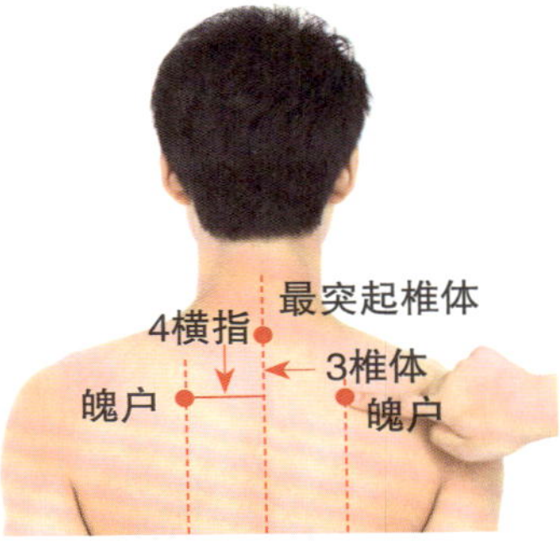

快速取穴：低头屈颈，颈背交界处椎骨高突向下推3个椎体，下缘旁开4横指处。

膏肓 BL43

功效

补益心肾 止咳平喘

主治

咳嗽 气喘 盗汗

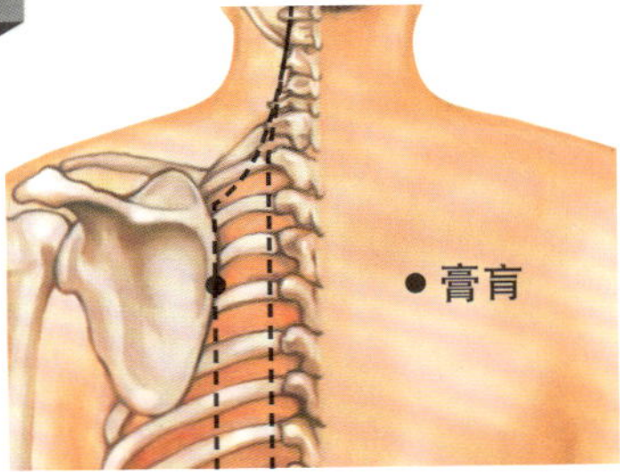

精准定位：在脊柱区，第4胸椎棘突下，后正中线旁开3寸。

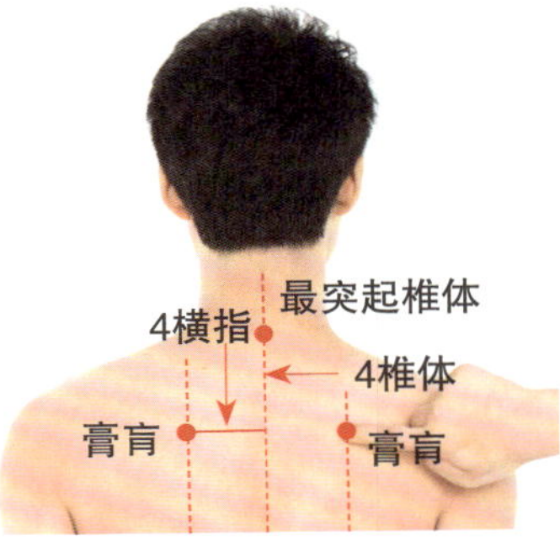

快速取穴：低头屈颈，颈背交界处椎骨高突向下推4个椎体，下缘旁开4横指处。

神堂 BL44

功效

止咳平喘 理气止痛

主治

心痛 心悸 失眠

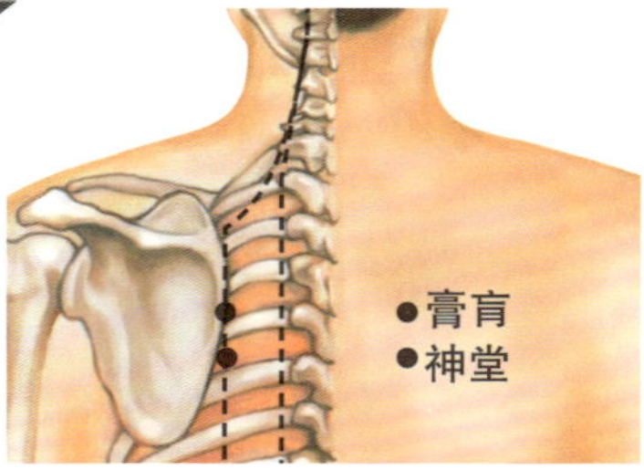

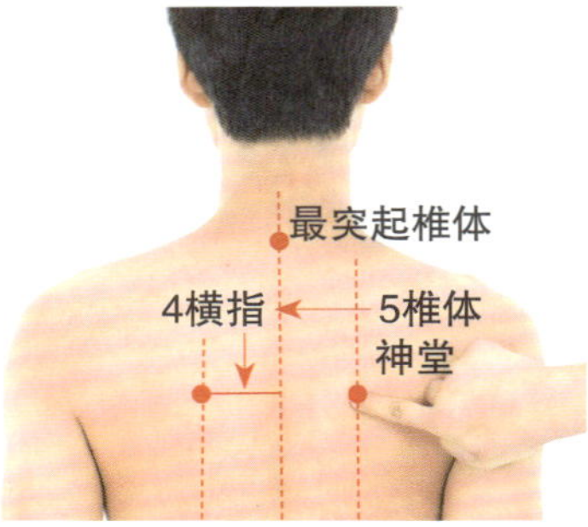

精准定位：在脊柱区，第5胸椎棘突下，后正中线旁开3寸。

快速取穴：低头屈颈，颈背交界处椎骨高突向下推5个椎体，下缘旁开4横指处。

譩譆 BL45

功效

止咳平喘 清热除湿

主治

咳嗽 气喘 目眩

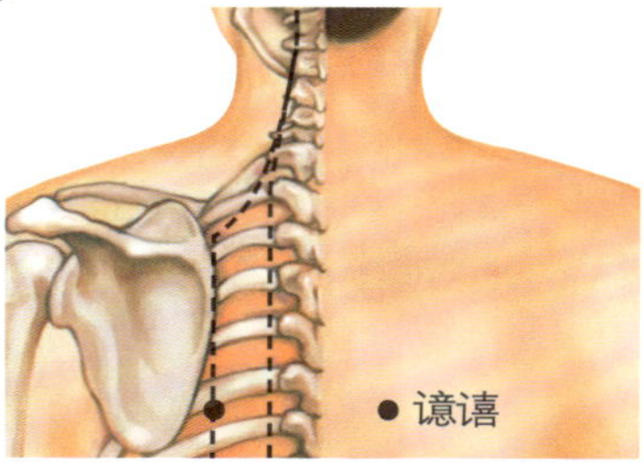

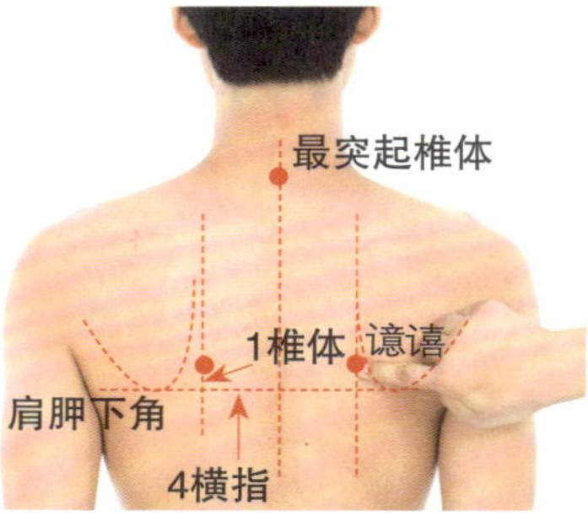

精准定位：在脊柱区，第6胸椎棘突下，后正中线旁开3寸。

快速取穴：肩胛骨下角水平连线与脊柱相交处，上推1个椎体，正中线旁开4横指处。

膈关 BL46

功效

和胃降逆 宽胸理气

主治

食欲不振 嗳气

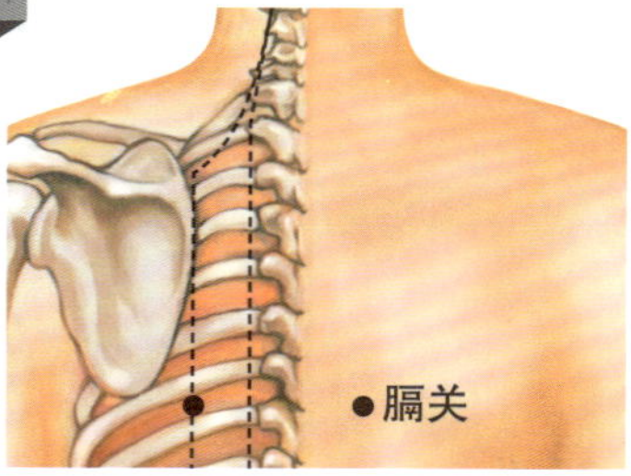

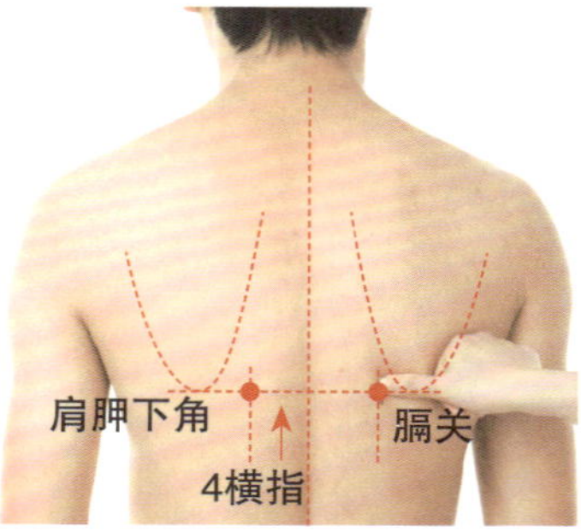

精准定位：在脊柱区，第7胸椎棘突下，后正中线旁开3寸。

快速取穴：肩胛骨下角水平连线与脊柱相交椎体处，正中线旁开4横指处即是。

魂门 BL47

功效

疏肝理气 通经活络

主治

胸胁胀痛 食欲不振

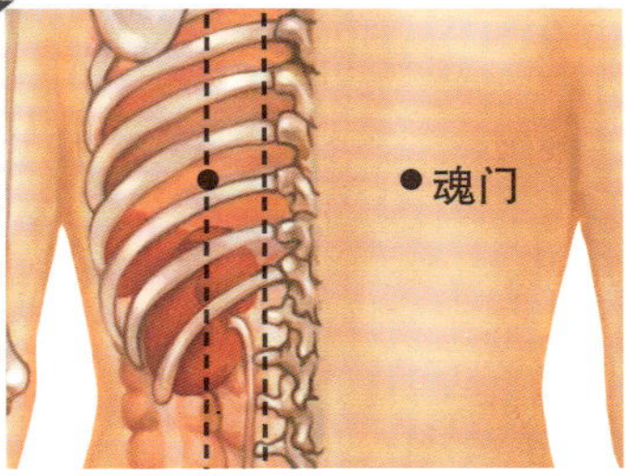

精准定位：在脊柱区，第 9 胸椎棘突下，后正中线旁开 3 寸。

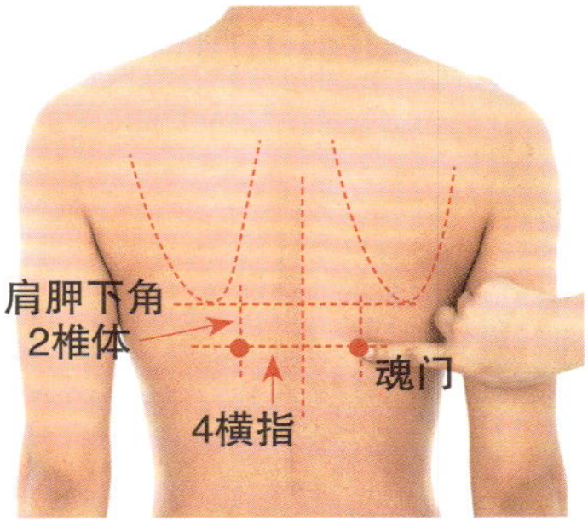

快速取穴：肩胛骨下角水平连线与脊柱相交处，下推 2 个椎体，正中线旁开 4 横指处。

阳纲 BL48

功效

清热利湿 缓急止痛

主治

黄疸 腹痛 肠鸣

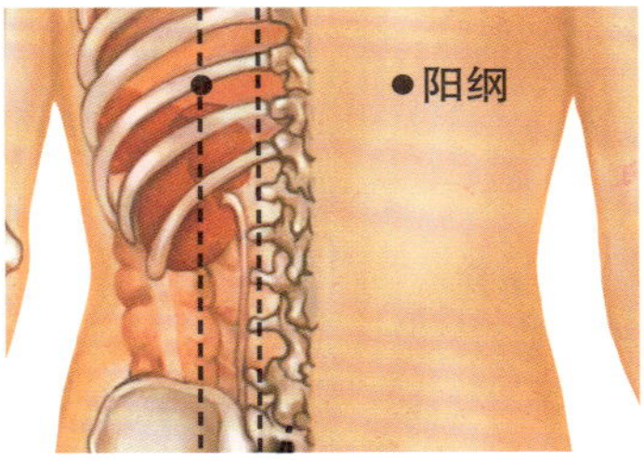

精准定位：在脊柱区，第 10 胸椎棘突下，后正中线旁开 3 寸。

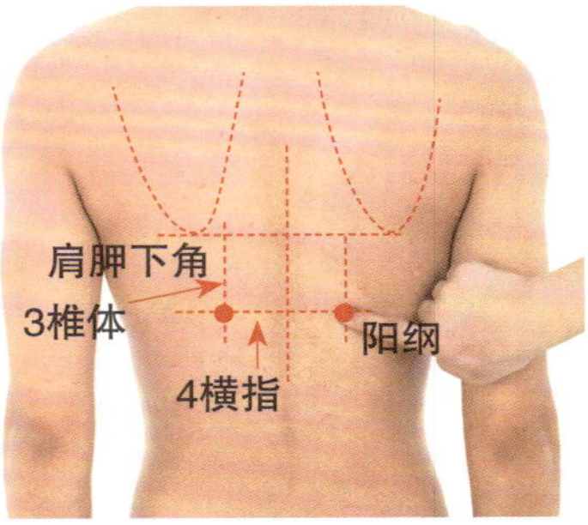

快速取穴：肩胛骨下角水平连线与脊柱相交处，下推 3 个椎体，正中线旁开 4 横指处。

意舍 BL49

功效

健脾和胃 降逆止呕

主治

腹胀 肠鸣
呕吐 泄泻

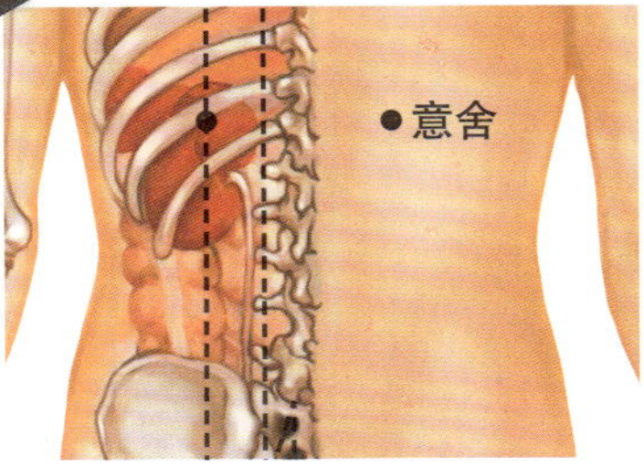

精准定位：在脊柱区，第 11 胸椎棘突下，后正中线旁开 3 寸。

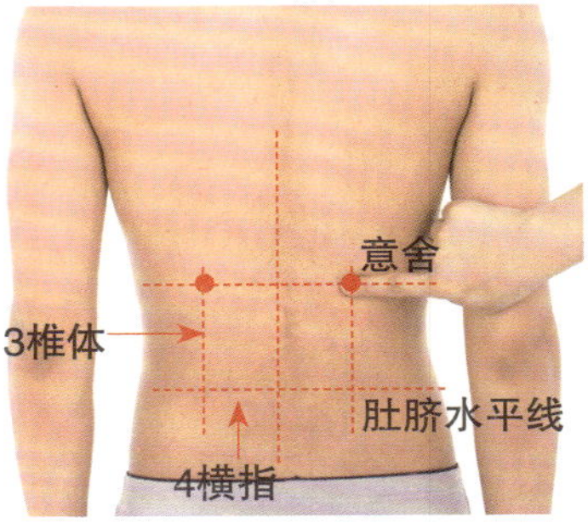

快速取穴：肚脐水平线与脊柱相交椎体处，上推 3 个椎体，正中线旁开 4 横指处。

胃仓 BL50

功效

健脾消食 理气和胃

主治

胃痛 小儿食积 便秘

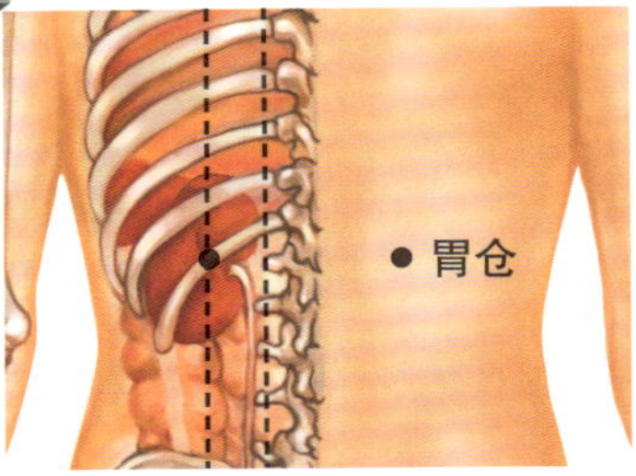

精准定位： 在脊柱区，第12胸椎棘突下，后正中线旁开3寸。

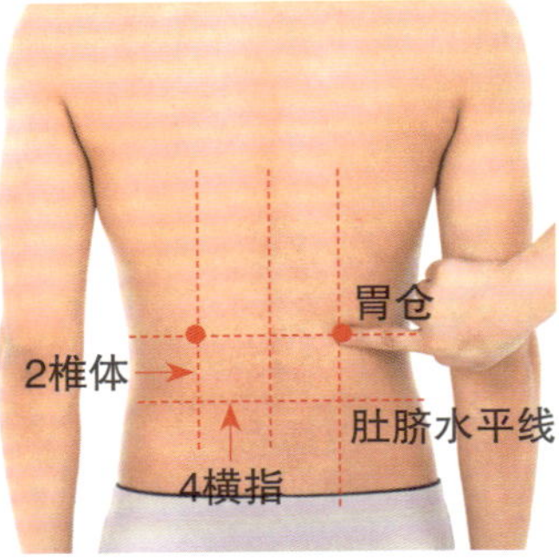

快速取穴： 肚脐水平线与脊柱相交椎体处，上推2个椎体，正中线旁开4横指处。

肓门 BL51

功效

清热导滞 行气止痛

主治

乳腺炎 胃炎

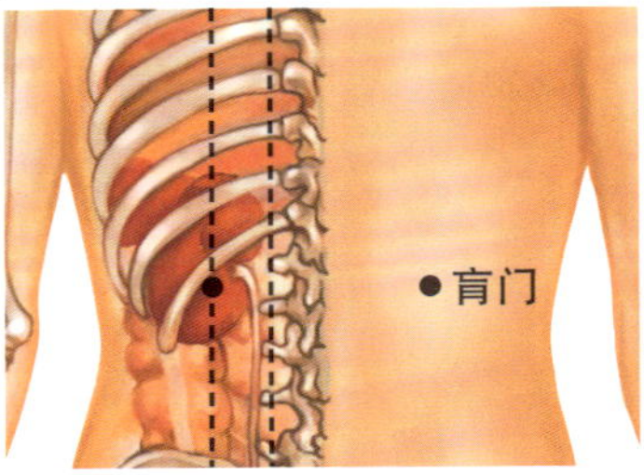

精准定位： 在腰区，第1腰椎棘突下，后正中线旁开3寸。

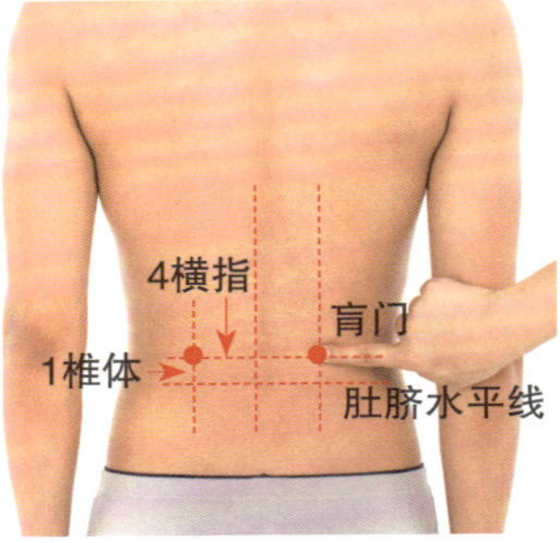

快速取穴： 肚脐水平线与脊柱相交椎体处，上推1个椎体，正中线旁开4横指处。

志室 BL52

功效

温肾助阳 利水消肿

主治

遗精 小便不利
阳痿 腰脊强痛

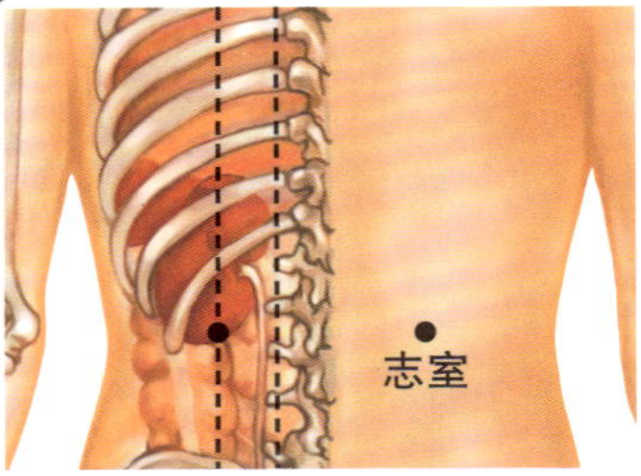

精准定位： 在腰区，第2腰椎棘突下，后正中线旁开3寸。

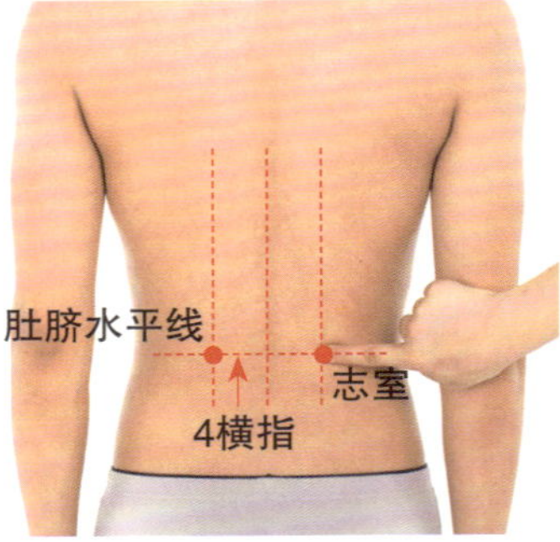

快速取穴： 肚脐水平线与脊柱相交椎体处，正中线旁开4横指处即是。

胞肓 BL53

功效

温运脾阳 补肾强腰

主治

小便不利 膀胱炎

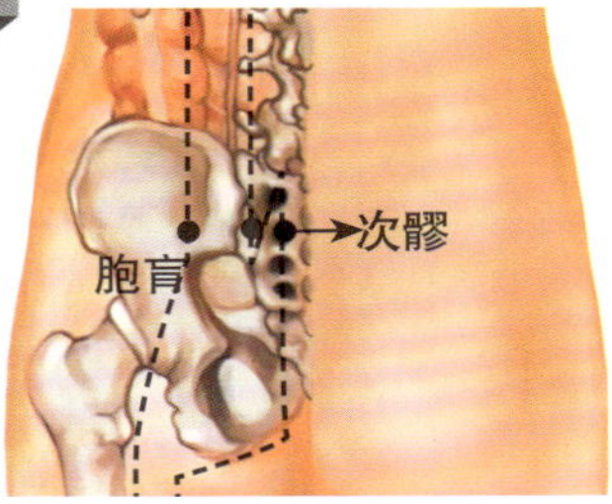

精准定位： 在骶区，横平第2骶后孔，骶正中嵴旁开3寸。

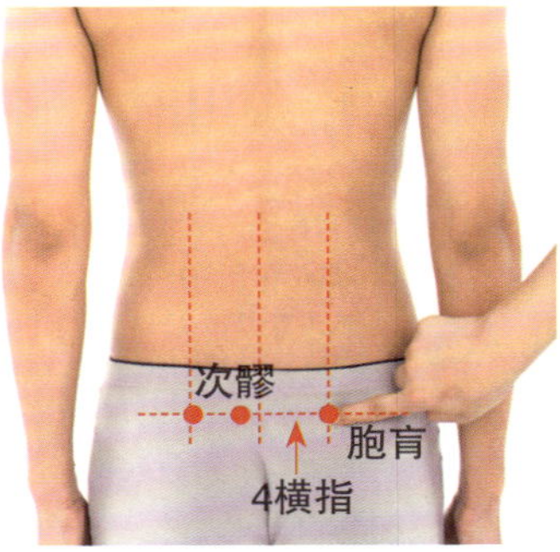

快速取穴： 先取次髎穴，与其同水平，后正中线旁开4横指处即是。

秩边 BL54

功效

温经散寒 缓急止痛

主治

腰骶痛 下肢痿痹

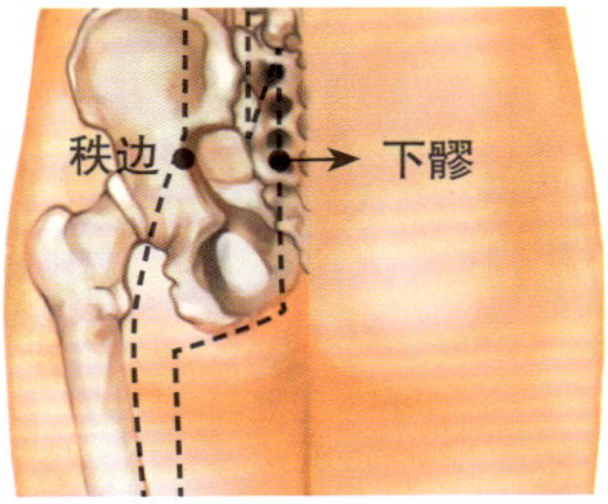

精准定位： 在骶区，横平第4骶后孔，骶正中嵴旁开3寸。

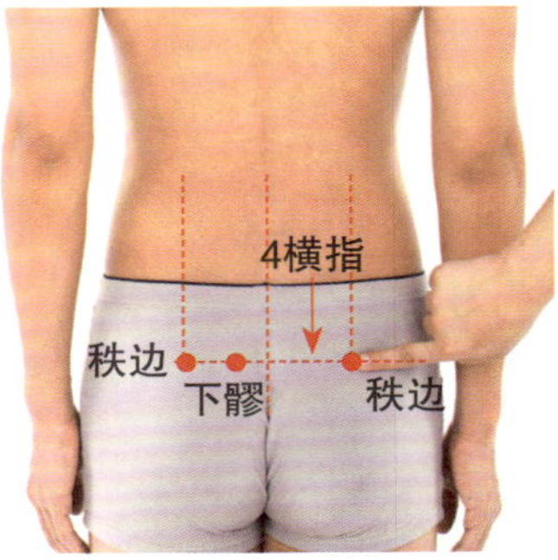

快速取穴： 先取下髎穴，与其同水平，后正中线旁开4横指处即是。

合阳 BL55

功效

舒筋活络 调经止带 强健腰膝

主治

腰脊强痛 疝气 崩漏

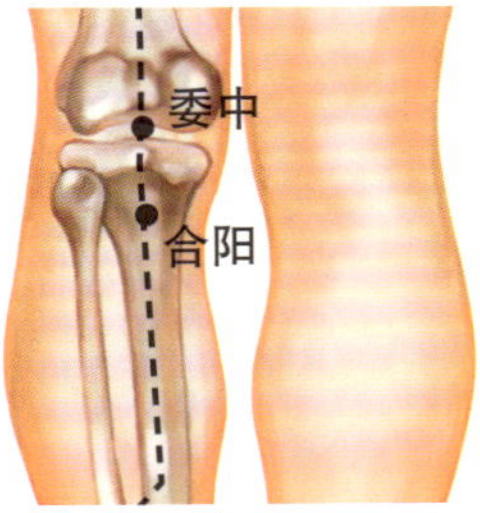

精准定位： 在小腿后区，腘横纹下2寸，腓肠肌内、外侧头之间。

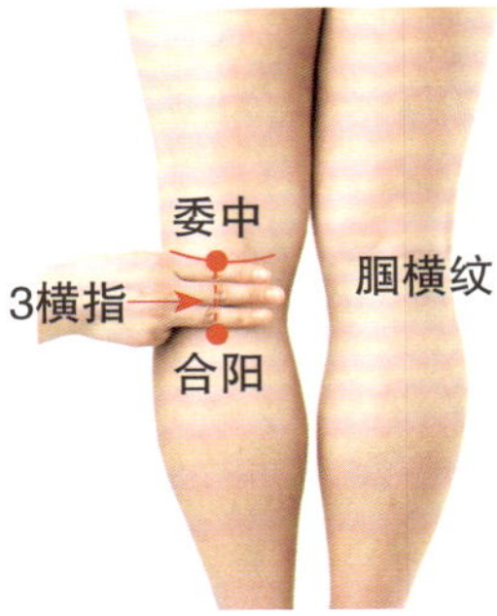

快速取穴： 膝盖后面凹陷中央的腘横纹中点直下3横指处即是。

承筋 BL56

功效
清热除湿 化瘀止血

主治
腰痛 小腿酸痛

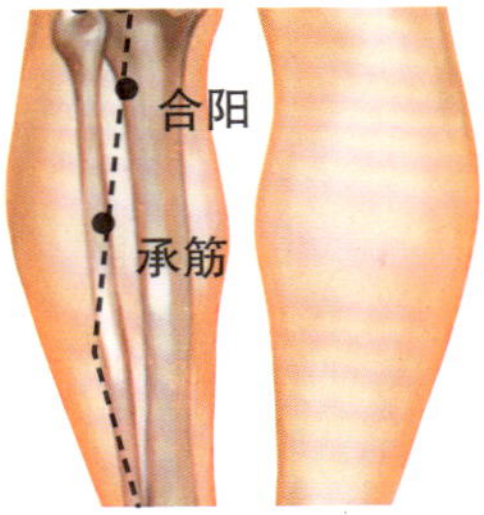

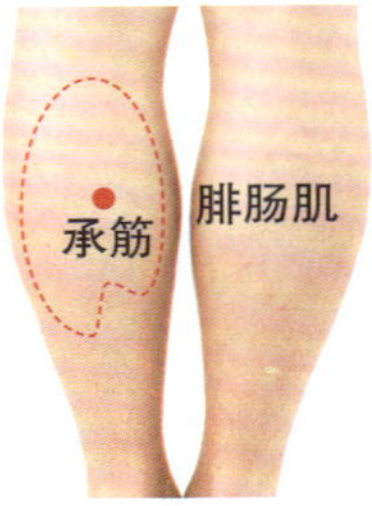

精准定位： 在小腿后区，腘横纹下 5 寸，腓肠肌两肌腹之间。

快速取穴： 小腿用力，后面肌肉明显隆起，中央按压有酸胀感处即是。

承山 BL57

功效
健脾理气 化瘀止血

主治
便秘 痔疮 小腿抽筋

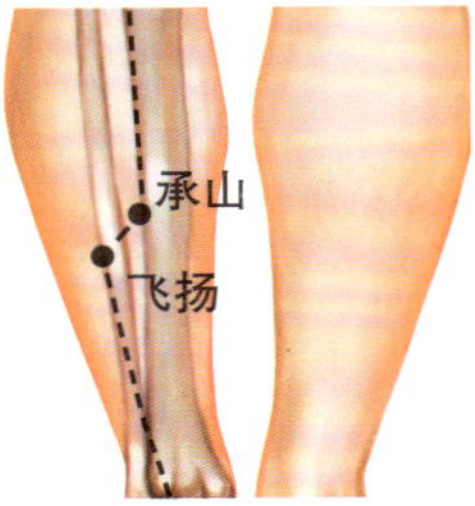

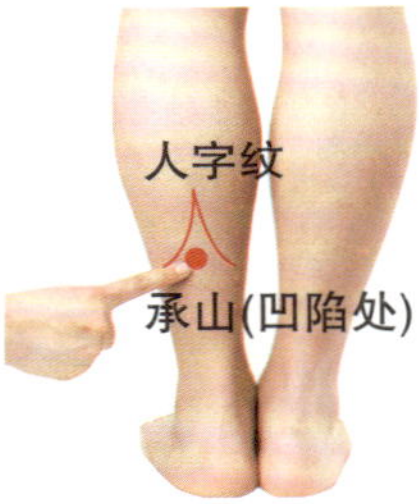

精准定位： 在小腿后区，腓肠肌两肌腹与肌腱交角处。

快速取穴： 直立，小腿用力，在小腿的后面正中可见一“人”字纹，其上尖角凹陷处。

飞扬 BL58

功效
镇肝息风 舒筋活络

主治
腰腿痛 小腿酸痛

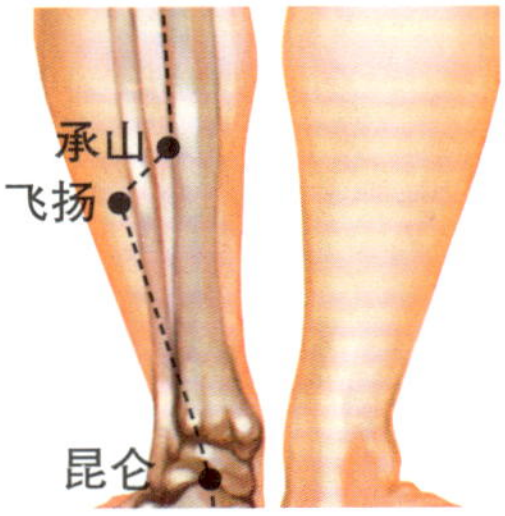

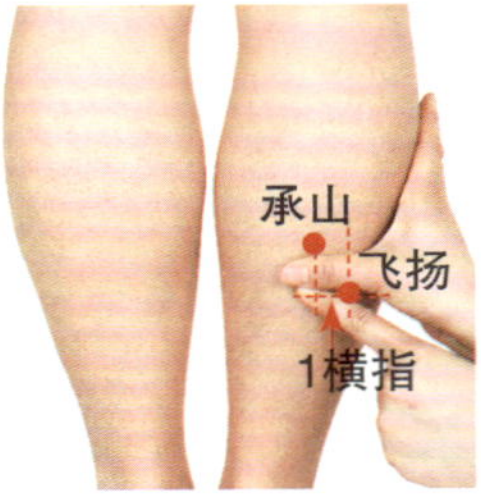

精准定位： 在小腿后区，昆仑穴（BL60）直上 7 寸，腓肠肌外下缘与跟腱移行处。

快速取穴： 依上法找到承山穴，再往下方外侧 1 横指处即是。

跗阳 BL59

功效

温经散寒 通络消肿

主治

小便不利 膀胱炎

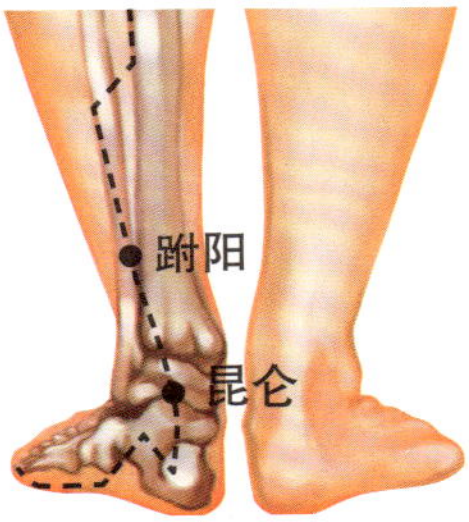

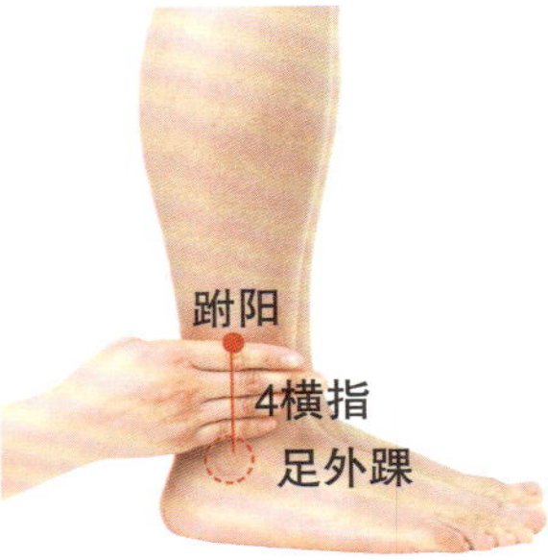

精准定位：在小腿后区，昆仑穴（BL60）直上3寸，腓骨与跟腱之间。

快速取穴：平足外踝后方，向上4横指，按压有酸胀感处即是。

昆仑 BL60

功效

舒筋活络 清热凉血

主治

腰骶痛 下肢痿痹

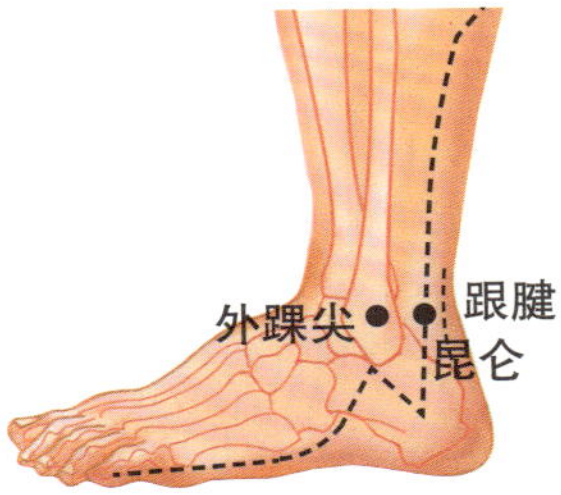

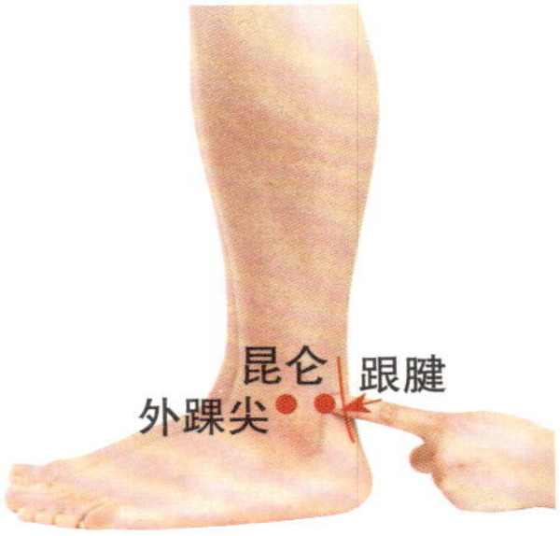

精准定位：在踝区，外踝尖与跟腱之间的凹陷中。

快速取穴：正坐垂足着地，外踝尖与跟腱之间凹陷处即是。

仆参 BL61

功效

温经散寒 利水消肿

主治

下肢痿痹 足跟痛

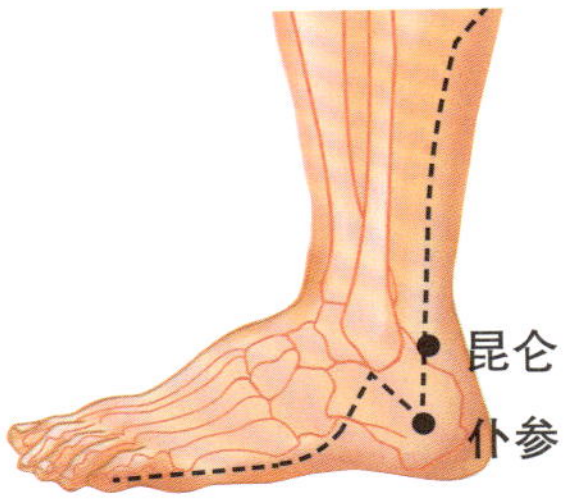

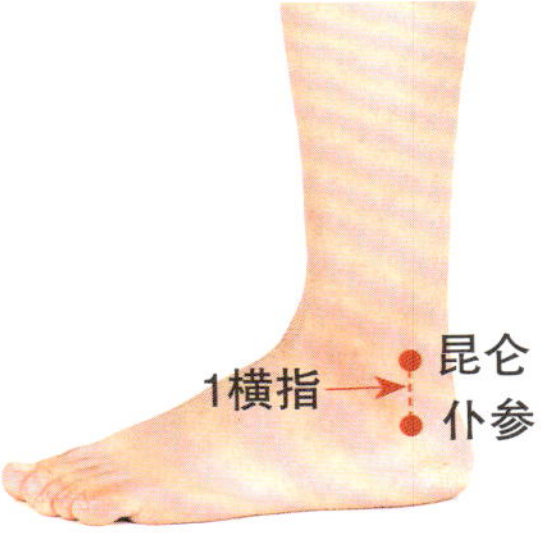

精准定位：在跟区，昆仑穴（BL60）直下，跟骨外侧，赤白肉际处。

快速取穴：先找到昆仑穴，垂直向下量1横指处即是。

申脉 BL62

功效

安神定志 清肝泄热

主治

失眠 癫痫 关节炎

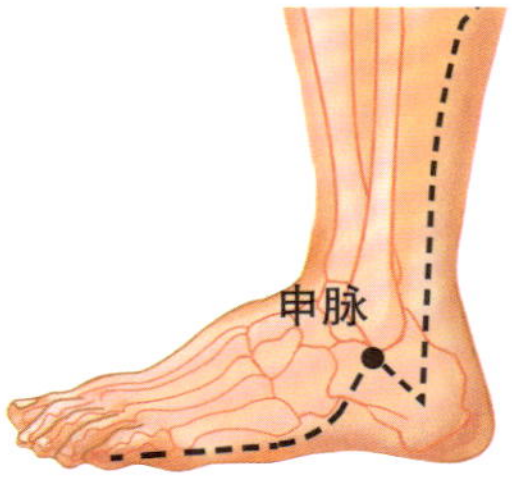

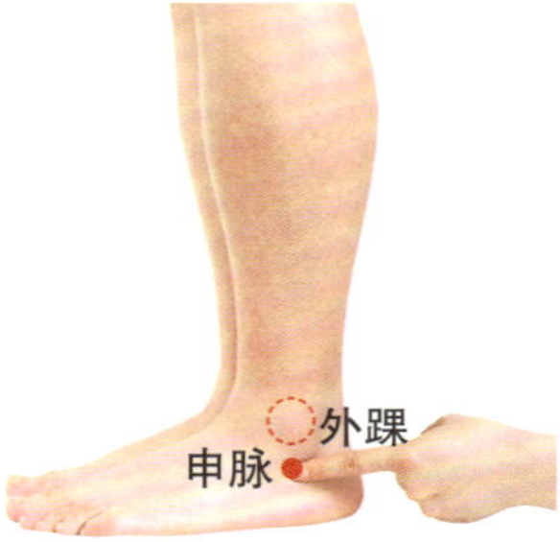

精准定位：在踝区，外踝尖直下，外踝下缘与跟骨之间凹陷中。

快速取穴：正坐垂足着地，外踝垂直向下可触及一凹陷，按压有酸胀感处即是。

金门 BL63

功效

温经散寒 缓急止痛

主治

足部扭伤 晕厥

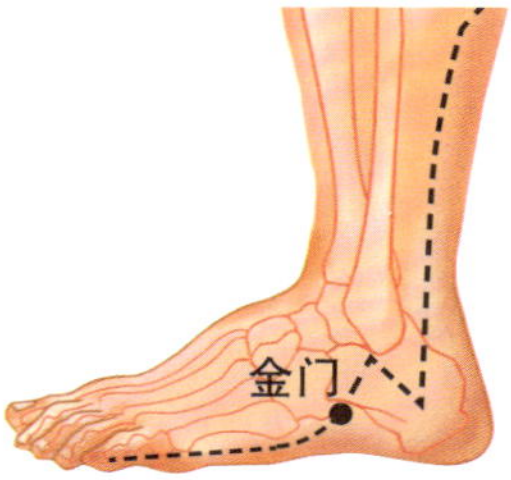

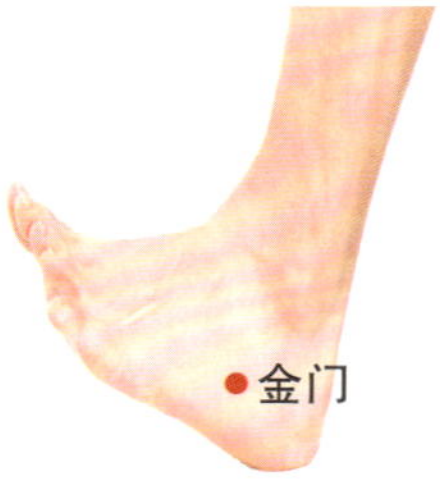

精准定位：在足背，外踝前缘直下，第5跖骨粗隆后方，骰骨下缘凹陷中。

快速取穴：正坐垂足着地，脚趾上翘可见一骨头凸起，外侧凹陷处即是。

京骨 BL64

功效

涤痰息风 清肝明目

主治

头痛 膝痛不可屈伸

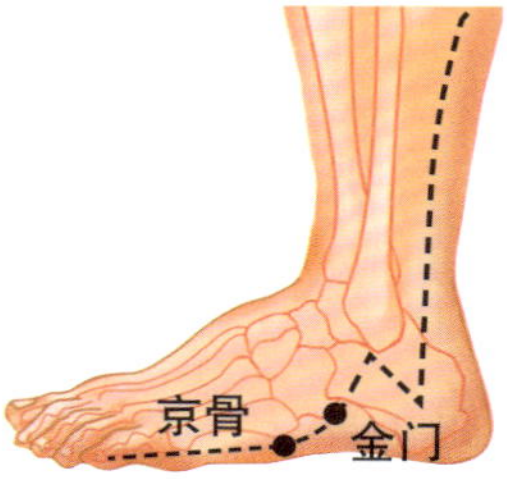

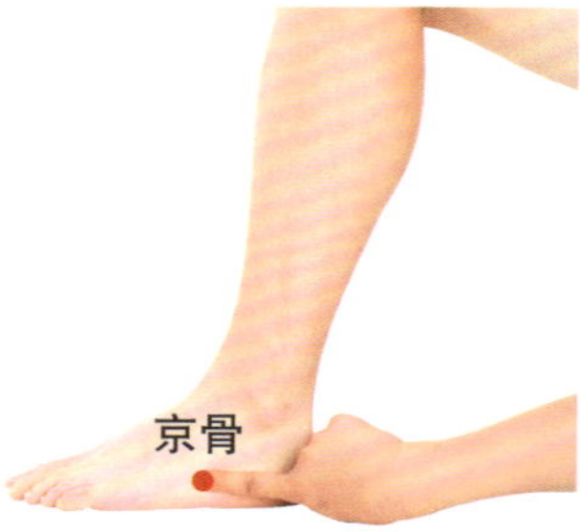

精准定位：在跖区，第5跖骨粗隆前下方，赤白肉际处。

快速取穴：沿小趾长骨往后推，可摸到一凸起，下方皮肤颜色深浅交界处即是。

束骨 BL65

功效

理气解郁 温经散寒

主治

头痛 目赤 耳聋

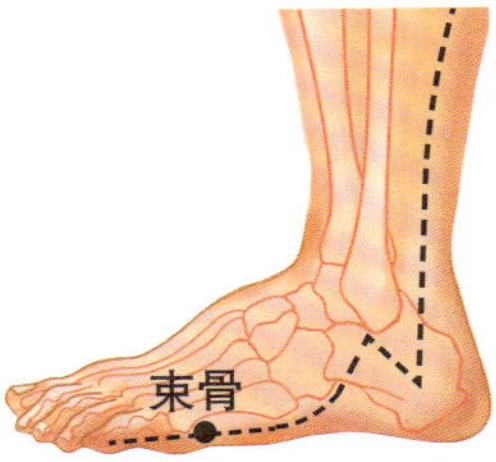

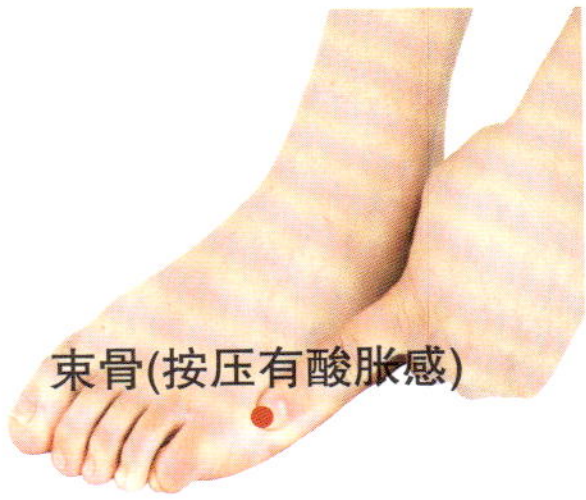

精准定位：在跖区，第5跖趾关节的近端，赤白肉际处。

快速取穴：沿小趾向上摸，摸到小趾与足部相连接的关节，关节后方皮肤颜色深浅交界处。

足通谷 BL66

功效

清热止血 醒脑定志

主治

头痛 头重 目眩

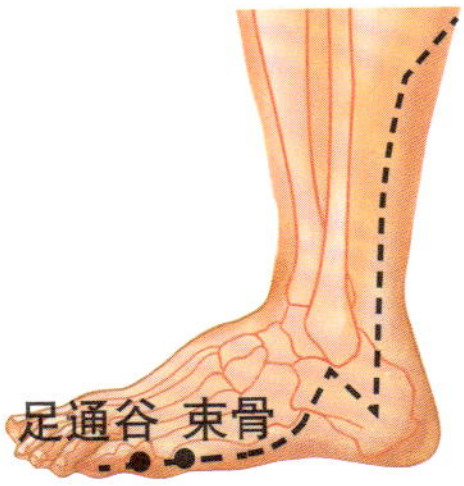

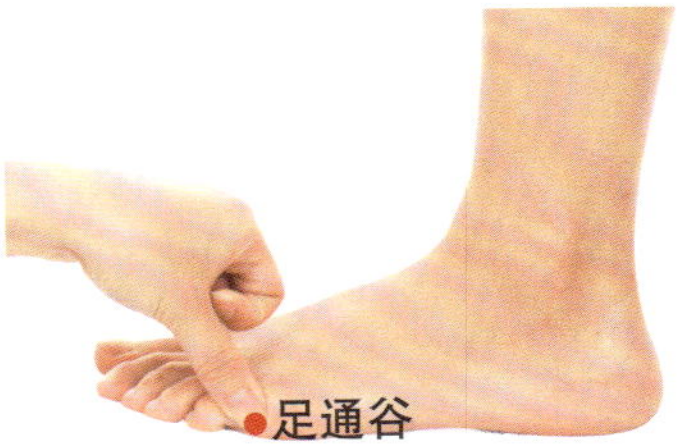

精准定位：在足趾，第5跖趾关节的远端，赤白肉际处。

快速取穴：沿小趾向上摸，摸到小趾与足部相连接关节，关节前方皮肤颜色深浅交界处。

至阴 BL67

功效

清热疏风 理气调血

主治

鼻塞 腰腿痛

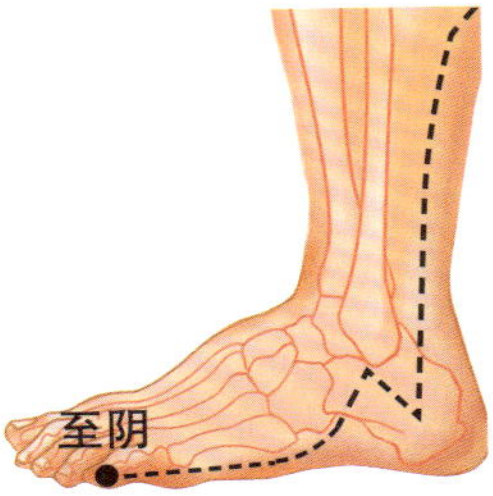

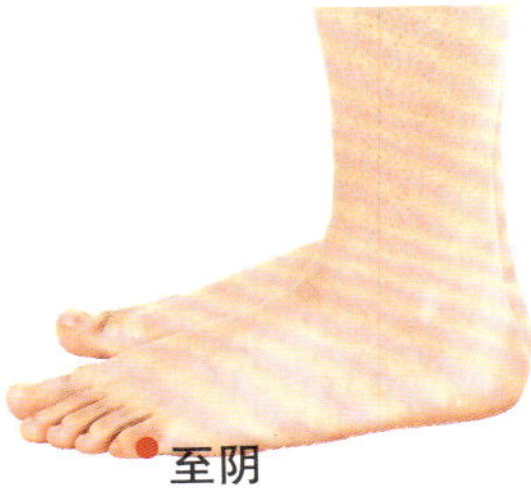

精准定位：在足趾，小趾末节外侧，趾甲根角侧旁开0.1寸（指寸）。

快速取穴：足小趾外侧，趾甲外侧缘与下缘各作一切线交点处即是。

第九章 足少阴肾经

足少阴肾经在足小趾与足太阳膀胱经衔接，联系的脏腑器官有喉咙、舌，属肾，络膀胱，贯肝，入肺，络心，在胸中与手厥阴心包经相接。络脉从足少阴肾经分出，走向足太阳经，通过腰脊部，上走心包下。

肾经上潜伏的疾病

肾经不正常，人就会出现下列疾病。

经络症：肾阴不足，则以怕热为主；肾阳不足，则以怕冷为主；既怕冷又怕热，则说明肾阴阳两虚且正走向衰老。

脏腑症：水肿、小便不利、易惊、耳鸣、眼花。

亢进热证时症状：尿黄、尿少、舌干、足下热、性欲增强、月经异常。

衰弱寒证时症状：尿频、足下冷、下肢麻木、性欲减退、肠功能减弱。

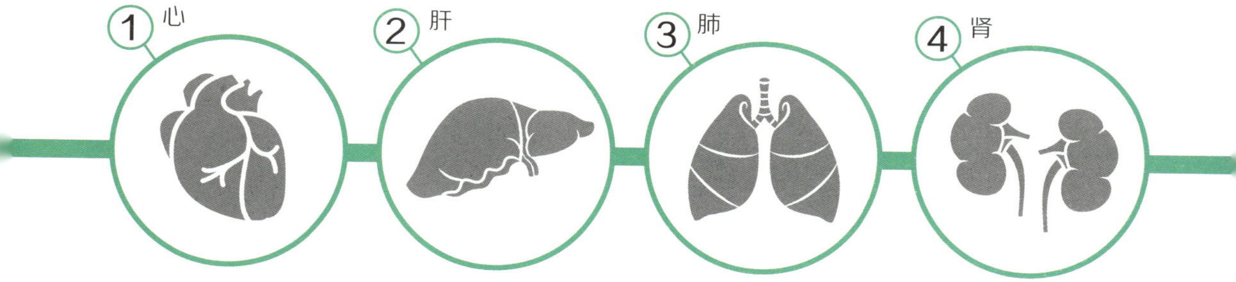

足少阴肾经速记

穴位	一侧27个，左右共54个	首穴	涌泉
下肢	一侧10个，左右共20个	末穴	俞府
胸腹	一侧17个，左右共34个	末穴	肾、膀胱、肝、肺、心、舌、喉

保养禁忌

酉时不适宜进行过量的运动，也不适宜喝太多的水。

酉时（17:00~19:00）

经脉气血循行流注至**肾经，可按摩或艾灸**肾经上的穴位。

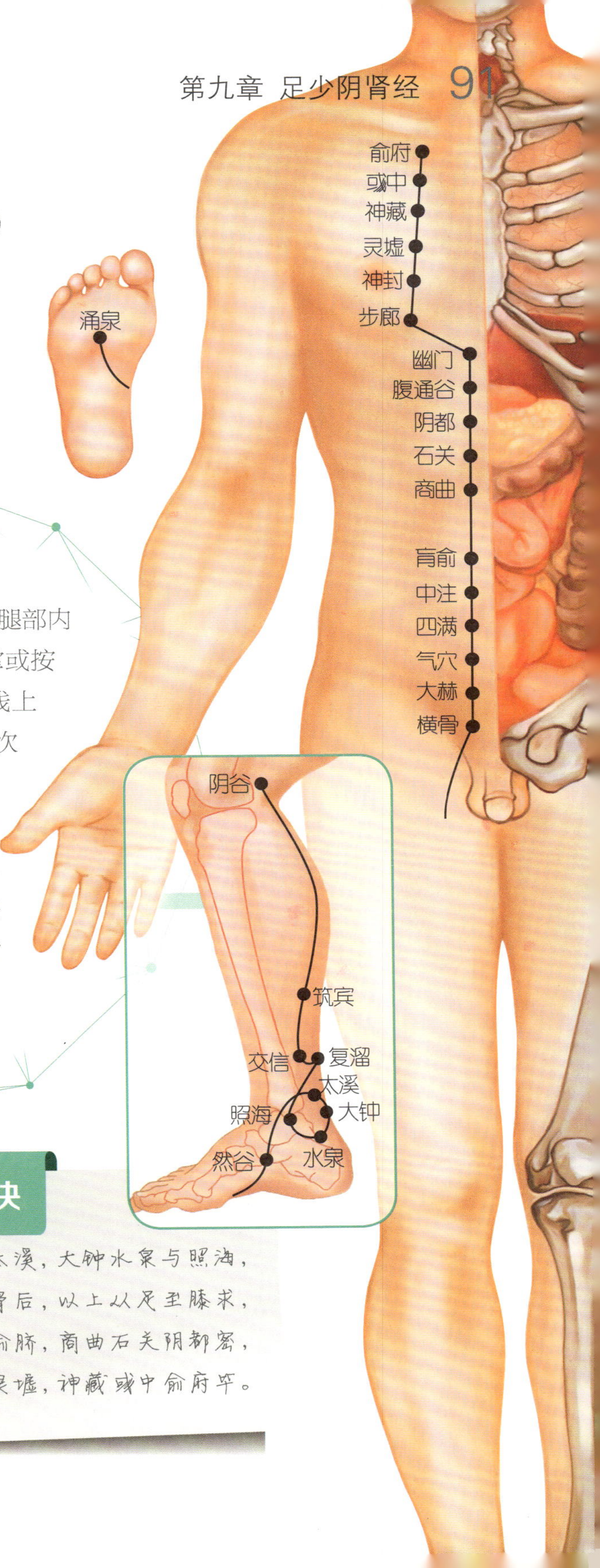

5 保养肾经的最佳方法

- 肾经位于人体上身内侧以及腿部内侧和脚底。休息时可用手掌或按摩槌等工具对肾经循行路线上的穴位进行拍打刺激，每次5~10分钟即可。
- 肾经是人体协调阴阳能量的经脉，也是维持体内水液平衡的主要经络，人体经过申时泻火排毒，肾在酉时进入贮藏精华的阶段。

经穴歌诀

少阴经穴二十七，涌泉然谷与太溪，大钟水泉与照海，
复溜交信筑宾派，阴谷膝内辅骨后，以上从足至膝求，
横骨大赫连气穴，四满中注肓俞脐，商曲石关阴都密，
通谷幽门一寸取，步廊神封膺灵墟，神藏彧中俞府毕。

涌泉 KI1

功效

补脾益肾 镇惊息风
疏肝理气

主治

癫痫 头痛 头晕
咳嗽 咽喉肿痛
足心热 失眠
子宫下垂 低血压

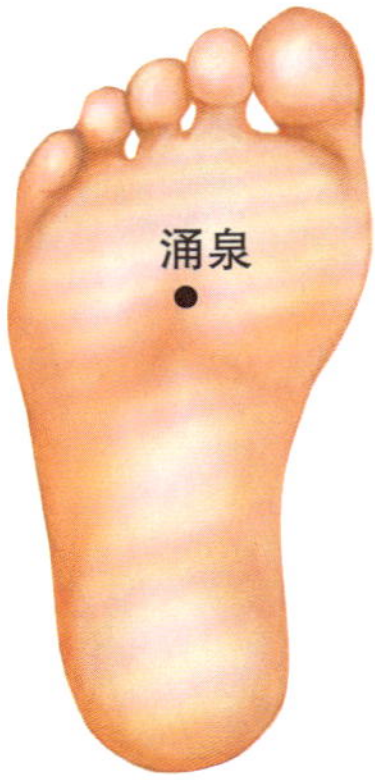

精准定位：在足底，屈足卷趾时足心最凹陷中。

快速取穴：足底前 1/3 处可见有一凹陷处，按压有酸痛感处即是。

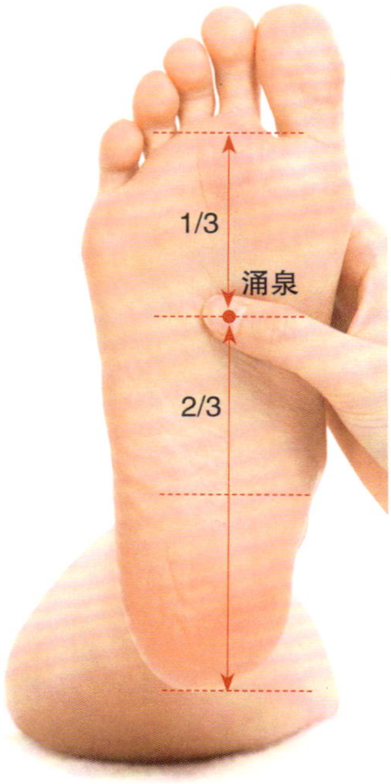

然谷 KI2

功效

调补肝肾 固摄带脉
凉血止痉 祛风除湿

主治

咽喉疼痛 心痛
咯血 遗精 阳痿
月经不调 胸胁胀满

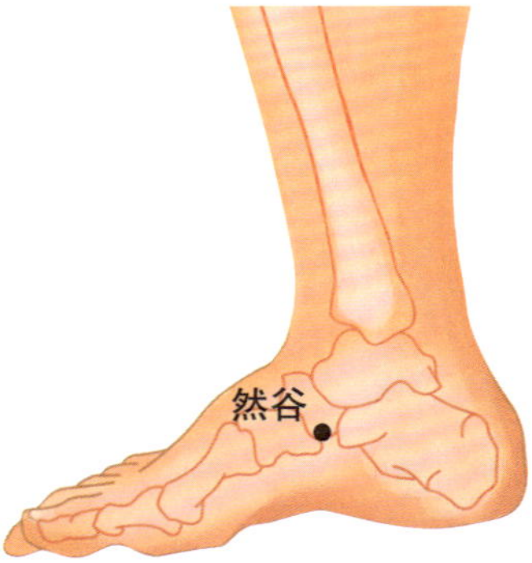

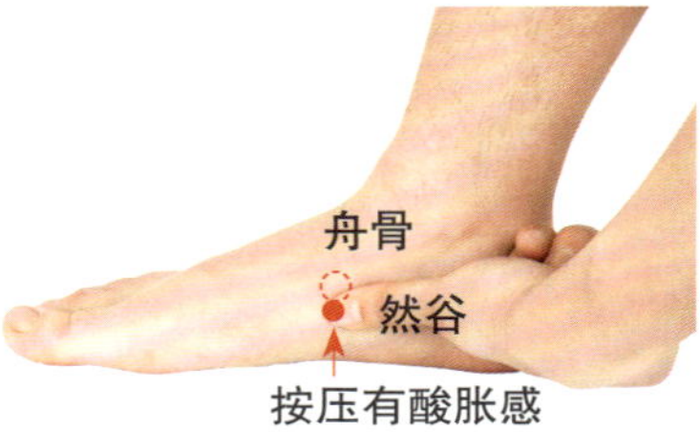

精准定位：在足内侧，足舟骨粗隆下方，赤白肉际处。

快速取穴：坐位垂足，内踝前下方明显骨性标志，即舟骨，前下方凹陷处即是。

太溪 KI3

功效

滋阴填精 温肾助阳

主治

失眠 慢性咽炎

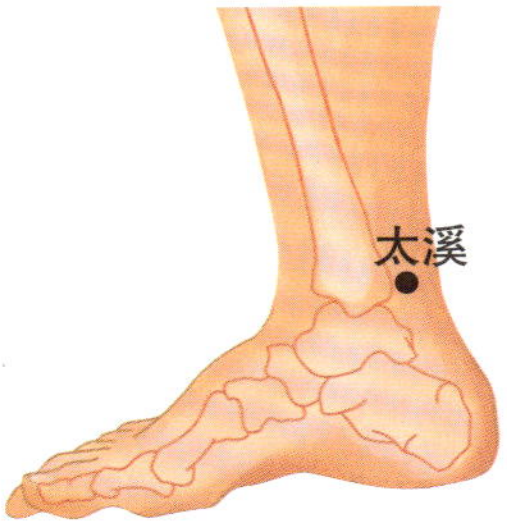

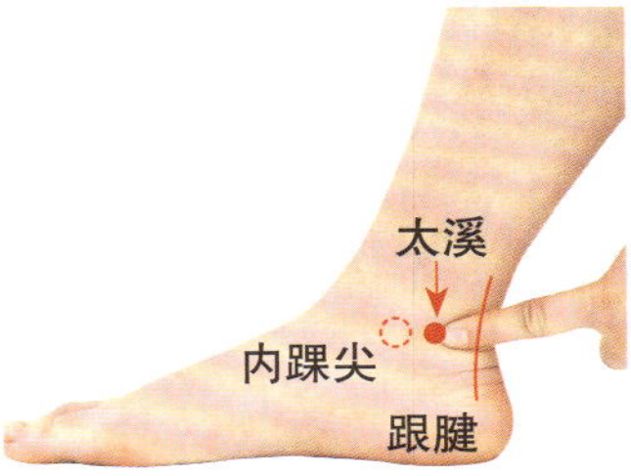

精准定位： 在踝区，内踝尖与跟腱之间的凹陷中。

快速取穴： 坐位垂足，由足内踝向后推至与跟腱之间凹陷处即是。

大钟 KI4

功效

润补肝肾 通络止痛

主治

便秘 哮喘

足跟痛

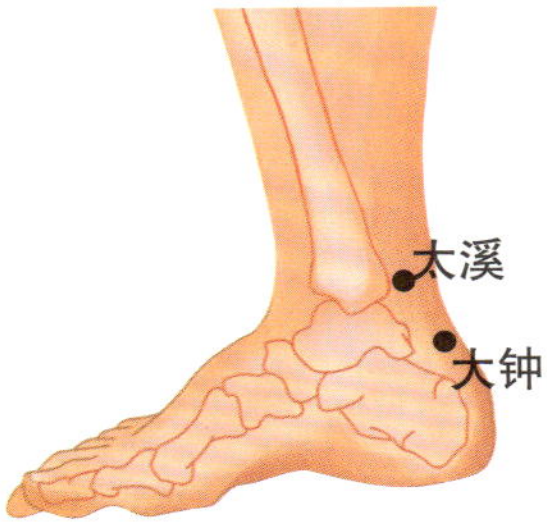

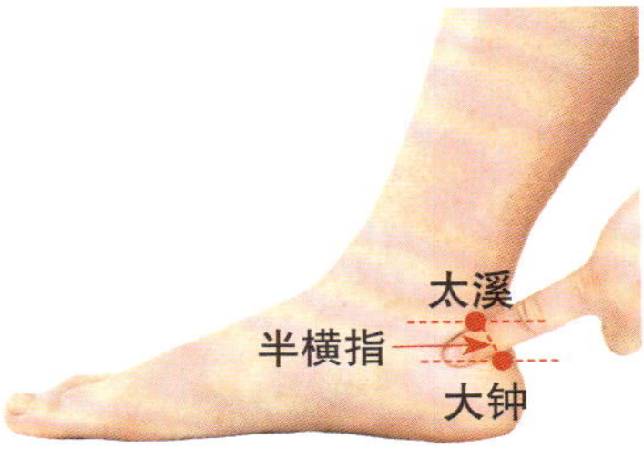

精准定位： 在跟区，内踝后下方，跟骨上缘，跟腱附着部前缘凹陷中。

快速取穴： 先找到太溪穴，向下半横指，再向后平推至凹陷处即是。

水泉 KI5

功效

调补肝肾 温经散寒

主治

小便不利 痛经

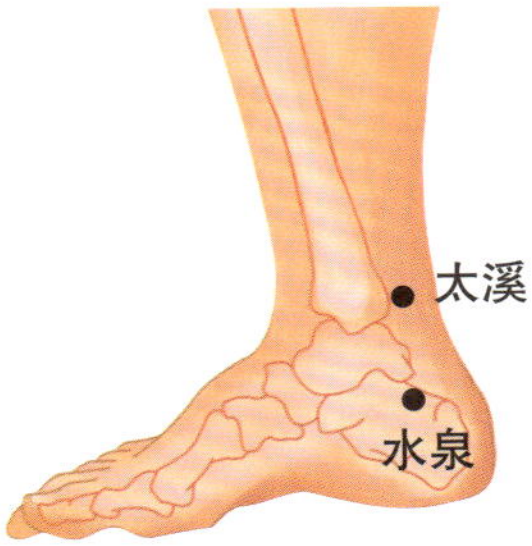

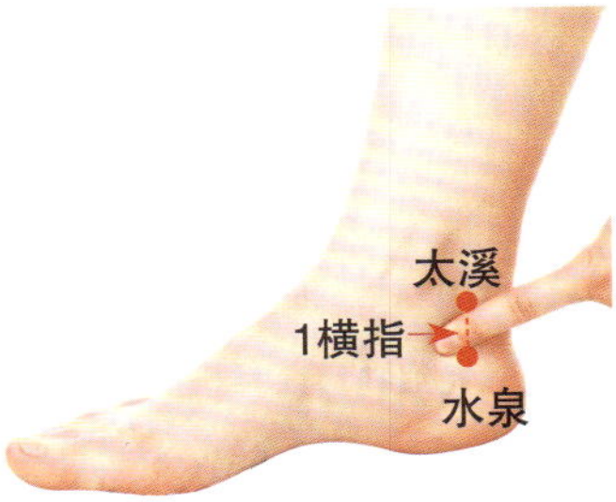

精准定位： 在跟区，太溪穴（KI3）直下 1 寸，跟骨结节内侧凹陷中。

快速取穴： 先找到太溪穴，直下 1 横指，按压有酸胀感处即是。

照海 KI6

功效

清热利咽 温经散寒 养心安神

主治

咽喉肿痛 气喘 便秘 月经不调 痛经 遗精 肾虚

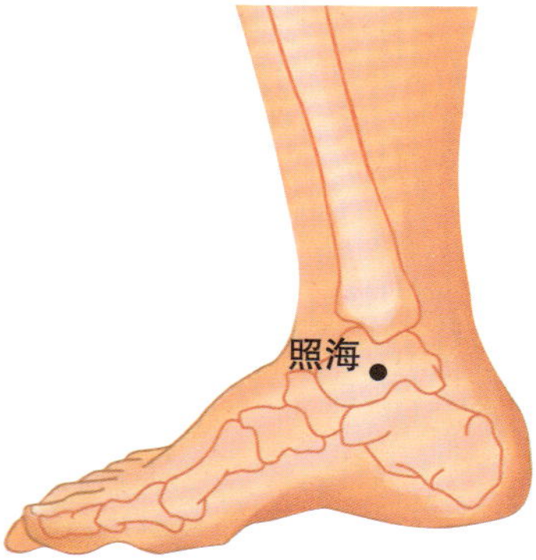

精准定位：在踝区，内踝尖下 1 寸，内踝下缘边际凹陷中。

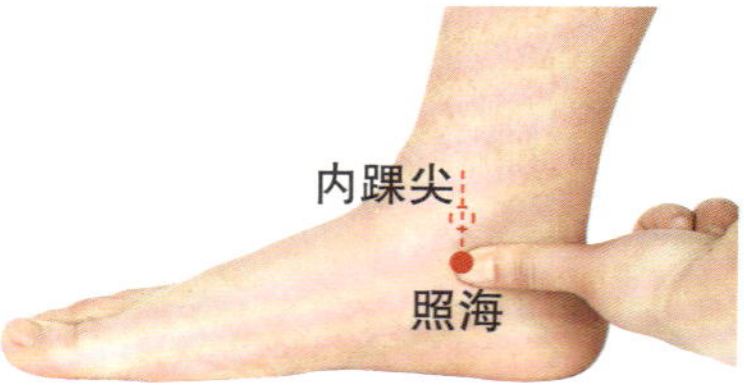

快速取穴：坐位垂足，由内踝尖垂直向下推，至下缘凹陷处，按压有酸痛感处即是。

复溜 KI7

功效

利温除热 滋养肝肾

主治

腹胀 盗汗 腰脊强痛

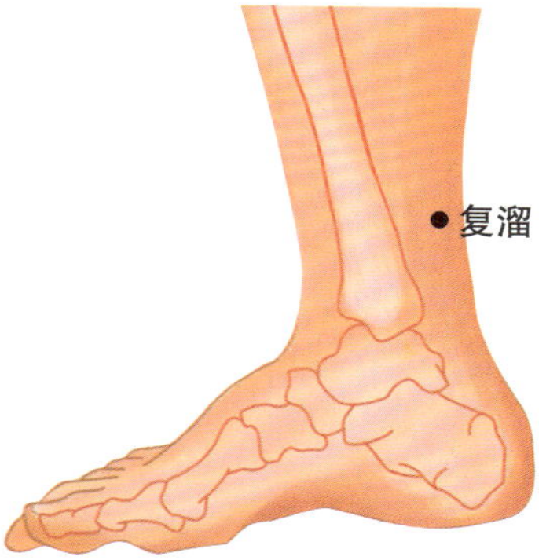

精准定位：在小腿内侧，内踝尖上 2 寸，跟腱的前缘。

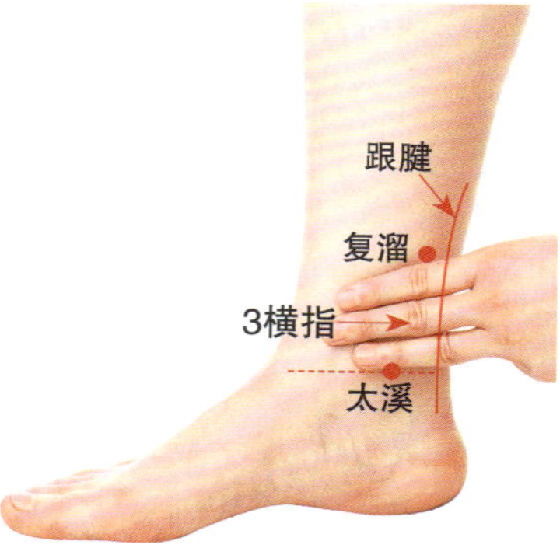

快速取穴：先找到太溪穴，直上 3 横指，跟腱前缘处，按压有酸胀感处即是。

交信 KI8

功效

补脾益肾 温阳通便

主治

月经不调 尿潴留

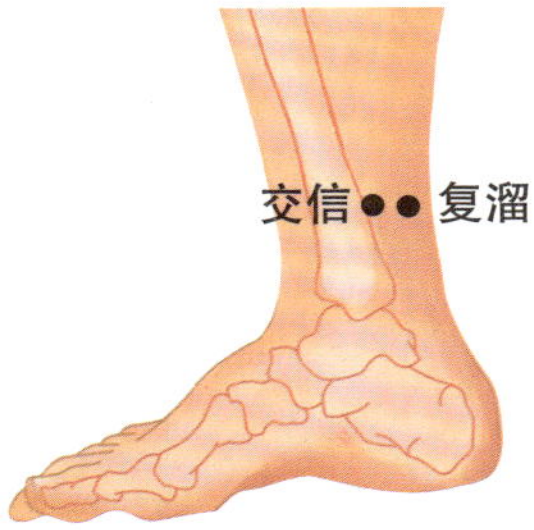

精准定位：在小腿内侧，内踝尖上2寸，胫骨内侧缘后际凹陷中。

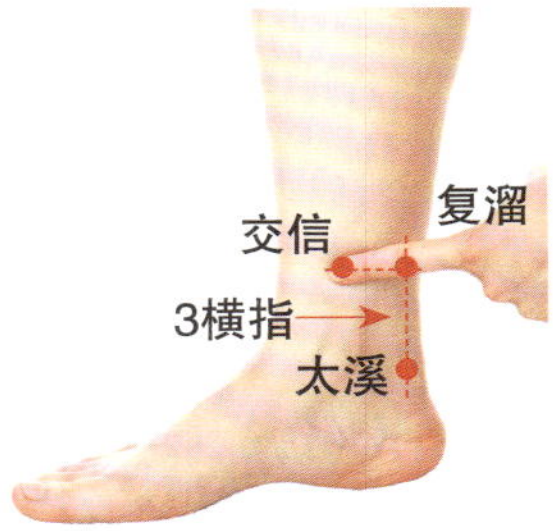

快速取穴：先找到太溪穴，直上3横指，再前推至胫骨后凹陷处即是。

筑宾 KI9

功效

镇静安神 降逆止呕

主治

癫痫 呕吐

疝气 小腿痛

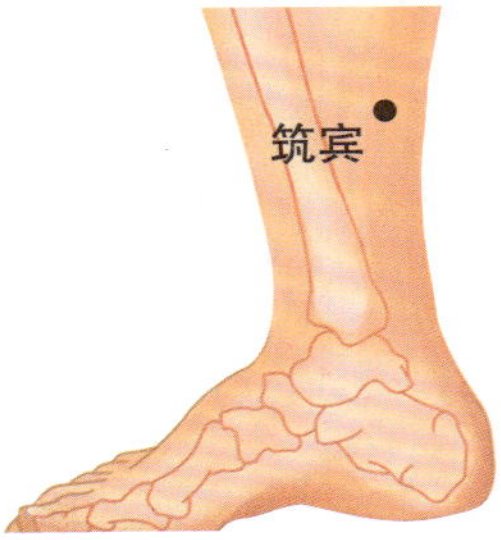

精准定位：在小腿内侧，太溪穴（KI3）直上5寸，比目鱼肌与跟腱之间。

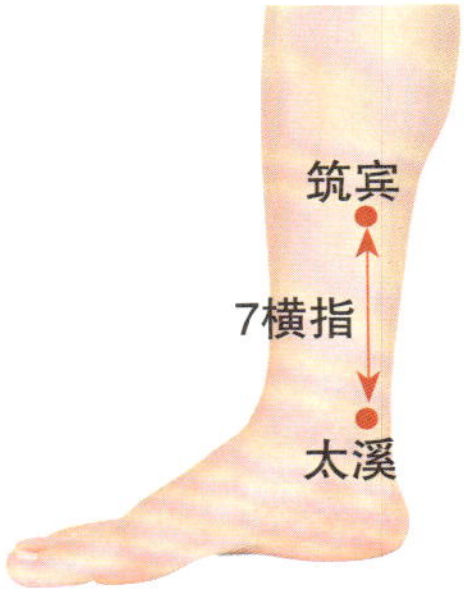

快速取穴：先找到太溪穴，直上量7横指，按压有酸胀感处即是。

阴谷 KI10

功效

补益肝肾 温经散寒

主治

膝关节炎 小便难

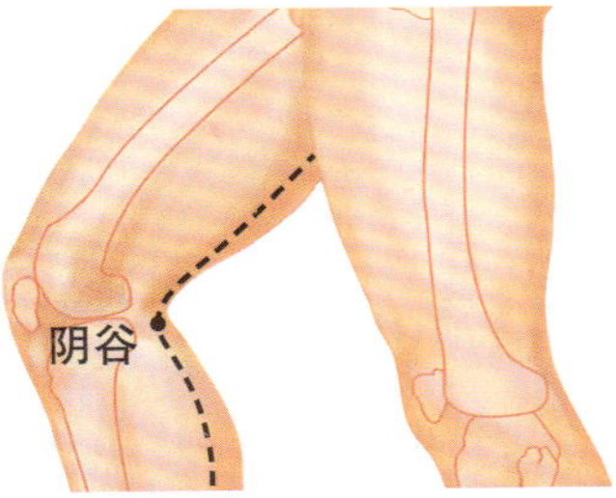

精准定位：在膝后区，腘横纹上，半腱肌肌腱外侧缘。

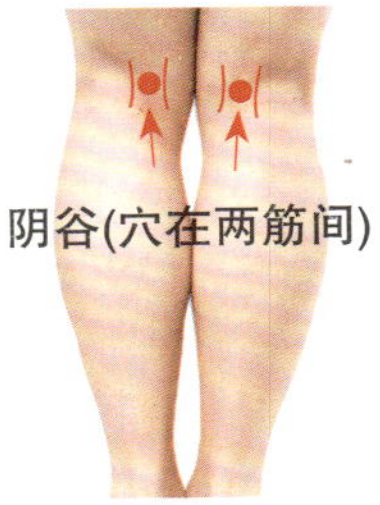

快速取穴：微屈膝，在腘窝横纹内侧可触及两条筋，两筋之间凹陷处即是。

横骨 KI11

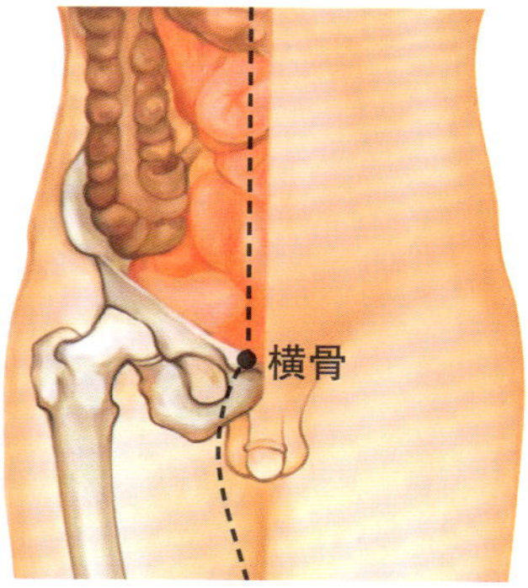

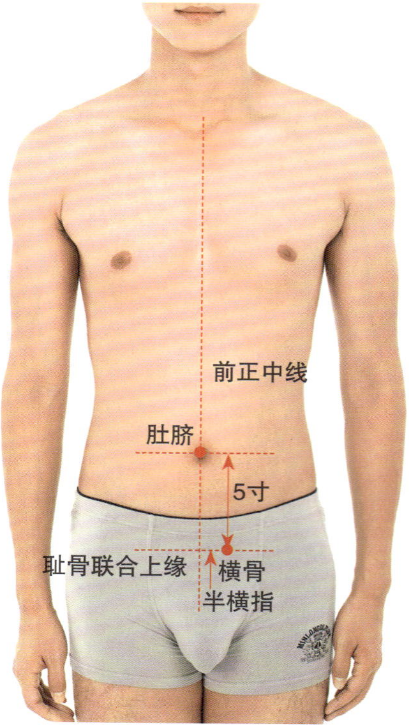

功效

滋精固涩 温经散寒
补益心肾

主治

腹胀 腹痛 泄泻
小便不通
外生殖器肿痛
遗精 月经不调
盆腔炎 便秘

精准定位： 在下腹部，脐中下 5 寸，前正中线旁开 0.5 寸。

快速取穴： 仰卧，耻骨联合上缘，旁开半横指处即是。

大赫 KI12

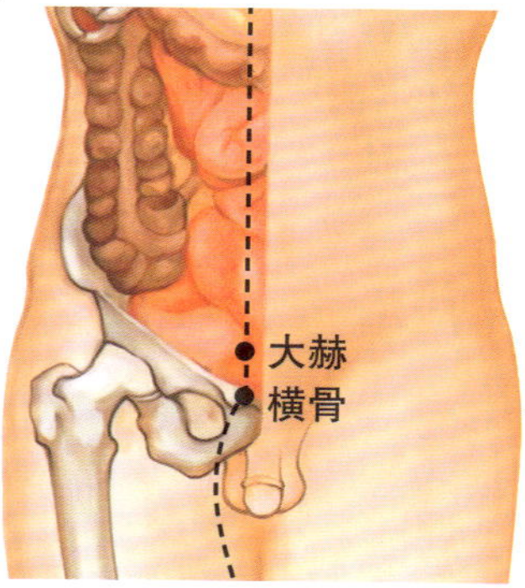

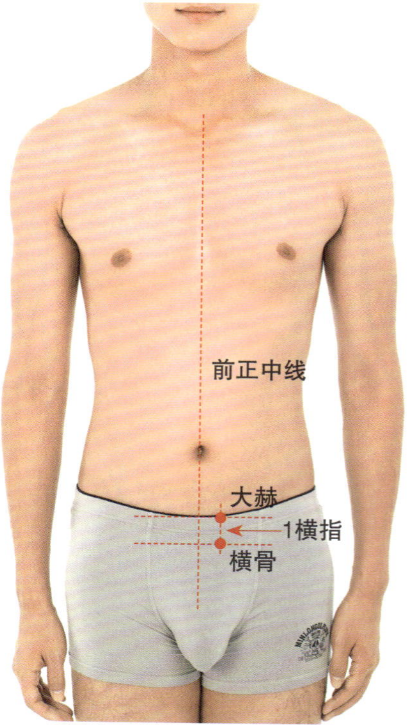

功效

调补肝肾 温经散寒
健脾利湿

主治

遗精 早泄
月经不调 盆腔炎

精准定位： 在下腹部，脐中下 4 寸，前正中线旁开 0.5 寸。

快速取穴： 仰卧，依上法找到横骨穴，向上 1 横指处即是。

气穴 KI13

功效

调补肝肾 温经散寒

主治

月经不调 痛经

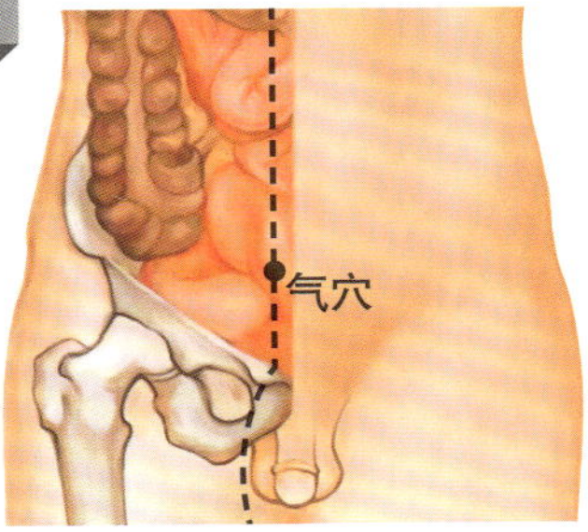

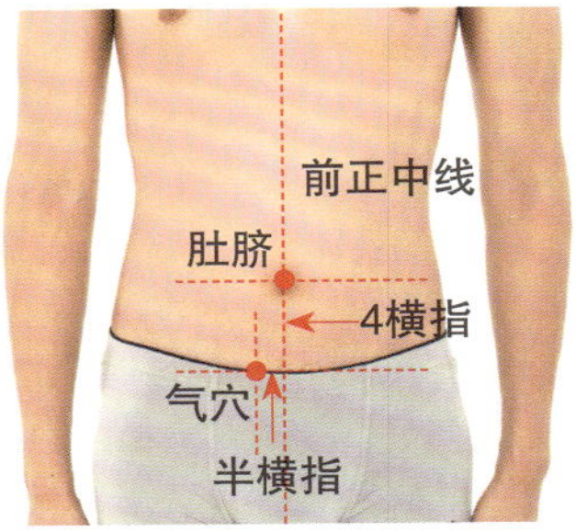

精准定位：在下腹部，脐中下 3 寸，前正中线旁开 0.5 寸。

快速取穴：仰卧，肚脐下 4 横指处，再旁开半横指处即是。

四满 KI14

功效

健脾利湿 温经散寒

主治

痛经 不孕症

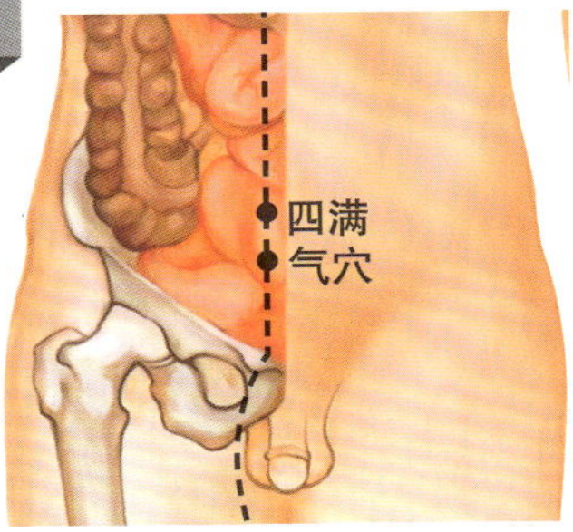

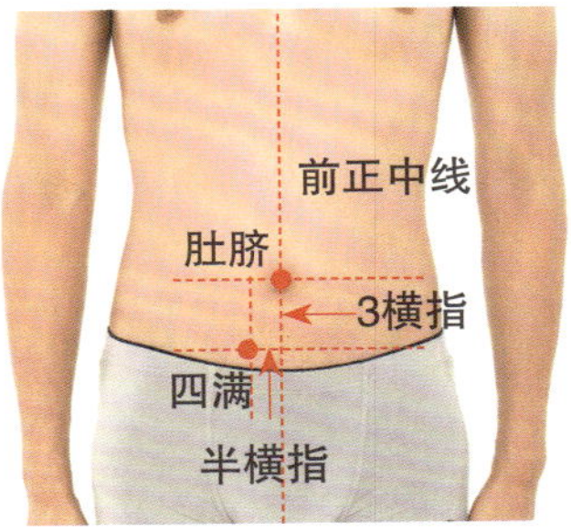

精准定位：在下腹部，脐中下 2 寸，前正中线旁开 0.5 寸。

快速取穴：仰卧，肚脐下 3 横指处，再旁开半横指处即是。

中注 KI15

功效

补脾益肾 温经散寒

主治

呕吐 泄泻 痢疾

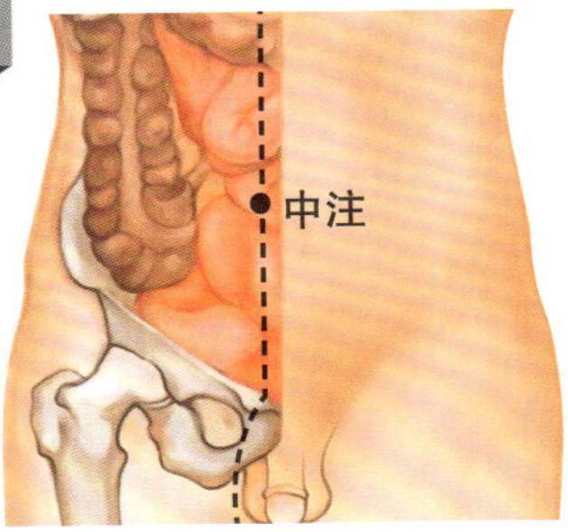

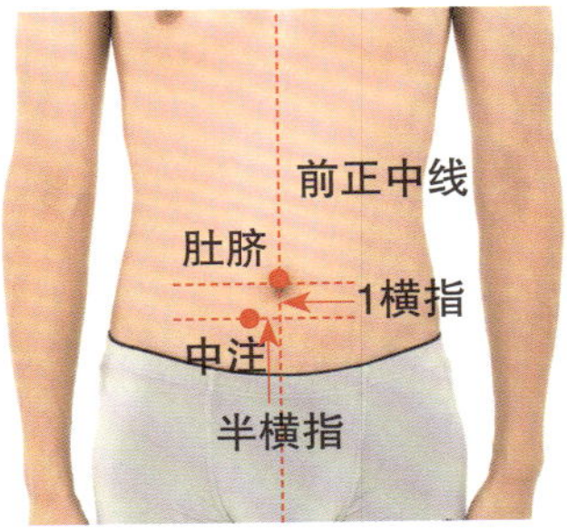

精准定位：在下腹部，脐中下 1 寸，前正中线旁开 0.5 寸。

快速取穴：仰卧，肚脐下 1 横指处，再旁开半横指处即是。

肓俞 KI16

功效：理气止痛 润肠通便

主治：腹痛绕脐 腹胀 呕吐 便秘

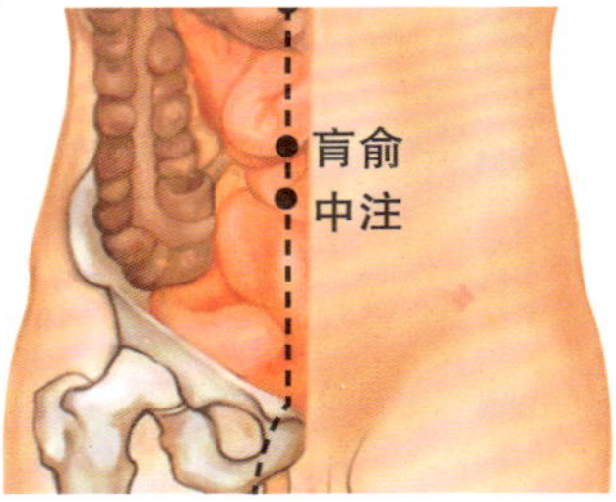

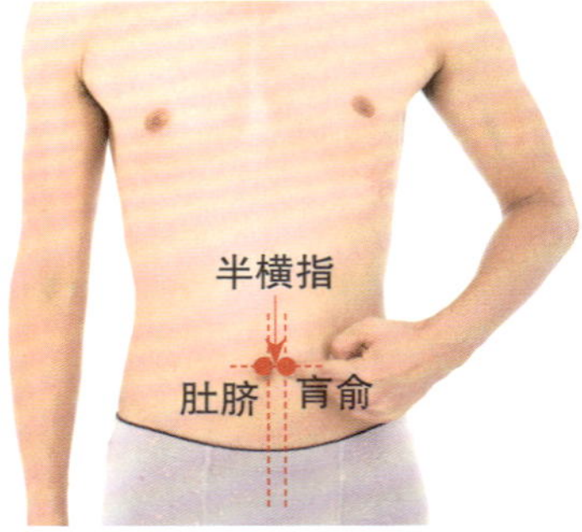

精准定位：在腹部，脐中旁开 0.5 寸。

快速取穴：仰卧，肚脐旁开半横指处即是。

商曲 KI17

功效：温经散寒 健脾益气

主治：胃炎 肠炎 痢疾

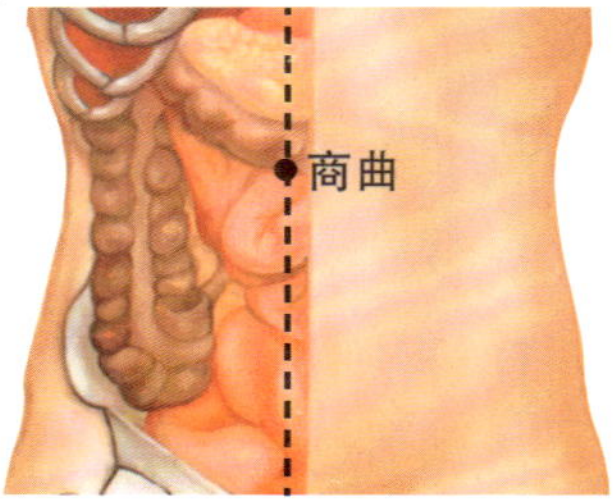

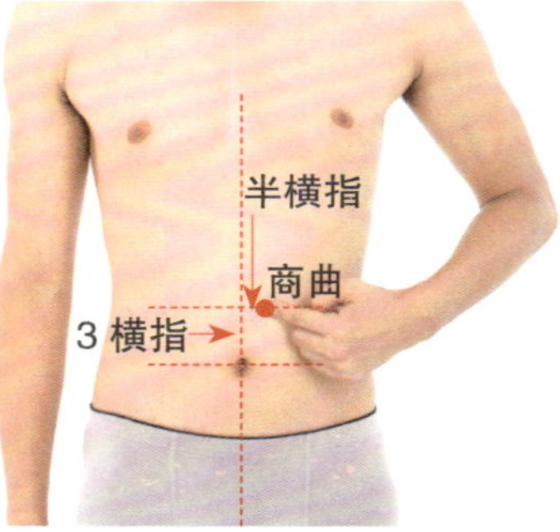

精准定位：在上腹部，脐中上 2 寸，前正中线旁开 0.5 寸。

快速取穴：仰卧，肚脐上 3 横指处，再旁开半横指处即是。

石关 KI18

功效：降逆止呕 温肾助阳

主治：月经不调 恶露

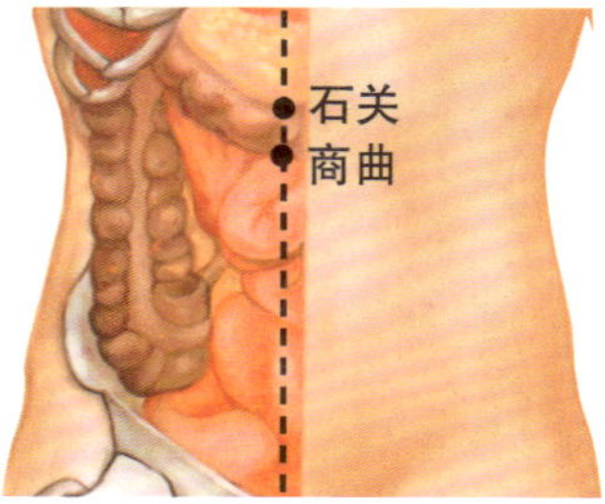

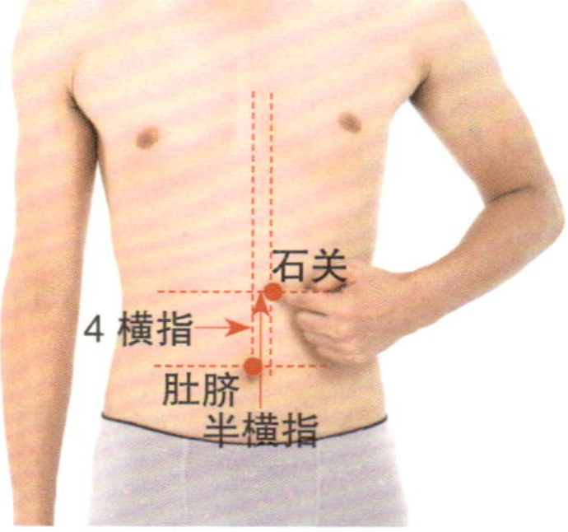

精准定位：在上腹部，脐中上 3 寸，前正中线旁开 0.5 寸。

快速取穴：仰卧，肚脐上 4 横指处，再旁开半横指处即是。

阴都 KI19

功效

温肾助阳 温经散寒

主治

腹胀 肠鸣 腹痛

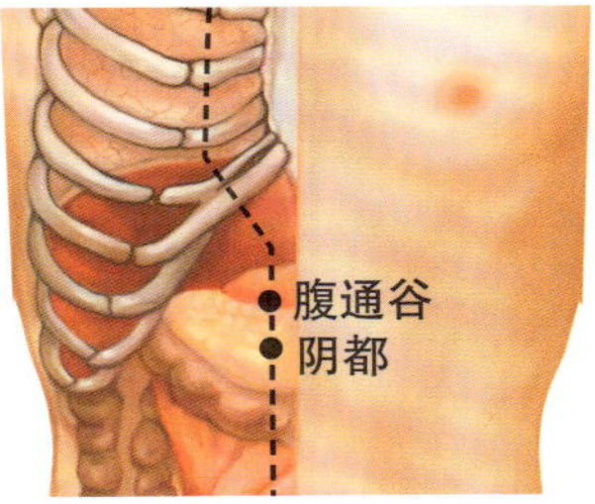

精准定位: 在上腹部，脐中上4寸，前正中线旁开0.5寸。

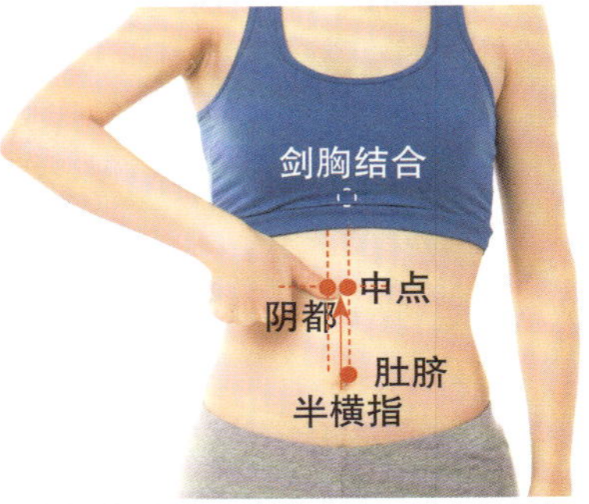

快速取穴: 剑胸结合与肚脐连线中点，再旁开半横指处即是。

腹通谷 KI20

功效

清降浊气 健脾除湿

主治

腹痛 腹胀 呕吐
消化不良

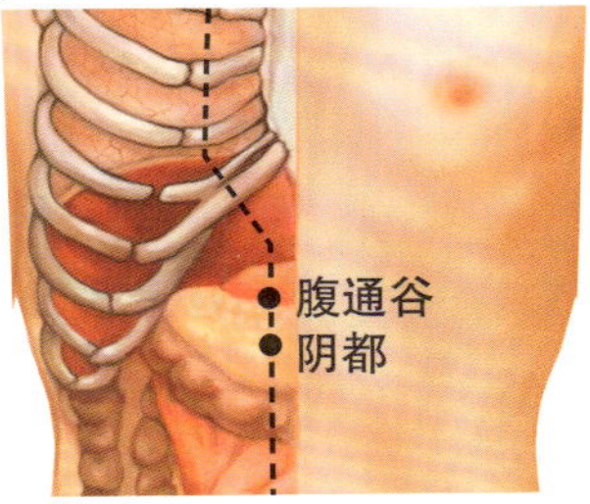

精准定位: 在上腹部，脐中上5寸，前正中线旁开0.5寸。

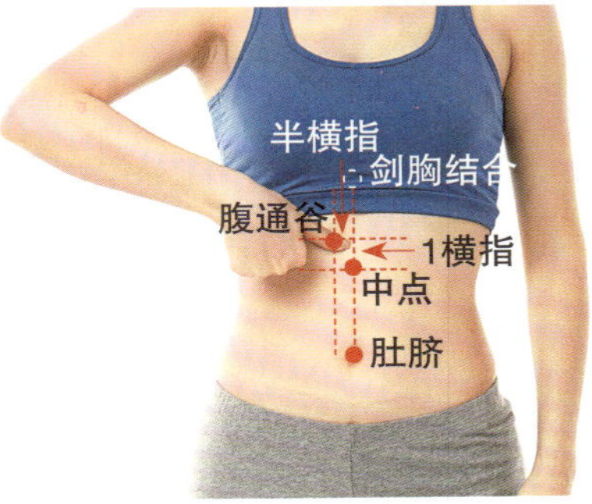

快速取穴: 剑胸结合与肚脐连线中点，直上1横指，再旁开半横指处。

幽门 KI21

功效

降逆和胃

主治

腹痛 腹胀
呕吐 泄泻

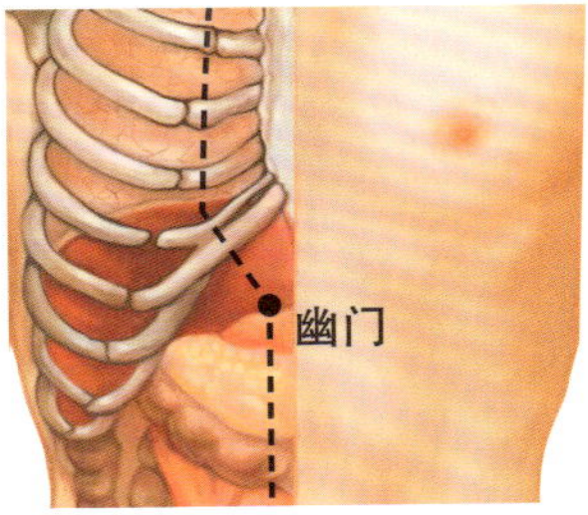

精准定位: 在上腹部，脐中上6寸，前正中线旁开0.5寸。

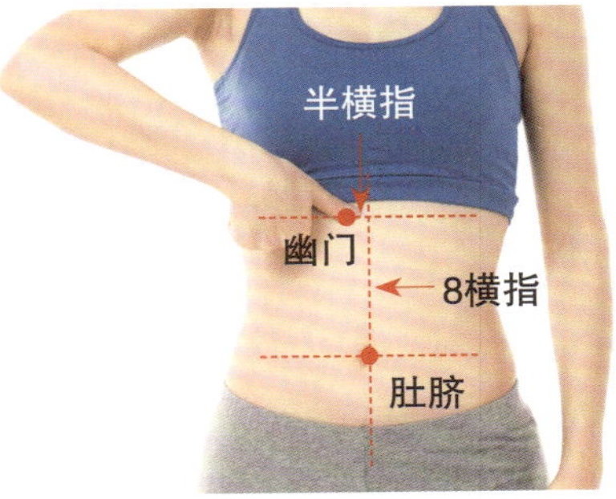

快速取穴: 肚脐上8横指，再旁开半横指处即是。

步廊 KI22

功效

止咳平喘 宽胸理气

主治

咳嗽 哮喘 胸痛

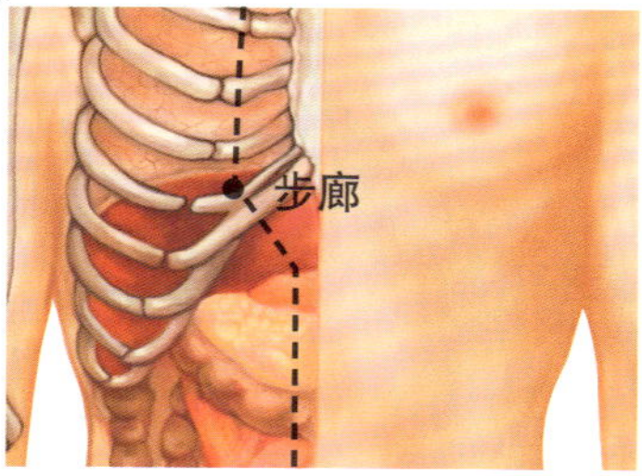

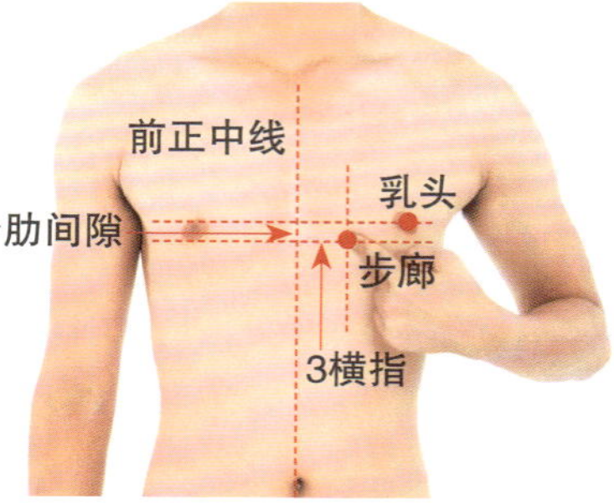

精准定位： 在胸部，第 5 肋间隙，前正中线旁开 2 寸。

快速取穴： 自乳头向下推 1 个肋间隙，由前正中线旁开 3 横指处。

神封 KI23

功效

止咳平喘 疏肝理气

主治

咳嗽 胸痛

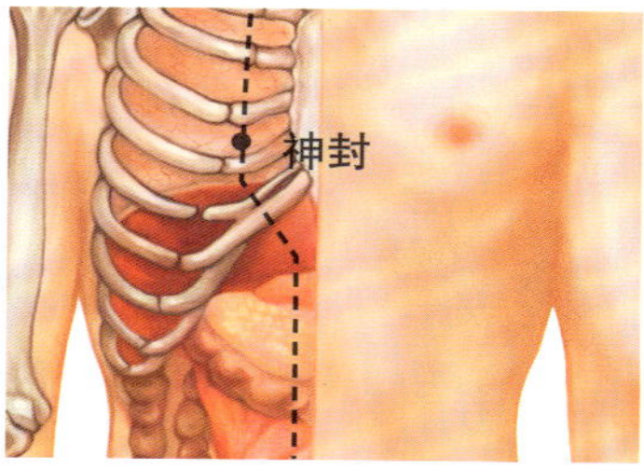

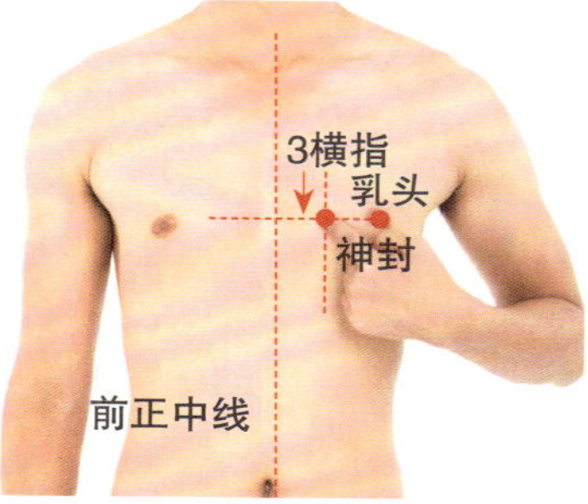

精准定位： 在胸部，第 4 肋间隙，前正中线旁开 2 寸。

快速取穴： 平乳头的肋间隙中，由前正中线旁开 3 横指处即是。

灵墟 KI24

功效

疏风止咳 祛痰平喘

主治

哮喘 胸痛 乳痈

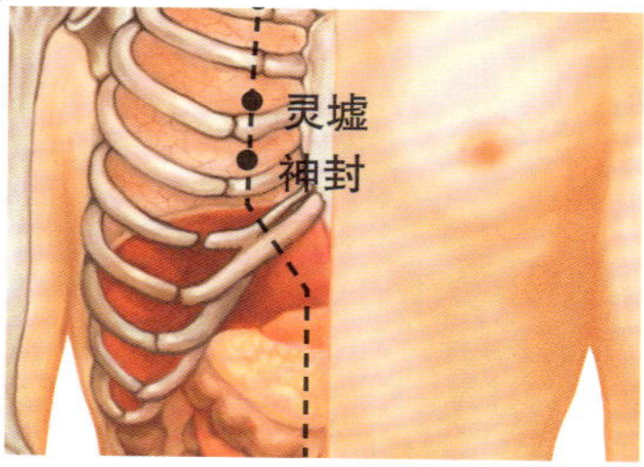

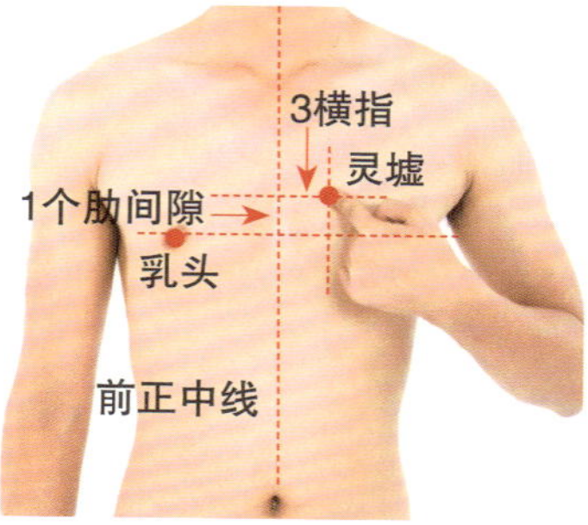

精准定位： 在胸部，第 3 肋间隙，前正中线旁开 2 寸。

快速取穴： 自乳头垂直向上推 1 个肋间隙，该肋间隙中，由前正中线旁开 3 横指处即是。

神藏 KI25

功效

止咳平喘 理气止痛

主治

胸痛 支气管炎

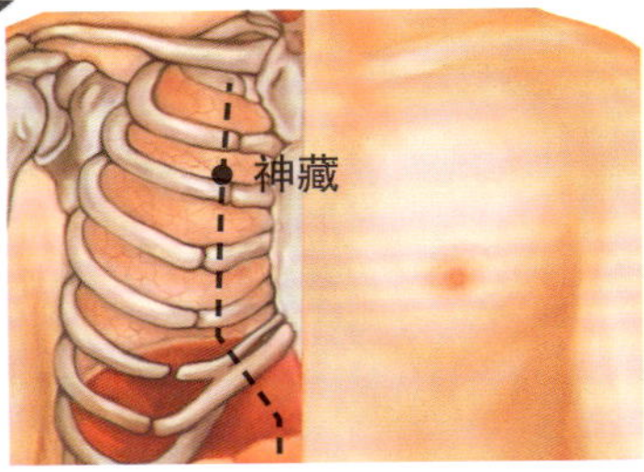

精准定位：在胸部，第 2 肋间隙，前正中线旁开 2 寸。

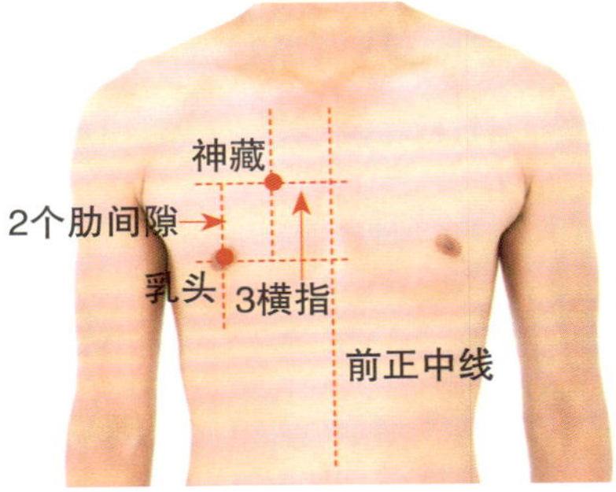

快速取穴：自乳头垂直向上推 2 个肋间隙，该肋间隙中，由前正中线旁开 3 横指处。

彧中 KI26

功效

止咳平喘 理气除满

主治

哮喘 胸胁胀满

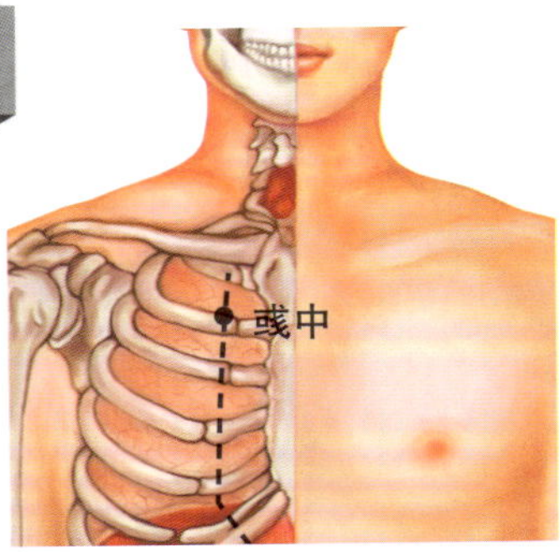

精准定位：在胸部，第 1 肋间隙，前正中线旁开 2 寸。

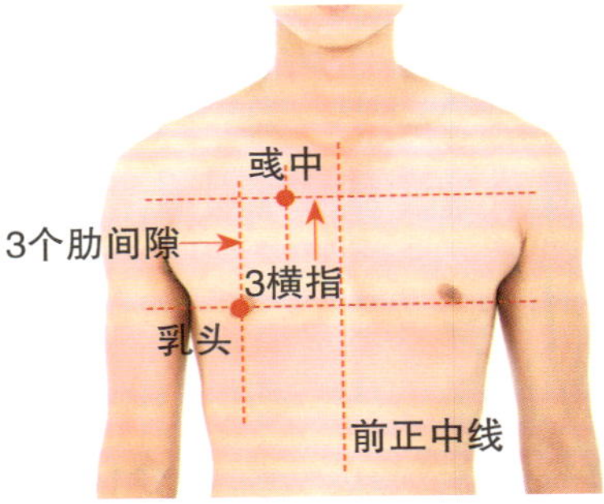

快速取穴：自乳头垂直向上推 3 个肋间隙，该肋间隙中，由前正中线旁开 3 横指处。

俞府 KI27

功效

止咳平喘 理气止痛

主治

胸胁胀满 食欲不振

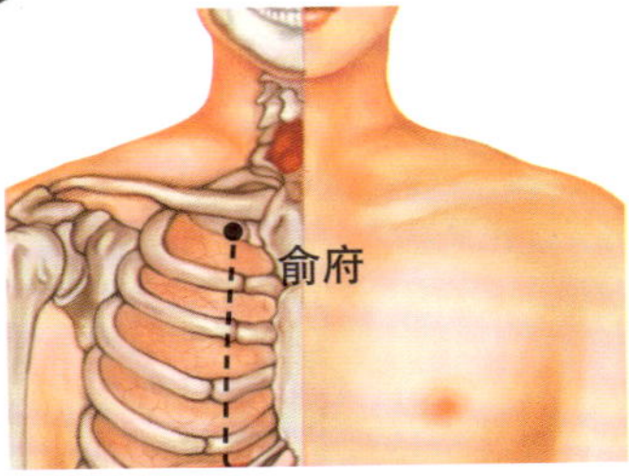

精准定位：在胸部，锁骨下缘，前正中线旁开 2 寸。

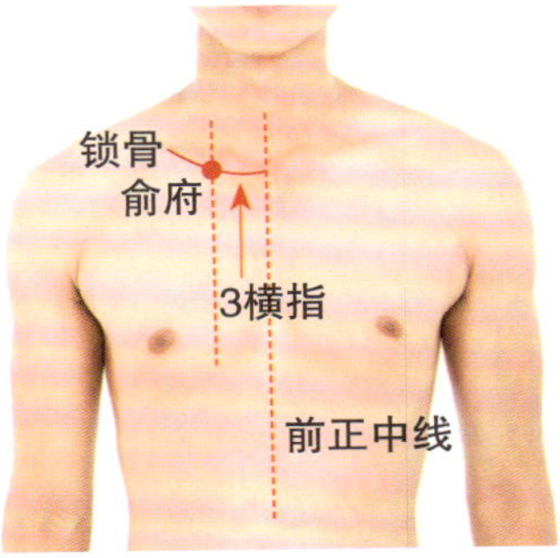

快速取穴：锁骨下可触及一凹陷，在此凹陷中，前正中线旁开 3 横指处即是。

第十章 手厥阴心包经

手厥阴心包经在胸中与足少阴肾经衔接，联系的器官有心、耳，属心包，络三焦，在无名指端与手少阳三焦经相接。中医所说的心包，就是心外面的一层膜，它包裹并护卫着心脏，好像君主的“内臣”，是护卫心主的“大将军”。

心包经上潜伏的疾病

心包经发生病变时，主要表现为以下疾病。

经络症：失眠、多梦、易醒、健忘、口疮口臭、全身痛痒等。

脏腑症：心烦、心悸、心痛、心闷、神志失常等。

亢进热证时症状：心烦、易怒、失眠多梦、胸痛、头痛、上肢痛、目赤、便秘。

衰弱寒证时症状：心悸、心动过缓、晕眩、呼吸困难、上肢无力、胸痛、目黄、难入睡、易醒。

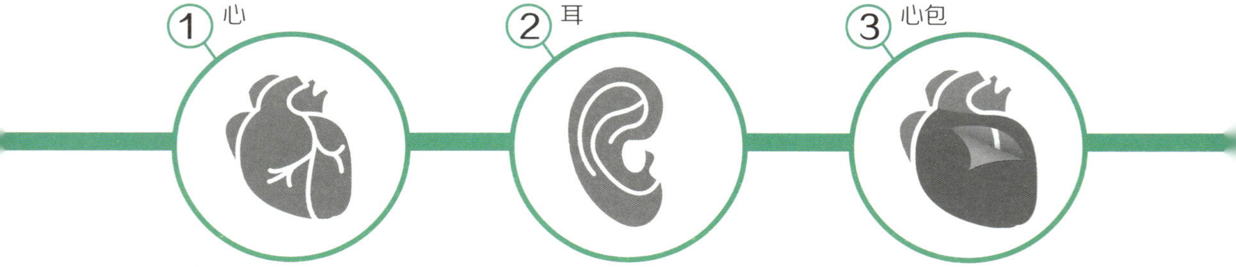

手厥阴心包经速记

穴位	一侧 9 个，左右共 18 个	首穴	天池
上肢	一侧 8 个，左右共 16 个	末穴	中冲
胸部	一侧 1 个，左右共 2 个	联系脏腑	心、耳、心包、三焦

保养禁忌

晚餐不要太过油腻，否则易生亢热而致胸中烦闷、恶心。

戌时（19:00~21:00）

经脉气血循行流注至**心包经**，心脏不好者最好在戌时**循按心包经**。

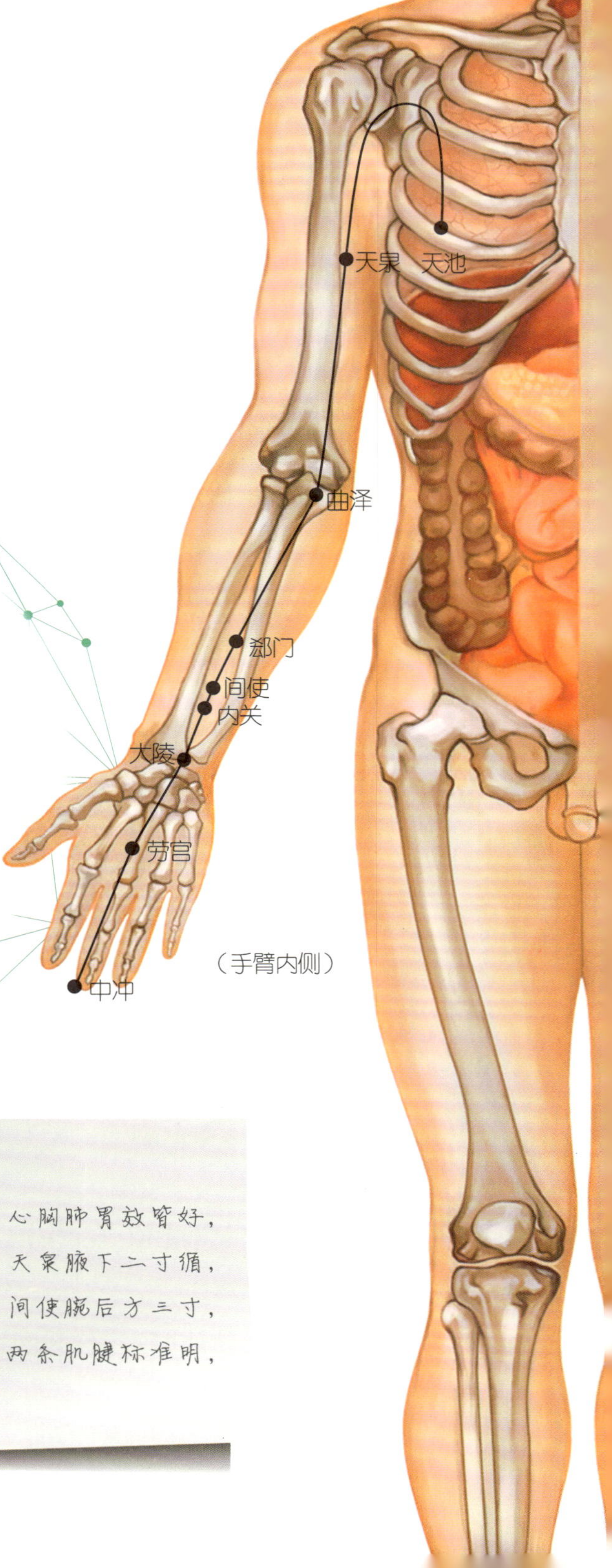

4 保养心包经的最佳方法

- 包是心的保护组织，又是气血通道，此时要给自己创造安然入眠的条件。
- 保持心情舒畅，看书、听音乐或打太极，放松心情，从而释放压力。

经穴歌诀

心包手厥阴九穴，起于天池中冲尽，心胸肺胃效皆好，诸痛痒疮亦可寻，天池乳外旁一寸，天泉腋下二寸循，曲泽腱内横纹上，郄门去腕五寸寻，间使腕后方三寸，内关掌后二寸停，掌后纹中大陵在，两条肌腱标准明，劳宫屈指掌心取，中指末端是中冲。

天池 PC1

功效

止咳平喘 疏肝理气
养心安神

主治

咳嗽 哮喘 呕吐
胸痛 胸闷 乳腺炎
乳汁分泌不足

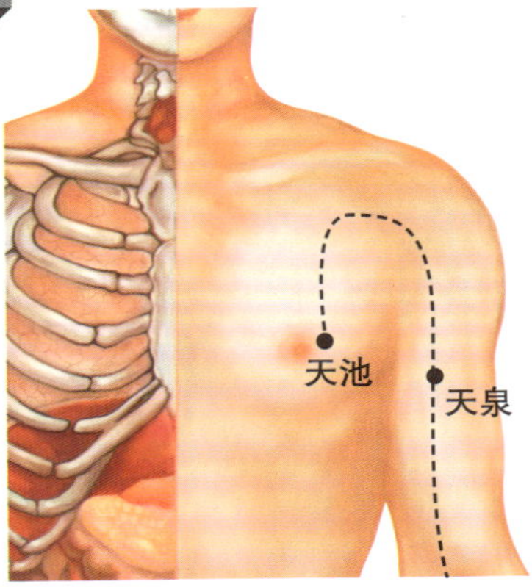

精准定位：在胸部，第 4 肋间隙，前正中线旁开 5 寸。

快速取穴：自乳头沿水平线向外侧旁开 1 横指，按压有酸胀感处即是。

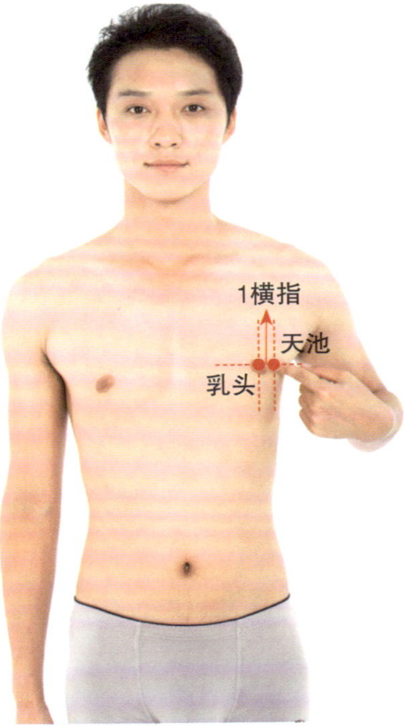

天泉 PC2

功效

宣肺止咳 疏肝理气
通络止痛

主治

心绞痛 咳逆
上臂内侧痛
胸胁胀满 胸背痛

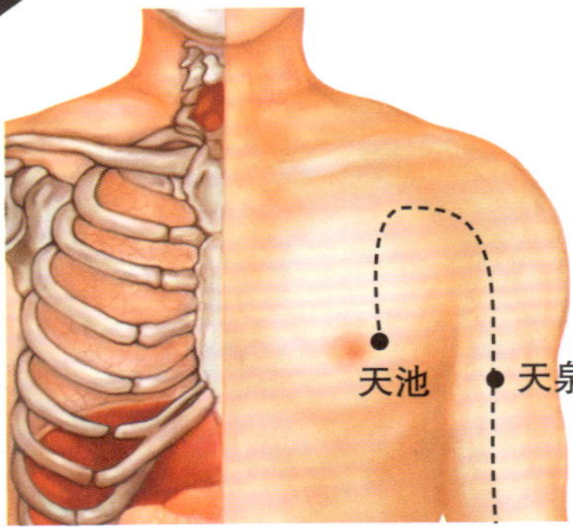

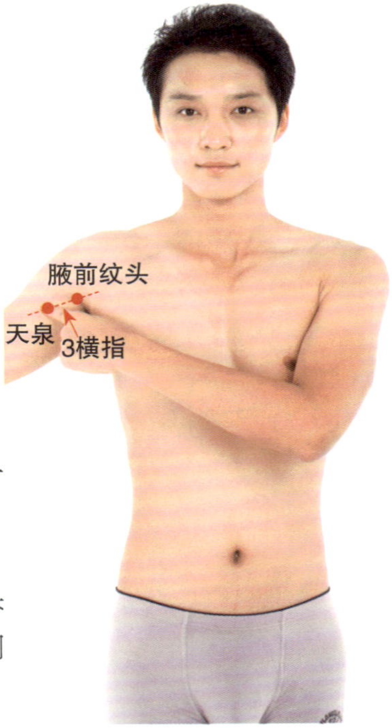

精准定位：在臂前区，腋前纹头下 2 寸，肱二头肌的长、短头之间。

快速取穴：伸肘仰掌，腋前纹头直下 3 横指，在肱二头肌肌腹间隙中，按压有酸胀感处即是。

曲泽 PC3

功效

通脉止痛 健脾和胃

主治

胃脘痛 呕吐

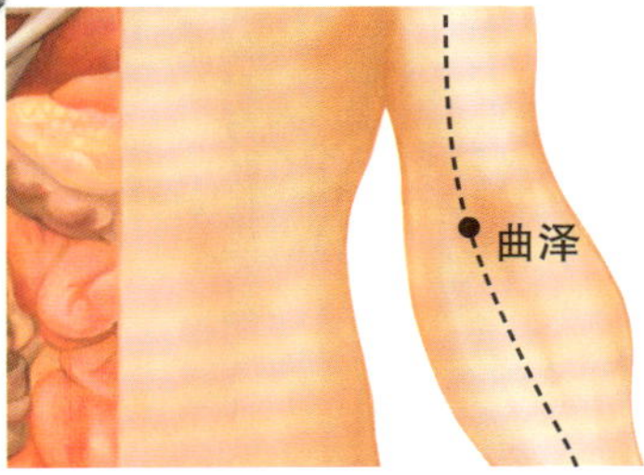

精准定位：在肘前区，肘横纹上，肱二头肌肌腱的尺侧缘凹陷中。

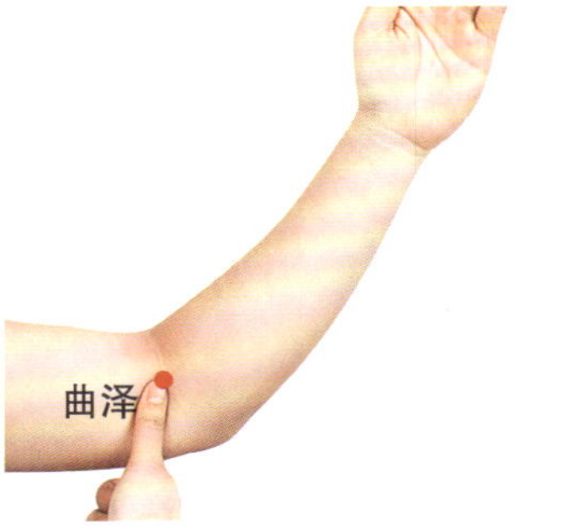

快速取穴：肘微弯，肘弯里可摸到一条大筋，其内侧横纹上可触及凹陷处即是。

郄门 PC4

功效

定悸止惊 涤痰开窍

主治

胸痛 胸膜炎

心悸 心绞痛

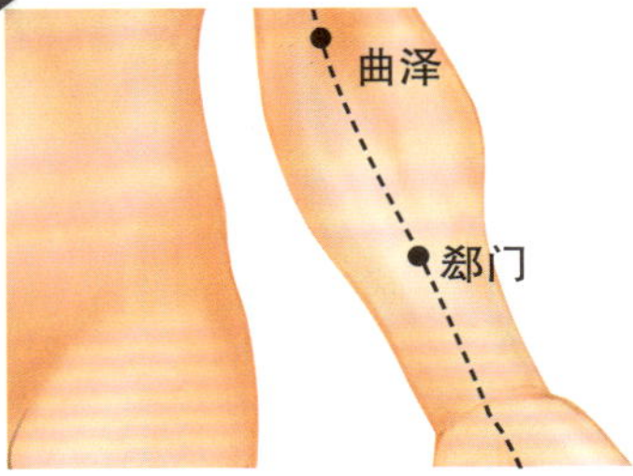

精准定位：在前臂前区，腕掌侧远端横纹上 5 寸，掌长肌腱与桡侧腕屈肌腱之间。

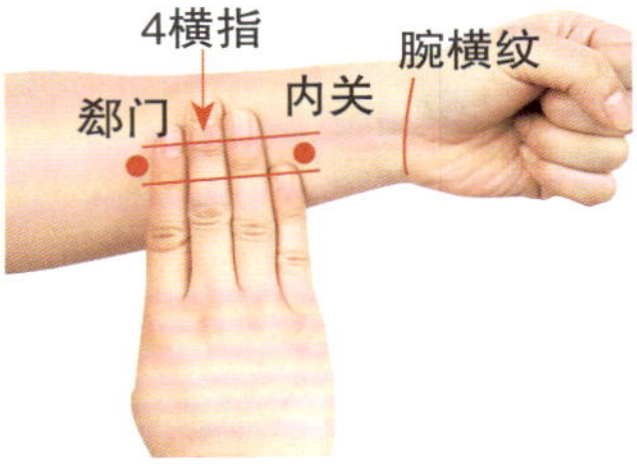

快速取穴：屈腕握拳，腕横纹向上 3 横指，两索状筋之间是内关穴，向上 4 横指处。

间使 PC5

功效

宽胸和胃 清热利湿

主治

心肌炎

胃痛 呕吐

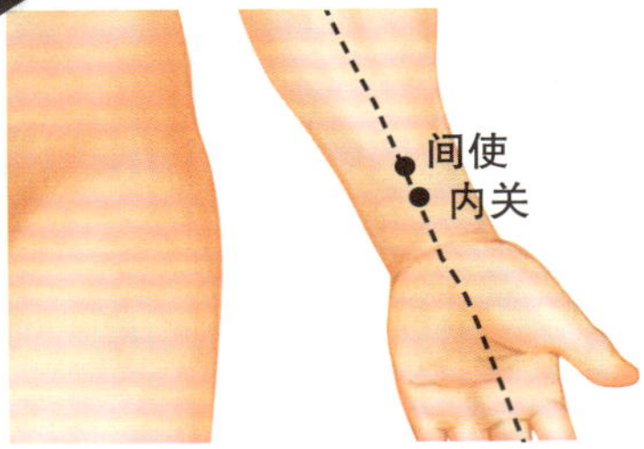

精准定位：在前臂前区，腕掌侧远端横纹上 3 寸，掌长肌腱与桡侧腕屈肌腱之间。

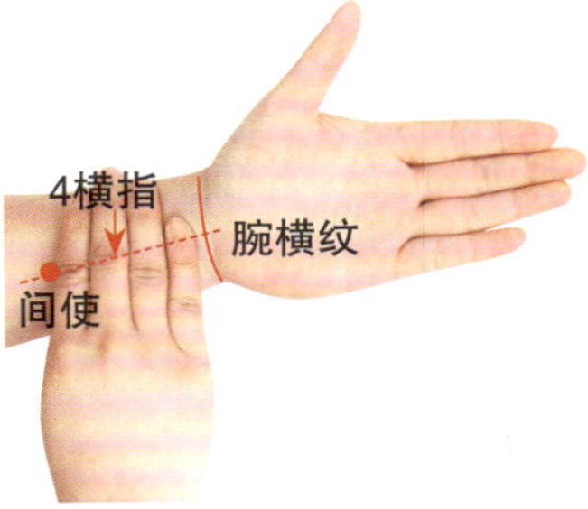

快速取穴：微屈腕，从腕横纹向上 4 横指，两条索状大筋之间即是。

内关 PC6

功效

宽胸理气 和胃降逆
养心定神

主治

心痛 心悸 失眠
胃脘痛 呕吐
呃逆 哮喘
小儿惊风 低血压
高血压 心脏病

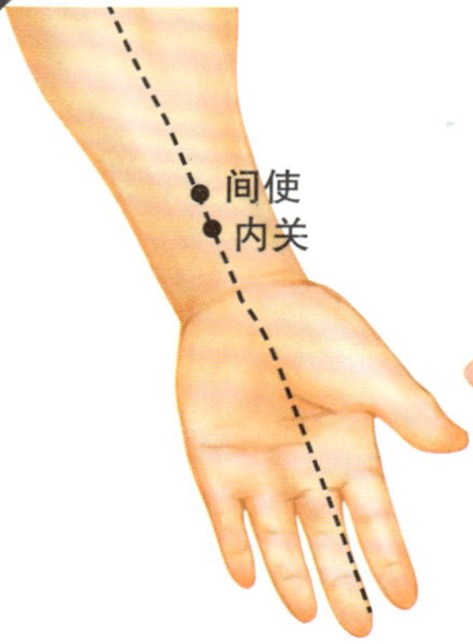

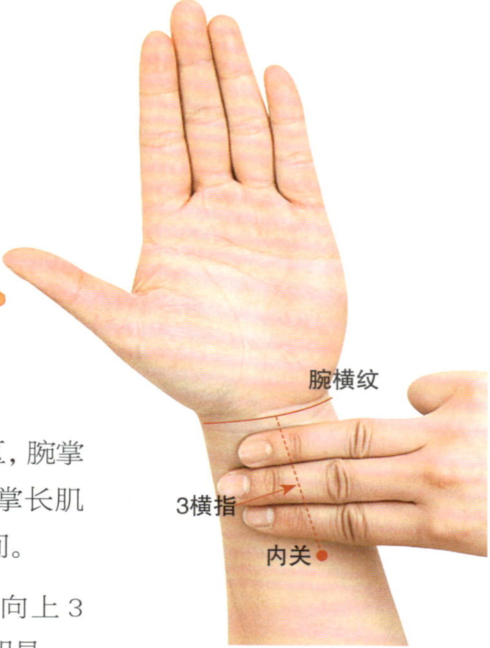

精准定位： 在前臂前区，腕掌侧远端横纹上 2 寸，掌长肌腱与桡侧腕屈肌腱之间。

快速取穴： 从腕横纹向上 3 横指，两索状筋之间即是。

大陵 PC7

功效

涤痰开窍 和胃降逆
清热凉血

主治

黄疸 食欲不振
手指麻木 高血压
小儿惊风

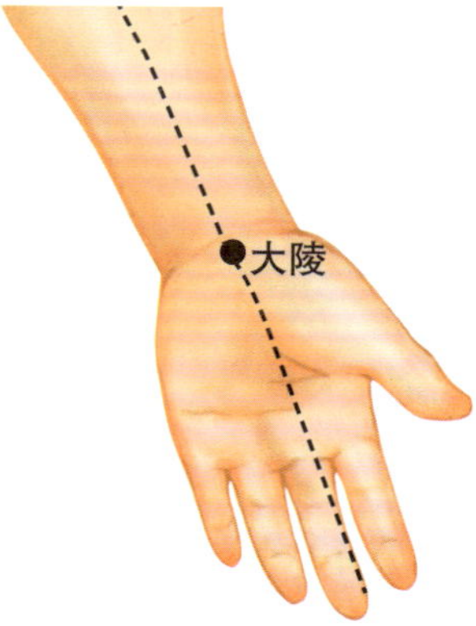

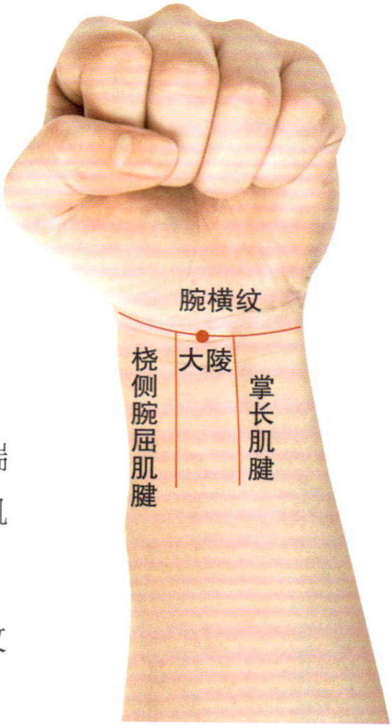

精准定位： 在腕前区，腕掌侧远端横纹中，掌长肌腱与桡侧腕屈肌腱之间。

快速取穴： 微屈腕握拳，在腕横纹上，两条索状大筋之间即是。

劳宫 PC8

功效

涤痰开窍 和胃降逆
清热凉血

主治

黄疸 食欲不振
手指麻木
高血压 小儿惊风

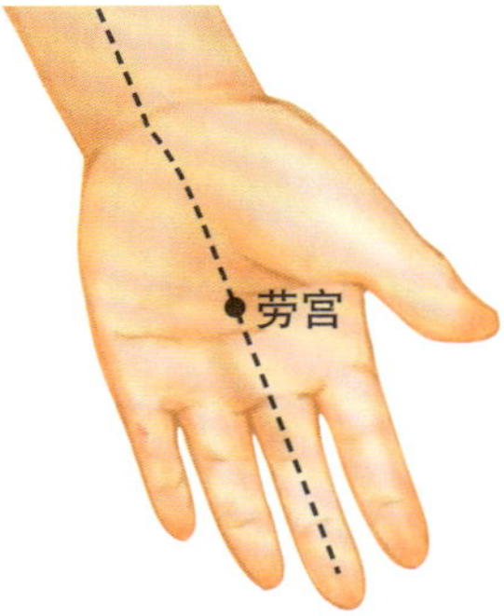

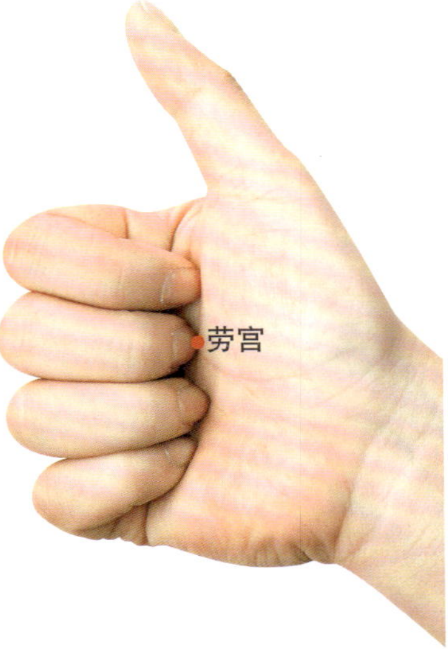

精准定位：在掌区，横平第 3 掌指关节近端，第 2、3 掌骨之间偏于第 3 掌骨。

快速取穴：握拳屈指，中指尖所指掌心处，按压有酸痛感处即是。

中冲 PC9

功效

涤痰开窍 清热消肿
苏厥醒神

主治

心痛 心烦 晕厥
中暑 高血压 耳鸣
耳聋 小儿夜啼
小儿惊风

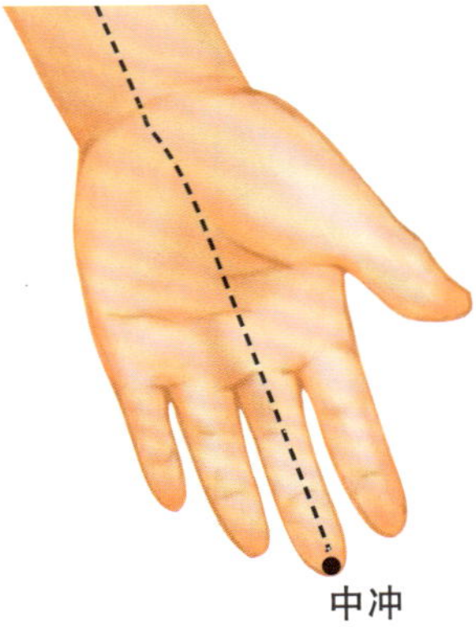

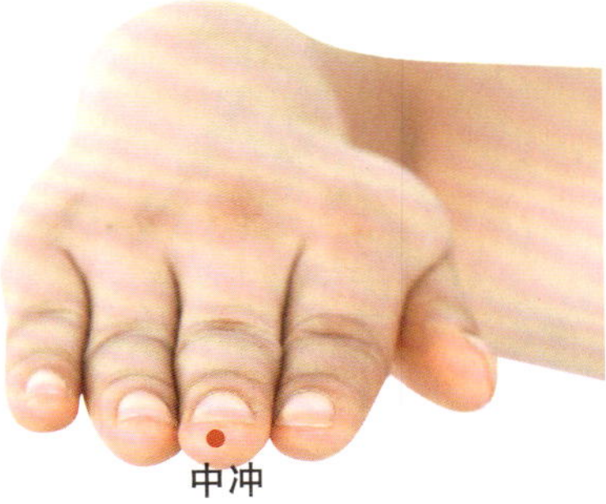

精准定位：在手指，中指末端最高点。

快速取穴：俯掌，在中指尖端的中央取穴。

第十一章 手少阳三焦经

手少阳三焦经在无名指与手厥阴心包经衔接，联系的器官有耳、目，属三焦，络心包，在目外眦与足少阳胆经相接。三焦经直通头面，所以此经的症状多表现在头部和面部，这些疾病都可以通过刺激三焦经上的穴位来调治。

三焦经上潜伏的疾病

三焦经发生病变时，主要表现为以下疾病。

经络症：头面五官症疾，以及经络所经过部位疼痛。

脏腑症：上焦病变易出现胸闷、心悸、咳喘；中焦病变易出现脾胃胀痛、食欲不振；下焦病变易出现水肿、大小便异常等。

亢进热证时症状：耳鸣、耳痛、头痛、上肢痛、食欲不振、失眠、易怒。

衰弱寒证时症状：上肢无力麻木、呼吸表浅、发冷、尿少、忧郁、肌肉松弛无力、听力障碍。

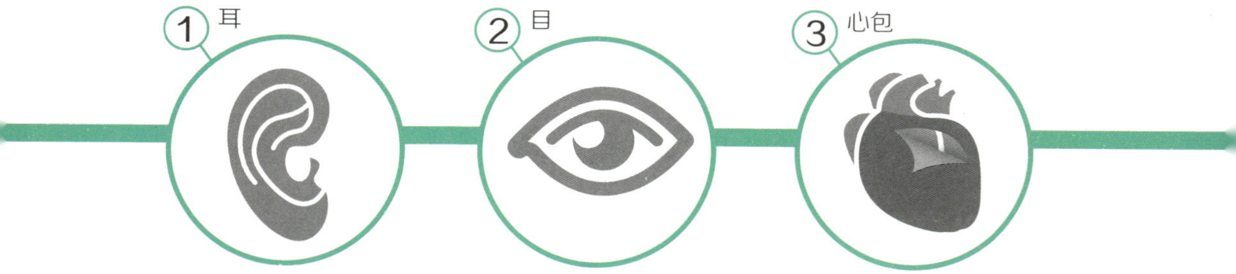

手少阳三焦经速记

穴位	一侧 23 个，左右共 46 个	**首穴**	关冲
上肢	一侧 13 个，左右共 26 个	**末穴**	丝竹空
肩部、颈部和面部	一侧 10 个，左右共 20 个	**联系脏腑**	耳、目、三焦、心包

保养禁忌

熬夜可能导致内分泌失调，所以尽量避免熬夜。

亥时（21:00~23:00）

三焦经当令，**此时入睡**，百脉可得到最好的休养生息，**对身体、皮肤十分有益**。

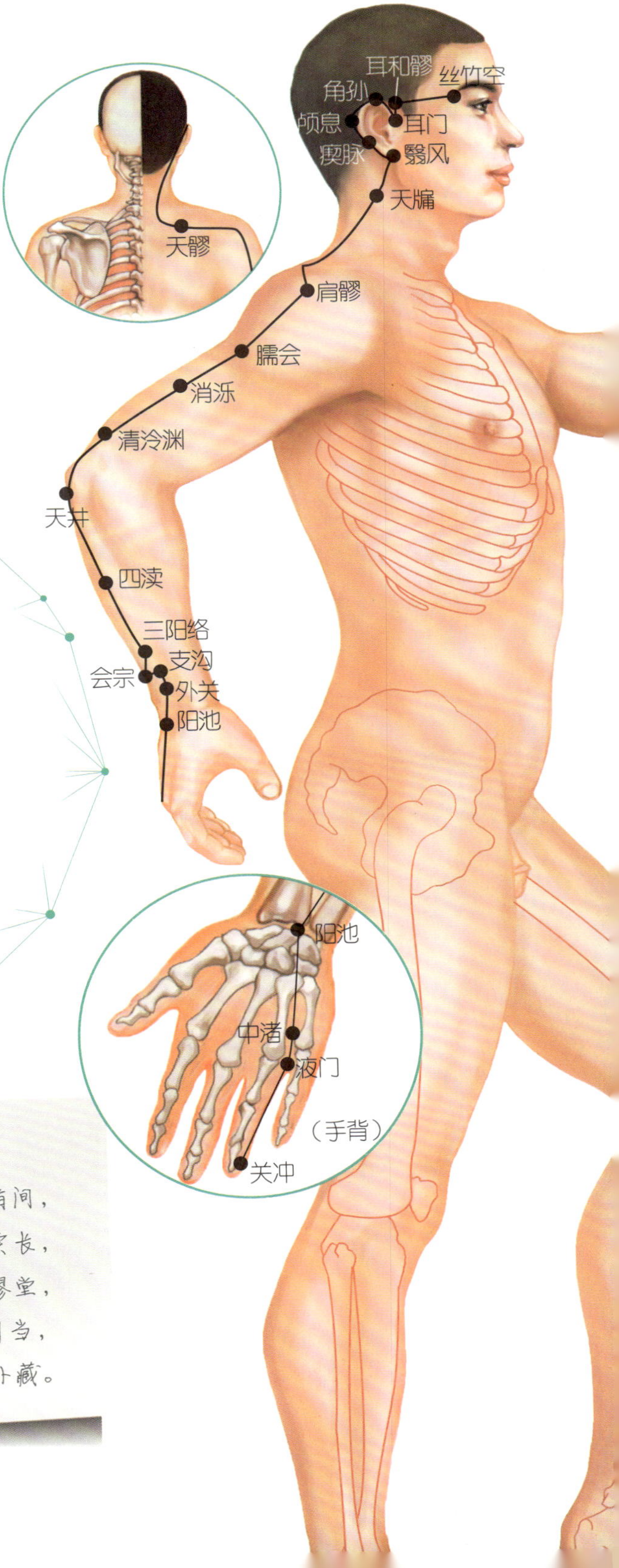

4 保养三焦经的最佳方法

- 临睡前轻拍三焦经循行路线，有助于睡眠，拍打3~5分钟即可。注意拍打的力度，不可过重。
- 三焦为元气、水谷、水液运行之所，宜在亥时之前入睡。
- 如果不想此时睡觉，可选择听音乐、看书等舒缓活动。

经穴歌诀

三焦经穴二十三，关冲液门中渚间，
阳池外关支沟正，会宗三阳四渎长，
天井清冷渊消泺，臑会肩髎天髎堂，
天牖翳风瘈脉青，颅息角孙耳门当，
和髎耳前发际边，丝竹空在眉外藏。

关冲 TE1

功效

清肝泻火 通络止痛
清泻风热

主治

寒热头痛 偏头痛
耳鸣 耳聋 肘痛
热病汗不出
咽喉肿痛 视物不明

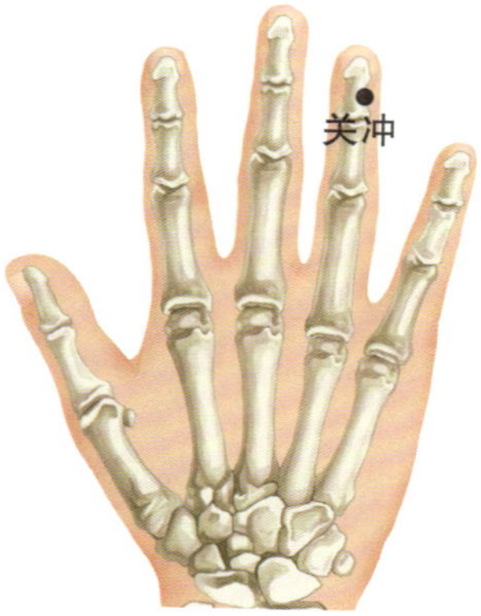

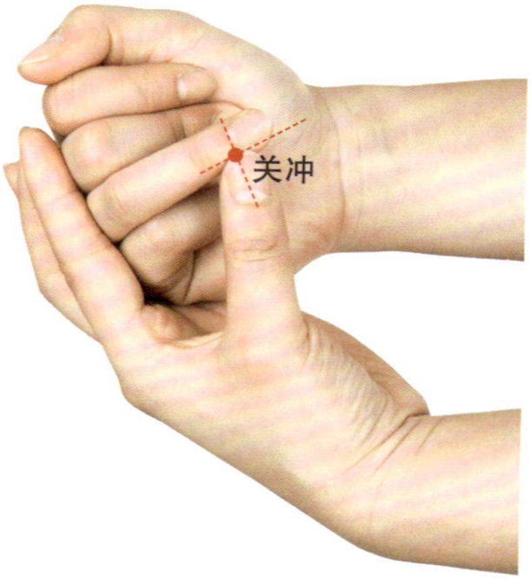

精准定位：在手指，第4指末节尺侧，指甲根角侧上方0.1寸（指寸）。

快速取穴：沿无名指指甲底部与侧缘引线的交点处即是。

液门 TE2

功效

清热利咽 清肝泻火
通络止痛

主治

手背红肿 五指拘挛
腕部无力 前臂疼痛
热病汗不出
寒热头痛 疟疾

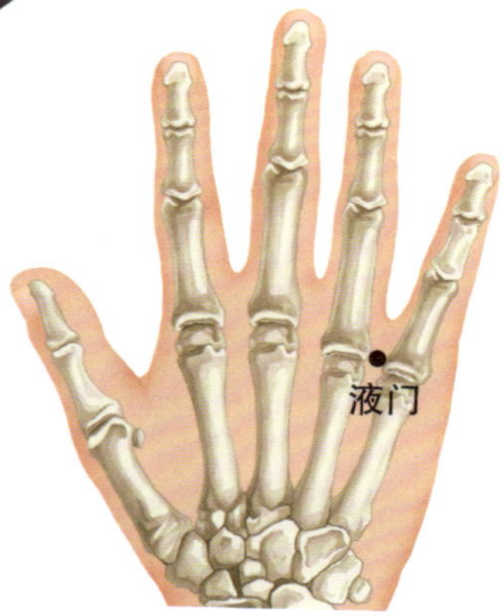

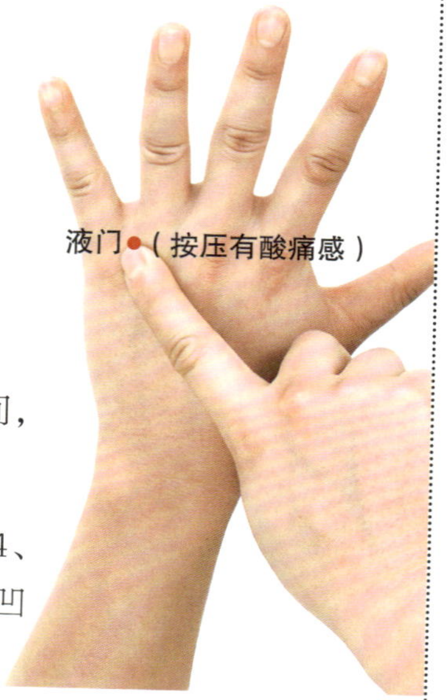

精准定位：在手背，第4、5指间，指蹼缘后上方赤白肉际凹陷中。

快速取穴：抬臂俯掌，手背部第4、5指指缝间掌指关节前可触及一凹陷处即是。

中渚 TE3

功效

通络止痛 清肝泻火

主治

头痛目眩 前臂疼痛

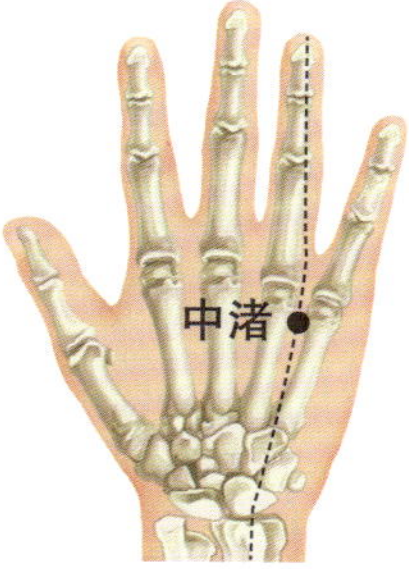

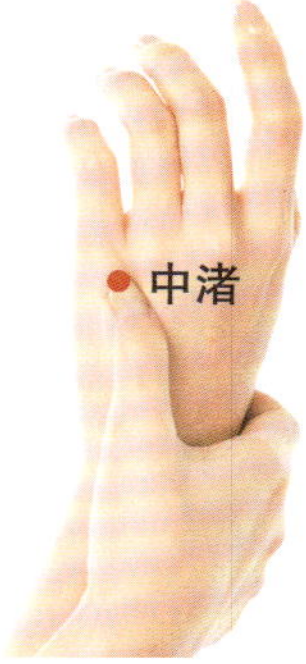

精准定位：在手背，第4、5掌骨间，第4掌指关节近端凹陷中。

快速取穴：抬臂俯掌，手背部第4、5指指缝间掌指关节后可触及一凹陷处。

阳池 TE4

功效

清热消肿 活血通络

主治

头痛 目赤肿痛

前臂及肘部疼痛

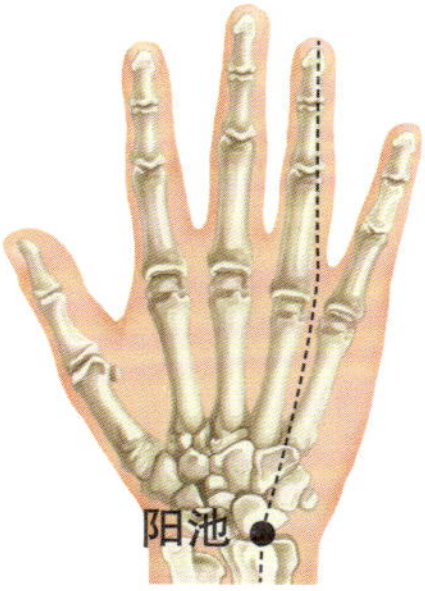

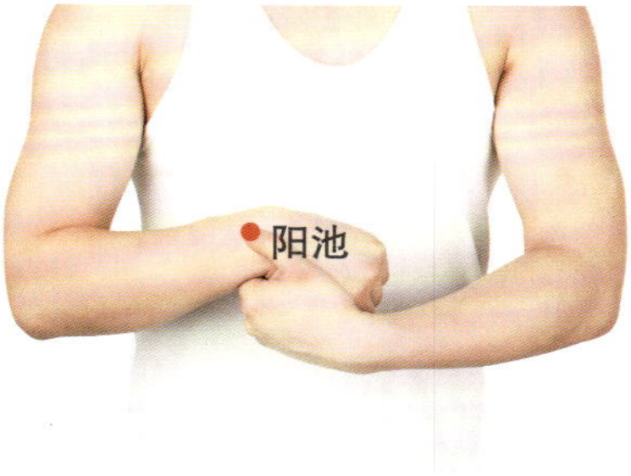

精准定位：在腕后区，腕背侧远端横纹上，指伸肌腱的尺侧缘凹陷中。

快速取穴：抬臂垂腕，背面，由第4掌骨向上推至腕关节横纹，可触及凹陷处。

外关 TE5

功效

清热消肿 散瘀止痛

主治

头痛 耳鸣 耳聋

肘臂屈伸不利

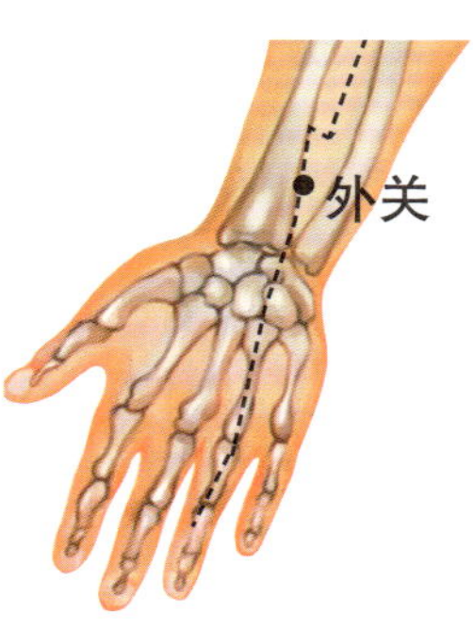

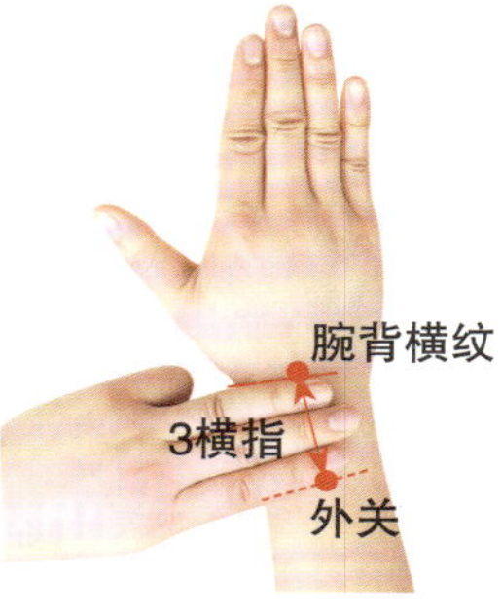

精准定位：在前臂后区，腕背侧远端横纹上2寸，尺骨与桡骨间隙中点。

快速取穴：抬臂俯掌，掌腕背横纹中点直上3横指，前臂两骨之间的凹陷处。

支沟 TE6

功效

疏肝理气 活血止痛

主治

胸胁痛 肘臂痛
呕吐 耳鸣

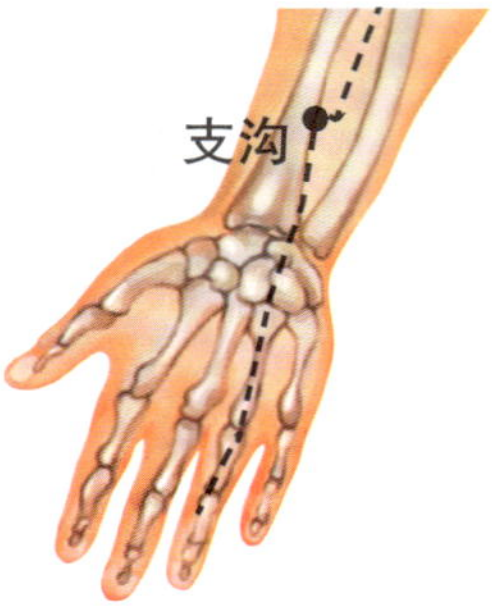

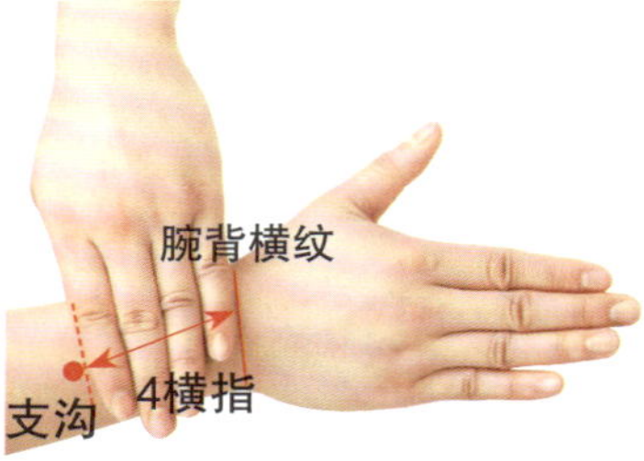

精准定位：在前臂后区，腕背侧远端横纹上 3 寸，尺骨与桡骨间隙中点。

快速取穴：抬臂俯掌，掌腕背横纹中点直上 4 横指，前臂两骨之间的凹陷处即是。

会宗 TE7

功效

清肝泻火 化痰开窍

主治

偏头痛 耳聋

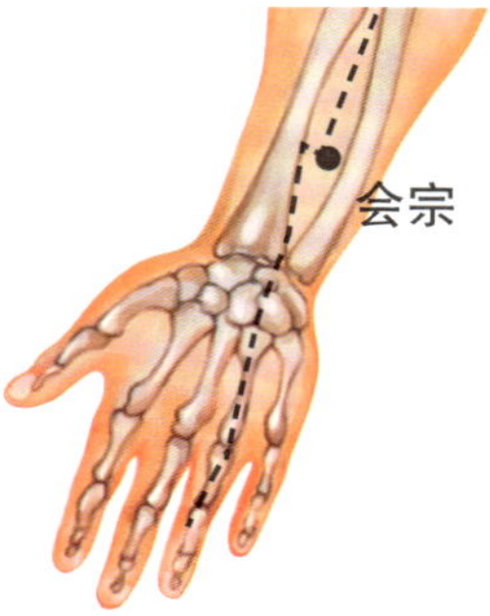

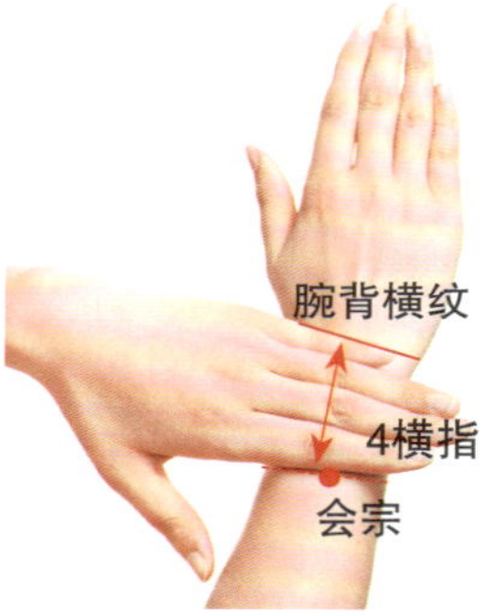

精准定位：在前臂后区，腕背侧远端横纹上 3 寸，尺骨的桡侧缘。

快速取穴：腕背横纹中点直上 4 横指，尺骨桡侧，拇指侧按压有酸胀感处即是。

三阳络 TE8

功效

疏经通络 开窍镇痛

主治

脑血管病后遗症

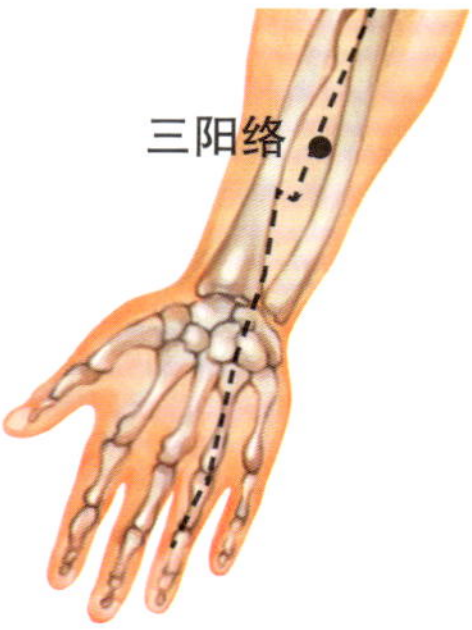

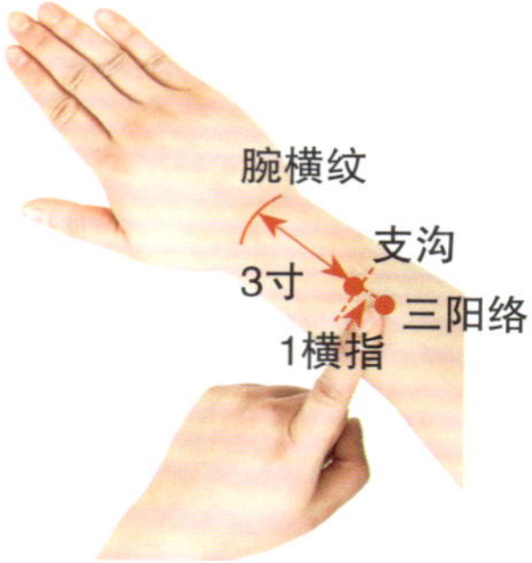

精准定位：在前臂后区，腕背侧远端横纹上 4 寸，尺骨与桡骨间隙中点。

快速取穴：先找到支沟穴，直上 1 横指，前臂两骨之间凹陷处即是。

四渎 TE9

功效

清肝泻火 疏风清热

主治

前臂、肘关节痛 眩晕 咽喉痛 神经衰弱

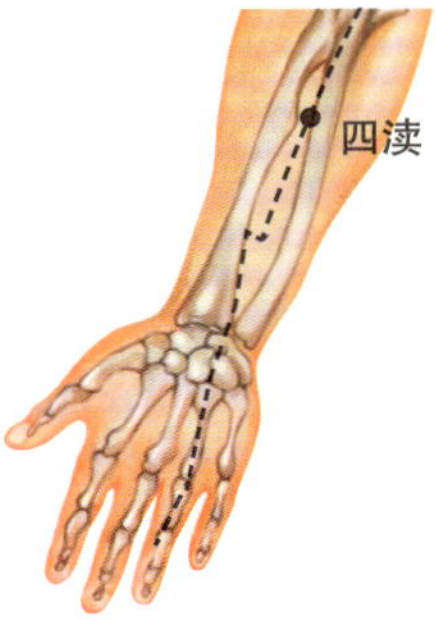

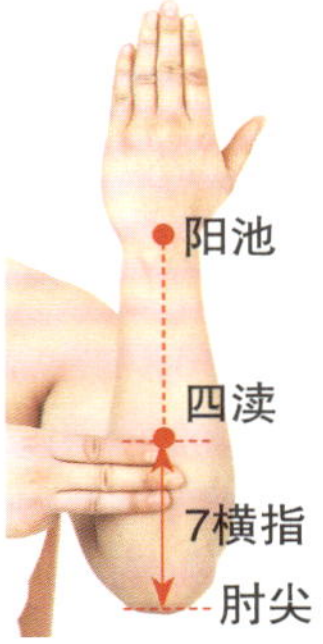

精准定位：在前臂后区，肘尖（EX-UE1）下 5 寸，尺骨与桡骨间隙中点。

快速取穴：先找到阳池穴，其与肘尖穴连线上，肘尖穴下 7 横指处即是。

天井 TE10

功效

疏肝散结 清肝泻火

主治

落枕 偏头痛 胸胁痛 手背无力 上肢不遂

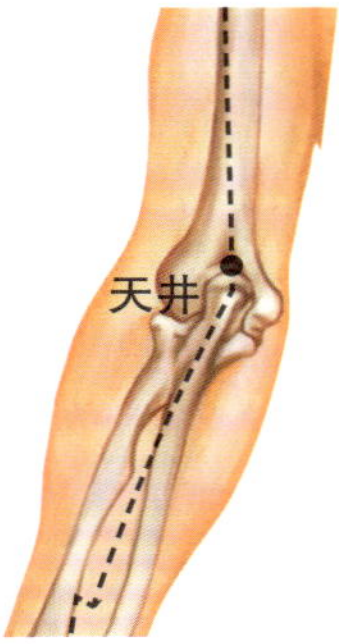

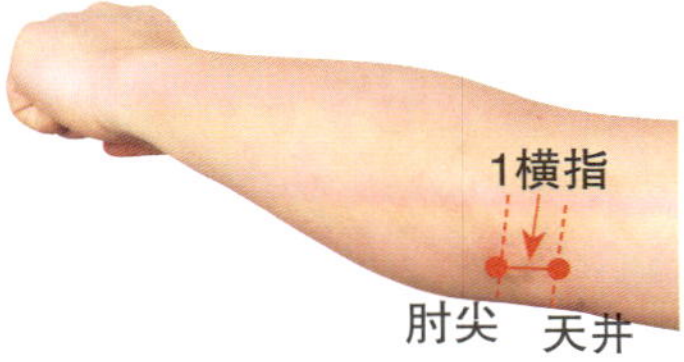

精准定位：在肘后区，肘尖（EX-UE1）上 1 寸凹陷中。

快速取穴：屈肘，肘尖穴直上 1 横指凹陷处即是。

清冷渊 TE11

功效

活血化瘀 利胆退黄

主治

头痛 目黄 肩膀痛不能举

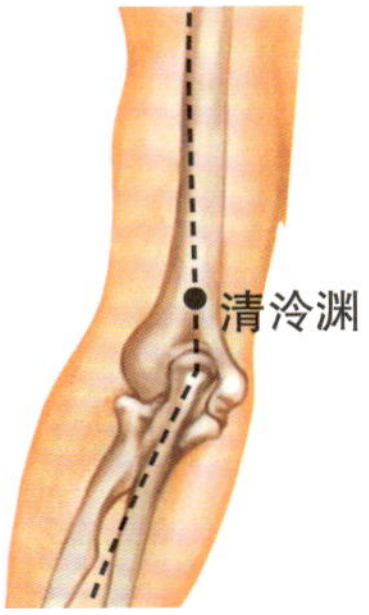

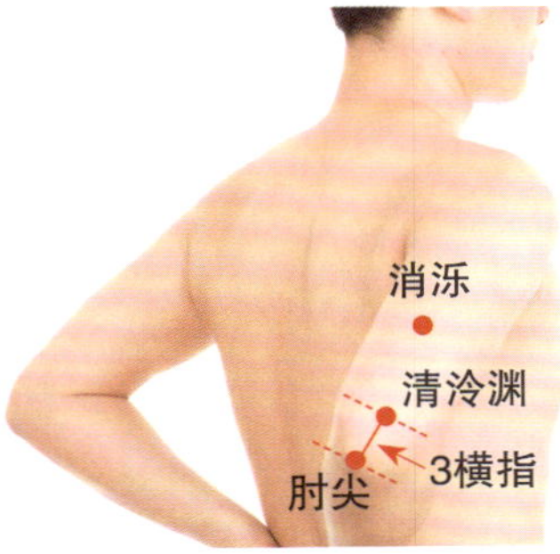

精准定位：在臂后区，肘尖(EX-UE1) 与肩峰角连线上，肘尖(EX-UE1) 上 2 寸。

快速取穴：屈肘，肘尖穴直上 3 横指凹陷处即是。

消泺 TE12

功效

清热泻火 活血化瘀

主治

臂痛 头痛 头晕

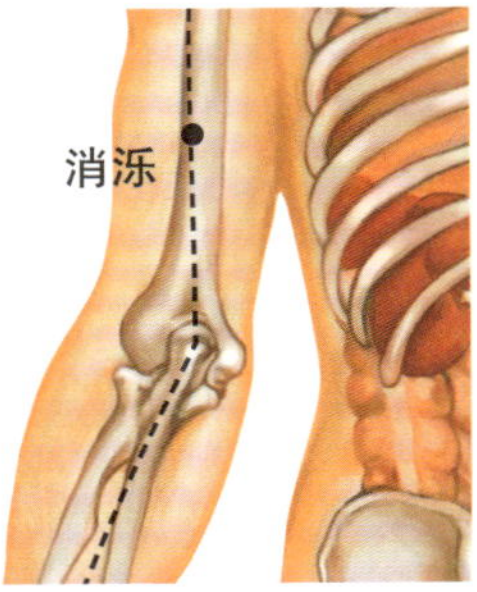

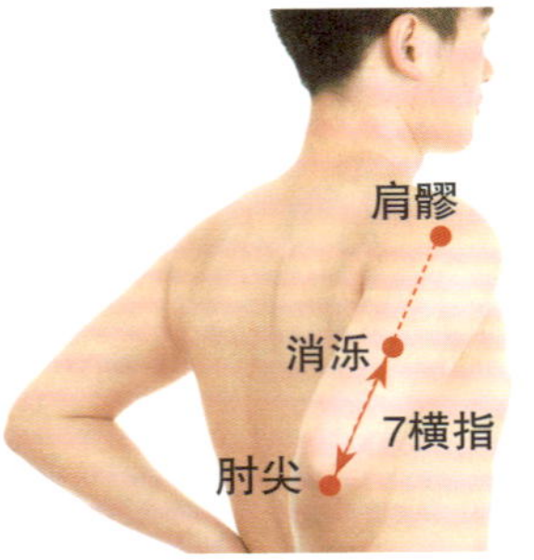

精准定位：在臂后区，肘尖（EX-UE1）与肩峰角连线上，肘尖（EX-UE1）上5寸。

快速取穴：先取肩髎穴，其与肘尖穴连线上，肘尖上7横指处即是。

臑会 TE13

功效

清热泻火 活血化瘀

主治

肩胛肿痛 肩臂酸痛

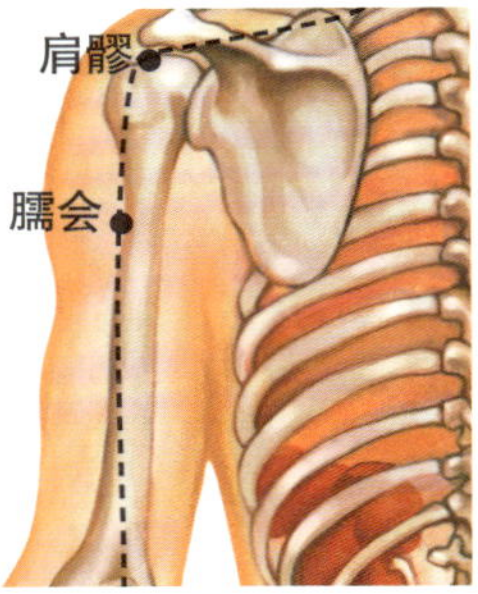

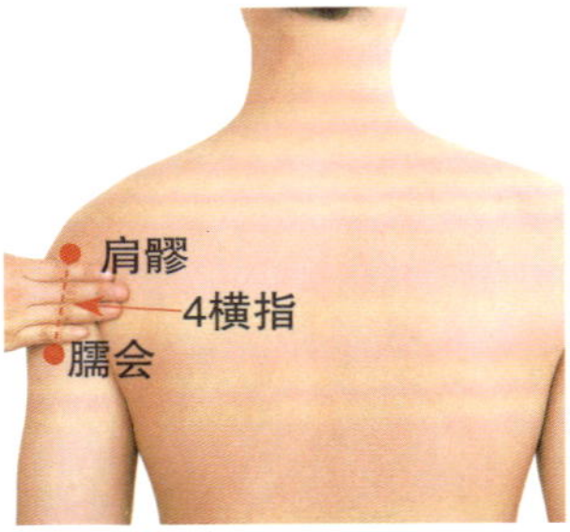

精准定位：在臂后区，肩峰角下3寸，三角肌的后下缘。

快速取穴：先找到肩髎穴，其与肘尖穴连线上，肩髎穴下4横指处即是。

肩髎 TE14

功效

清热泻火 痛经止痛

主治

肩周炎 荨麻疹

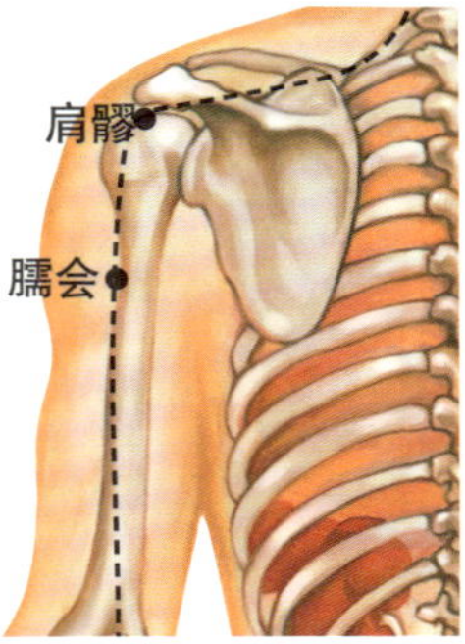

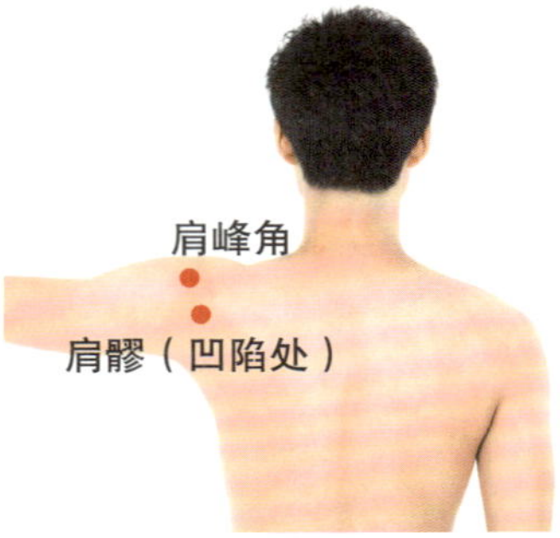

精准定位：在三角肌区，肩峰角与肱骨大结节两骨间凹陷中。

快速取穴：外展上臂，肩峰后下方呈现凹陷处即是。

天髎 TE15

功效

疏风通络 活血化瘀

主治

肩臂痛

颈项僵硬疼痛

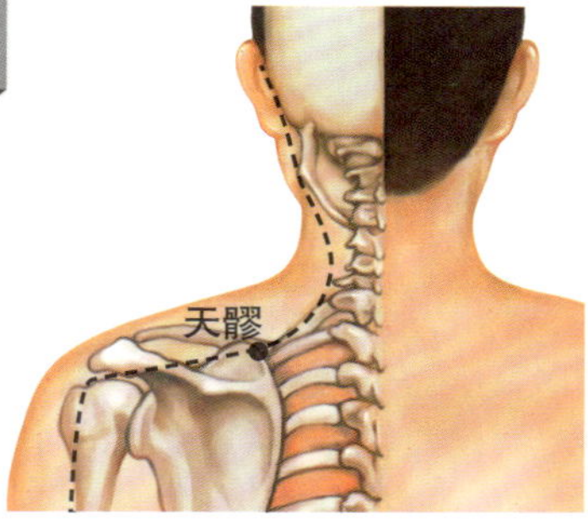

精准定位：在肩胛区，肩胛骨上角骨际凹陷中。

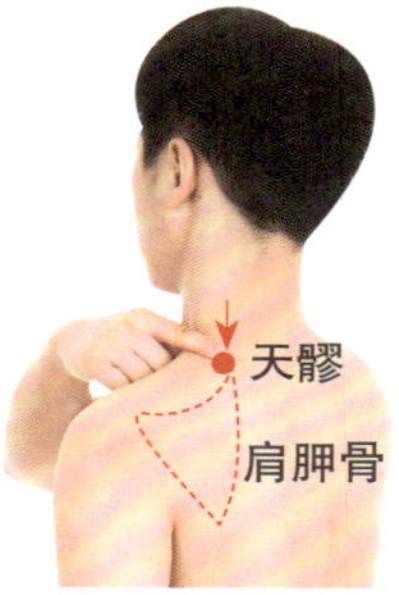

快速取穴：肩胛部，肩胛骨上角的凹陷处即是。

天牖 TE16

功效

平肝息风 活血化瘀

主治

头痛 头晕 目痛

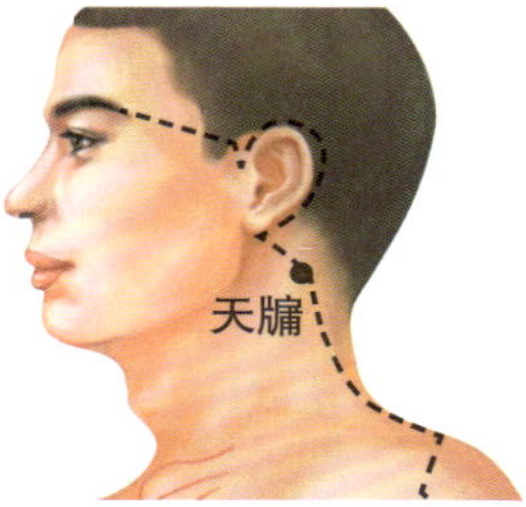

精准定位：在颈部，横平下颌角，胸锁乳突肌的后缘凹陷中。

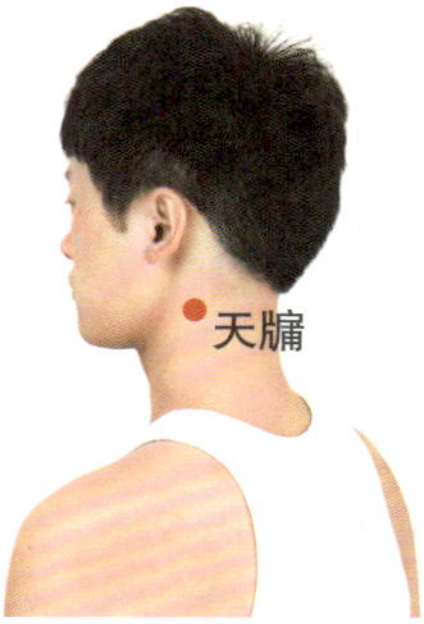

快速取穴：找到下颌角，胸锁乳突肌后缘，平下颌角的凹陷处即是。

翳风 TE17

功效

清热泻火 疏肝散结

主治

中耳炎 口眼歪斜

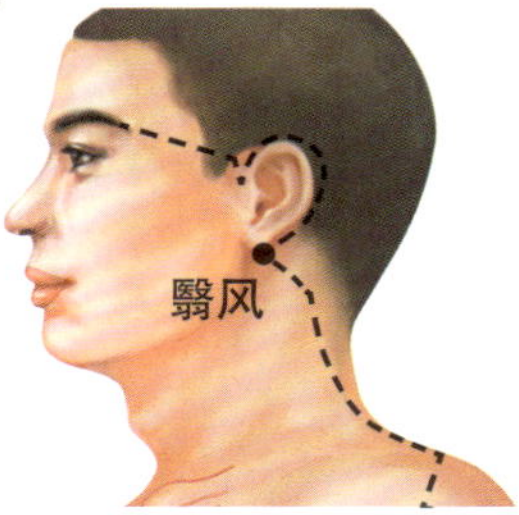

精准定位：在颈部，耳垂后方，乳突下端前方凹陷中。

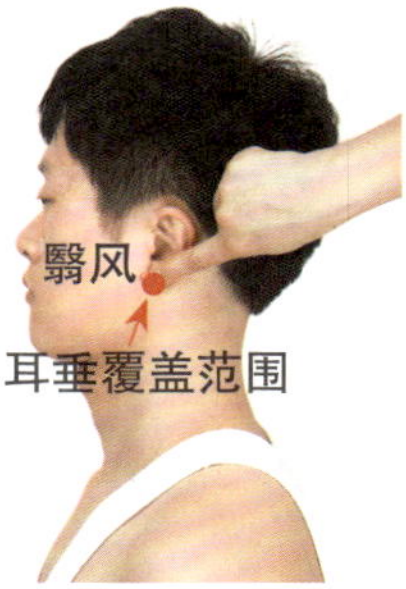

快速取穴：头偏向一侧，将耳垂下压，所覆盖范围中的凹陷处即是。

瘈脉 TE18

功效

镇惊息风 通络止痛

主治

头痛 耳鸣 近视

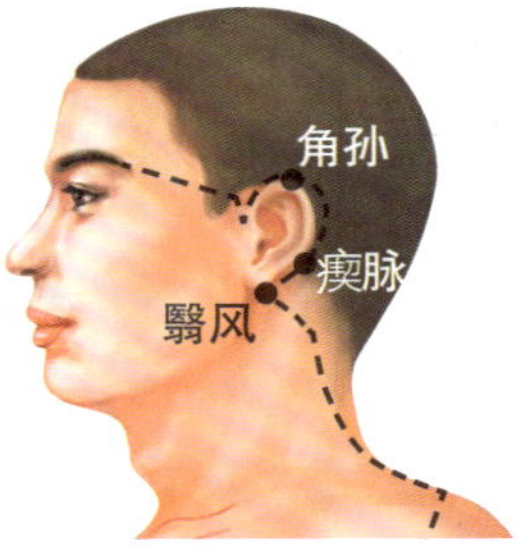

精准定位：在头部，乳突中央，角孙穴（TE20）至翳风穴（TE17）沿耳轮弧形连线上 2/3 与下 1/3 交点处。

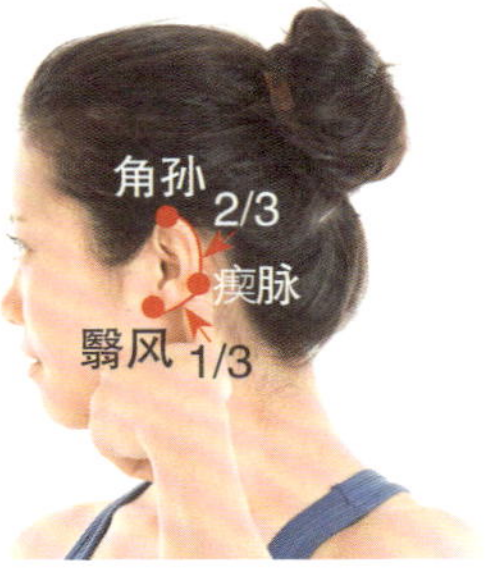

快速取穴：翳风穴和角孙穴沿耳轮后缘作弧形连线，连线中、下 1/3 交点处即是。

颅息 TE19

功效

通络止痛 镇惊息风

主治

偏头痛 中耳炎

小儿惊风

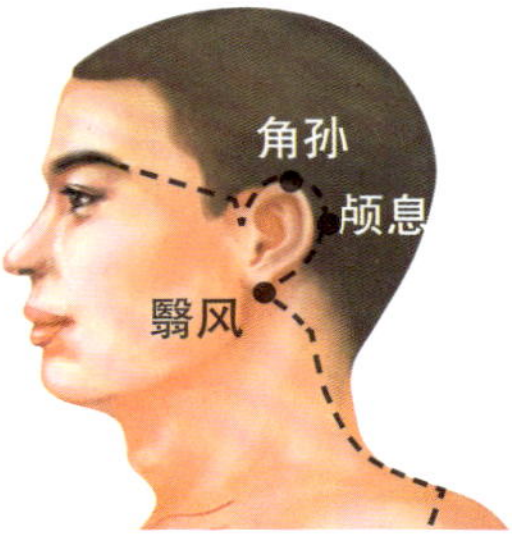

精准定位：在头部，角孙穴（TE20）至翳风穴（TE17）沿耳轮弧形连线上 1/3 与下 2/3 交点处。

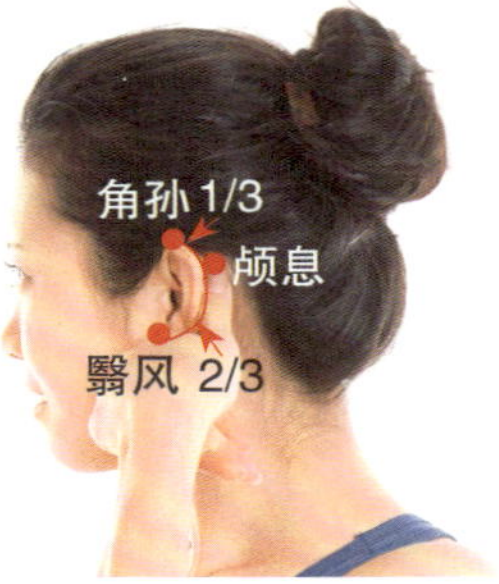

快速取穴：翳风穴和角孙穴之间沿耳轮后缘作弧线连线，连线上、中 1/3 交点处。

角孙 TE20

功效

清热消肿 散风止痛

主治

耳部肿痛 目赤肿痛

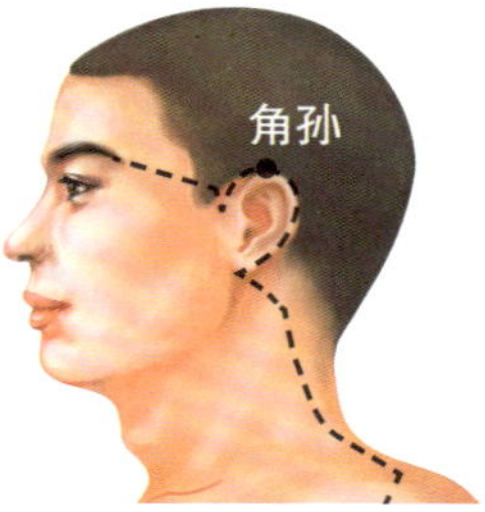

精准定位：在头部，耳尖正对发际处。

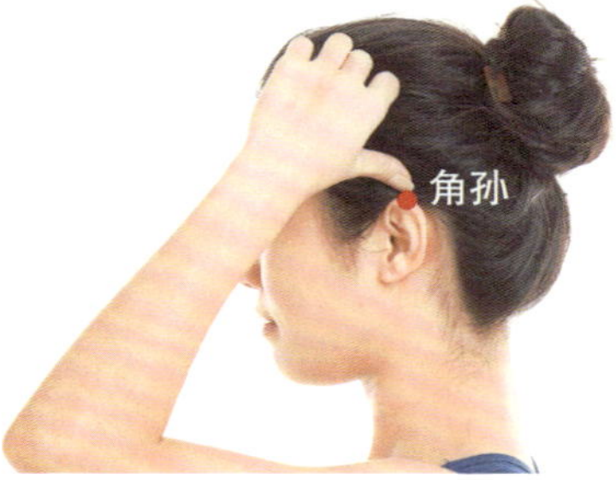

快速取穴：在头部，将耳郭折叠向前，找到耳尖，耳尖直上入发际处即是。

耳门 TE21

功效

平肝息风 化痰开窍

主治

耳鸣 耳聋 牙痛

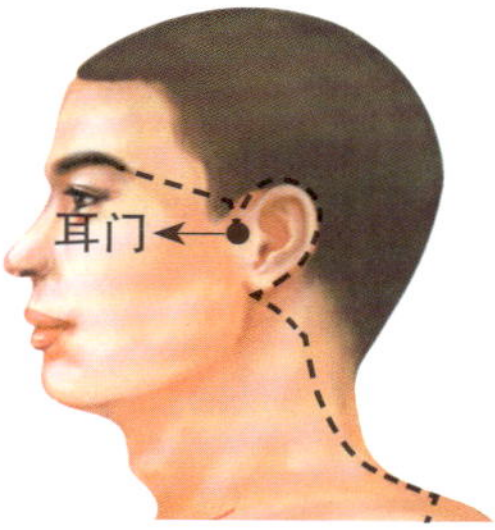

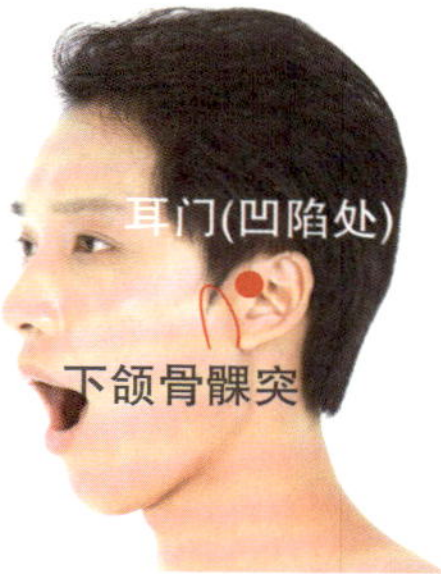

精准定位：在耳区，耳屏上切迹与下颌骨髁突之间的凹陷中。

快速取穴：耳屏上缘的前方，张口有凹陷处即是。

耳和髎 TE22

功效

化痰开窍 祛风通络

主治

耳鸣 牙关紧闭
头痛 口眼歪斜

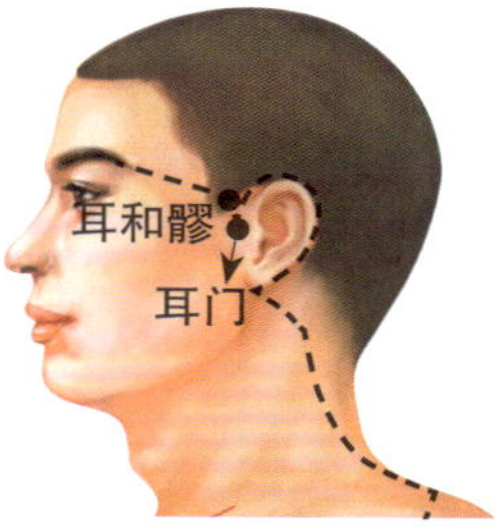

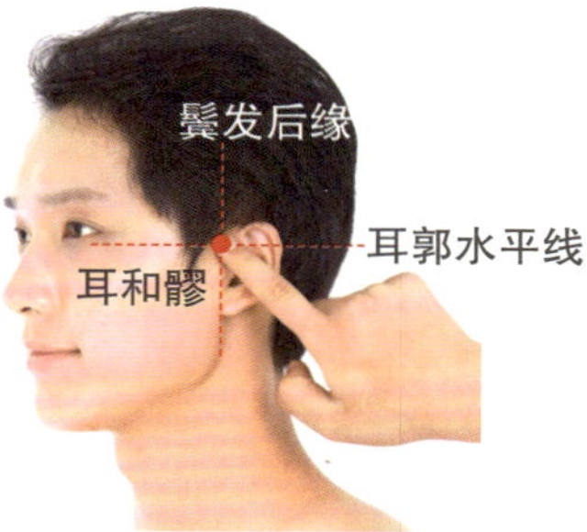

精准定位：在头部，鬓发后缘，耳郭根的前方，颞浅动脉的后缘。

快速取穴：在头侧部，鬓发后缘作垂直线，耳郭根部作水平线，二者交点处。

丝竹空 TE23

功效

清热消肿 散瘀止痛

主治

头痛 齿痛 目眩

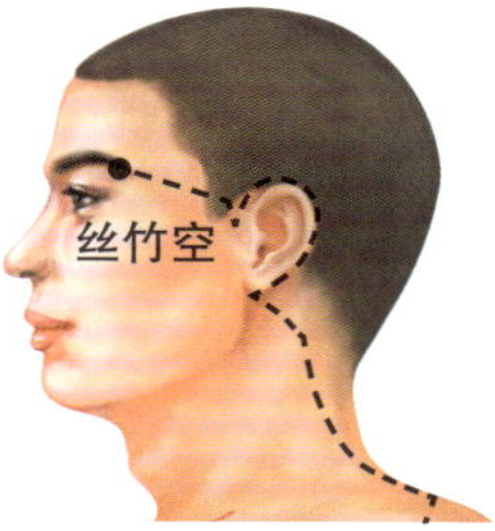

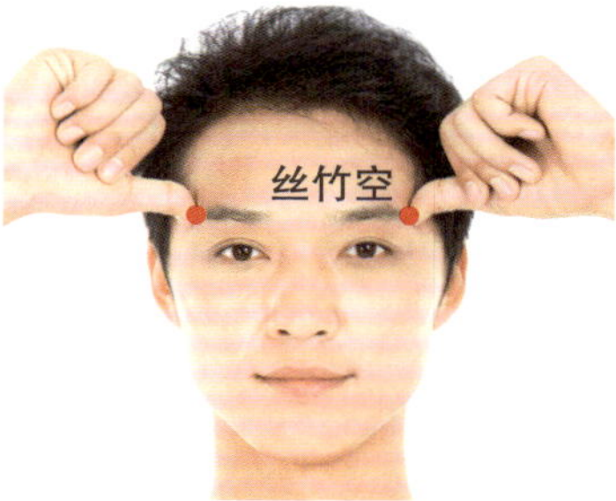

精准定位：在面部，眉梢凹陷中。

快速取穴：在面部，眉毛外侧缘眉梢凹陷处。

第十二章 足少阳胆经

足少阳胆经在目外眦与手少阳三焦经衔接，联系的器官有目、耳，属胆，络肝，在足大趾甲后与足厥阴肝经相接。胆经贯穿全身上下，能解决很多身体问题。所以它是众人喜爱的明星经脉。

胆经上潜伏的疾病

胆经发生病变时，主要表现为以下疾病。

经络症：口苦口干、偏头痛、脱发、怕冷怕热，经脉所过部位疼痛。

脏腑症：胸胁苦满、食欲不振、叹气、失眠、易怒、便秘等。

亢进热证时症状：口苦、胸胁胀满、喉咙不适、头痛、便秘、足下热。

衰弱寒证时症状：关节肿胀、下肢无力、目黄、吐苦水、嗜睡、夜汗、惊悸叹气、呼吸沉闷、便溏。

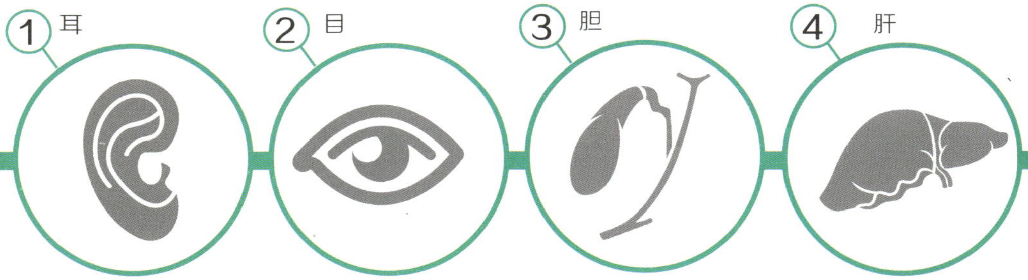

经穴歌诀

足少阳起瞳子髎，四十四穴君记牢，听会上关颌厌集，
悬颅悬厘曲鬓分，率谷天冲浮白次，窍阴完骨本神交，
阳白临泣目窗开，正营承灵脑空怀，风池肩井与渊腋，
辄筋日月京门结，带脉五枢维道连，居髎环跳风市间，
中渎阳关阳陵泉，阳交外丘光明宜，阳辅悬钟丘墟外，
临泣地五会侠溪，四趾外端足窍阴，胆经经穴仔细扪。

保养禁忌

子时最好不要吃夜宵或者做剧烈运动，以免影响入睡。

子时（23:00~01:00）

经脉气血循行流注至**胆经**，此时**不要熬夜**，要及时上床睡觉。

5 保养胆经的最佳方法

●胆经循行路线长，从头到脚，部位多，功能广。睡前轻拍胆经，头部可用手指刮拭，以舒适为宜，用力不可过重，否则不利于入睡，每次 3 分钟即可。

●人在子时前入睡，晨醒后头脑清醒，面色红润，没有黑眼圈。反之，常于子时后不能入睡者，则脸色青白，眼眶昏黑，且因胆汁排毒代谢不良更容易生成结晶、结石。

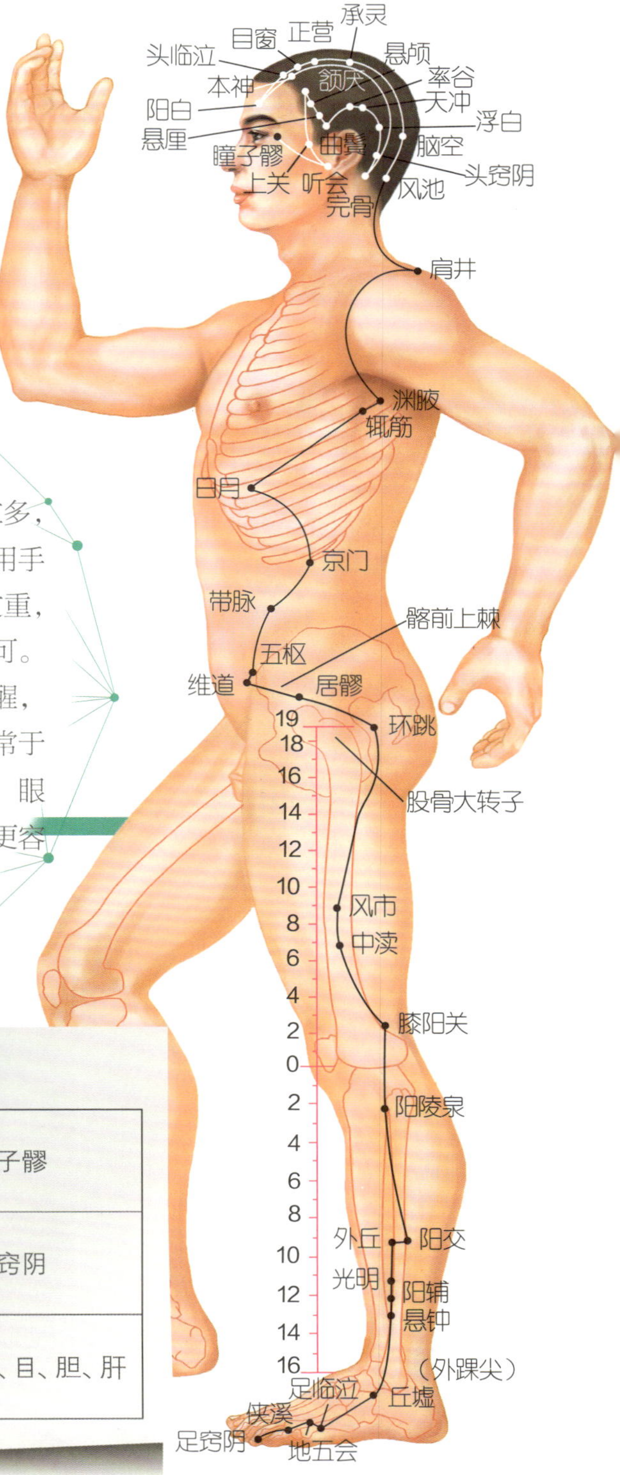

足少阳胆经速记

穴位	一侧 44 个，左右共 88 个	首穴	瞳子髎
下肢	一侧 16 个，左右共 32 个	末穴	足窍阴
头颈、胸腹	一侧 28 个，左右共 56 个	联系器官	耳、目、胆、肝

瞳子髎 GB1

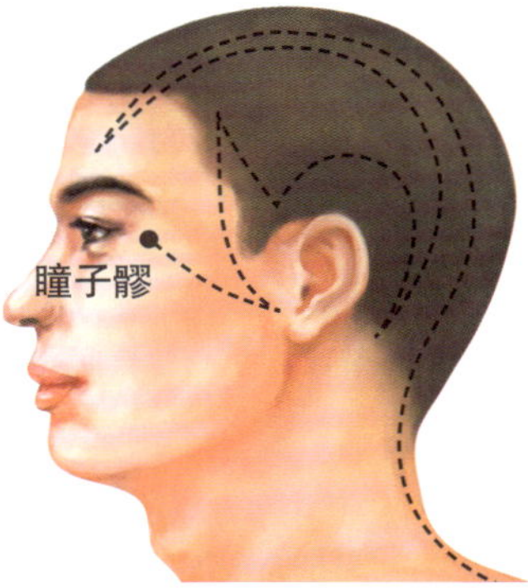

功效

清热消肿 散瘀止痛
祛风明目

主治

头痛眩晕 口眼歪斜
视力模糊 迎风流泪
目痛 三叉神经痛
青少年近视

精准定位：在面部，目外眦外侧 0.5 寸凹陷中。

快速取穴：正坐，目外眦旁，眼眶外侧缘处。

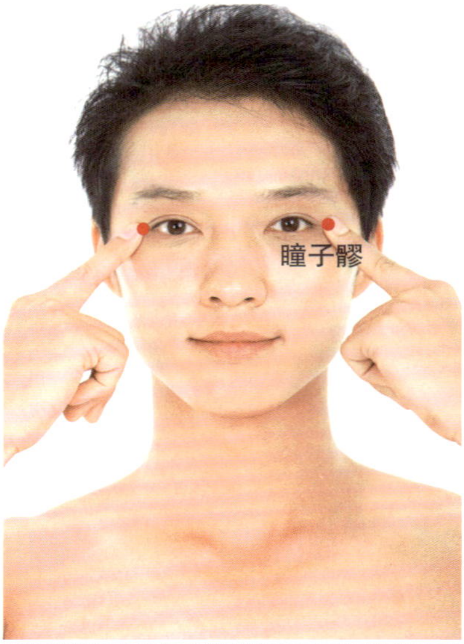

听会 GB2

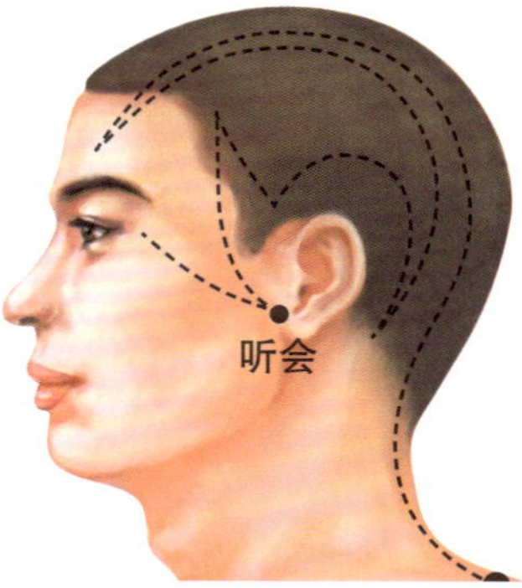

功效

开窍聪耳 清热止痛
祛风通络

主治

头痛眩晕 口眼歪斜
颞下颌关节炎 面痛
耳聋 耳鸣

精准定位：在面部，耳屏间切迹与下颌骨髁突之间的凹陷中。

快速取穴：正坐，耳屏下缘前方，张口有凹陷处即是。

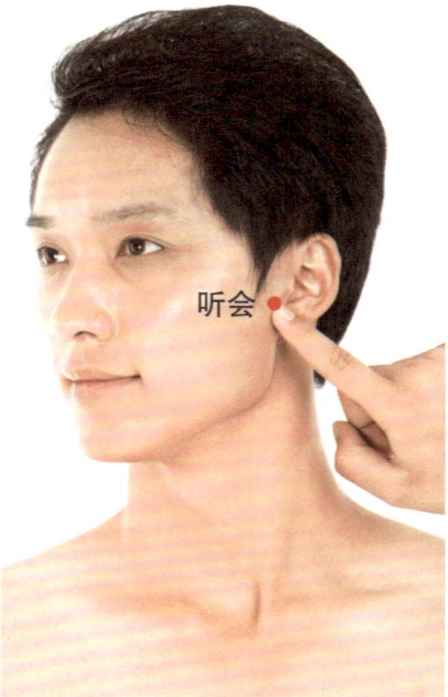

上关 GB3

功效

开窍聪耳 镇肝息风

主治

牙痛 口眼歪斜
耳鸣 耳聋

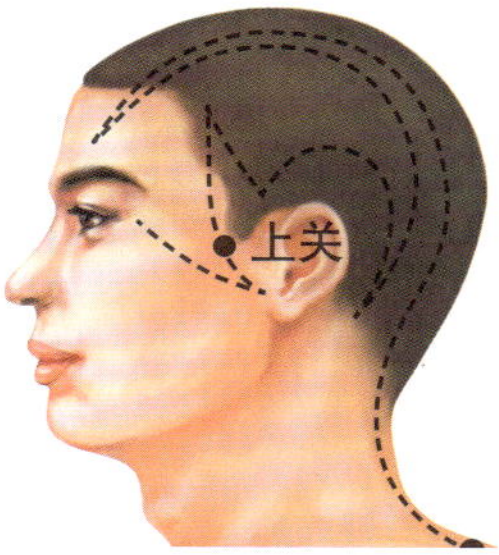

精准定位： 在面部，颧弓上缘中央凹陷中。

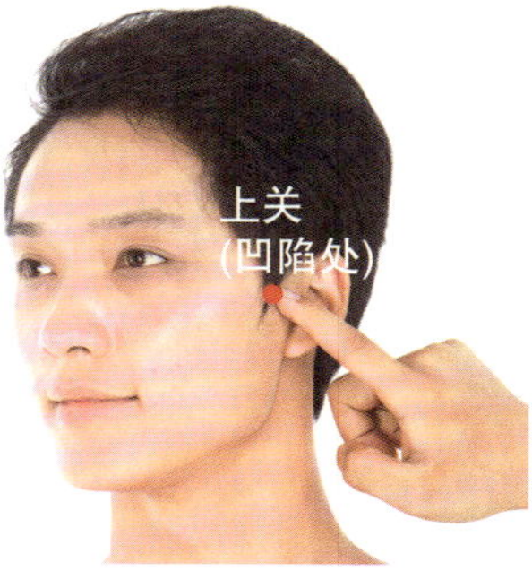

快速取穴： 正坐，耳屏往前2横指，耳前颧骨弓上缘凹陷处即是。

颔厌 GB4

功效

清热开窍 平肝息风

主治

头痛 眩晕 耳鸣
颈项痛

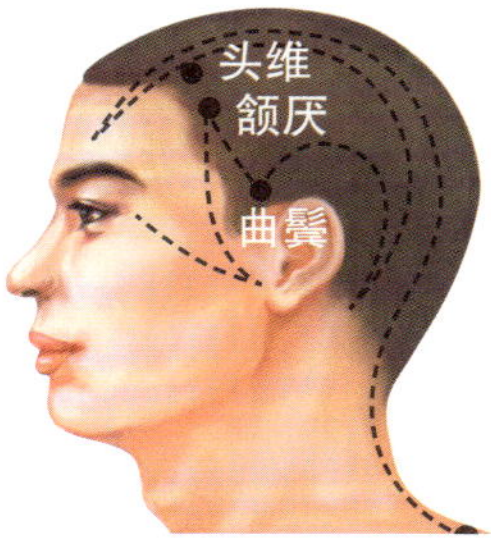

精准定位： 在头部，从头维穴（ST8）至曲鬓穴（GB7）的弧形连线上1/4与下3/4的交点处。

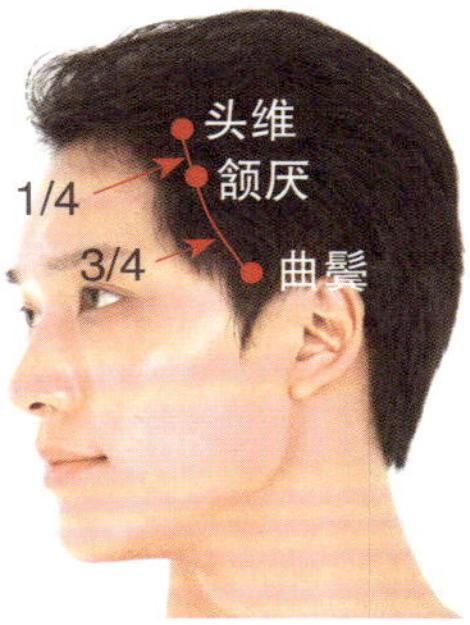

快速取穴： 先找到头维穴和曲鬓穴，两穴连线上1/4处即是。

悬颅 GB5

功效

清热消肿 豁痰开窍

主治

偏头痛 鼻炎 牙痛
目外眦红肿

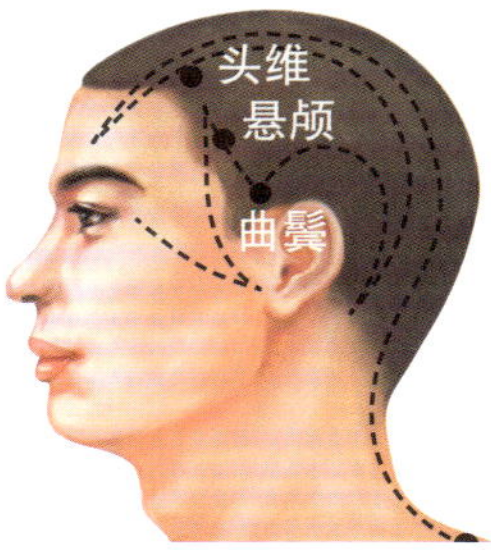

精准定位： 在头部，从头维穴（ST8）至曲鬓穴（GB7）的弧形连线的中点处。

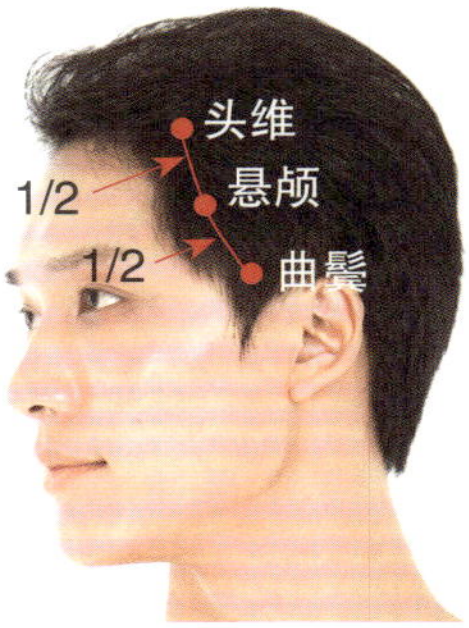

快速取穴： 先找到头维穴和曲鬓穴，两穴连线中点处即是。

悬厘 GB6

功效

清热消肿 散瘀止痛 镇肝息风

主治

耳鸣 牙痛 头痛 眩晕 食欲不振 目赤肿痛

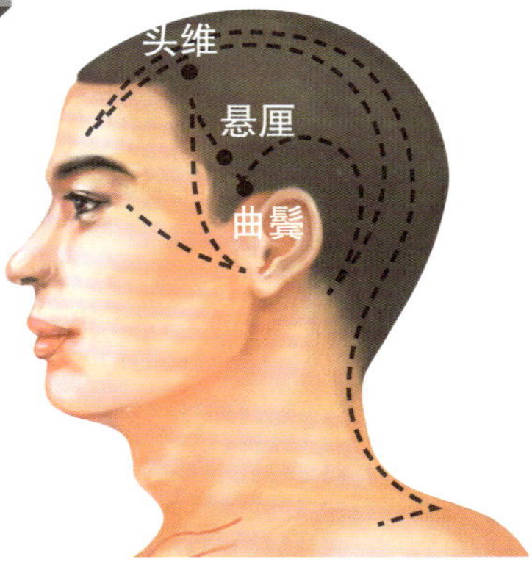

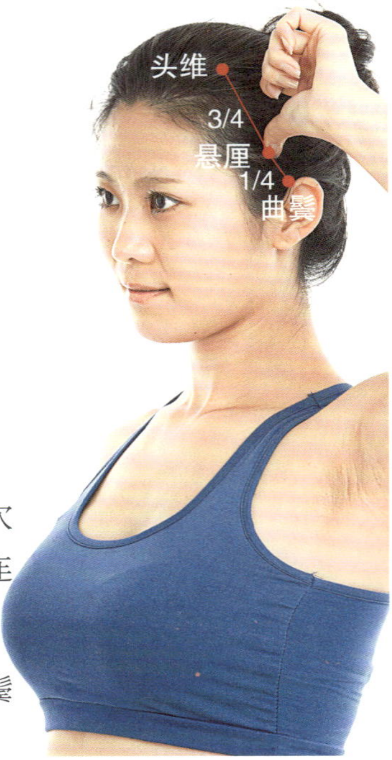

精准定位： 在头部，从头维穴（ST8）至曲鬓穴（GB7）的弧形连线上 3/4 与下 1/4 的交点处。

快速取穴： 先找到头维穴和曲鬓穴，两穴连线，下 1/4 处即是。

曲鬓 GB7

功效

清热止痛 活血通络 化痰开窍

主治

偏头痛 牙痛 口眼歪斜 目赤肿痛 颈项强痛不得回顾 视网膜出血

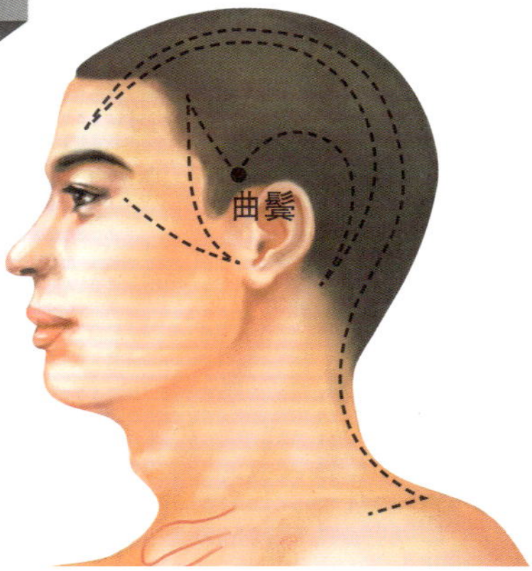

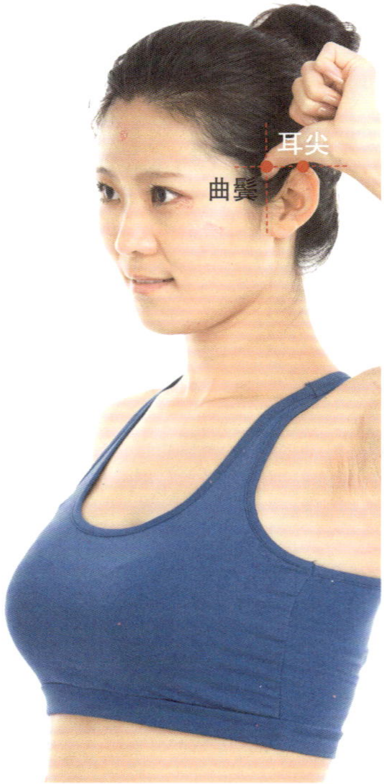

精准定位： 在头部，耳前鬓角发际后缘与耳尖水平线的交点处。

快速取穴： 在耳前鬓角发际后缘作垂直线，与耳尖水平线相交处即是。

率谷 GB8

功效

镇肝息风 活血通络

主治

三叉神经痛 胃寒

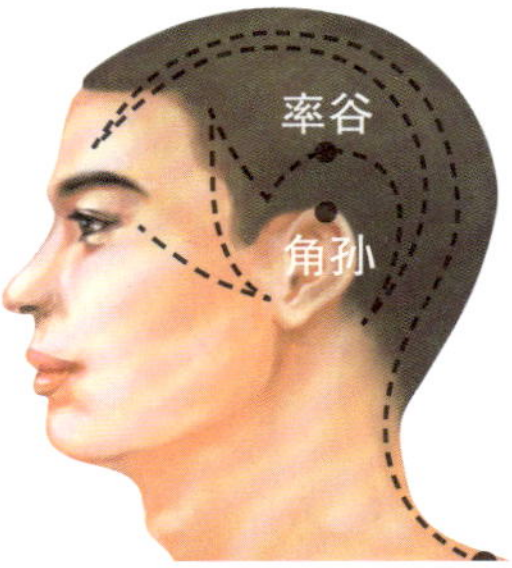

精准定位： 在头部，耳尖直上入发际 1.5 寸。

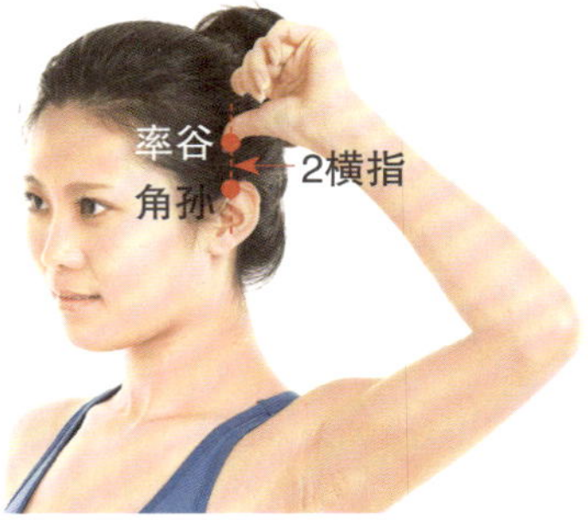

快速取穴： 先找到角孙穴，直上 2 横指处即是。

天冲 GB9

功效

清热消肿 豁痰开窍

主治

头痛 耳鸣 癫痫

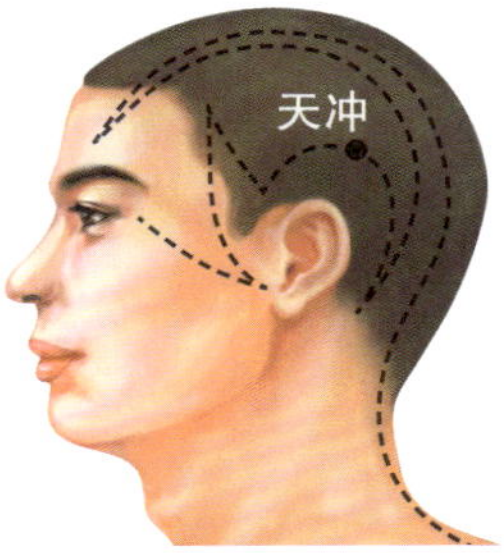

精准定位： 在头部，耳根后缘直上，入发际 2 寸。

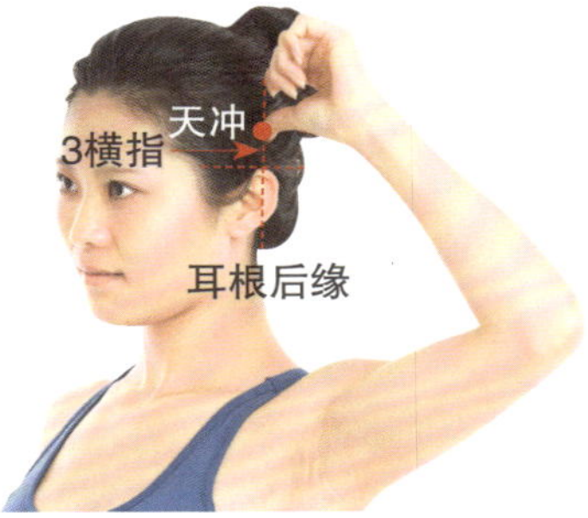

快速取穴： 耳根后缘，直上入发际 3 横指处即是。

浮白 GB10

功效

清肝泻火 理气散结

主治

头痛 颈项强痛
咳逆 耳聋

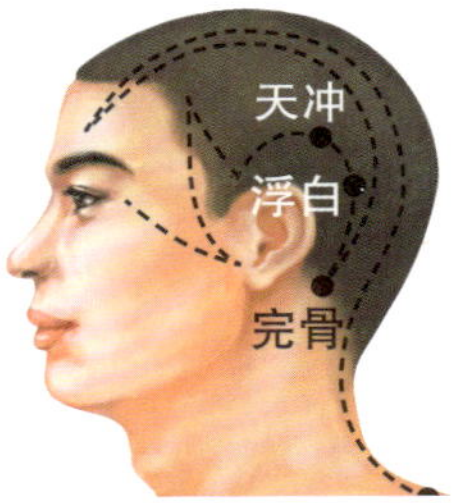

精准定位： 在头部，耳后乳突的后上方，天冲穴（GB9）与完骨穴（GB12）弧形连线上 1/3 与下 2/3 交点处。

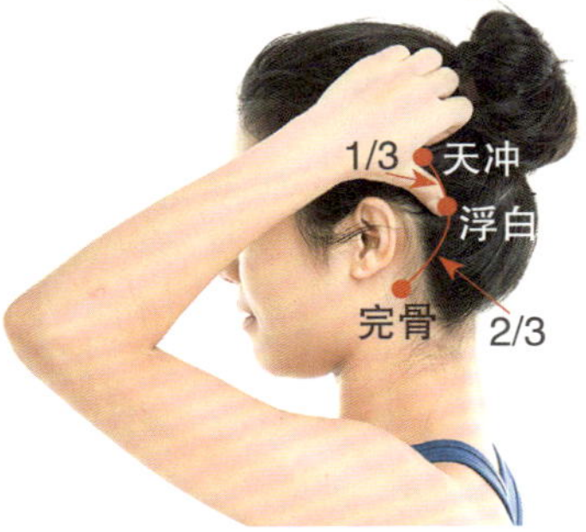

快速取穴： 先找到天冲穴和完骨穴，二者弧形连线上 1/3 处即是。

头窍阴 GB11

功效

清肝泻火 聪耳开窍
通络止痛

主治

头痛 目痛 癫痫
口眼歪斜 耳鸣
耳聋 齿痛 口苦

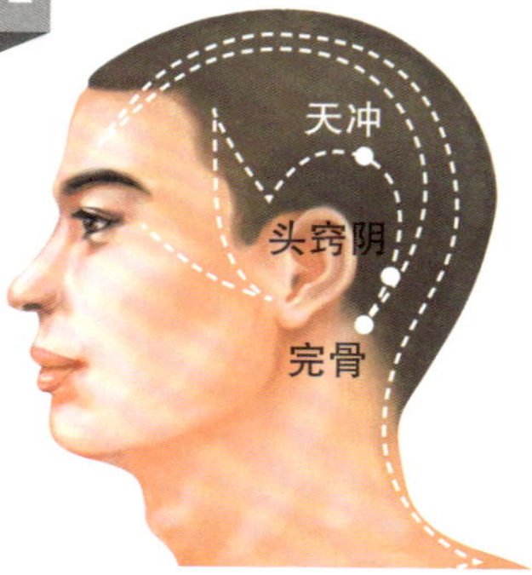

精准定位：在头部，耳后乳突的后上方，天冲穴（GB9）与完骨穴（GB12）弧形连线上 2/3 与下 1/3 交点处。

快速取穴：先找到天冲穴和完骨穴，二者弧形连线，下 1/3 处即是。

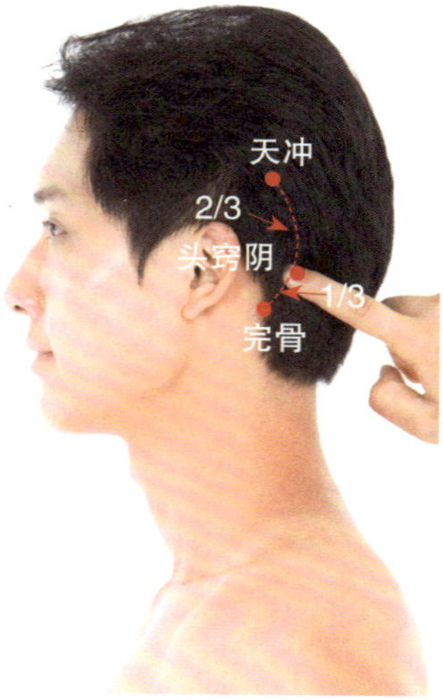

完骨 GB12

功效

祛风通络 祛邪宁神
平肝息风

主治

头痛 耳鸣 耳聋
失眠 失语症
腮腺炎

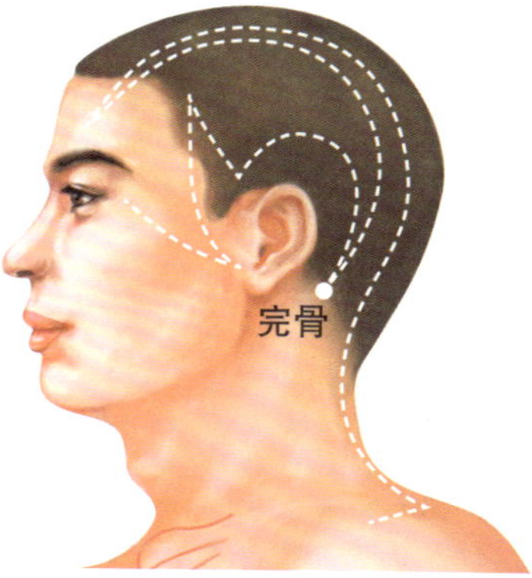

精准定位：在头部，耳后乳突的后下方凹陷中。

快速取穴：耳后下方，可摸到一明显突起，其后下方凹陷处即是。

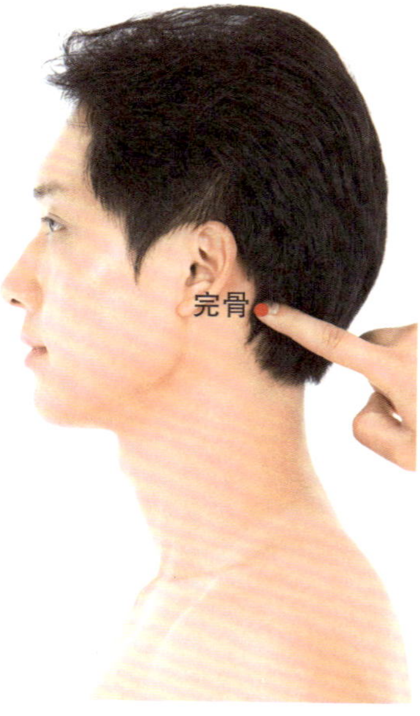

本神 GB13

功效

平肝息风 化痰开窍

主治

头痛 眩晕

癫痫 失眠

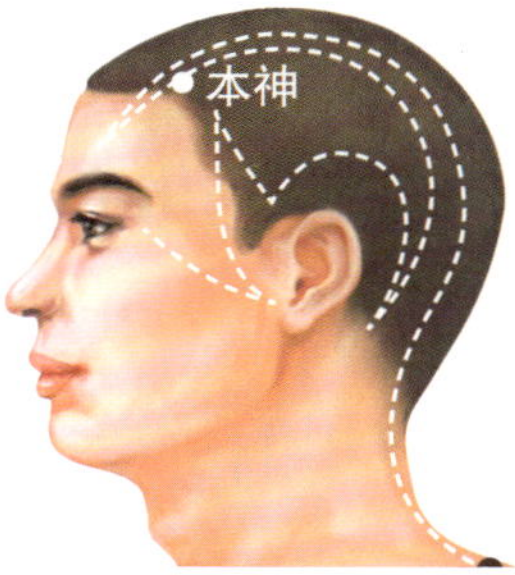

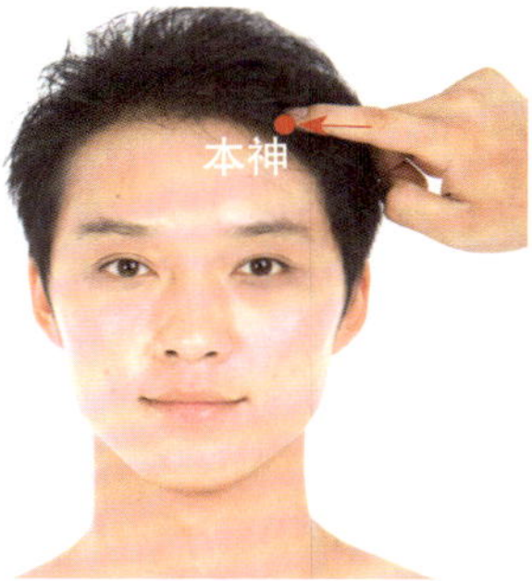

精准定位： 在头部，前发际上0.5寸，头正中线旁开3寸。

快速取穴： 正坐，从外眼角直上入前发际半横指，按压有酸痛感处即是。

阳白 GB14

功效

滋肝补肾 祛风化湿

主治

目赤肿痛 眼睑下垂

口眼歪斜 头痛

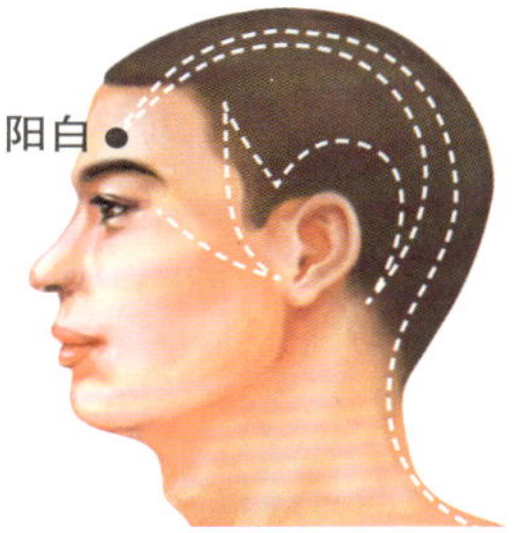

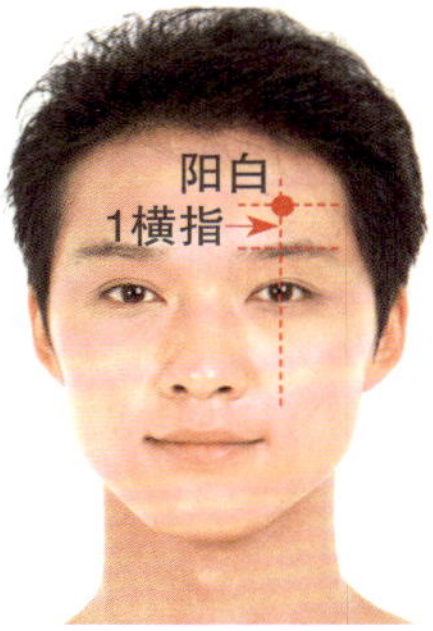

精准定位： 在头部，眉上1寸，瞳孔直上。

快速取穴： 正坐，眼向前平视，自瞳孔直上眉上1横指处即是。

头临泣 GB15

功效

祛风散寒 化湿通络

主治

目赤肿痛 耳鸣

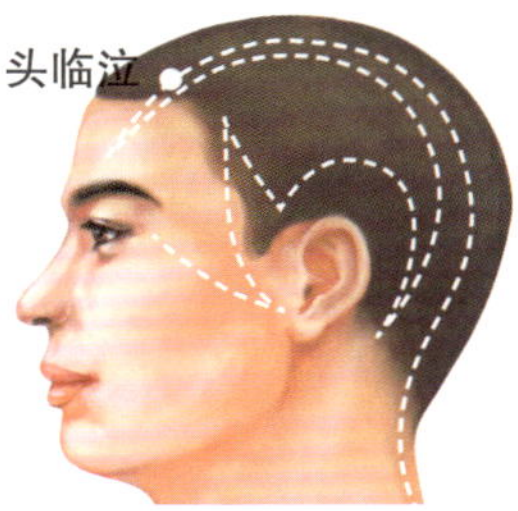

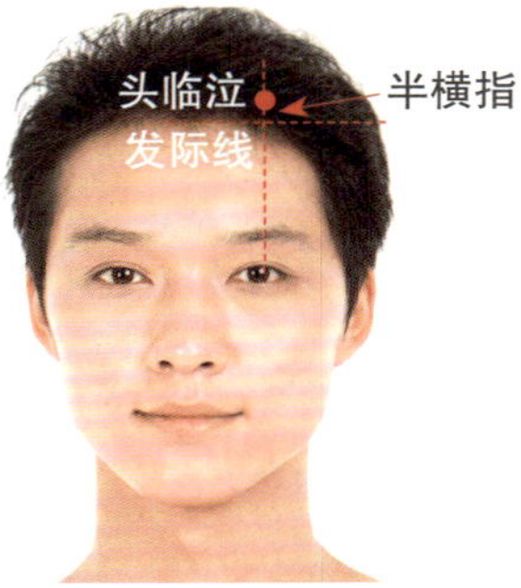

精准定位： 在头部，前发际上0.5寸，瞳孔直上。

快速取穴： 正坐，眼向前平视，自瞳孔直上，入发际半横指处即是。

目窗 GB16

功效

清热消肿 明目开窍
散瘀止痛

主治

头痛 目眩 面目浮肿
近视 小儿惊风

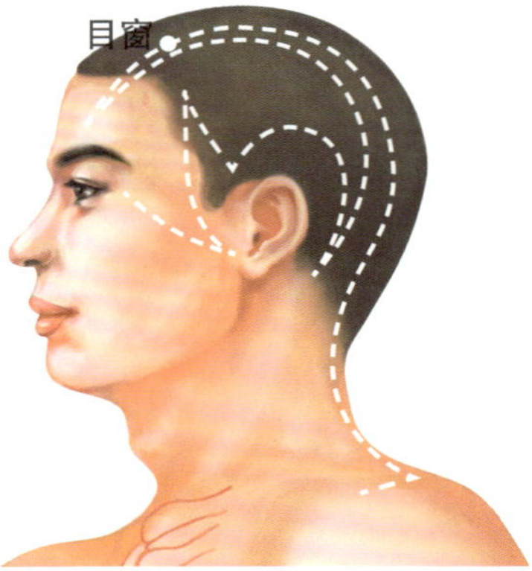

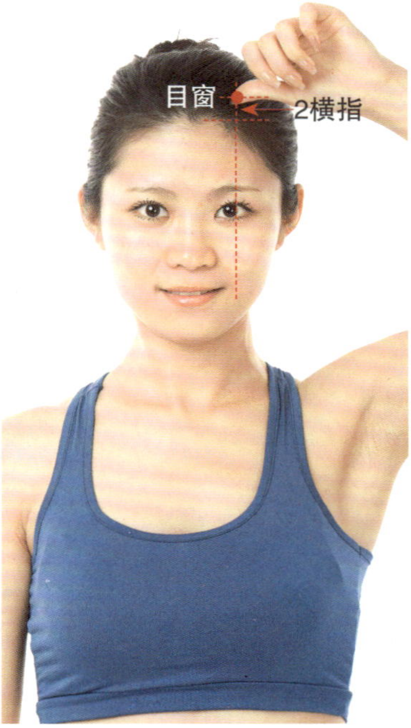

精准定位： 在头部，前发际上1.5寸，瞳孔直上。

快速取穴： 正坐，眼向前平视，自瞳孔直上，入发际2横指处即是。

正营 GB17

功效

平肝潜阳 清热消肿
涤痰通络

主治

头痛 头晕 呕吐
面目浮肿 目赤肿痛
眩晕

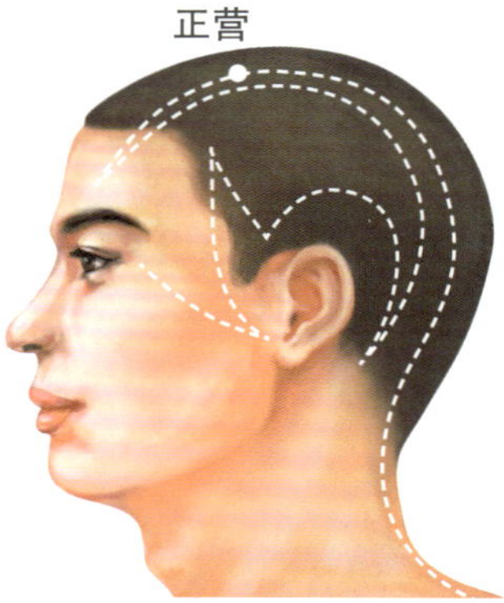

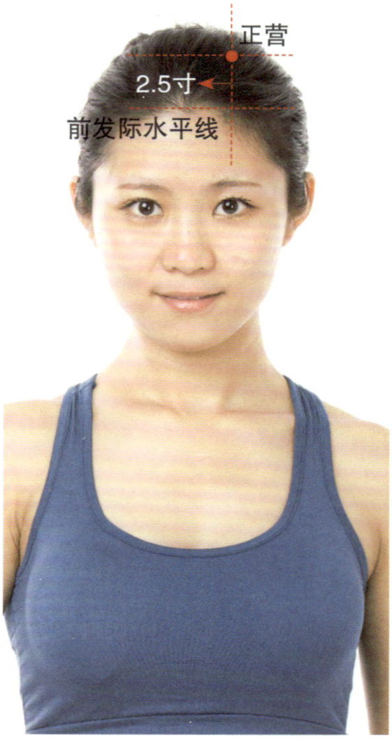

精准定位： 在头部，前发际上2.5寸，瞳孔直上。

快速取穴： 取前发际作一水平线，与瞳孔作一垂直线，两线交点处向上2.5寸即是。

承灵 GB18

功效

平肝潜阳 凉血止血

主治

头痛 眩晕 目痛

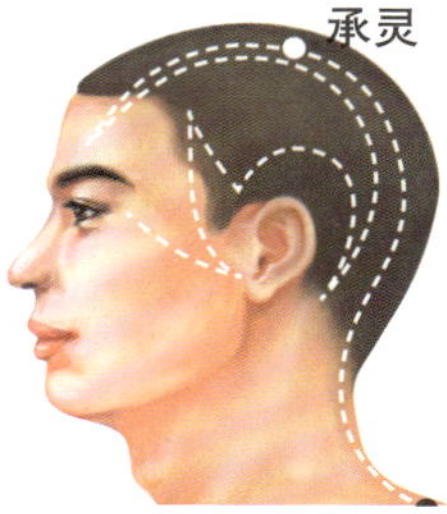

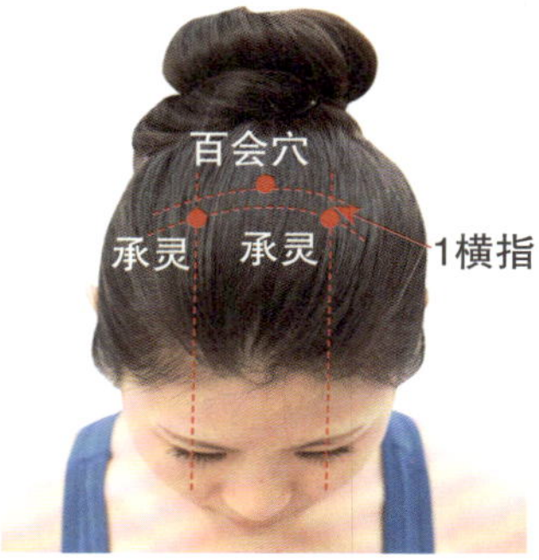

精准定位：在头部，前发际上4寸，瞳孔直上。

快速取穴：百会穴向前1横指作一水平线，再与瞳孔作一垂直线，两条线交点处。

脑空 GB19

功效

平肝息风 醒脑开窍

主治

癫痫 感冒身热

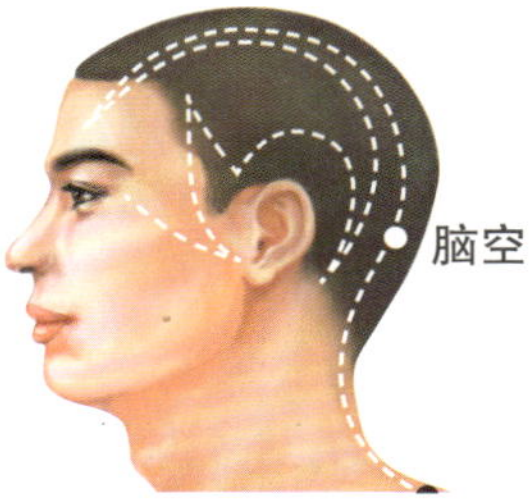

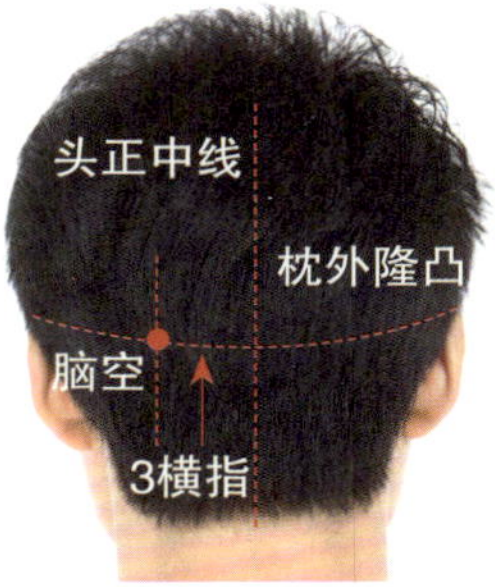

精准定位：在头部，横平枕外隆凸的上缘，风池穴（GB20）直上。

快速取穴：后脑勺摸到隆起的最高骨作水平线，与头正中线交点旁开3横指处。

风池 GB20

功效

平肝潜阳 宣肺通窍

主治

外感发热 颈椎病

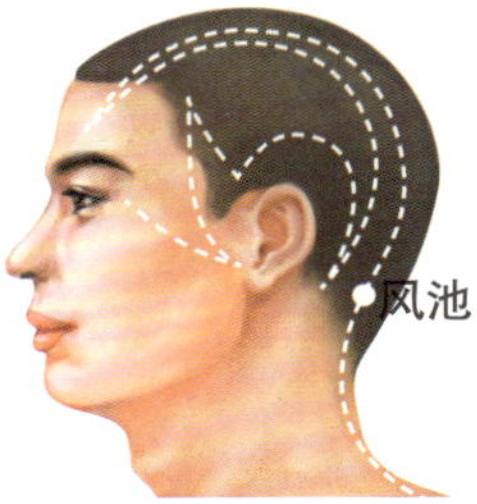

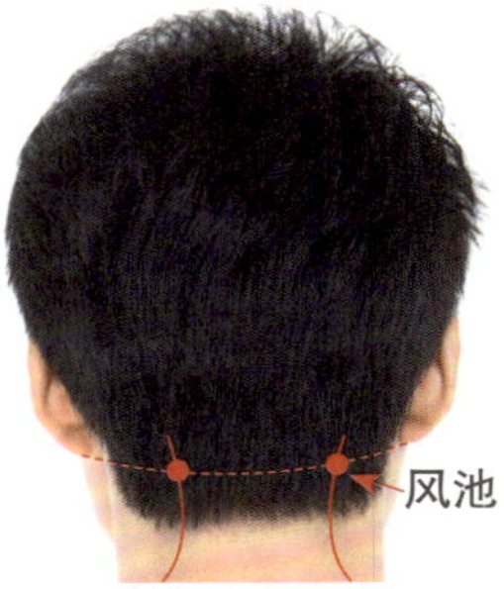

精准定位：在颈后区，枕骨之下，胸锁乳突肌上端与斜方肌上端之间的凹陷中。

快速取穴：正坐，后头骨下两条大筋外缘陷窝中，与耳垂齐平处即是。

肩井 GB21

功效

祛风止痛 清热解毒

主治

更年期综合征

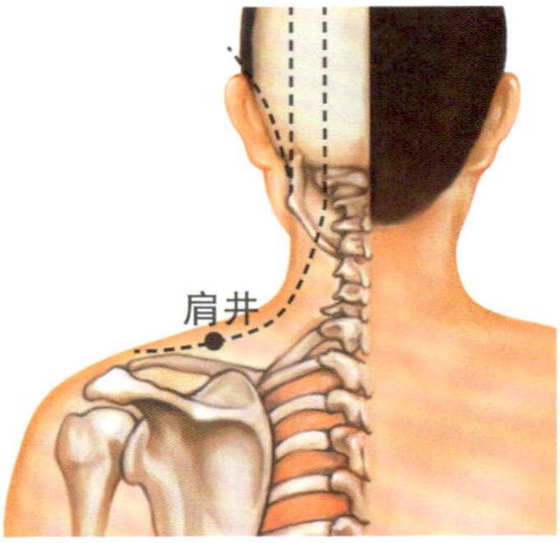

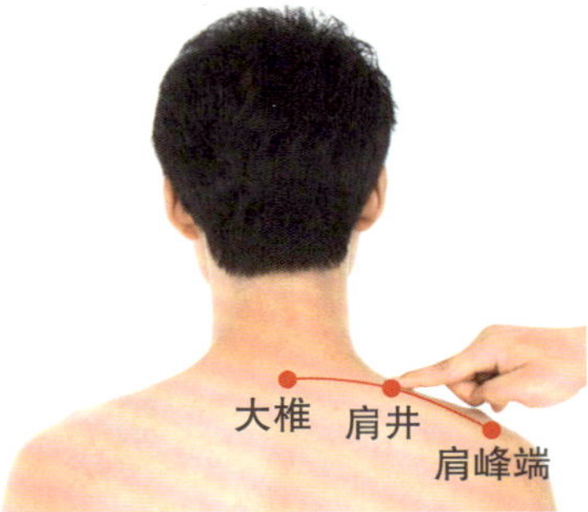

精准定位：在肩胛区，第7颈椎棘突与肩峰最外侧点连线的中点。

快速取穴：先找到大椎穴，再找到锁骨肩峰端，二者连线中点即是。

渊腋 GB22

功效

宽胸理气 消肿止痛

主治

腋下肿 臂痛不举

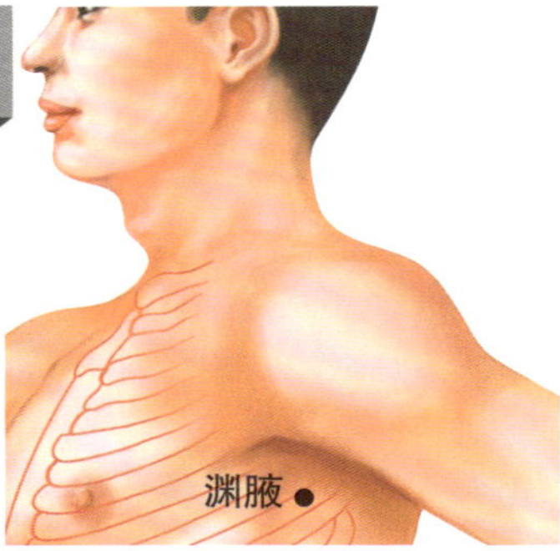

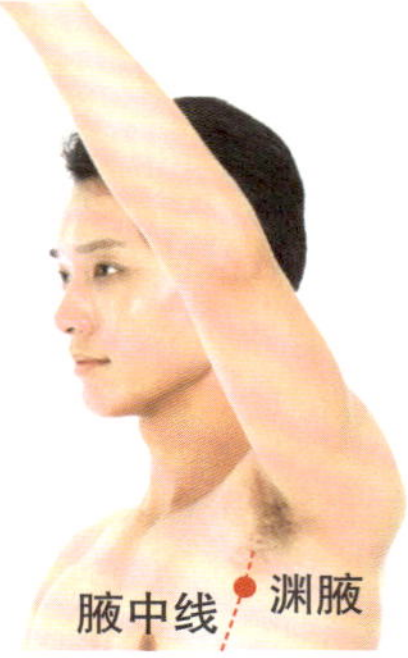

精准定位：在胸外侧区，第4肋间隙中，在腋中线上。

快速取穴：正坐举臂，在腋中线上，第4肋间隙中即是。

辄筋 GB23

功效

理气止痛 宣肺平喘

主治

肩背痛 胁痛

腋肿 咳嗽 气喘

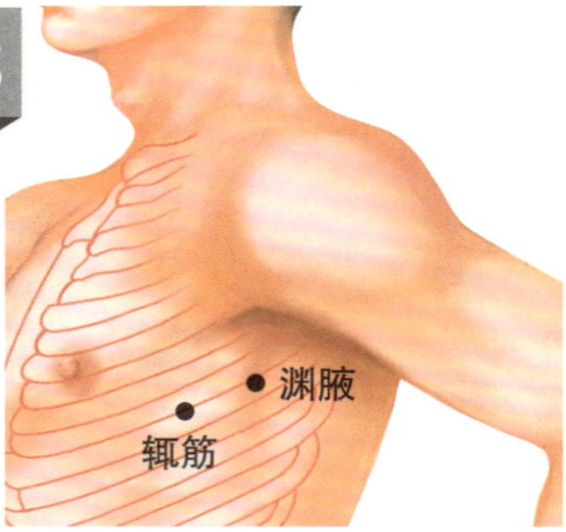

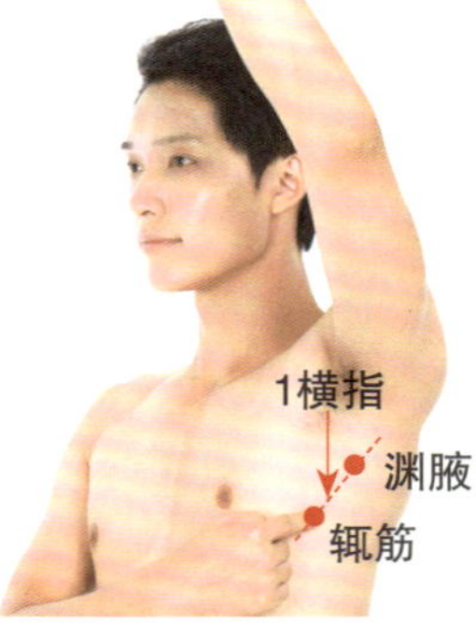

精准定位：在胸外侧区，第4肋间隙中，腋中线前1寸。

快速取穴：正坐举臂，从渊腋穴向前下1横指处即是。

日月 GB24

功效

降逆止呕 疏肝理气

主治

胃十二指肠溃疡
呕吐 呃逆 黄疸

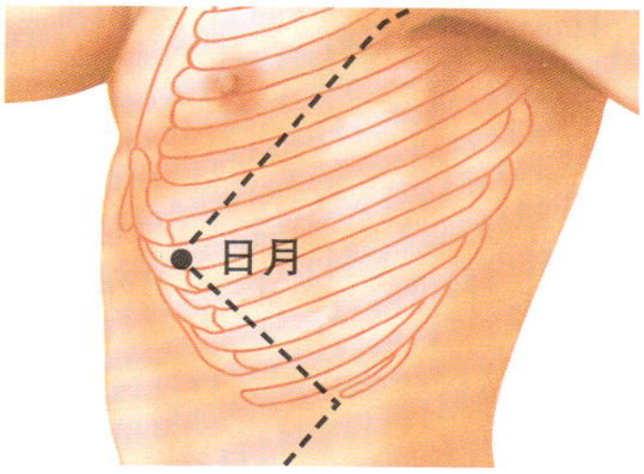

精准定位：在胸部，第 7 肋间隙，前正中线旁开 4 寸。

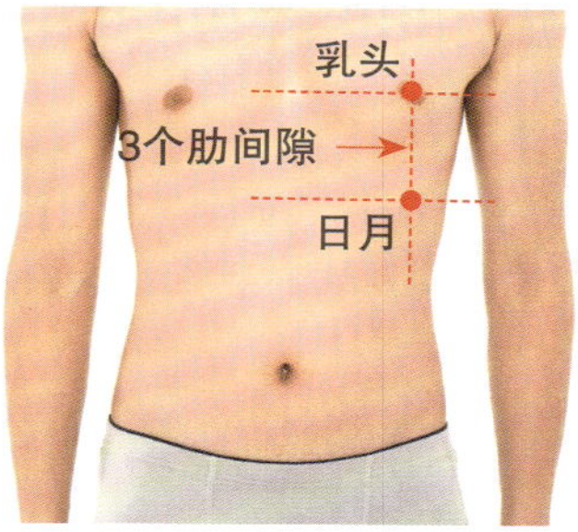

快速取穴：正坐或仰卧，自乳头垂直向下推 3 个肋间隙，按压有酸胀感处即是。

京门 GB25

功效

补脾益肾 利湿退肿

主治

胁肋痛 小便不利

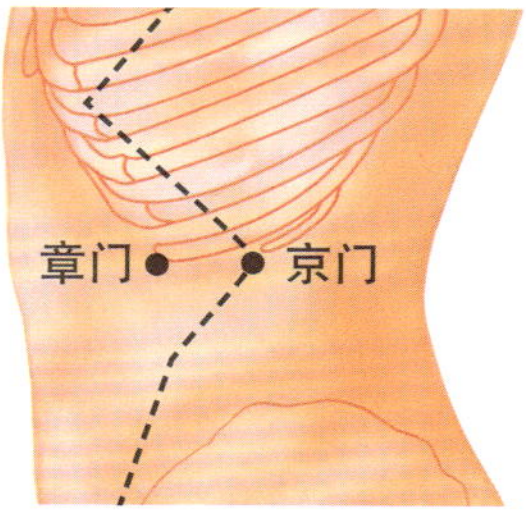

精准定位：在上腹部，第 12 肋骨游离端下际。

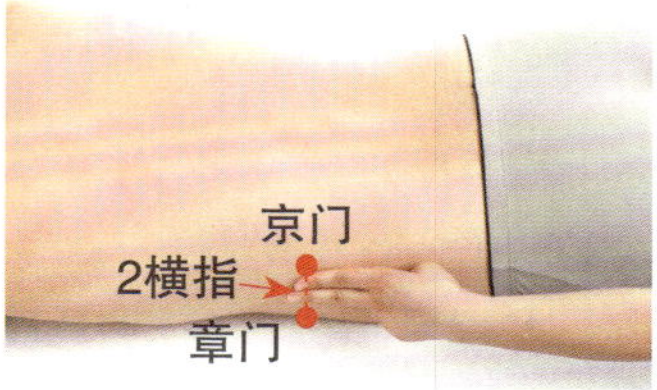

快速取穴：先找到章门穴，其后 2 横指处即是。

带脉 GB26

功效

温经散寒 缓急止痛

主治

子宫脱垂 月经不调
腹痛 盆腔炎

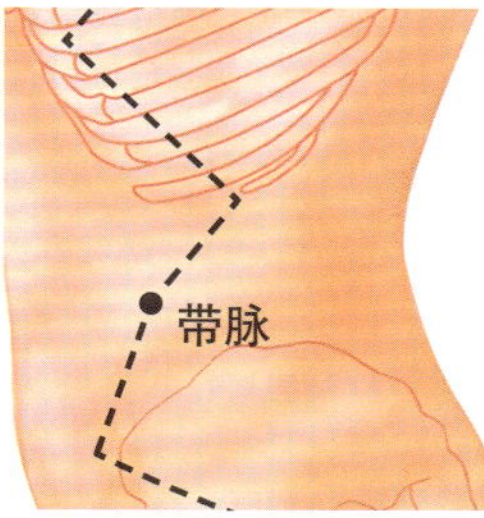

精准定位：在侧腹部，第 11 肋骨游离端垂线与肚脐水平线的交点上。

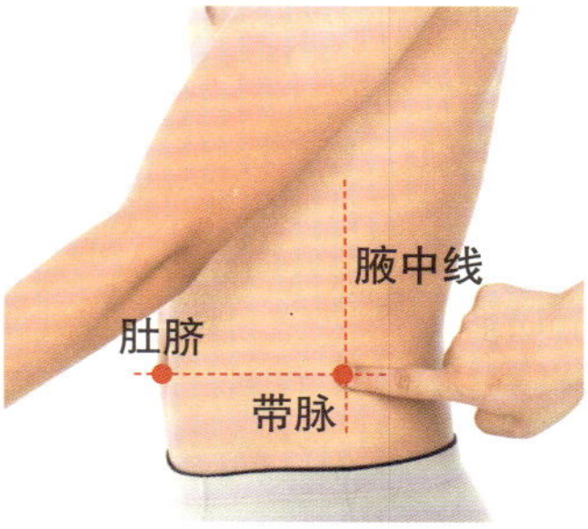

快速取穴：腋中线与肚脐水平线相交处即是。

五枢 GB27

功效

补脾益肾 调经止带

主治

阴道炎 月经不调 睾丸炎

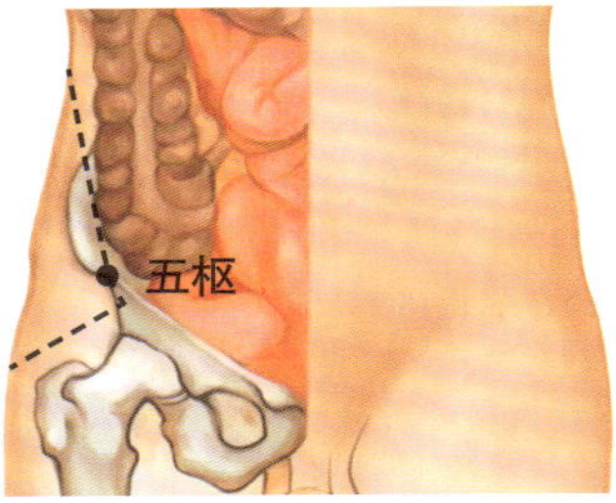

精准定位：在下腹部，横平脐下3寸，髂前上棘内侧。

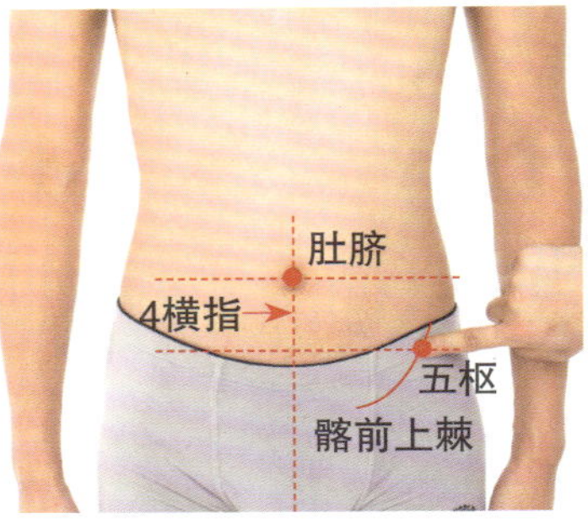

快速取穴：从肚脐向下4横指处作水平线，与髂前上棘相交内侧处即是。

维道 GB28

功效

温经散寒 缓急止痛

主治

赤白带下 肾炎

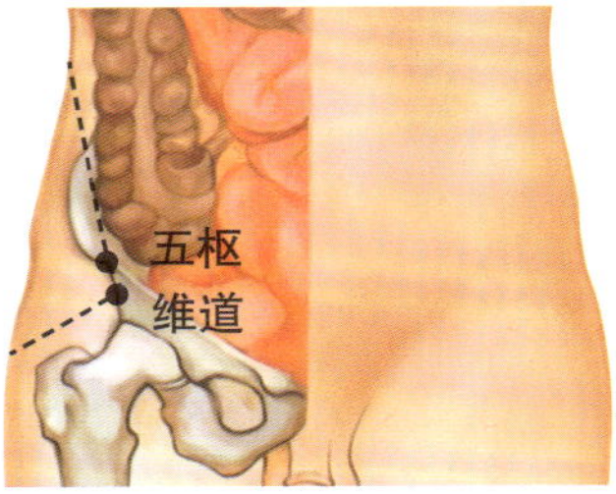

精准定位：在下腹部，髂前上棘内下0.5寸。

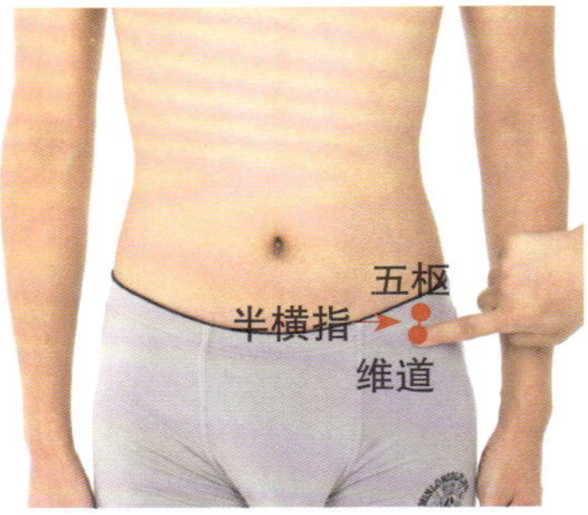

快速取穴：先找到五枢穴，其前下半横指处即是。

居髎 GB29

功效

温经散寒 除湿止痛

主治

腰腿痹痛 疝气 月经不调

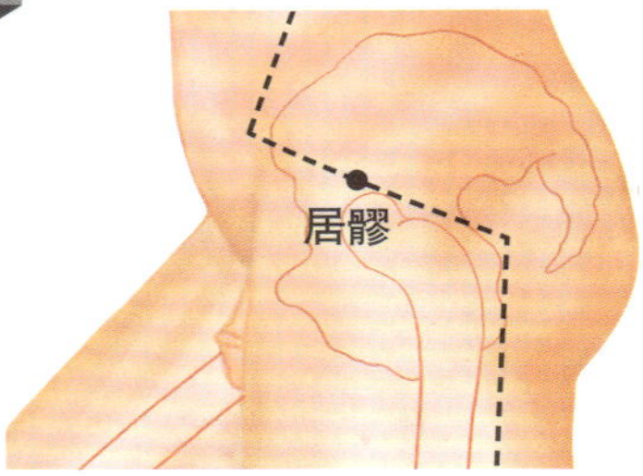

精准定位：在臀区，髂前上棘与股骨大转子最高点连线的中点处。

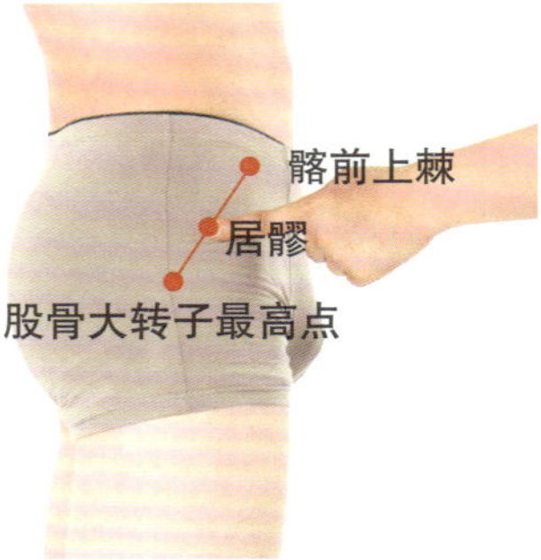

快速取穴：股骨大转子是髋部最高隆起处，髂前上棘与股骨大转子二者连线中点处即是。

环跳 GB30

功效

补益肾气 除湿止痛

主治

腰胯疼痛 腰腿痛

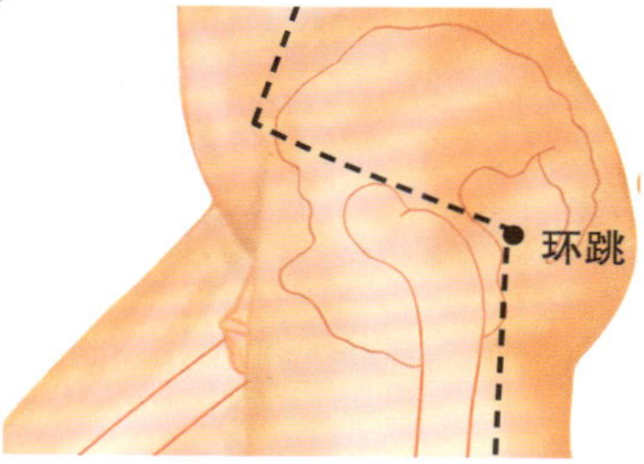

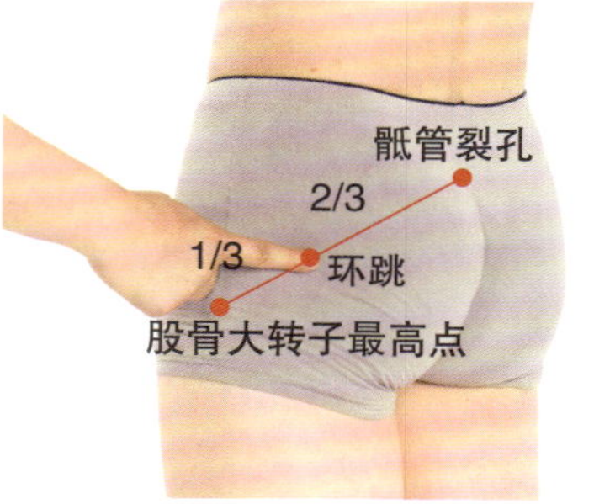

精准定位：在臀区，股骨大转子最高点与骶管裂孔连线上的外 1/3 与内 2/3 交点处。

快速取穴：股骨大转子最高点与骶管裂孔作一直线，下 2/3 处即是。

风市 GB31

功效

祛风散寒 除湿止痛

主治

眩晕 荨麻疹

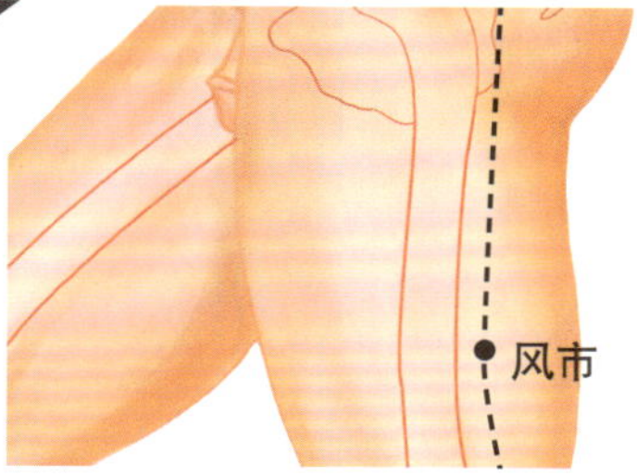

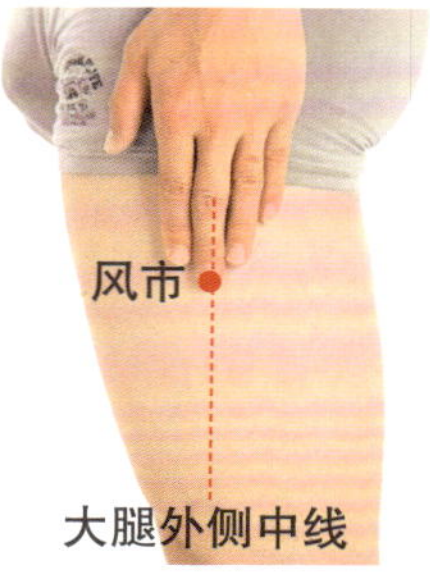

精准定位：在股部，直立垂手，掌心贴于大腿时，中指尖所指凹陷中，髂胫束后缘。

快速取穴：直立垂手指，手掌并拢伸直，中指尖处即是。

中渎 GB32

功效

温经散寒 祛风通络

主治

下肢麻痹痉挛

麻木 半身不遂

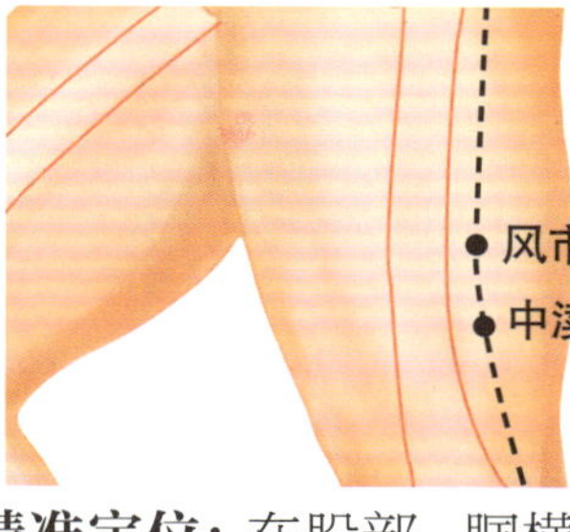

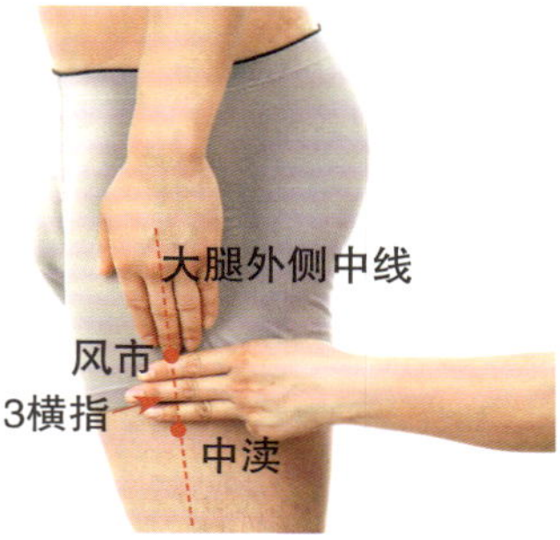

精准定位：在股部，腘横纹上 7 寸，髂胫束后缘。

快速取穴：先找到风市穴，直下 3 横指处即是。

膝阳关 GB33

功效
温经散寒 祛风除湿

主治
膝关节肿痛
坐骨神经痛

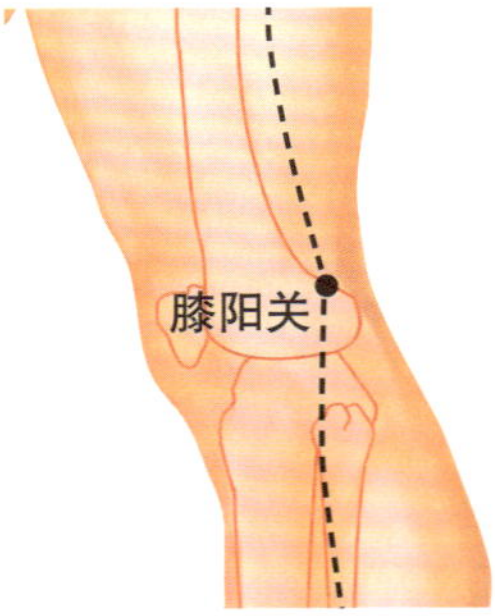

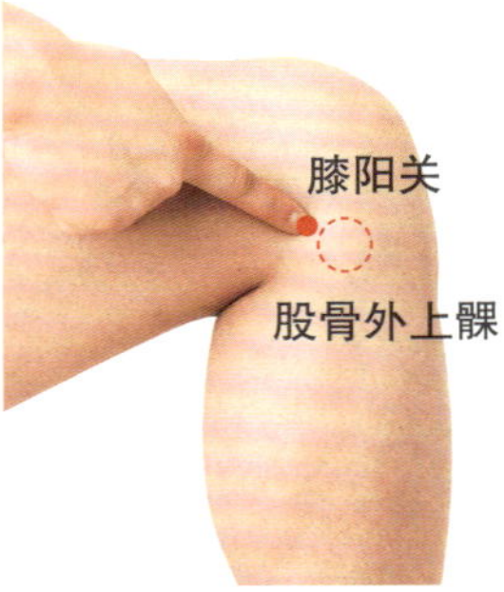

精准定位：在膝部，股骨外上髁后上缘，股二头肌腱与髂胫束之间的凹陷中。

快速取穴：屈膝 90°，膝上外侧有一高骨，其上方有一凹陷处即是。

阳陵泉 GB34

功效
疏肝理气 和胃止呕

主治
黄疸 胆结石
膝关节炎 腿抽筋

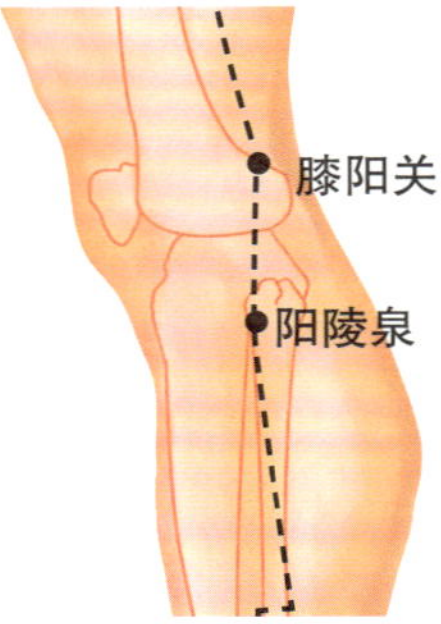

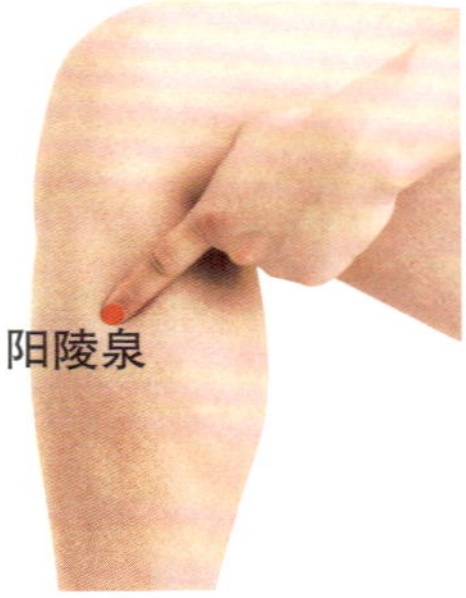

精准定位：在小腿外侧，腓骨头前下方凹陷中。

快速取穴：屈膝 90°，膝关节外下方，腓骨头前下方凹陷处即是。

阳交 GB35

功效
宽胸理气 通经活络

主治
膝痛 面部浮肿
下肢痿痹

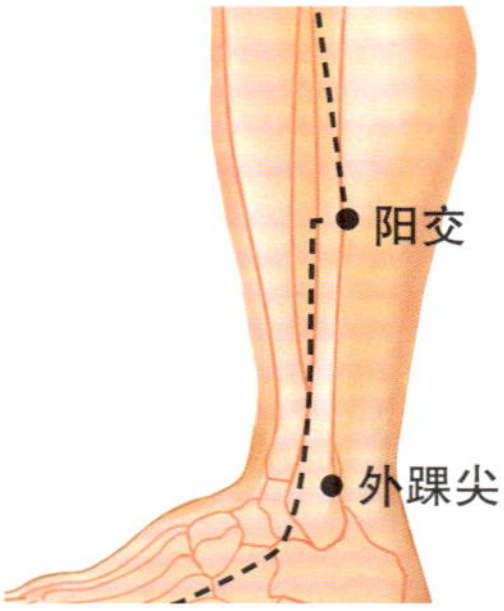

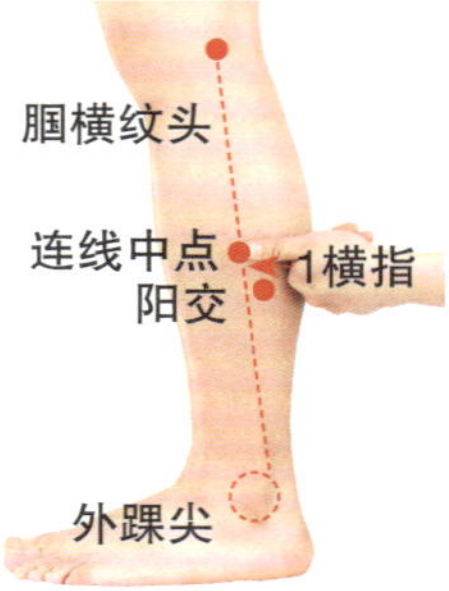

精准定位：在小腿外侧，外踝尖上 7 寸，腓骨后缘。

快速取穴：腘横纹头与外踝尖连线上，中点向下 1 横指，腓骨后缘处即是。

外丘 GB36

功效

祛风通络 疏肝理气

主治

癫痫 颈项痛

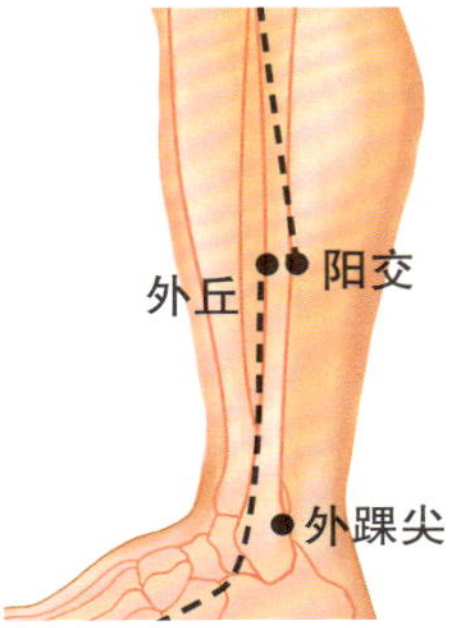

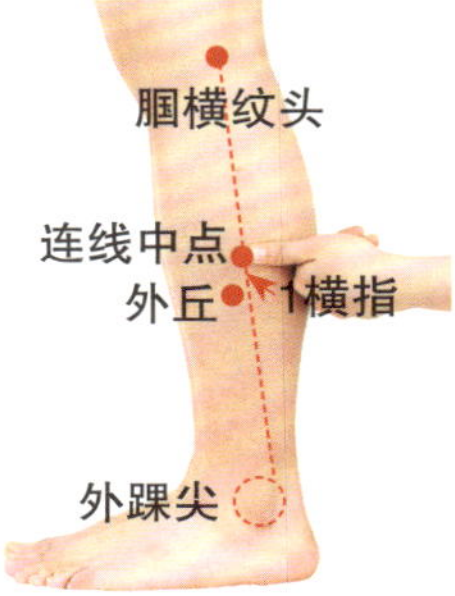

精准定位：在小腿外侧，外踝尖上 7 寸，腓骨前缘。

快速取穴：腘横纹头与外踝尖连线上，中点向下 1 横指，腓骨前缘处即是。

光明 GB37

功效

疏肝补脾 行气止痛

主治

热病汗不出 目痛

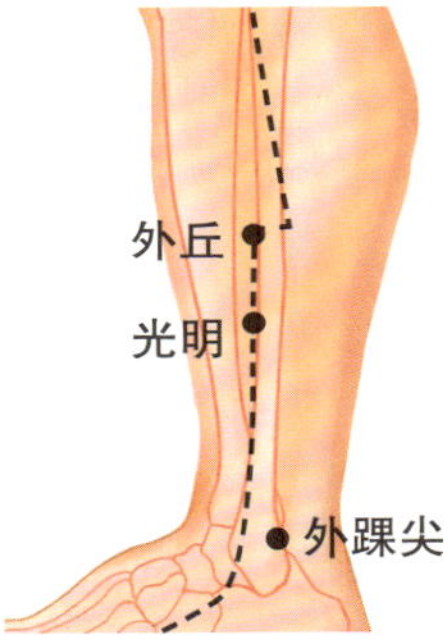

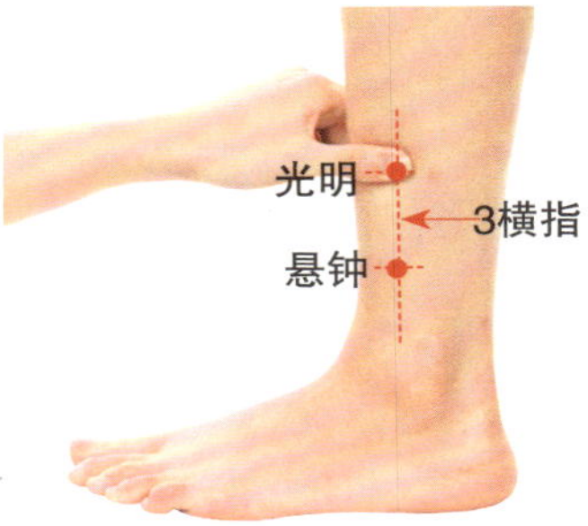

精准定位：在小腿外侧，外踝尖上 5 寸，腓骨前缘。

快速取穴：先找到悬钟，其上 3 横指，腓骨前缘即是。

阳辅 GB38

功效

温经散寒 清热利咽

主治

偏头痛 半身不遂

疟疾 下肢外侧痛

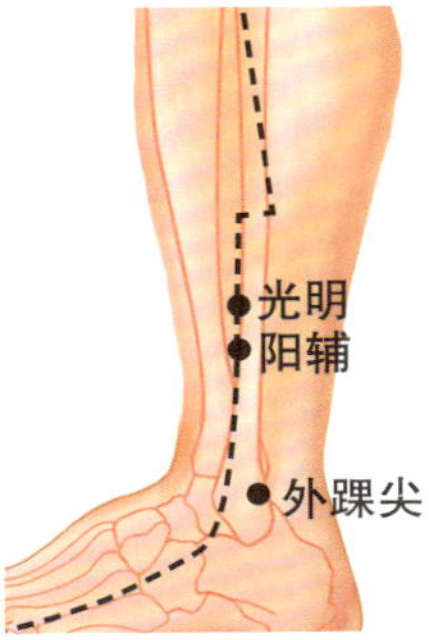

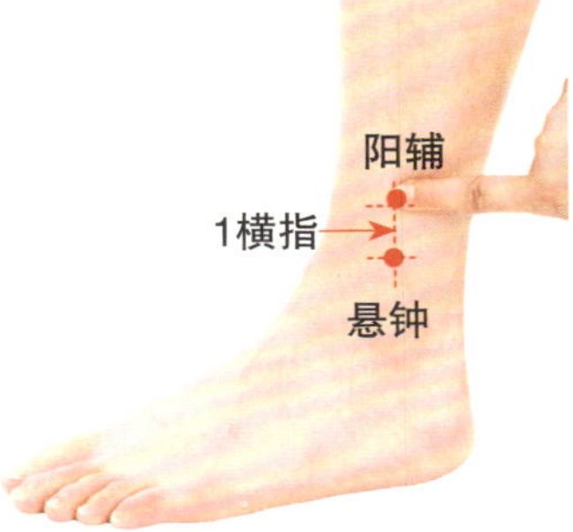

精准定位：在小腿外侧，外踝尖上 4 寸，腓骨前缘。

快速取穴：先找到悬钟，其上 1 横指，腓骨前缘即是。

悬钟 GB39

功效

利咽消肿 化瘀止血

主治

颈项僵硬 半身不遂

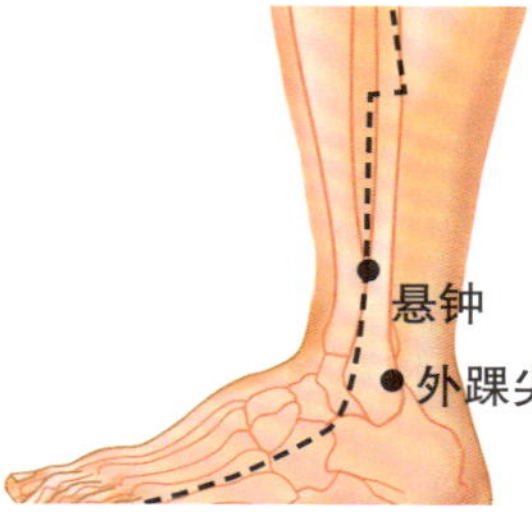

精准定位：在小腿外侧，外踝尖上3寸，腓骨前缘。

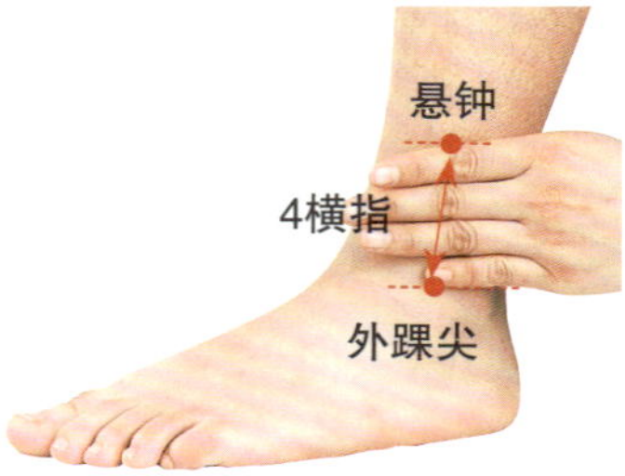

快速取穴：外踝尖直上4横指处，腓骨前缘处即是。

丘墟 GB40

功效

通经活络 疏肝理气

主治

髋关节疼痛 腰胯痛

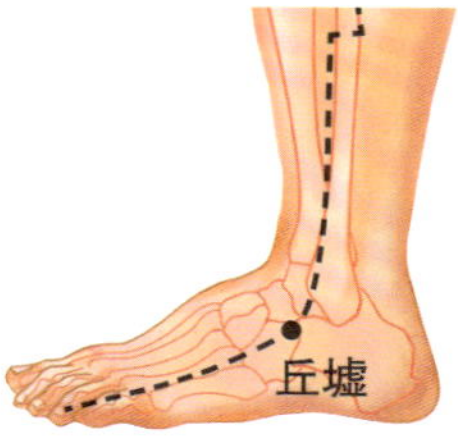

精准定位：在踝区，外踝的前下方，趾长伸肌腱的外侧凹陷中。

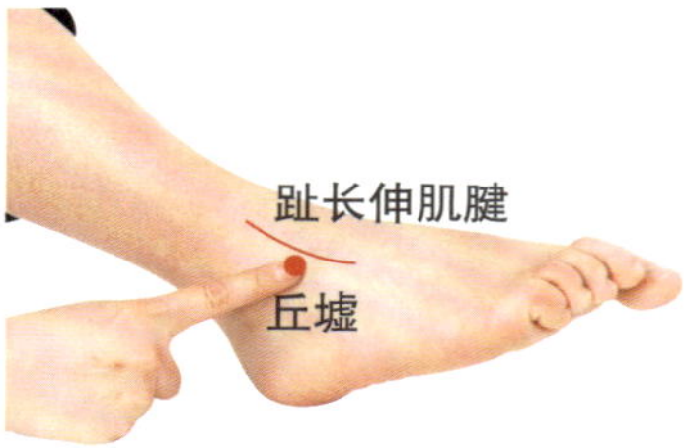

快速取穴：脚掌背伸，足背可见明显趾长伸肌腱，其外侧、足外踝前下方凹陷处。

足临泣 GB41

功效

清热消肿 补脾益肾

主治

头痛 目眩 齿痛

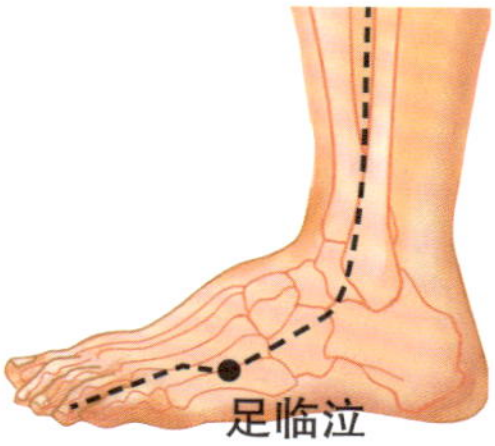

精准定位：在足背，第4、5跖骨底结合部的前方，第5趾长伸肌腱外侧凹陷中。

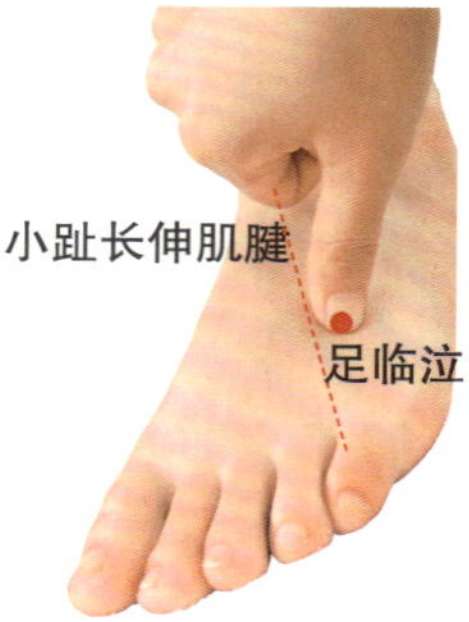

快速取穴：坐位，小趾长伸肌腱外侧凹陷中，按压有酸胀感处即是。

地五会 GB42

功效

清热解毒 疏肝消肿

主治

头痛目眩 目赤肿痛

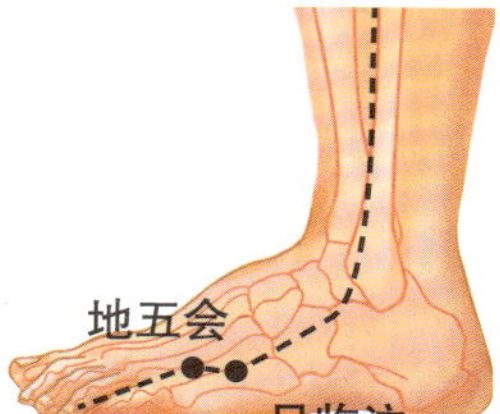

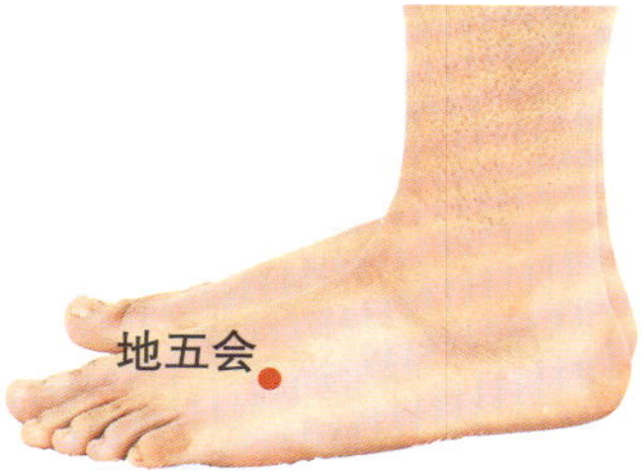

精准定位：在足背，第4、5跖骨间，第4跖趾关节近端凹陷中。

快速取穴：坐位，小趾向上翘起，小趾长伸肌腱内侧缘处即是。

侠溪 GB43

功效

清热消肿 散瘀行气

主治

头痛 目痛 颊肿

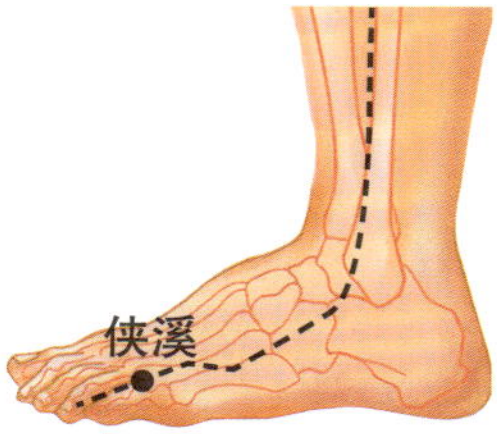

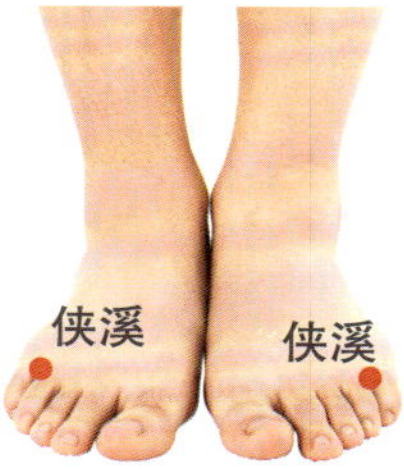

精准定位：在足背，第4、5趾间，趾蹼缘后方赤白肉际处。

快速取穴：坐位，在足背部第4、5两趾之间连接处的缝纹头处即是。

足窍阴 GB44

功效

清热消肿 散瘀行气

主治

头痛 耳聋 目痛

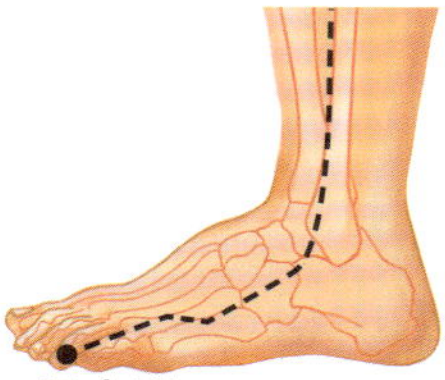

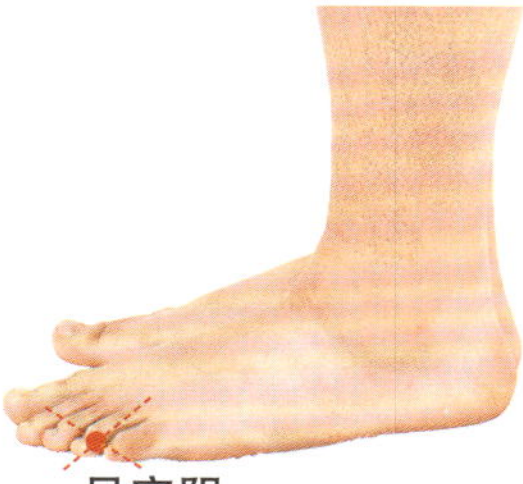

精准定位：在足趾，第4趾末节外侧，趾甲根角侧旁开0.1寸（指寸）。

快速取穴：坐位，第4趾趾甲外侧缘与下缘各作一垂线交点处即是。

第十三章 足厥阴肝经

足厥阴肝经在足大趾甲后与足少阳胆经衔接，联系的脏腑器官肺、胃、肾、眼、咽喉，属肝，络胆，在肺中与手太阴肺经相接。肝和人的情绪紧密相连，肝经出现问题，人的情绪就会烦躁、低落。

肝经上潜伏的疾病

肝经和肝、胆、胃、肺、眼、咽喉都有联系，肝经有病就会出现以下问题。

经络症：口苦口干、眼干、胸胁胀痛，以及经脉所过部位的疾病。

脏腑症：情志抑郁、脂肪肝、月经不调、乳腺增生、子宫肌瘤、前列腺肥大、疝气等。

亢进热证时症状：头痛、腰痛、小便困难、易怒、兴奋易冲动。

衰弱寒证时症状：眩晕、性冷淡、大腿与骨盆疼痛、下肢无力、易倦、视力模糊、易惊恐。

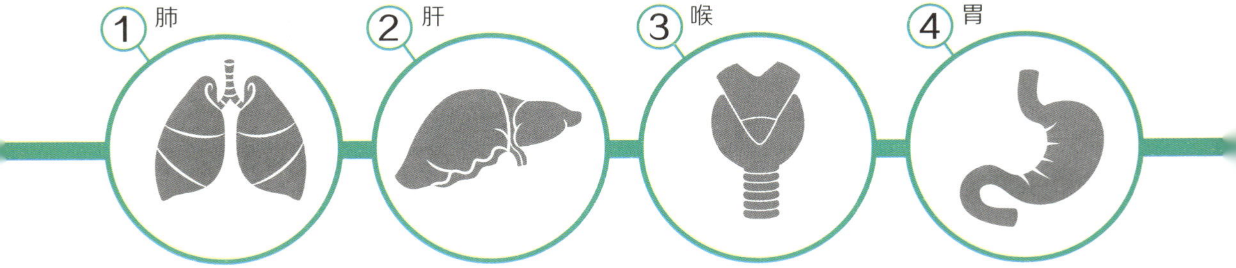

经穴歌诀

足厥阴经十四穴，首穴大敦末期门，前阴生殖肠胆病，
气血五脏治最灵，大敦大趾外甲角，行间两趾缝中讨，
太冲关节后凹陷，中封踝前腱内间，蠡沟胫中踝上五，
中都踝上七寸呼，膝关阴陵后一寸，曲泉股骨内髁后，
阴包肌间膝上四，五里气下三寸司，阴廉气下二寸中，
急脉二五动脉动，章门十一肋下端，期门乳下二肋全。

保养禁忌

熬夜对肝经的伤害很大，丑时前未能入睡者，多面色青灰、情志怠慢而躁、易生肝病、脸色晦暗、易长斑。

丑时（01:00~03:00）

经脉气血循行流注至**肝经**，此时保持**熟睡状态**是对肝最好的关怀。

5 保养肝经的最佳方法

- 不必在丑时刺激肝经上的穴位，夜晚应静卧休息。
- 心情不畅时，用点揉的方法刺激期门穴和胆经的日月穴，可保养肝经。
- 中医认为“肝藏血”“人卧则血归于肝”，如果丑时不能入睡，肝脏还在输出能量支持人的思维和行动，就无法完成新陈代谢。

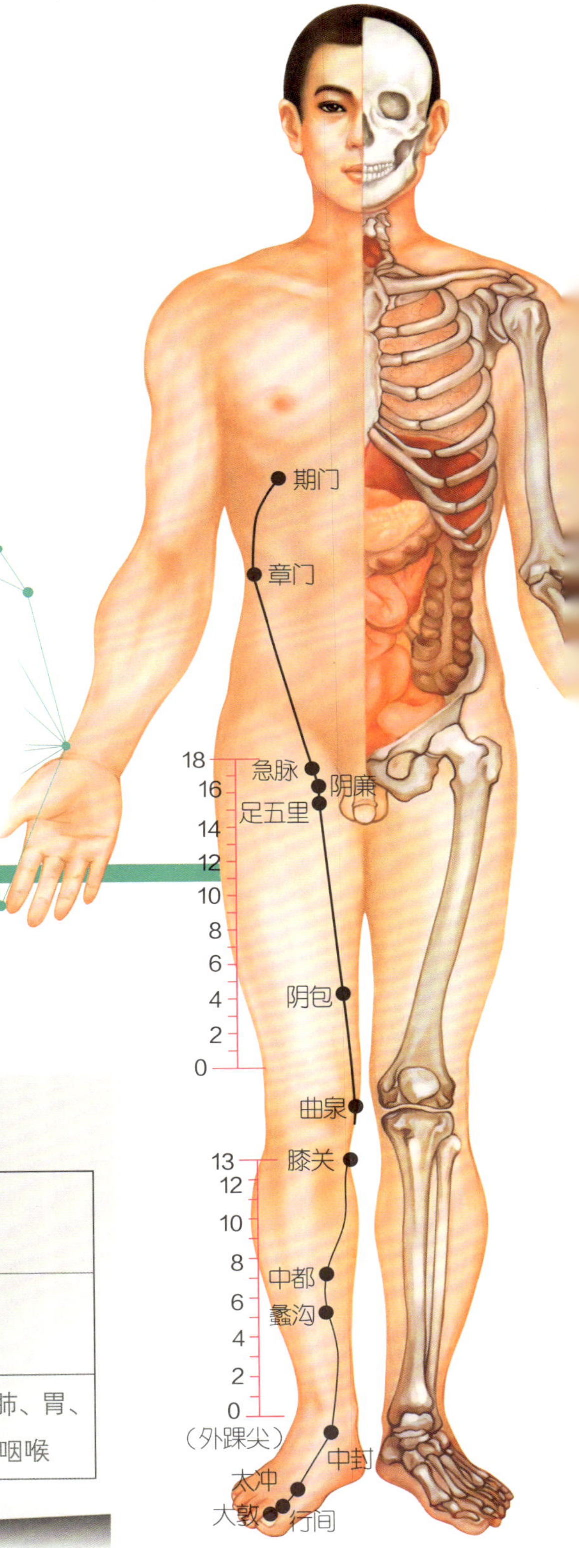

足厥阴肝经速记

穴位	一侧 14 个，左右共 28 个	首穴	大敦
下肢	一侧 12 个，左右共 24 个	末穴	期门
胸腹	一侧 2 个，左右共 4 个	联系脏腑	肝、胆、肺、胃、肾、眼、咽喉

大敦 LR1

功效

疏肝理气 温经散寒
调经止淋

主治

闭经 子宫脱垂
月经不调 崩漏
遗尿 睾丸炎

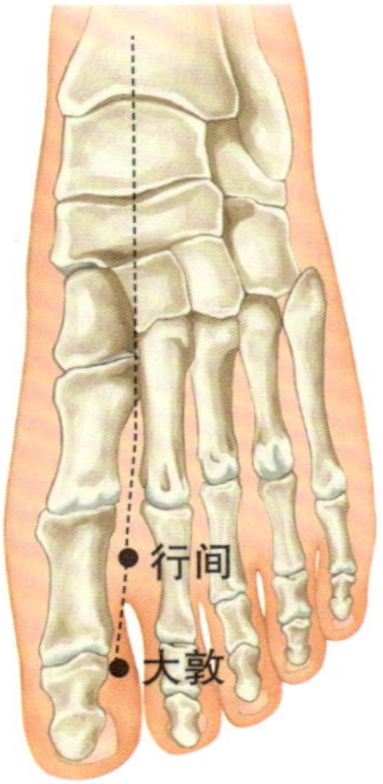

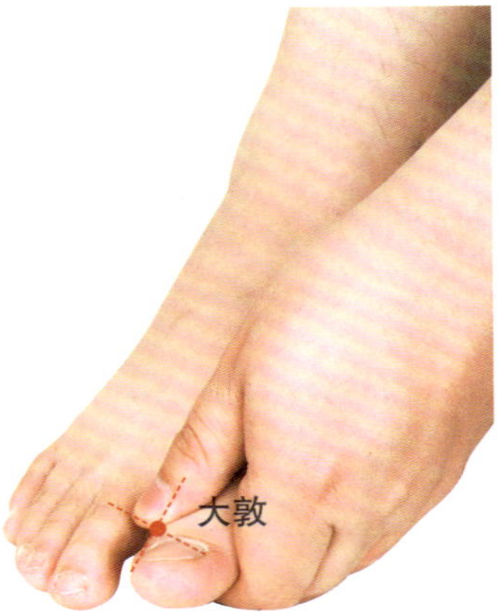

精准定位：在足趾，大趾末节外侧，趾甲根角侧旁开0.1寸(指寸)。

快速取穴：坐位，大趾趾甲外侧缘与下缘各作一垂线，交点处即是。

行间 LR2

功效

温经散寒 清热消肿
缓急止痛

主治

头痛 眩晕 耳鸣
失眠 阳痿 痛经
月经过多 高血压

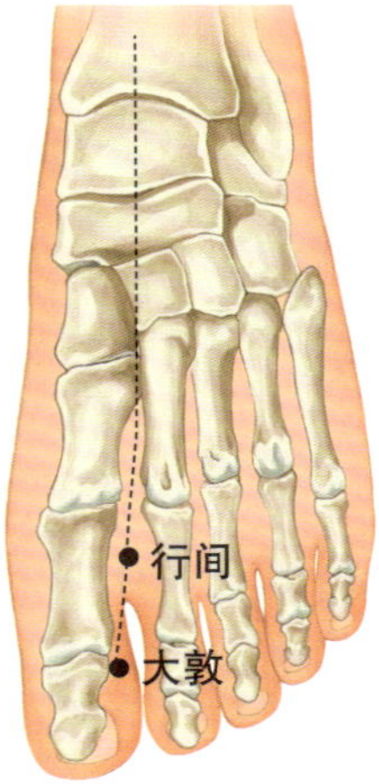

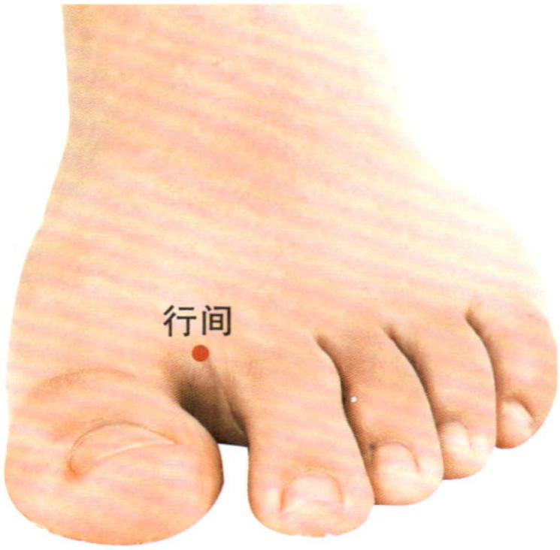

精准定位：在足背，第1、2趾间，趾蹼缘后方赤白肉际处。

快速取穴：坐位，在足背部第1、2趾之间连接处的缝纹头处即是。

太冲 LR3

功效

疏肝理气 清热消肿

主治

头痛 眩晕 呕吐
月经不调 疝气

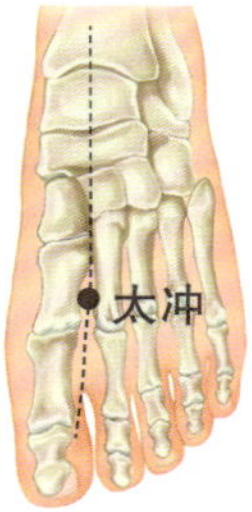

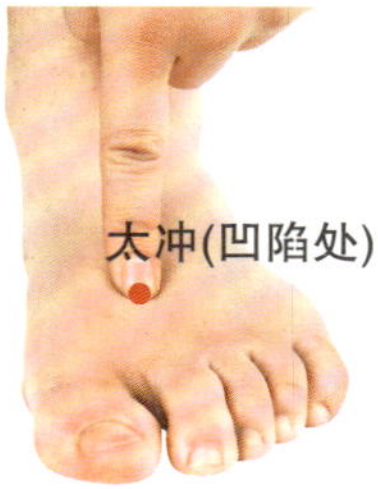

精准定位：在足背，第1、2跖骨间，跖骨底结合部前方凹陷中，或触及动脉搏动。

快速取穴：足背，沿第1、2趾间横纹向足背上推，可感有一凹陷处即是。

中封 LR4

功效

温经散寒 缓急止痛

主治

内踝肿痛 腰足冷痛
疝气 遗精 肝炎

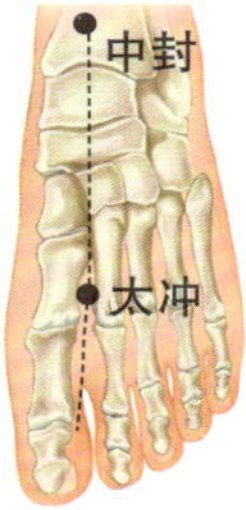

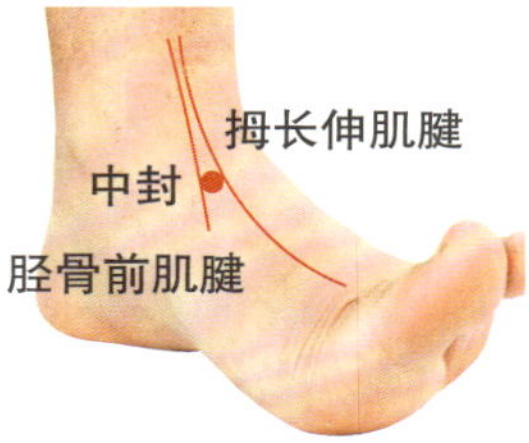

精准定位：在踝区，内踝前，胫骨前肌肌腱的内侧缘凹陷中。

快速取穴：坐位，大脚趾上翘，足背内侧可见两条大筋，二者之间的凹陷处即是。

蠡沟 LR5

功效

温肾助阳 温经散寒

主治

疝气 月经不调
子宫内膜炎

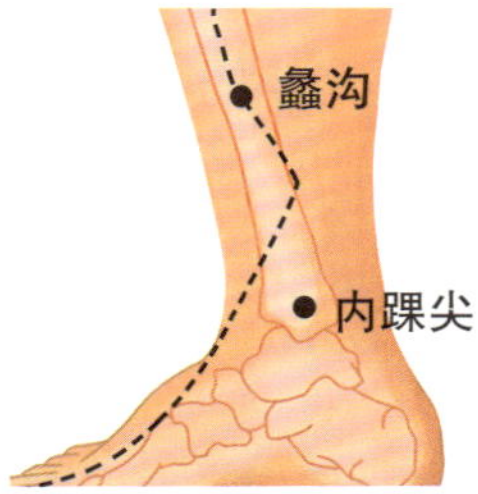

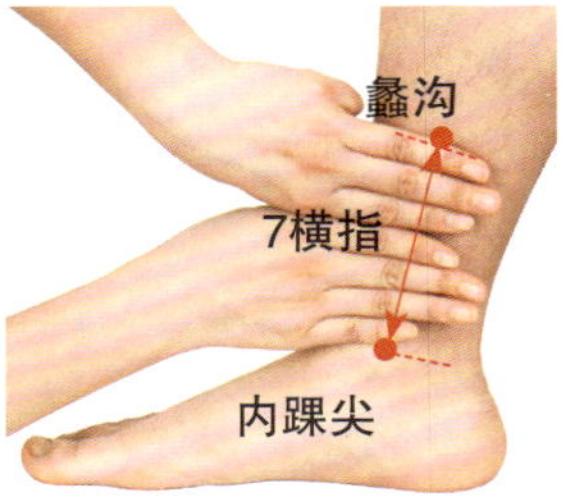

精准定位：在小腿内侧，内踝尖上5寸，胫骨内侧面的中央。

快速取穴：坐位，内踝尖垂直向上7横指，胫骨内侧凹陷处即是。

中都 LR6

功效

温经散寒 缓急止痛
补益脾肾

主治

疝气 痢疾 小腹痛
遗精 崩漏
恶露不尽

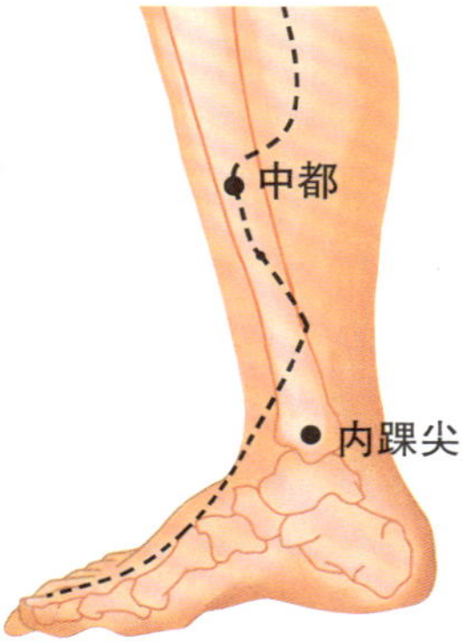

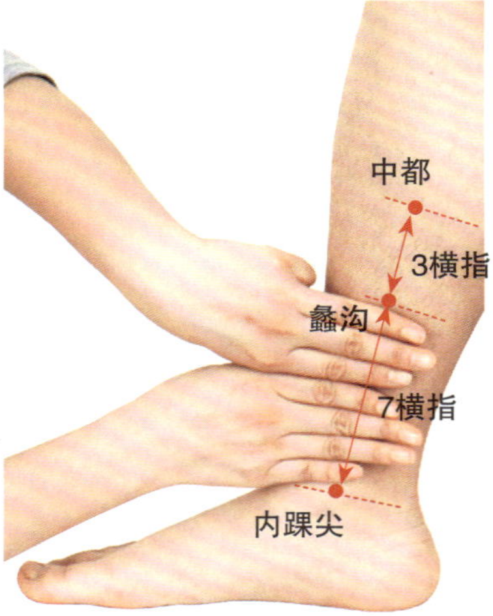

精准定位：在小腿内侧，内踝尖上7寸，胫骨内侧面的中央。

快速取穴：先找到蠡沟穴，再向上3横指处即是。

膝关 LR7

功效

温经散寒 祛风通络
除湿止痛

主治

膝关节肿痛 关节炎
痛风

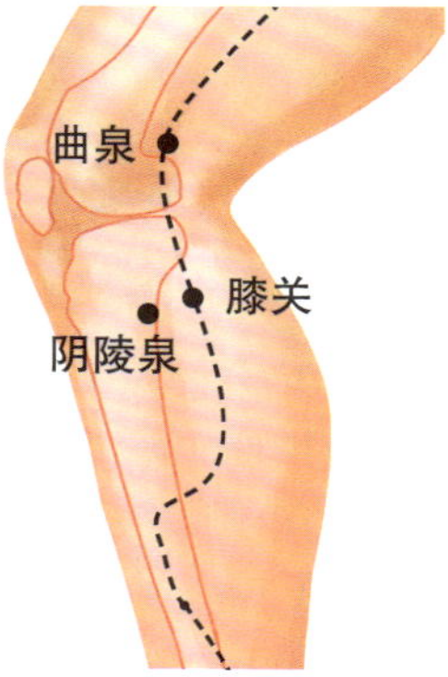

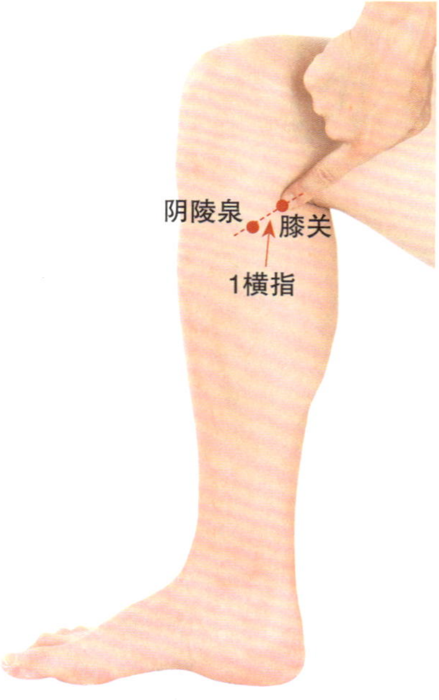

精准定位：在膝部，胫骨内侧髁的下方，阴陵泉穴（SP9）后1寸。

快速取穴：先找到阴陵泉穴，向后1横指，可触及一凹陷处即是。

曲泉 LR8

功效

滋精固涩 理气止痛

主治

月经不调 子宫脱垂
遗精 阳痿 小便不利

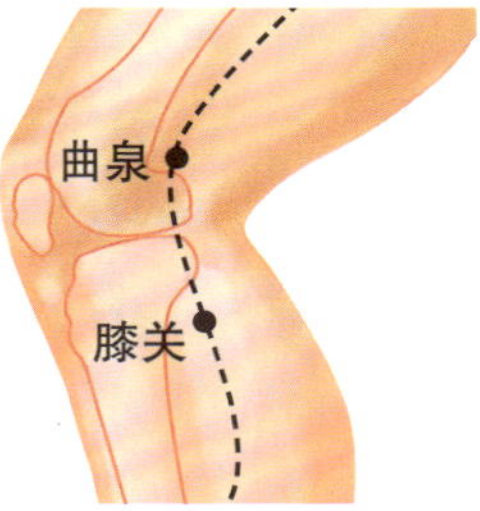

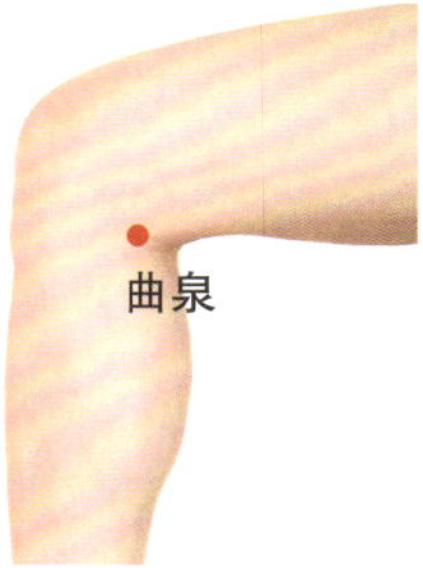

精准定位：在膝部，腘横纹内侧端，半腱肌肌腱内缘凹陷中。

快速取穴：膝内侧，屈膝时可见膝关节内侧面横纹端，其横纹头凹陷处即是。

阴包 LR9

功效

调补肝肾 补益肾气

主治

腹痛 小便不利
遗尿 月经不调

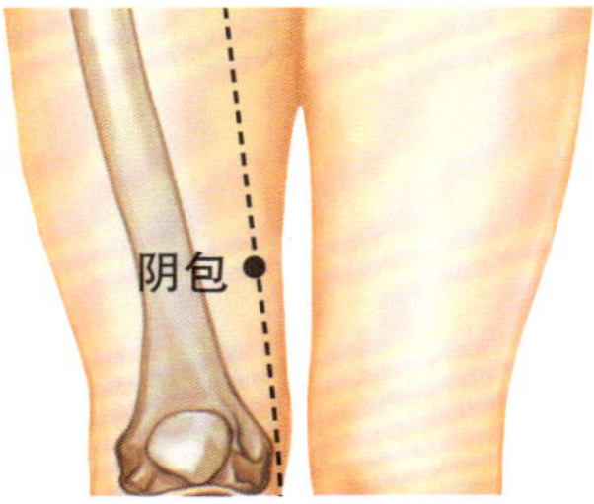

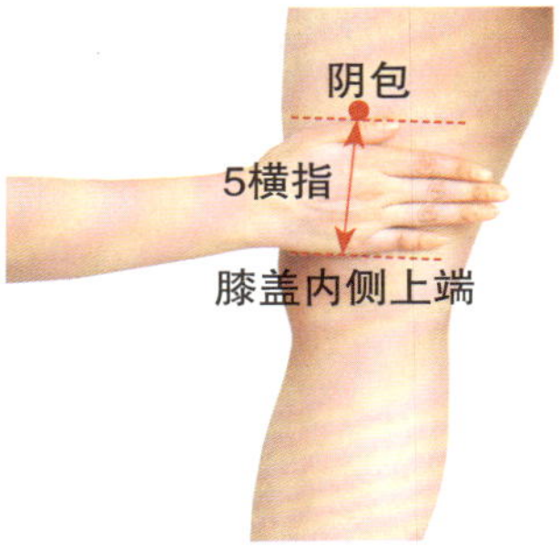

精准定位：在股前区，髌底上 4 寸，股薄肌与缝匠肌之间。

快速取穴：大腿内侧，膝盖内侧上端，直上 5 横指处即是。

足五里 LR10

功效

补益肾气 固摄胞宫

主治

腹胀 小便不利
阴囊湿痒

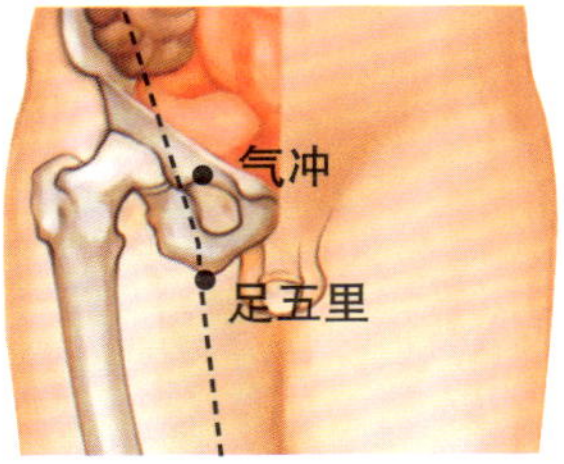

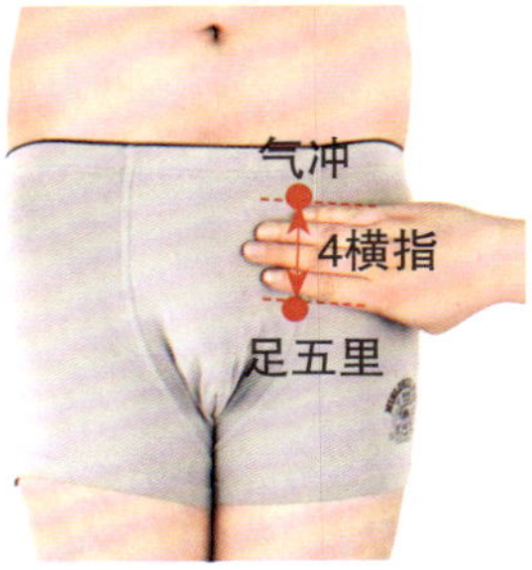

精准定位：在股前区，气冲穴（ST30）直下 3 寸，动脉搏动处。

快速取穴：先取气冲穴，直下 4 横指处即是。

阴廉 LR11

功效

和血调经 温经散寒
理气止痛

主治

月经不调 赤白带下
小腹疼痛 下肢挛急

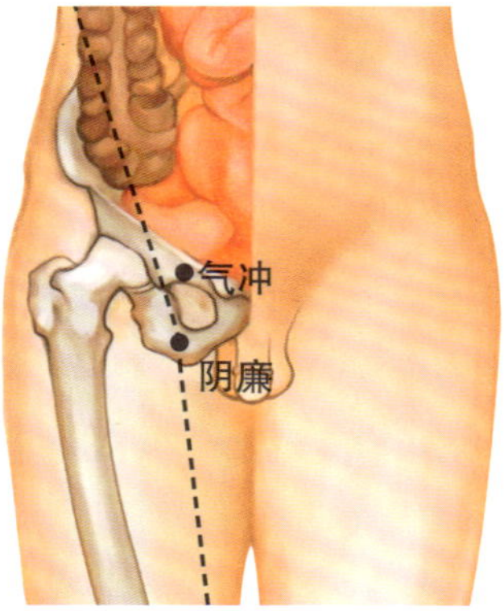

精准定位：在股前区，气冲穴（ST30）直下 2 寸。

快速取穴：在大腿内侧，先取气冲穴，直下 3 横指处即是。

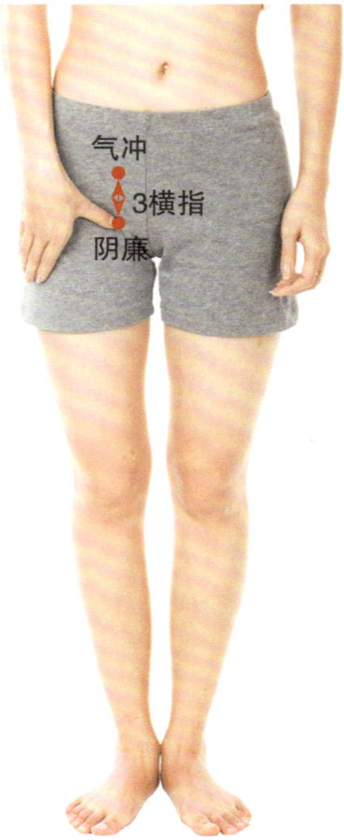

急脉 LR12

功效

理气止痛 温经散寒
补脾益肾

主治

小腹痛 阴茎痛
股内侧部疼痛
疝气

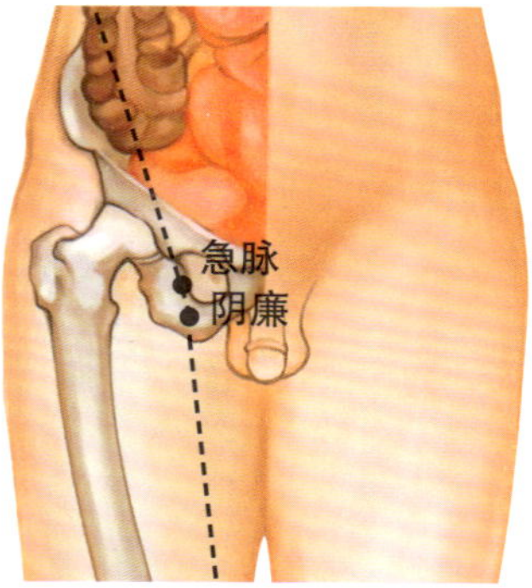

精准定位：在腹股沟区，横平耻骨联合上缘，前正中线旁开 2.5 寸。

快速取穴：腹股沟动脉搏动处，正中线旁开 2.5 寸处即是。

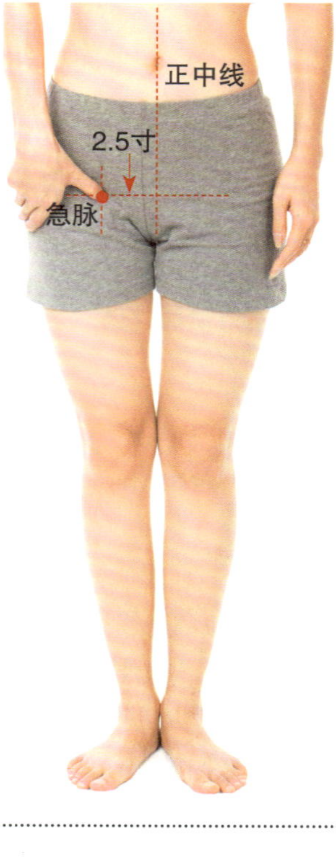

章门 LR13

功效

温运脾阳 温经散寒 理气散结

主治

腹胀 腹痛 黄疸 胸胁痛 高血压 糖尿病 呕吐 呃逆 泄泻

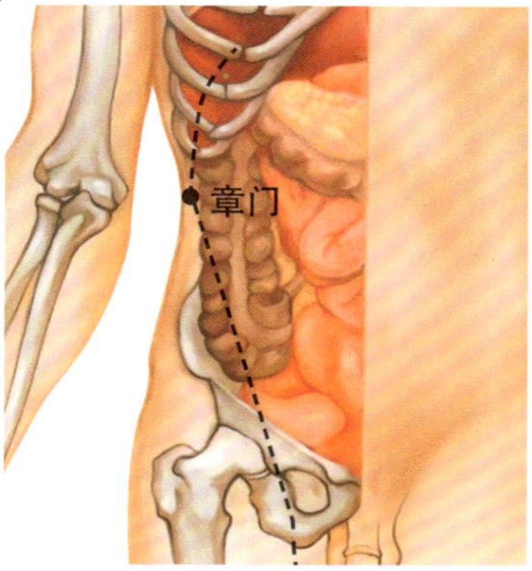

精准定位：在侧腹部，第 11 肋游离端的下际。

快速取穴：正坐，屈肘合腋，肘尖所指处，按压有酸胀感处即是。

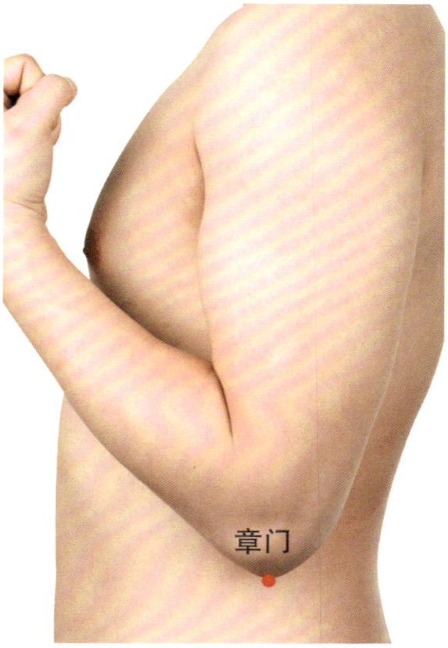

期门 LR14

功效

宽胸理气 行气止痛 降逆止呕

主治

胸胁痛 呕吐 呃逆 乳房胀痛 肝炎 情志抑郁

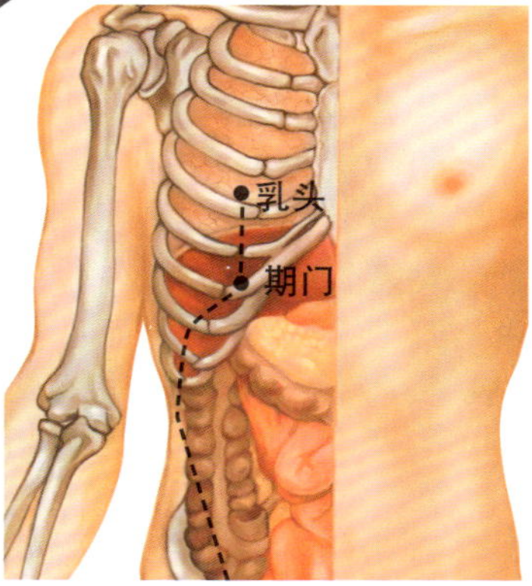

精准定位：在胸部，第 6 肋间隙，前正中线旁开 4 寸。

快速取穴：正坐或仰卧，自乳头垂直向下推 2 个肋间隙，按压有酸胀感处即是。

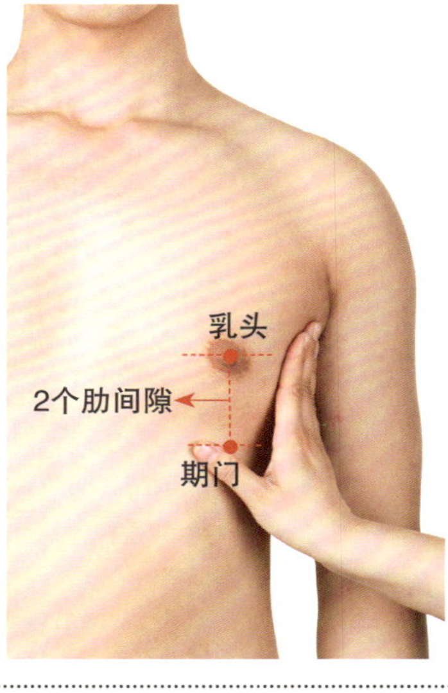

第十四章 任脉

任脉起于胞中，其主干行于前正中线。联系的脏腑器官主要有胞中（包含丹田）、下焦、肝、胆、肾、膀胱、咽喉、唇口、目。任脉运行的路线和人体的生殖系统相对应，与女子经、带、胎、产等关系密切，是女性一生的保护神。

任脉上潜伏的疾病

任脉失调，可出现以下疾病。

生殖泌尿系统疾病：月经不调、痛经、各种妇科炎症、不孕不育、白带过多、小便不利、疝气、小腹皮肤瘙痒、阴部肿痛、早泄、遗精、遗尿、前列腺疾病等。

上腹部消化系统及胸部呼吸系统疾病：腹胀、呕吐、呃逆、食欲不振、慢性咽炎、哮喘等。

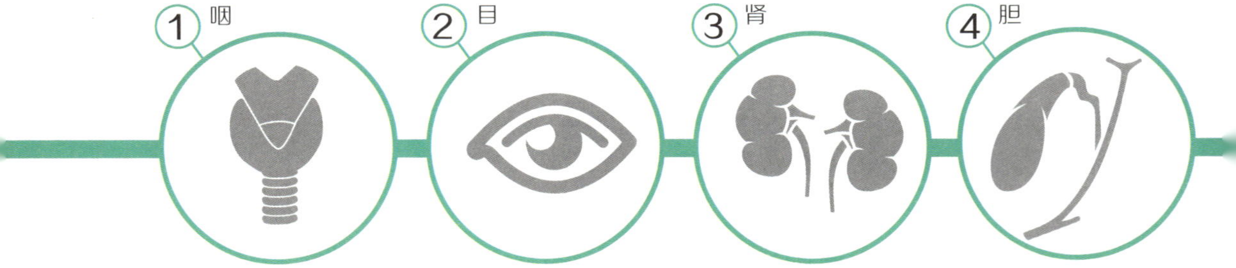

经穴歌诀

任脉经穴二十四，起于会阴承浆停，强壮为主次分段，泌尿生殖作用宏，
会阴二阴中间取，曲骨耻骨联合从，中极关元石门穴，每穴相距一寸均，
气海脐下一寸半，脐下一寸阴交明，肚脐中央名神阙，脐上诸穴一寸匀，
水分下脘与建里，中脘上脘巨阙行，鸠尾歧骨下一寸，中庭胸剑联合中，
膻中正在两乳间，玉堂紫宫华盖重，再上一肋璇玑穴，胸骨上缘天突通，
廉泉颌下舌骨上，承浆唇下宛宛中。

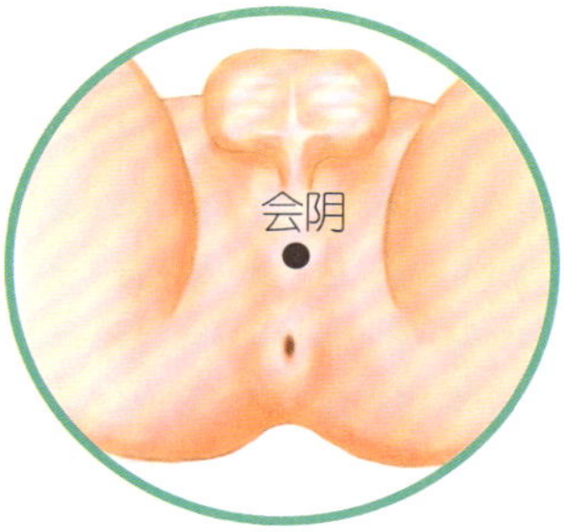

5 保养任脉的方法

- 选取中脘、气海、关元三个穴位，用中指指腹进行按摩，每次5分钟左右，有微微的麻胀感为佳。对任脉达到保养作用，对全身具有保健作用。
- 用艾条温和灸任脉上的穴位，每次10~15分钟。对于女性生殖系统有良好的保养作用，预防早衰。

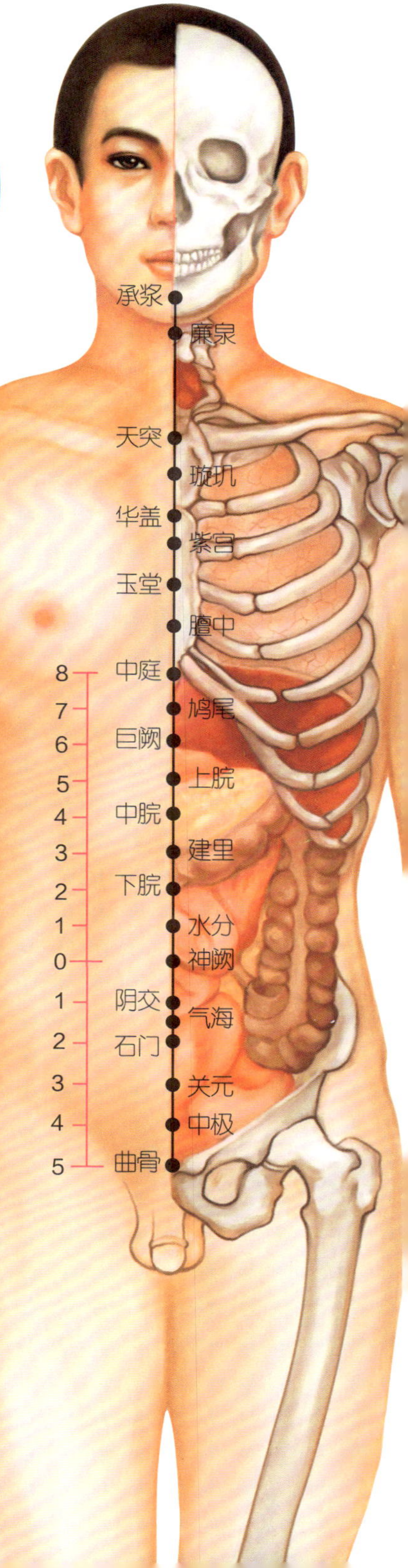

任脉速记

穴位	一名一穴，共24个	首穴	会阴
联系脏腑	丹田、下焦、肝、胆、肾、膀胱、咽喉、唇口、目	末穴	承浆

会阴 CV1

功效

调神镇惊 调经止带

主治

阴道炎 闭经 脱肛 痔疮 疝气

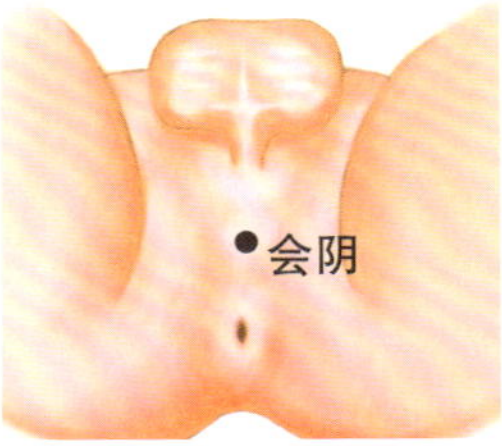

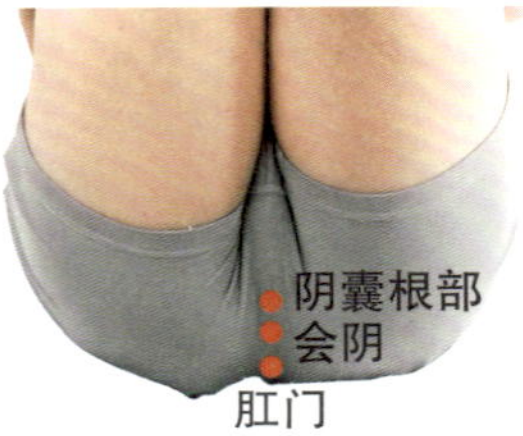

精准定位： 男性在阴囊根部与肛门连线的中点，女性在大阴唇后联合与肛门连线的中点。

快速取穴： 仰卧屈膝，在会阴部，取二阴连线的中点即是。

曲骨 CV2

功效

调经止带 温肾壮阳

主治

遗精 阳痿 痛经

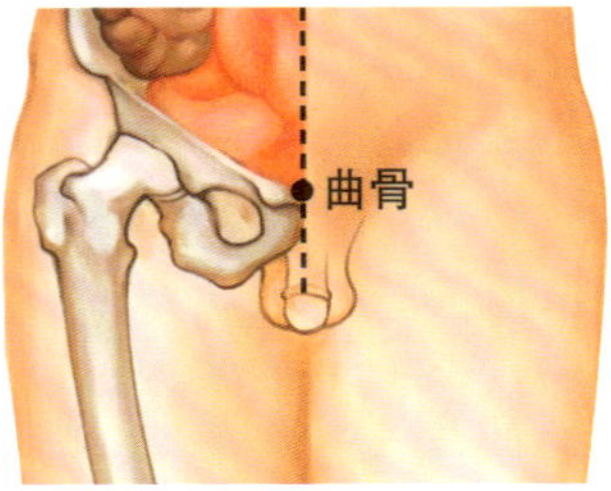

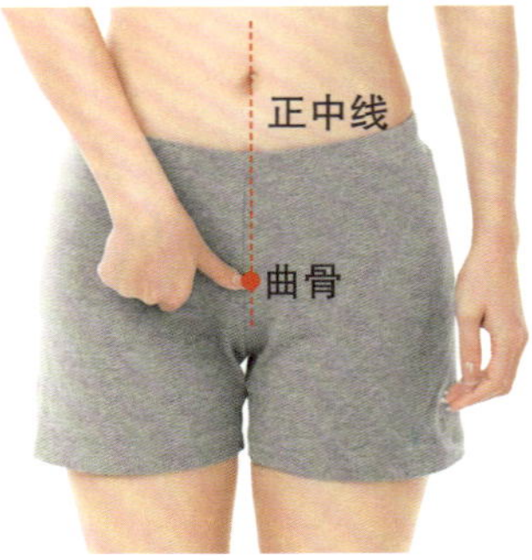

精准定位： 在下腹部，耻骨联合上缘，前正中线上。

快速取穴： 下腹部正中线上，从下腹部向下摸到一横着走行的骨性标志上缘。

中极 CV3

功效

补中益气 涩精止遗

主治

遗精 阴痛 阴痒

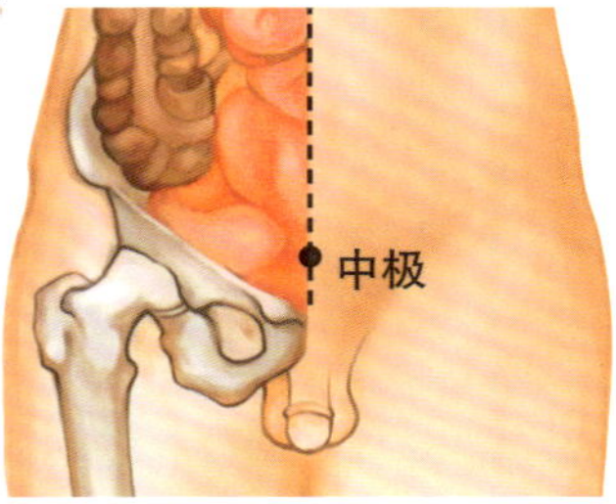

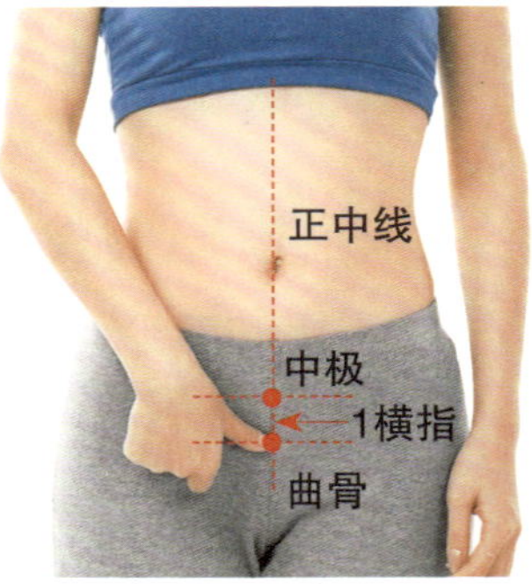

精准定位： 在下腹部，脐中下 4 寸，前正中线上。

快速取穴： 在下腹部正中线上，曲骨穴直上 1 横指。

关元 CV4

功效

补中益气 温肾壮阳

主治

疝气 阳痿 遗精

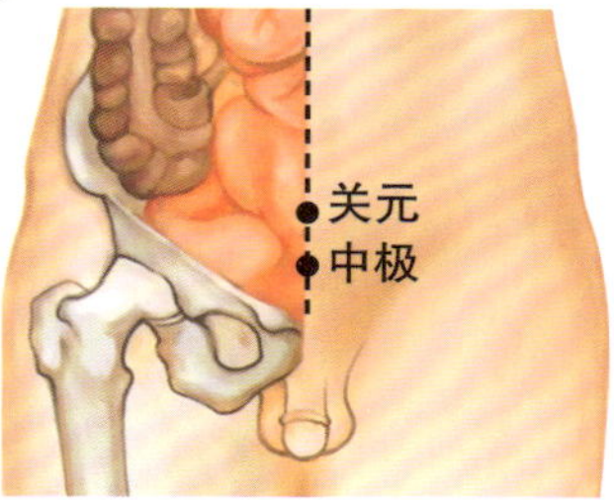

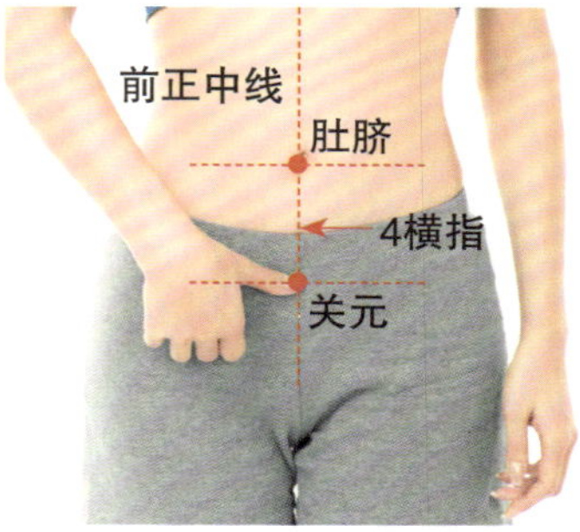

精准定位：在下腹部，脐中下 3 寸，前正中线上。

快速取穴：在下腹部，正中线上，肚脐中央向下 4 横指处即是。

石门 CV5

功效

涩精止遗 调经止带

主治

闭经 疝气 腹泻

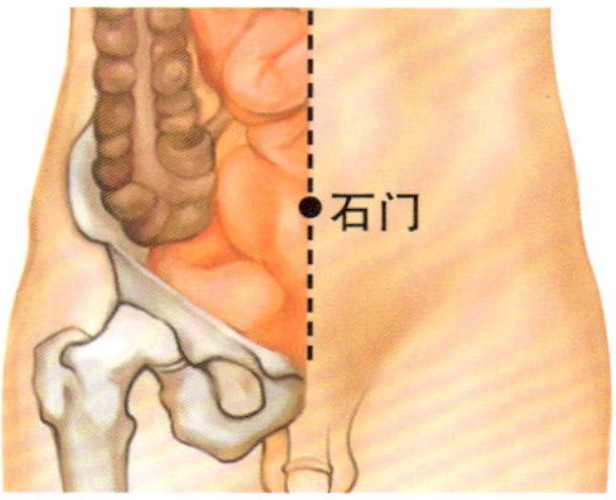

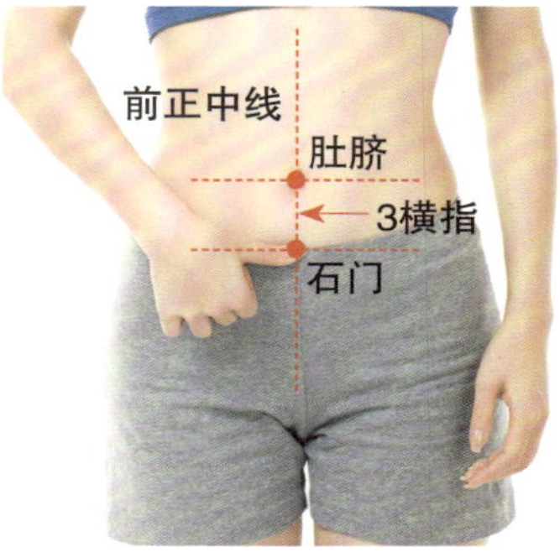

精准定位：在下腹部，脐中下 2 寸，前正中线上。

快速取穴：在下腹部，正中线上，肚脐中央向下 3 横指处即是。

气海 CV6

功效

补中益气 涩精止遗

主治

月经不调 子宫肌瘤 遗精 疝气

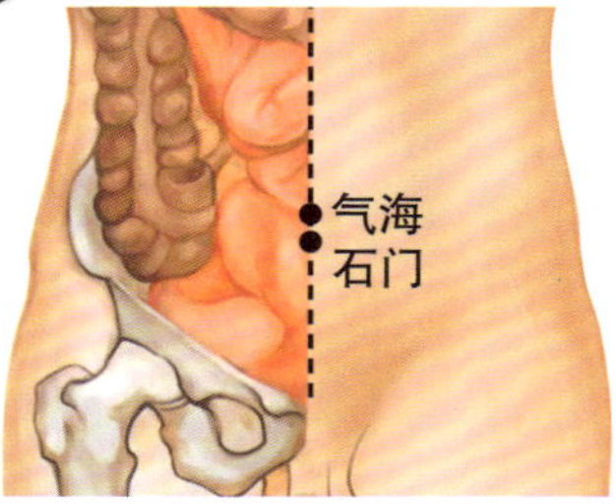

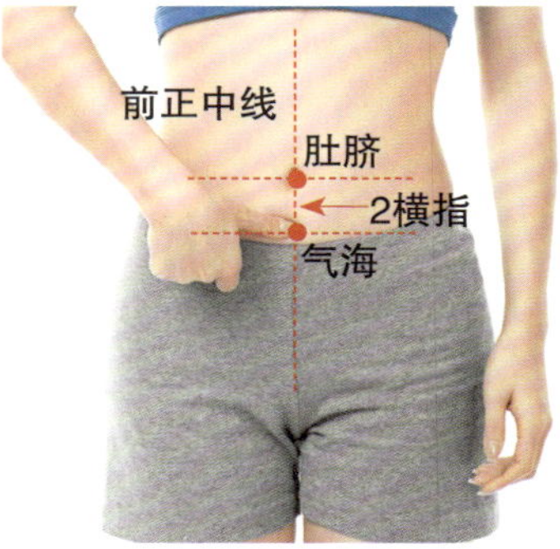

精准定位：在下腹部，脐中下 1.5 寸，前正中线上。

快速取穴：在下腹部，正中线上，肚脐中央向下 2 横指处即是。

阴交 CV7

功效

调经止带 温肾壮阳

主治

脐下绞痛 月经不调 疝气 阴痒

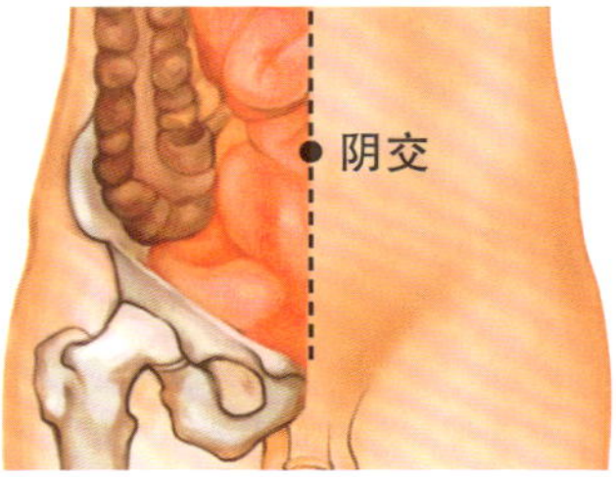

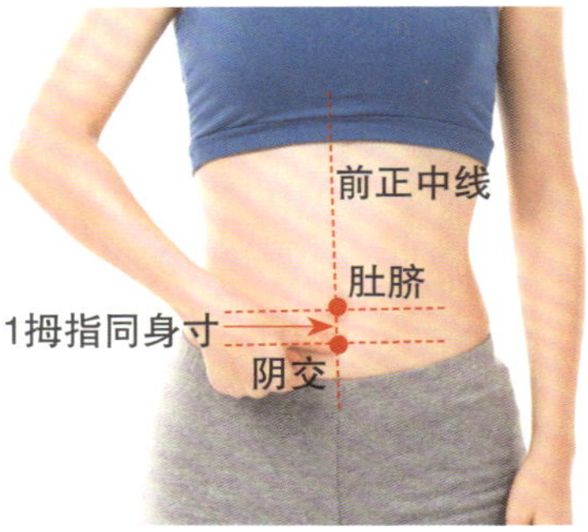

精准定位：在下腹部，脐中下 1 寸，前正中线上。

快速取穴：在下腹部，正中线上，肚脐中央向下 1 拇指同身寸处即是。

神阙 CV8

功效

补中益气 固脱止泻

主治

崩漏 四肢厥冷 肠炎 痢疾 尿潴留

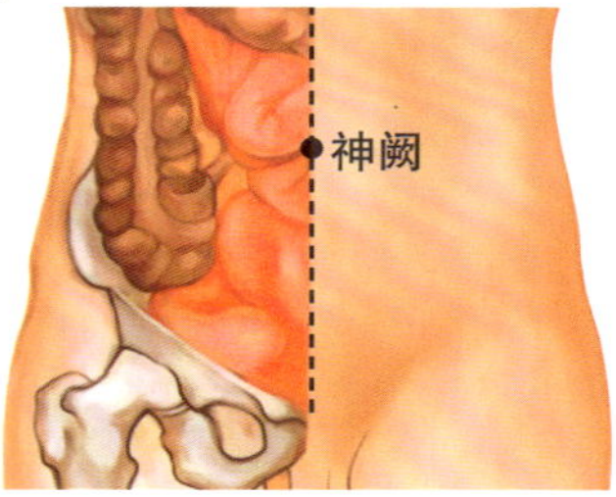

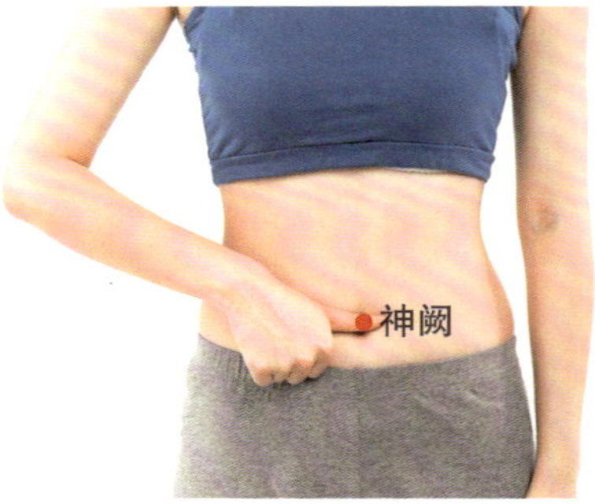

精准定位：在脐区，脐中央。

快速取穴：在下腹部，肚脐中央即是。

水分 CV9

功效

理气止痛 通利小便

主治

水肿 泄泻 腹痛

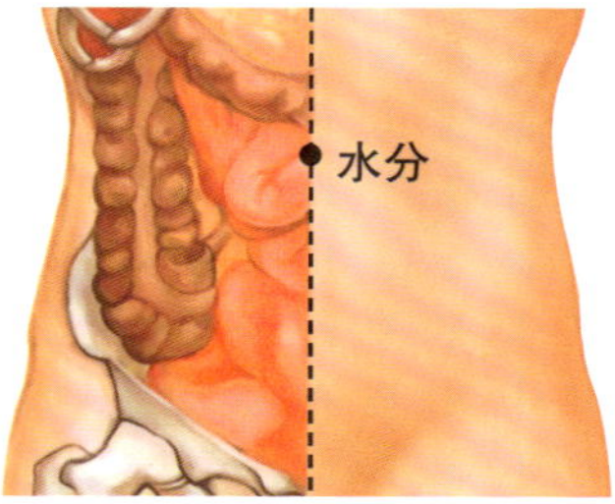

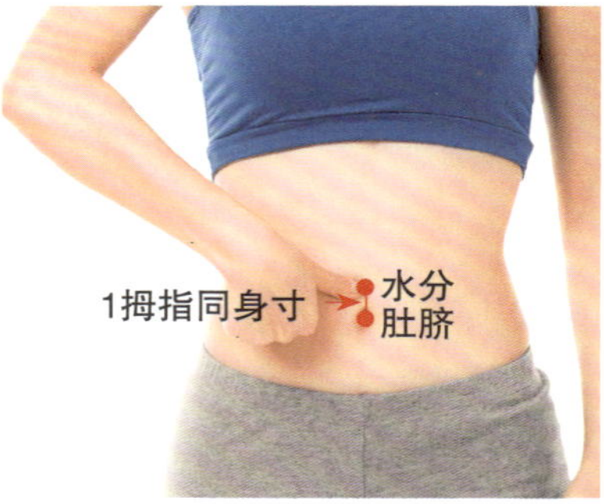

精准定位：在上腹部，脐中上 1 寸，前正中线上。

快速取穴：在上腹部，正中线上，肚脐中央向上 1 拇指同身寸处即是。

下脘 CV10

功效

理气止痛 健脾消食

主治

腹痛 腹胀 呕吐

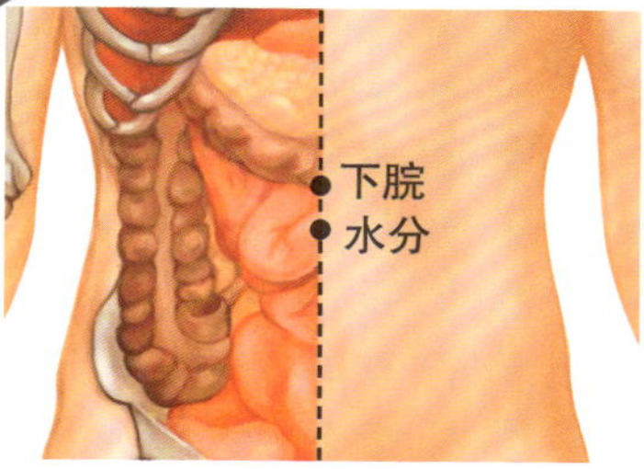

精准定位：在上腹部，脐中上 2 寸，前正中线上。

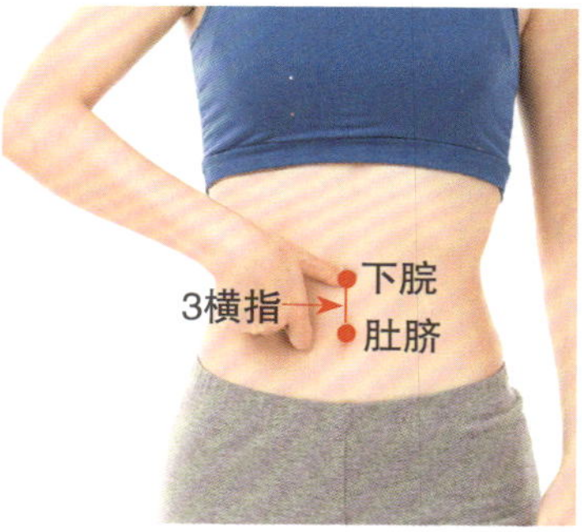

快速取穴：在上腹部，正中线上，肚脐中央向上 3 横指处即是。

建里 CV11

功效

健脾渗湿 和胃止痛

主治

呕吐 食欲不振
胃脘痛 腹胀

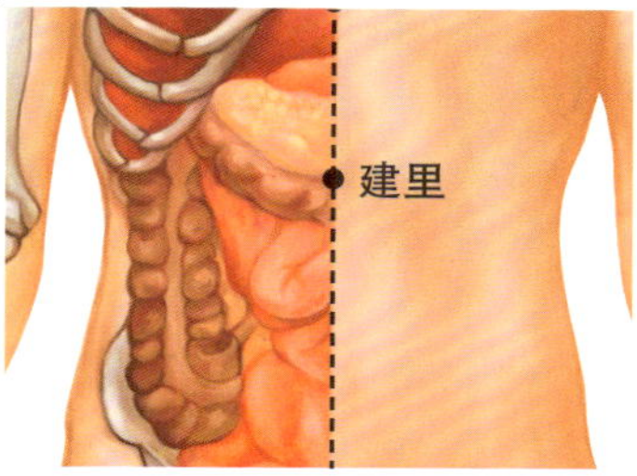

精准定位：在上腹部，脐中上 3 寸，前正中线上。

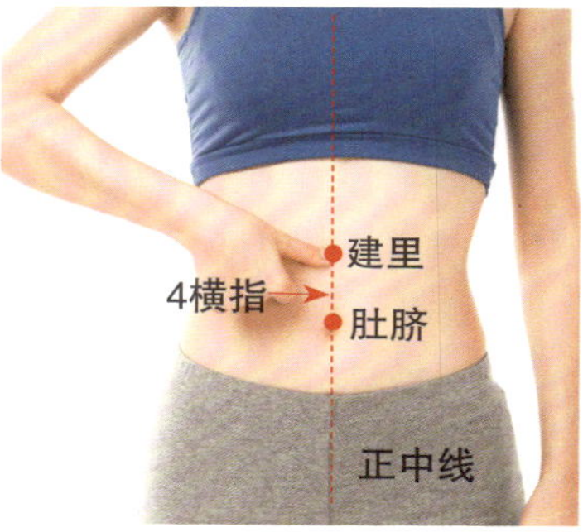

快速取穴：在上腹部，正中线上，肚脐中央向上 4 横指处即是。

中脘 CV12

功效

和胃健脾 降逆止呕

主治

腹痛 腹胀 泄泻
呃逆 吞酸 便秘

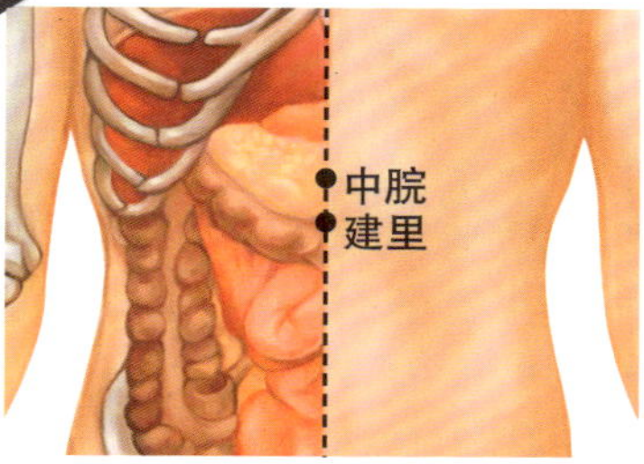

精准定位：在上腹部，脐中上 4 寸，前正中线上。

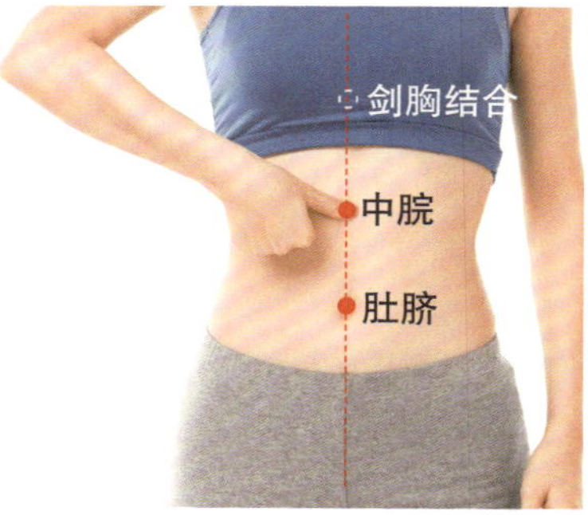

快速取穴：在上腹部，正中线上，肚脐与剑胸结合的中点。

上脘 CV13

功效

降逆止呕 和胃止痛

主治

胃脘疼痛 呕吐

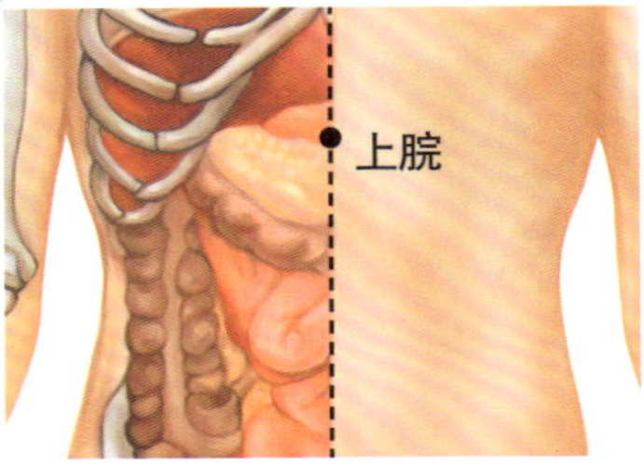

精准定位：在上腹部，脐中上 5 寸，前正中线上。

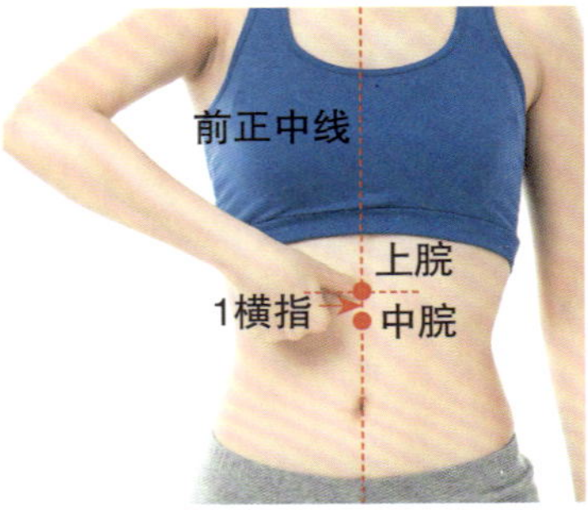

快速取穴：在上腹部，正中线上，中脘上 1 横指。

巨阙 CV14

功效

益心安神 定悸止惊

主治

胸痛 心痛 胃痛 心悸 呕吐 癫狂

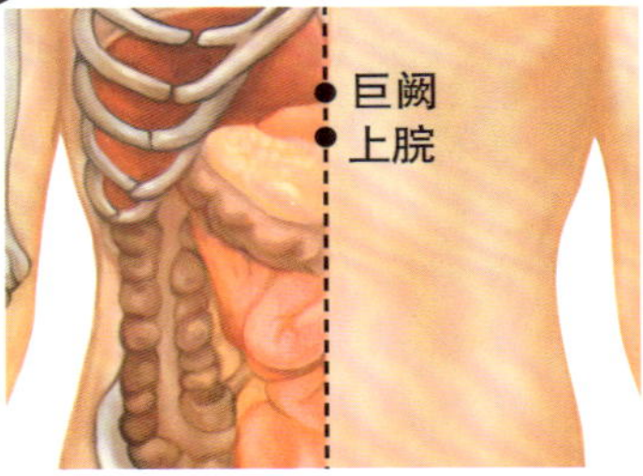

精准定位：在上腹部，脐中上 6 寸，前正中线上。

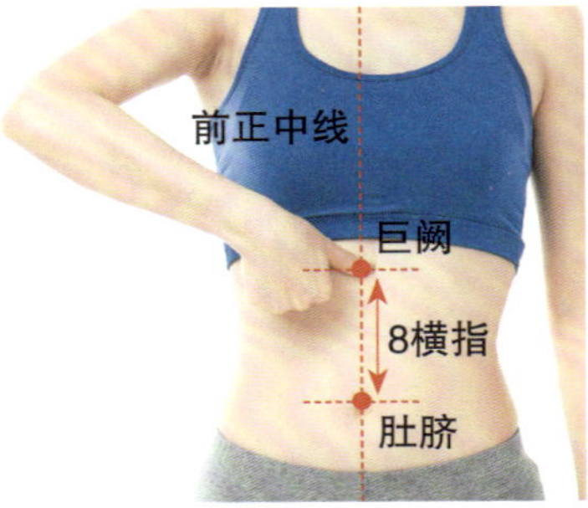

快速取穴：在上腹部，正中线上，肚脐中央向上 8 横指处即是。

鸠尾 CV15

功效

宽胸止痛 定喘止呕

主治

胸痛 呃逆 哮喘

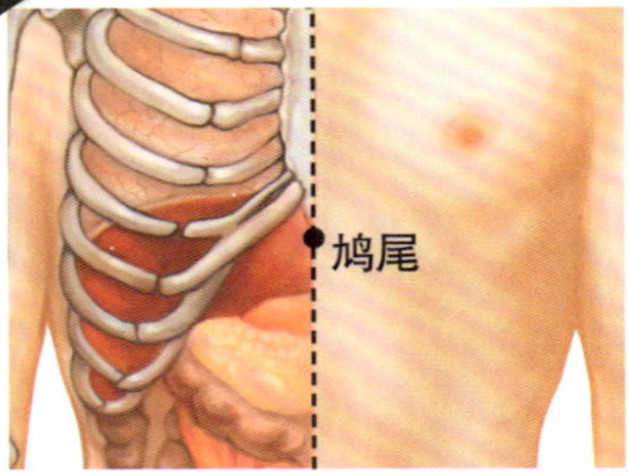

精准定位：在上腹部，剑胸结合下 1 寸，前正中线上。

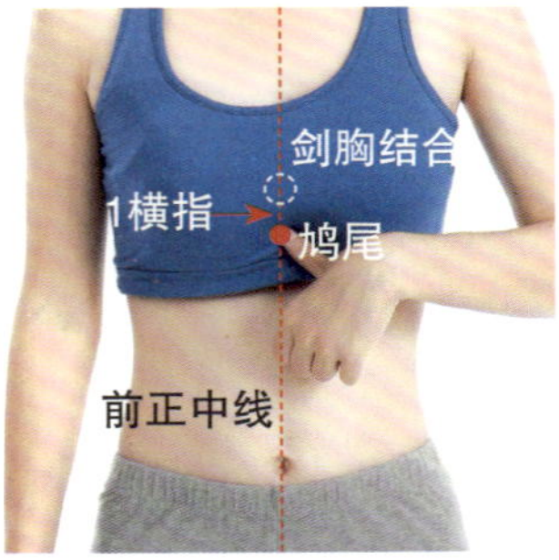

快速取穴：从剑胸结合部沿前正中线直下 1 横指处即是。

中庭 CV16

功效

宽胸止痛 降逆止呕

主治

心痛 胸满 呃逆

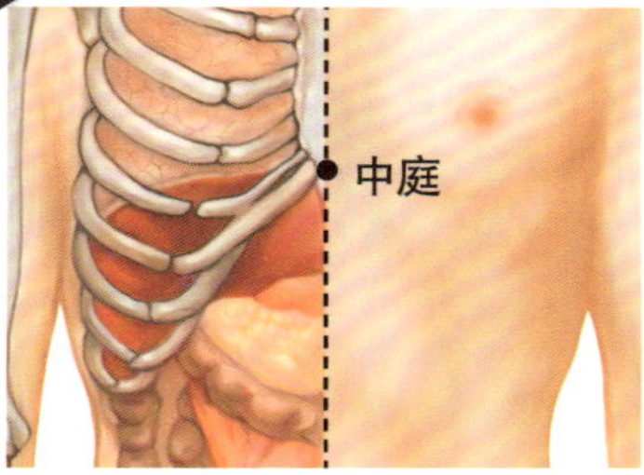

精准定位：在胸部，剑胸结合中点处，前正中线上。

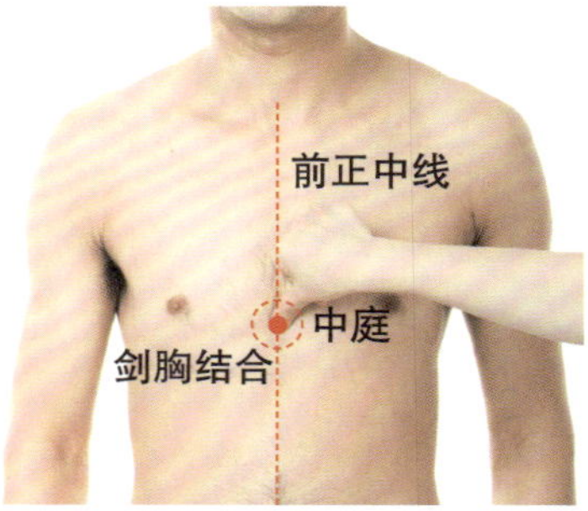

快速取穴：胸部前正中线上剑胸结合部的凹陷处即是。

膻中 CV17

功效

止咳平喘 安心定悸

主治

胸胁痛 气短

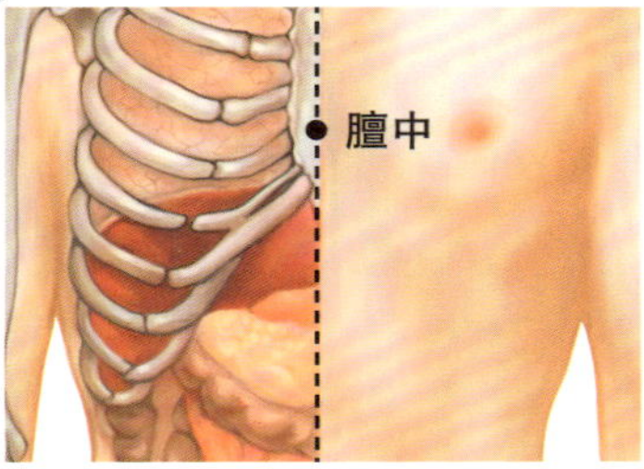

精准定位：在胸部，横平第4肋间隙，前正中线上。

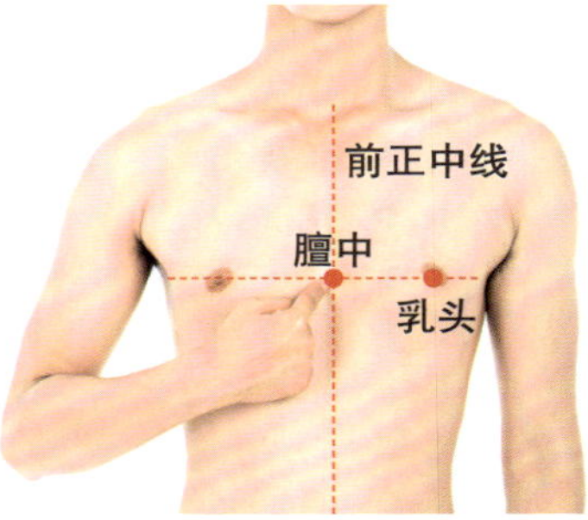

快速取穴：仰卧位，两乳头连线中点，前正中线上。

玉堂 CV18

功效

止咳平喘 宽胸止痛

主治

咳嗽 胸痛 呕吐

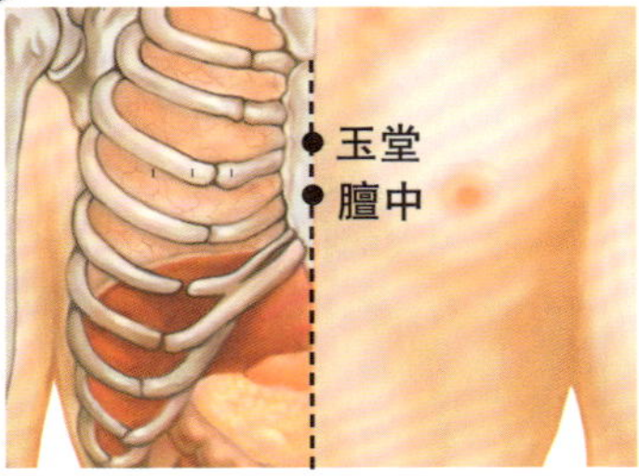

精准定位：在胸部，横平第3肋间隙，前正中线上。

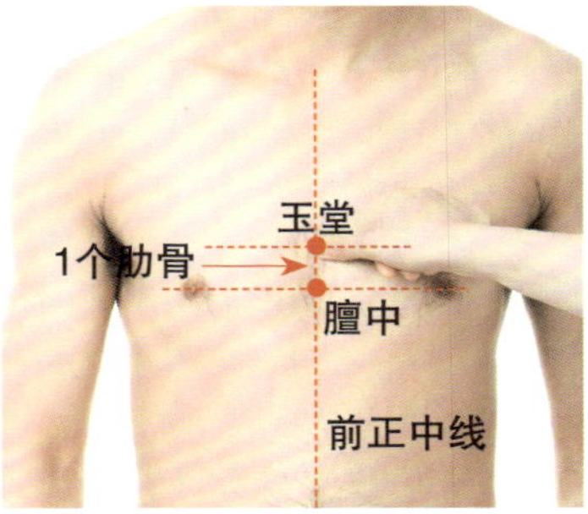

快速取穴：先找到膻中穴，沿前正中线向上推1个肋骨，按压有酸痛处即是。

紫宫 CV19

功效

宽胸止痛 止咳平喘

主治

咳嗽 气喘 胸痛

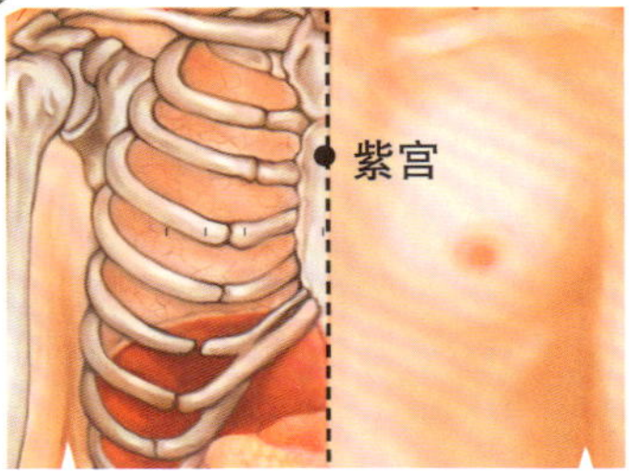

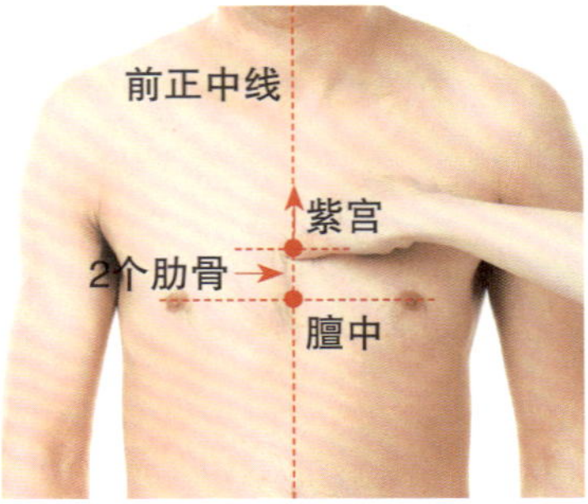

精准定位：在胸部，横平第2肋间隙，前正中线上。

快速取穴：先找到膻中穴，沿前正中线向上推2个肋骨，按压有酸痛处即是。

华盖 CV20

功效

宽胸止痛 止咳平喘

主治

咳嗽 咽喉肿痛

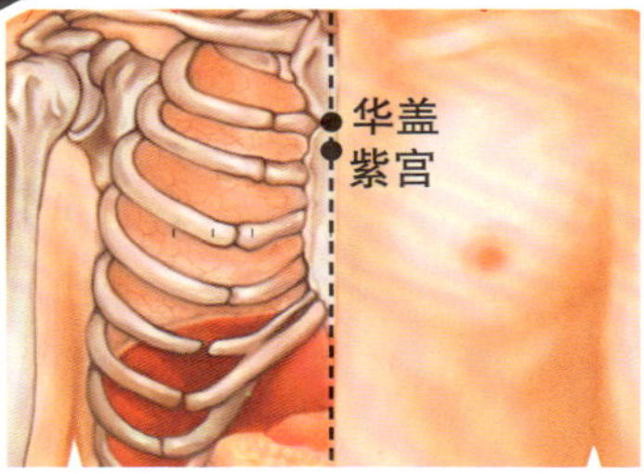

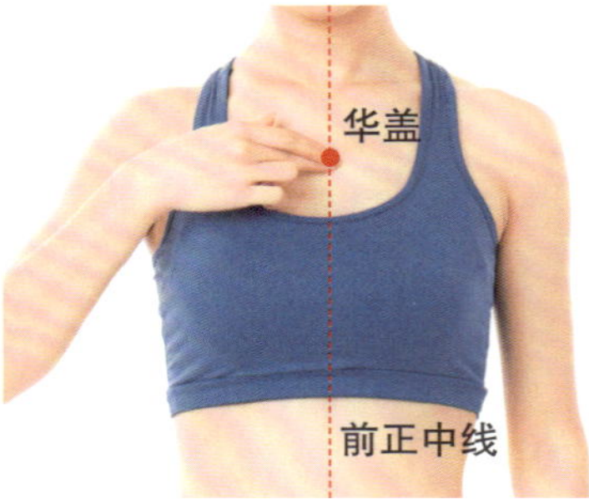

精准定位：在胸部，横平第1肋间隙，前正中线上。

快速取穴：仰卧位，由锁骨往下数，横平第1肋间隙，当前正中线上即是。

璇玑 CV21

功效

止咳平喘 宽胸止痛

主治

咳嗽 气喘 胃痛

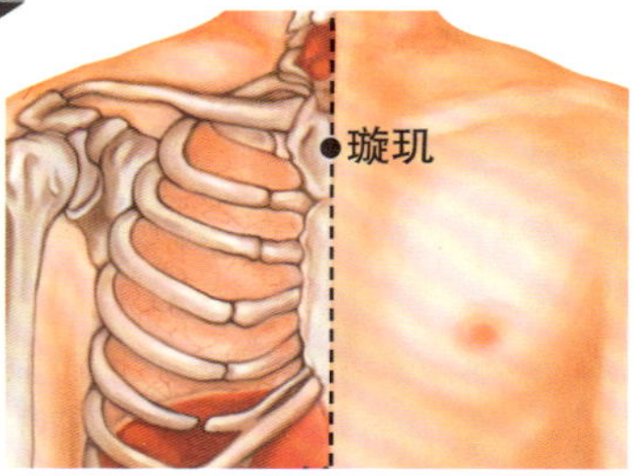

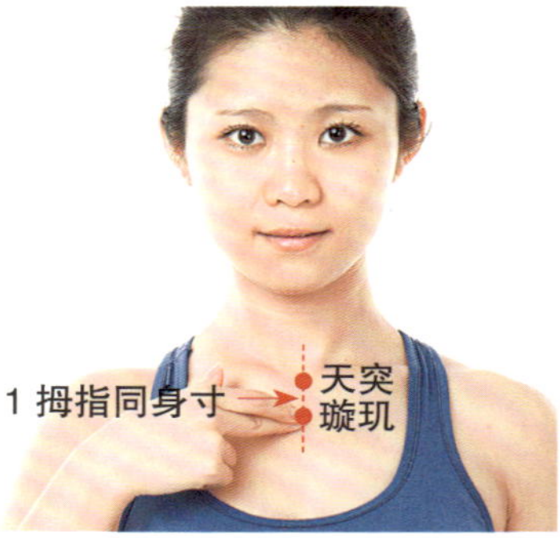

精准定位：在胸部，胸骨上窝下1寸，前正中线上。

快速取穴：仰卧，从天突穴沿前正中线向下1拇指同身寸处即是。

天突 CV22

功效

止咳平喘 清热利咽

主治

哮喘 咳嗽 呕吐

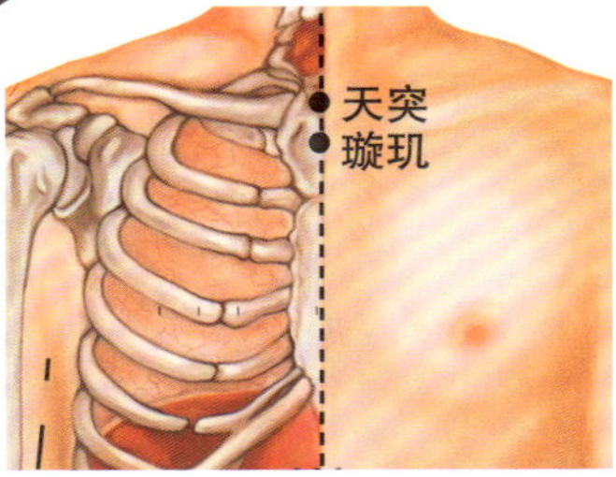

精准定位：在颈前区，胸骨上窝中央，前正中线上。

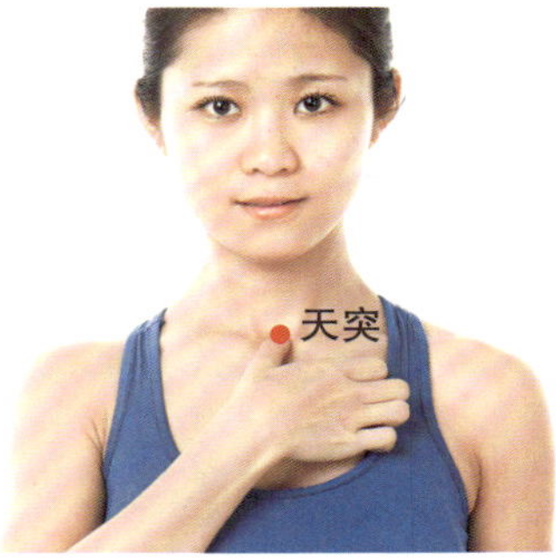

快速取穴：仰卧，由喉结直下可摸到一凹窝，中央处即是。

廉泉 CV23

功效

利喉舒舌 消肿止痛

主治

舌下肿痛 舌强不语

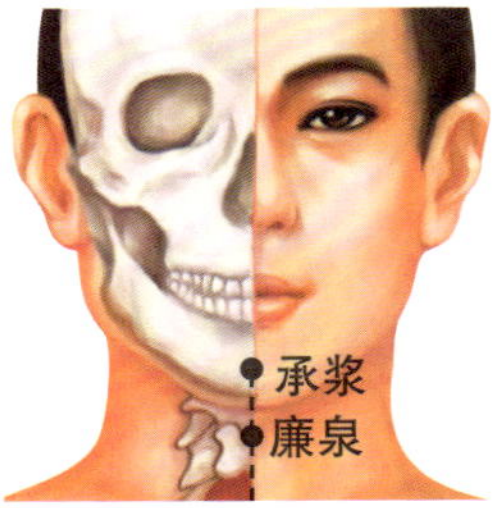

精准定位：在颈前区，喉结上方，舌骨上缘凹陷中，前正中线上。

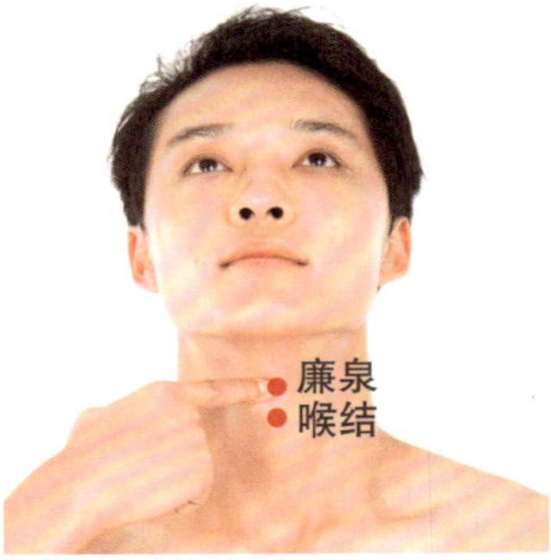

快速取穴：从下巴沿颈前正中线向下推，喉结上方可触及舌骨体，上缘中点处即是。

承浆 CV24

功效

通经活络 疏风泻火

主治

口眼歪斜 癫痫

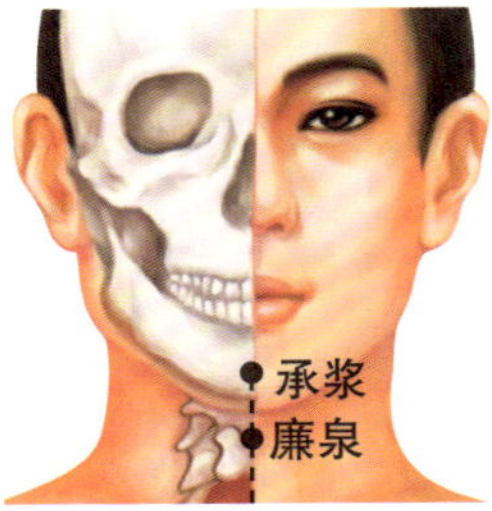

精准定位：在面部，颏唇沟的正中凹陷处。

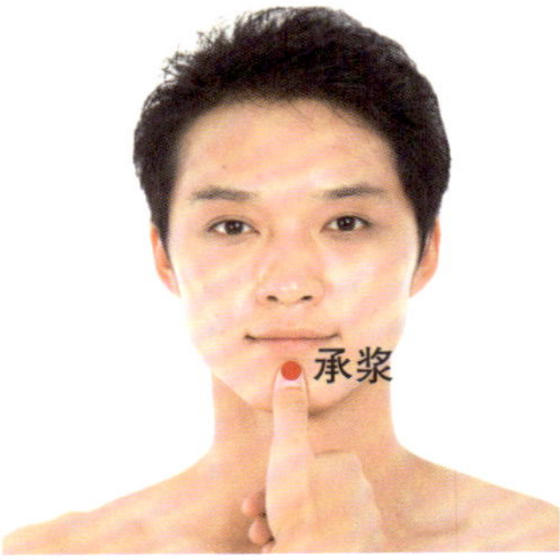

快速取穴：正坐，颏唇沟的正中按压有凹陷处即是。

第十五章 督脉

督脉主干行于身后正中线。联系的脏腑器官主要有丹田、下焦、肝、胆、肾、膀胱、心、脑、喉、目。督脉总管一身的阳气，督即总督、总管。督脉被称为“阳脉之海”，可调节全身的阳气，对于人的生命活动起着重要作用。

督脉上潜伏的疾病

督脉气血异常，人体主要发生头脑、五官、脊髓及四肢疾病。

督脉阳气过盛：颈背腰痛、颈部发硬、烦躁易怒、失眠多梦。

督脉虚寒：畏寒肢冷、走路摇摆不定、头晕目眩、手足震颤、抽搐、麻木及脑卒中、神经衰弱、健忘、阿尔茨海默症、精神分裂等，以及经脉所过部位疾病如痔疮、脱肛、子宫脱垂等。

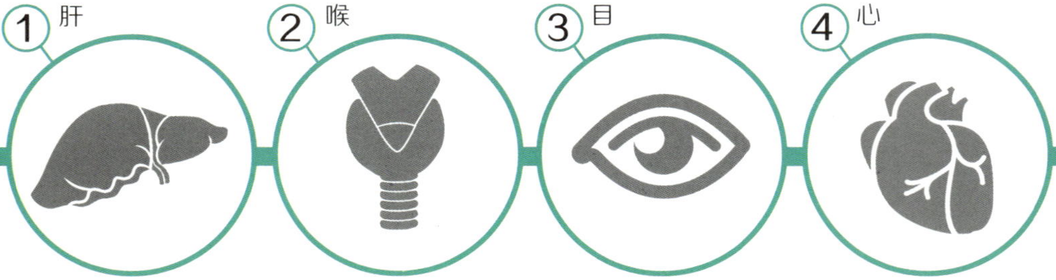

经穴歌诀

督脉经穴二十八，起长强止龈交上，脑病为主次分段，急救热病及肛肠，
尾骨之端是长强，骶管裂孔取腰俞，十六阳关平髋量，命门十四三悬枢，
十一椎下脊中藏，十椎中枢九筋缩，七椎之下乃至阳，六灵台五神道穴，
三椎之下身柱藏，陶道一椎之下取，大椎就在一椎上，哑门入发五分处，
风府一寸宛中当，粗隆上缘寻脑户，强间户上寸半量，后顶再上一寸半，
百会七寸顶中央，前顶囟会距寸五，上星入发一寸量，神庭五分入发际，
素髎鼻尖准头乡，水沟人中沟上取，兑端唇上尖端藏，龈交上唇系带底。

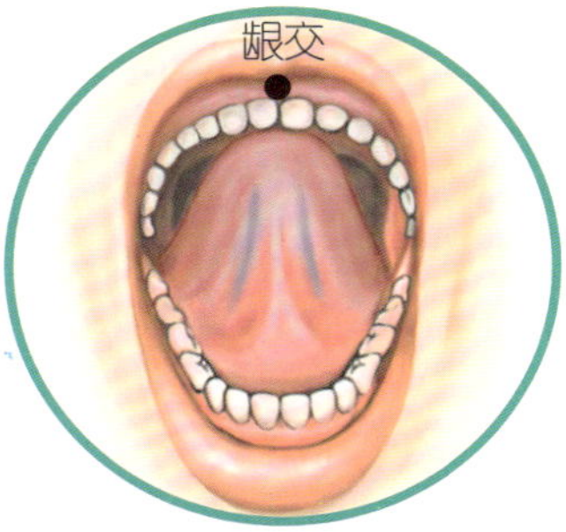

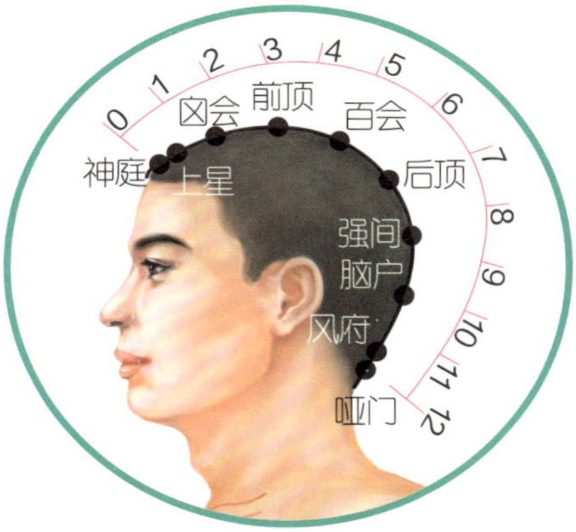

⑤ 保养督脉的方法

- 保养督脉方法很多，如捏脊、刮痧、拔火罐、练瑜伽。
- 可用掌根从颈椎一直揉到尾骨，肉太厚的话也可用肘来揉，甚至用手大把攥，只要能充分刺激督脉穴位就行。
- 可以艾灸督脉上的几个穴位，如大椎、至阳、命门、腰阳关等，温补阳气。

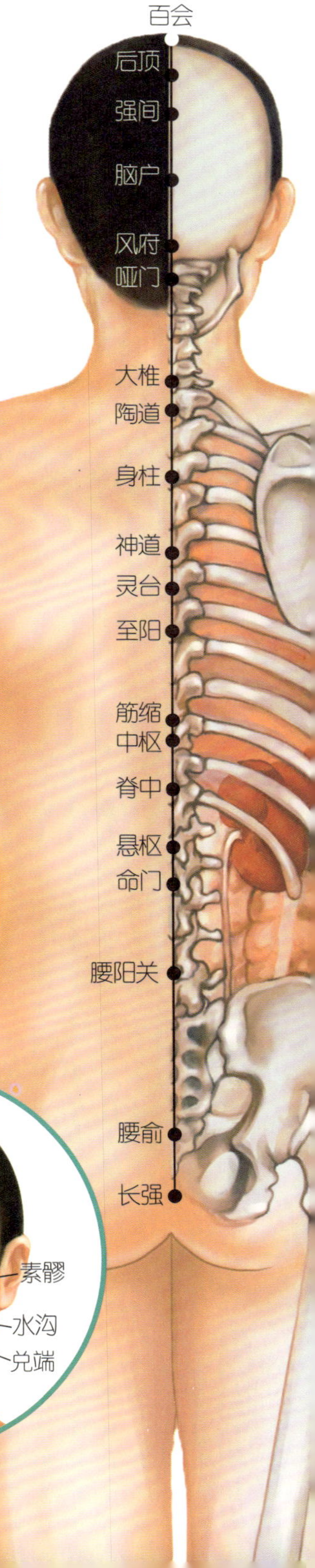

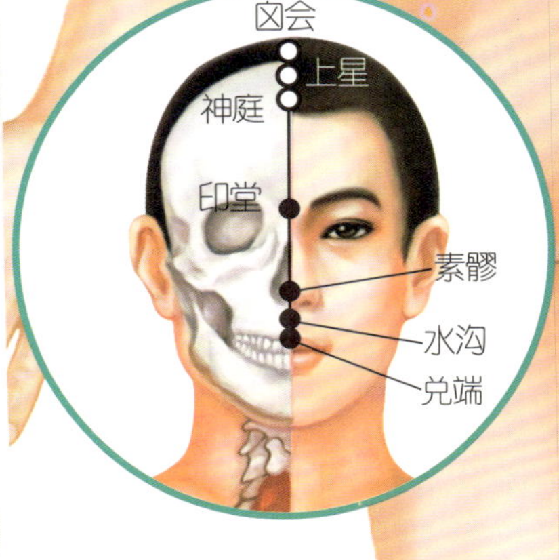

督脉速记

穴位	一名一穴，共 29 个	**首穴**	长强
联系脏腑	目、脑、喉、心、丹田、下焦、肝、胆、肾、膀胱	**末穴**	龈交

长强 GV1

功效

调理大肠 通淋止痛
安神止痉

主治

泄泻 便秘 便血
痔疮 脱肛
女阴瘙痒 白带过多
阴囊湿疹

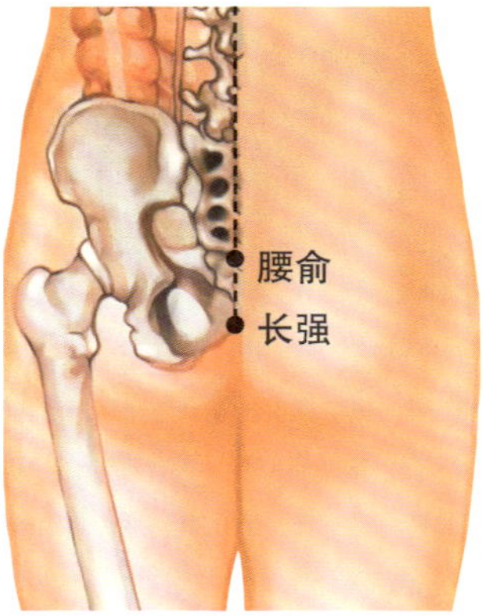

精准定位：在会阴区，尾骨下方，尾骨端与肛门连线的中点处。

快速取穴：在尾骨端下，尾骨端与肛门连线中点处即是。

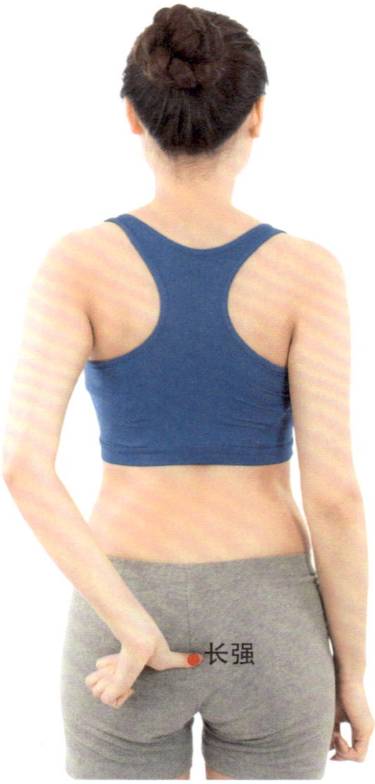

腰俞 GV2

功效

调经养血 散寒除湿
强腰止痛 安神定志

主治

泄泻 便秘 便血
痔疮 尾骶痛
月经不调

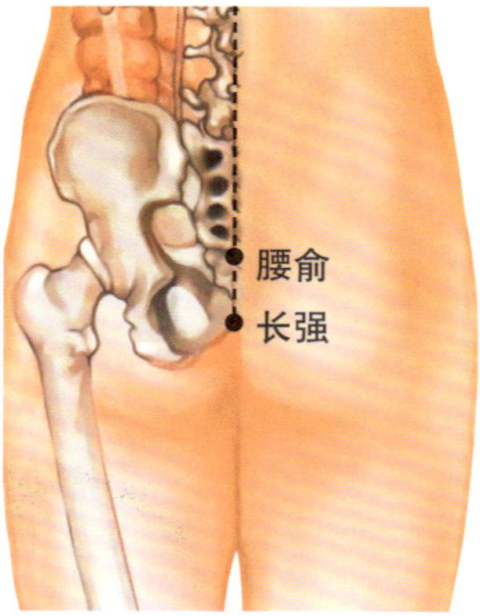

精准定位：在骶区，正对骶管裂孔，后正中线上。

快速取穴：后正中线上，顺着脊柱向下，正对骶管裂孔处即是。

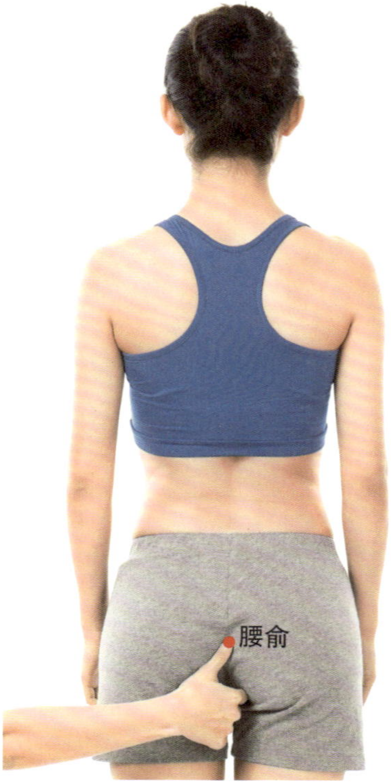

腰阳关 GV3

功效

温肾壮阳 调经养血

主治

坐骨神经痛 遗精

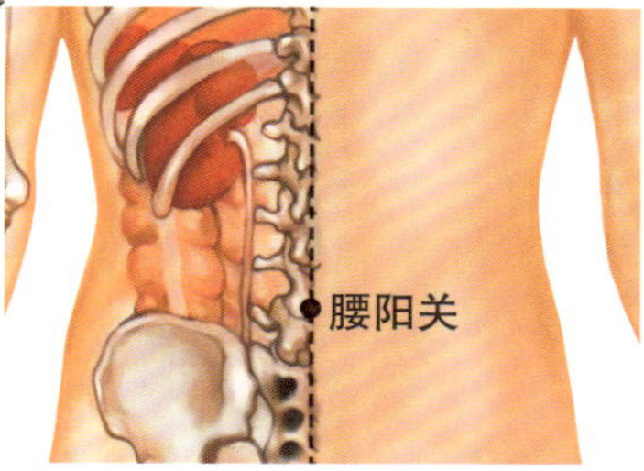

精准定位： 在脊柱区，第 4 腰椎棘突下凹陷中，后正中线上。

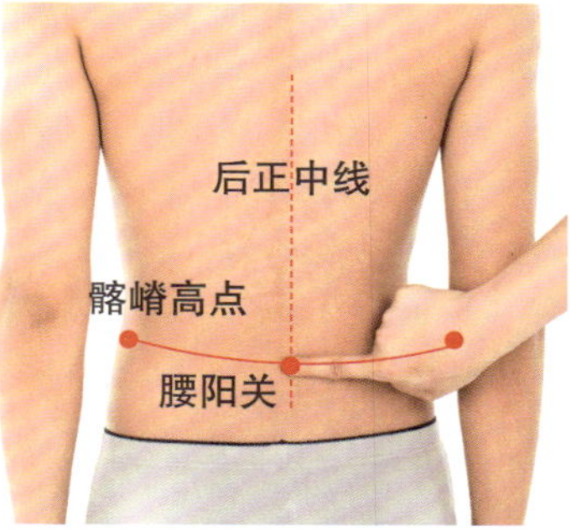

快速取穴： 两侧髂嵴高点连线与脊柱交点处，可触及一凹陷处即是。

命门 GV4

功效

补肾壮阳 调经止带

主治

前列腺炎 不孕

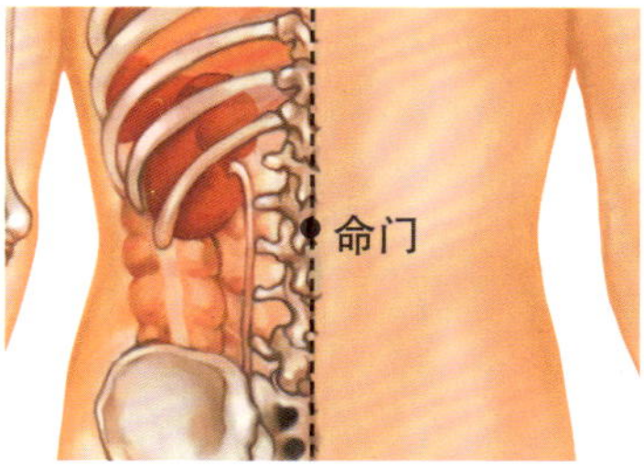

精准定位： 在脊柱区，第 2 腰椎棘突下凹陷中，后正中线上。

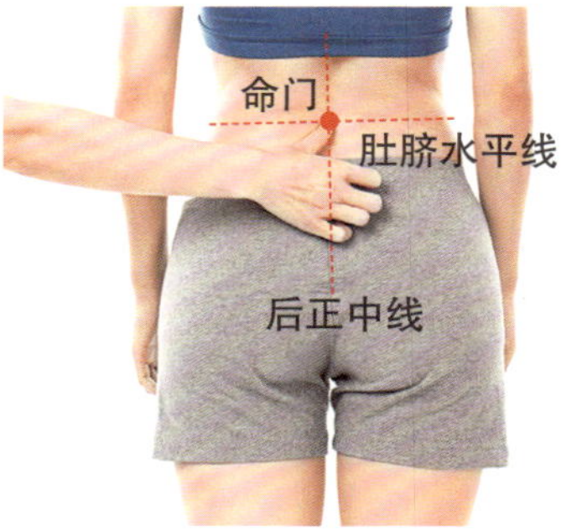

快速取穴： 肚脐水平线与后正中线交点，按压有凹陷处即是。

悬枢 GV5

功效

缓急止痛 健脾止泻

主治

消化不良 泄泻

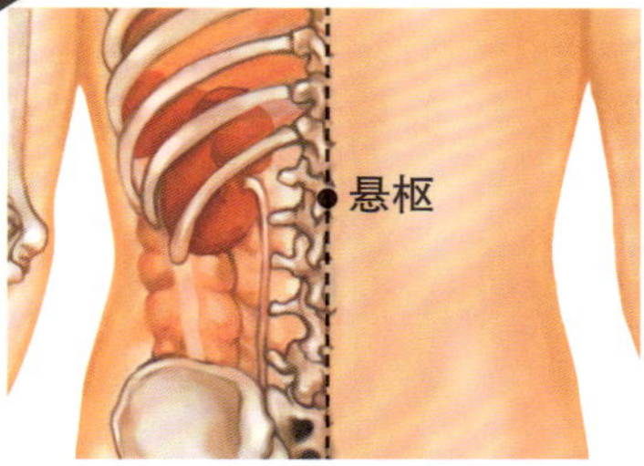

精准定位： 在脊柱区，第 1 腰椎棘突下凹陷中，后正中线上。

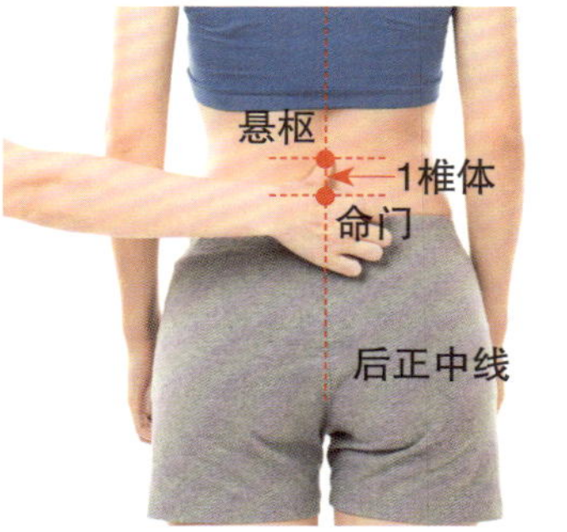

快速取穴： 从命门穴沿后正中线向上推 1 个椎体，下缘凹陷处即是。

脊中 GV6

功效
清热利湿 提肛消痔

主治
腹泻 反胃 吐血

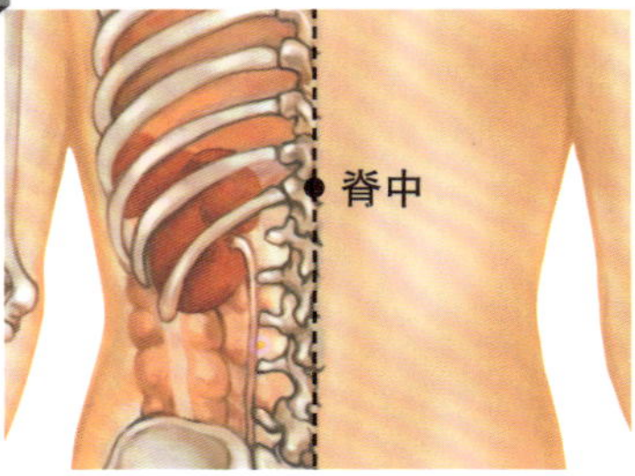

精准定位：在脊柱区，第 11 胸椎棘突下凹陷中，后正中线上。

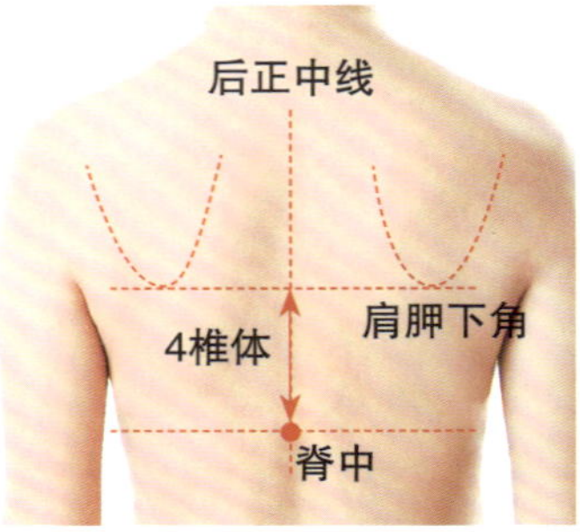

快速取穴：两侧肩胛下角连线与后正中线相交处向下推 4 个椎体，下缘凹陷处即是。

中枢 GV7

功效
降逆止痛 清热祛黄

主治
呕吐 腹满 胃痛

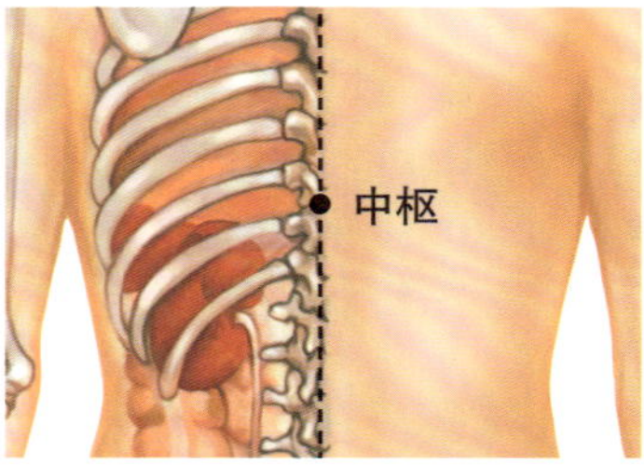

精准定位：在脊柱区，第 10 胸椎棘突下凹陷中，后正中线上。

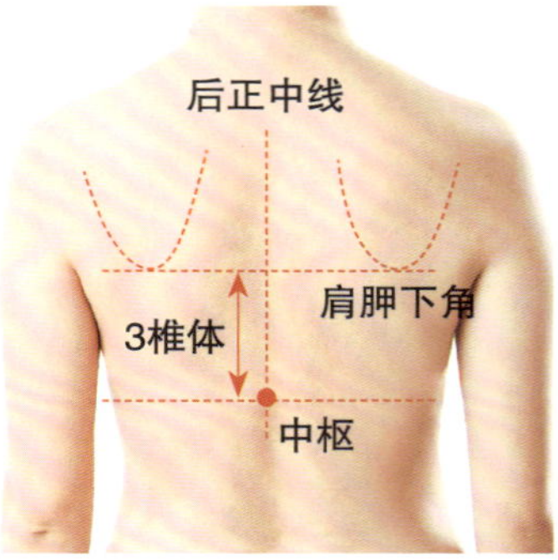

快速取穴：两侧肩胛下角连线与后正中线相交处向下推 3 个椎体，下缘凹陷处即是。

筋缩 GV8

功效
安神定志 平肝息风

主治
抽搐 脊背强直
胃病 腰背痛

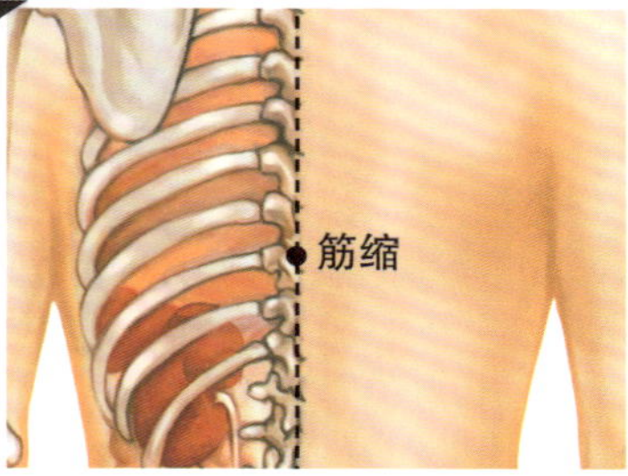

精准定位：在脊柱区，第 9 胸椎棘突下凹陷中，后正中线上。

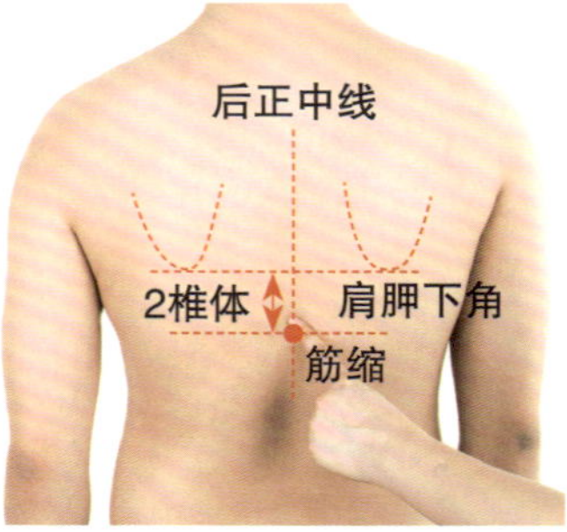

快速取穴：两侧肩胛下角连线与后正中线相交处向下推 2 个椎体，下缘凹陷处即是。

至阳 GV9

功效

止咳平喘 清热祛黄

主治

黄疸 咳嗽 心悸

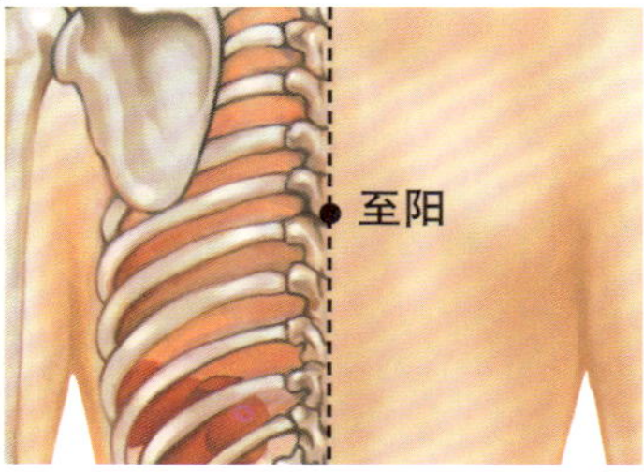

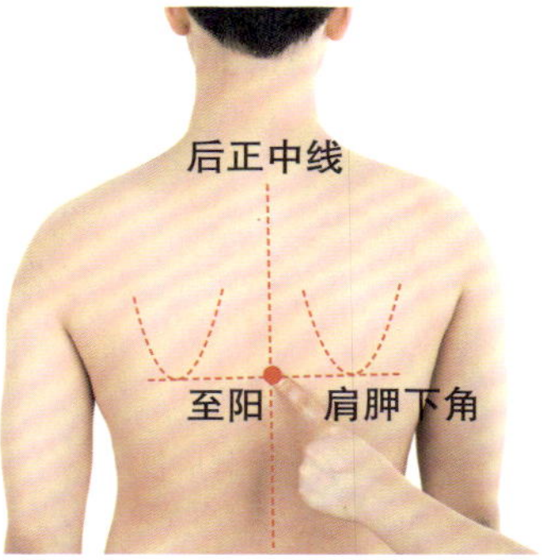

精准定位： 在脊柱区，第 7 胸椎棘突下凹陷中，后正中线上。

快速取穴： 两侧肩胛下角连线与后正中线相交处椎体，下缘凹陷处即是。

灵台 GV10

功效

止咳平喘 清热止痛

主治

咳嗽 气喘 背痛

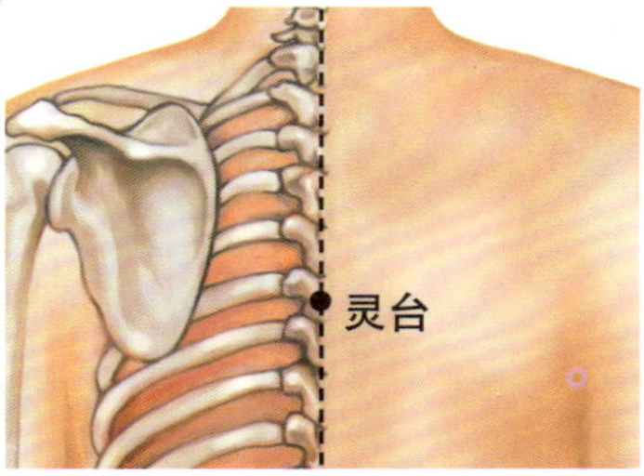

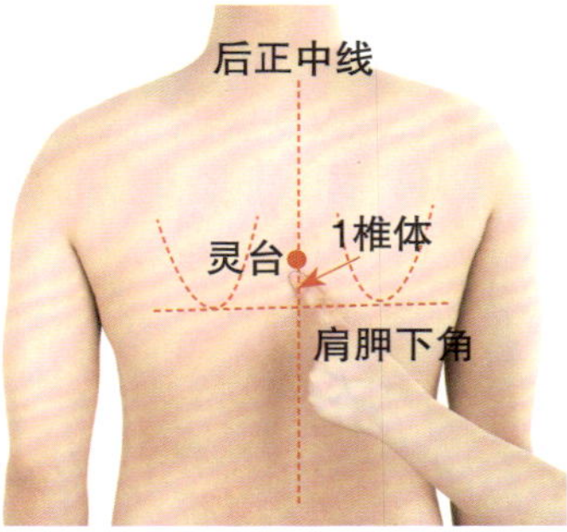

精准定位： 在脊柱区，第 6 胸椎棘突下凹陷中，后正中线上。

快速取穴： 两侧肩胛下角连线与后正中线相交处向上推 1 个椎体，下缘凹陷处。

神道 GV11

功效

宁心安神 清热解毒

主治

失眠 健忘 咳嗽

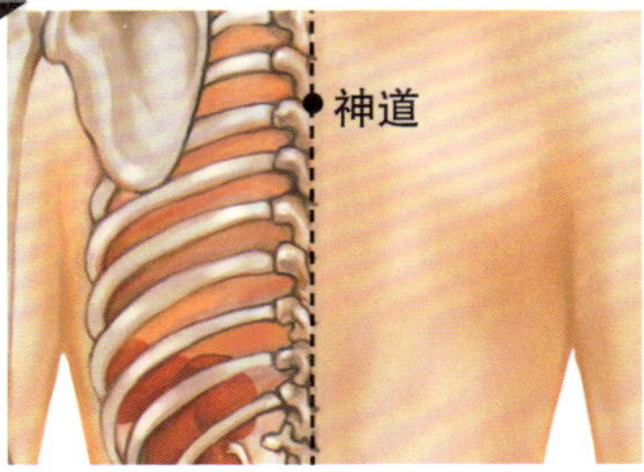

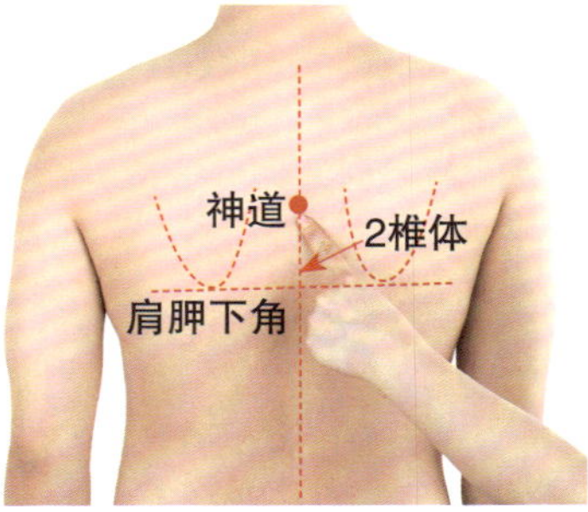

精准定位： 在脊柱区，第 5 胸椎棘突下凹陷中，后正中线上。

快速取穴： 两侧肩胛下角连线与后正中线相交处向上推 2 个椎体，下缘凹陷处。

身柱 GV12

功效

止咳平喘 安神定志

主治

咳嗽 气喘

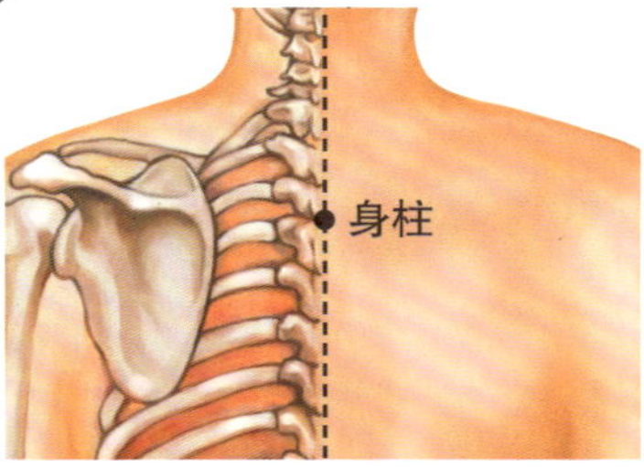

精准定位：在脊柱区，第3胸椎棘突下凹陷中，后正中线上。

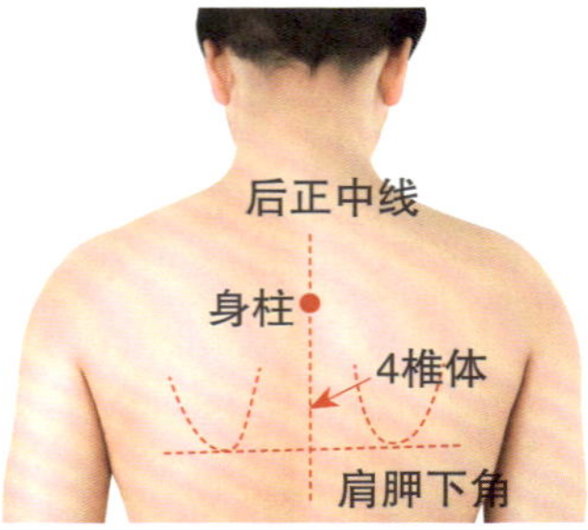

快速取穴：两侧肩胛下角连线与后正中线相交处向上推4个椎体，下缘凹陷处。

陶道 GV13

功效

清热消肿 安神定志

主治

恶寒发热 头痛

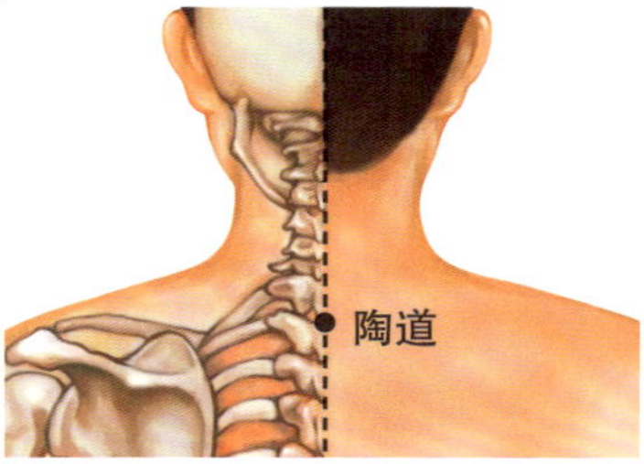

精准定位：在脊柱区，第1胸椎棘突下凹陷中，后正中线上。

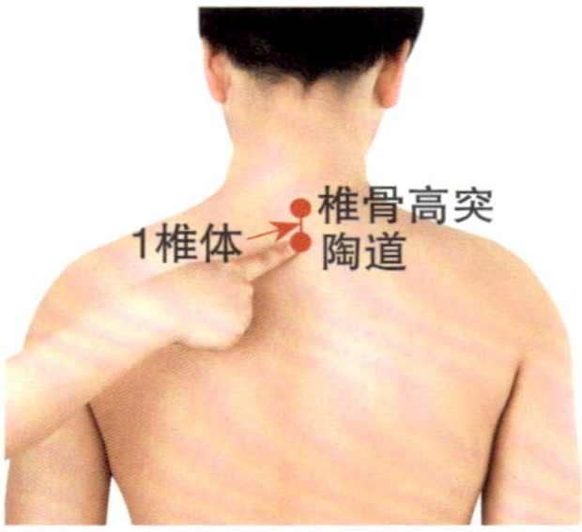

快速取穴：低头，颈背交界椎骨高突处垂直向下推1个椎体，下缘凹陷处即是。

大椎 GV14

功效

清热息风 止咳平喘

主治

外感发热 头项强痛

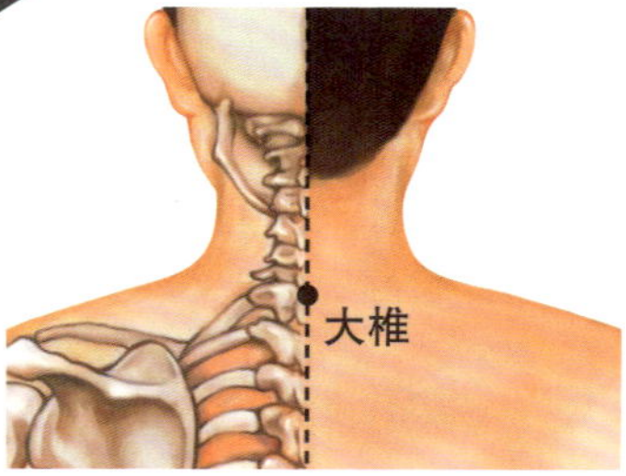

精准定位：在脊柱区，第7颈椎棘突下凹陷中，后正中线上。

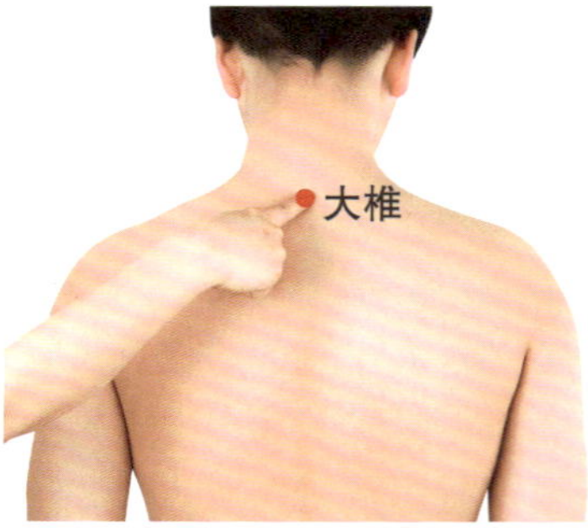

快速取穴：低头，颈背交界椎骨高突处椎体，下缘凹陷处即是。

哑门 GV15

功效

通舌开窍 安神定志

主治

头重 声音嘶哑
头痛 舌缓不语

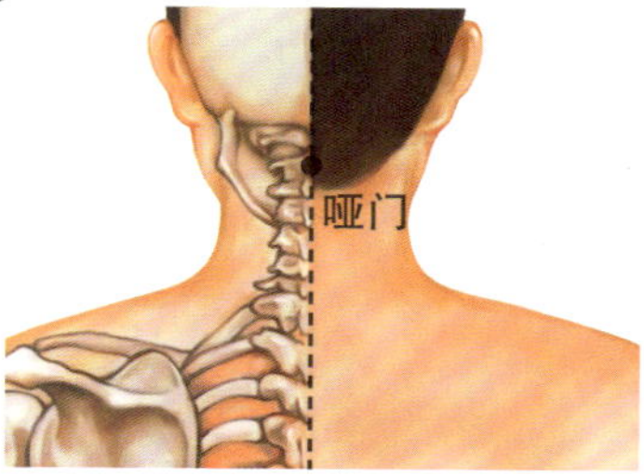

精准定位：在颈后区，第 2 颈椎棘突上际凹陷中，后正中线上。

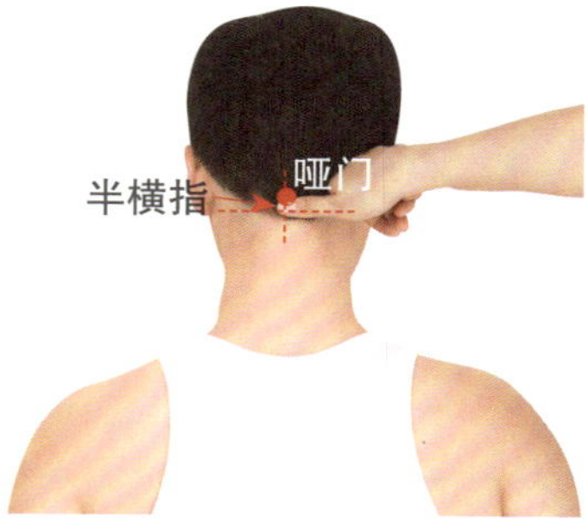

快速取穴：沿脊柱向上，入后发际上半横指处即是。

风府 GV16

功效

平肝息风 清热消肿

主治

感冒 眩晕 鼻塞

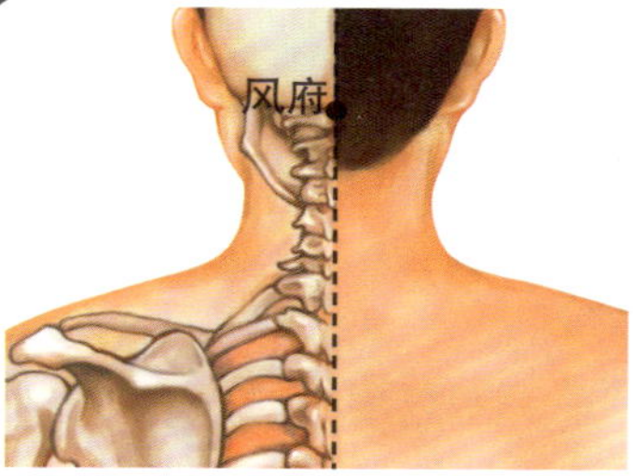

精准定位：在颈后区，枕外隆凸直下，两侧斜方肌之间凹陷中。

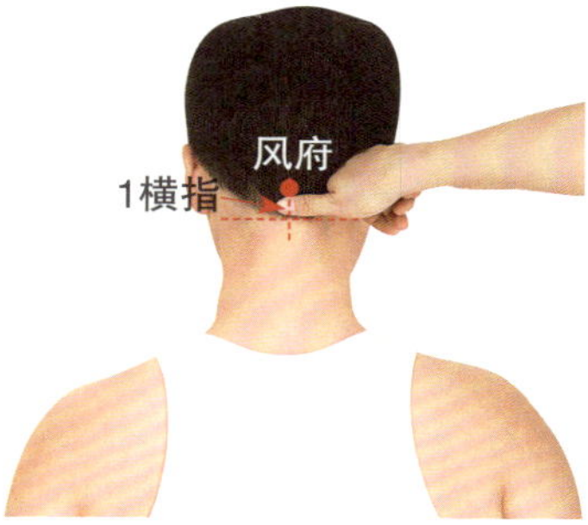

快速取穴：沿脊柱向上，入后发际上 1 横指处即是。

脑户 GV17

功效

息风止痛 柔筋开嗓

主治

癫痫 眩晕 头重

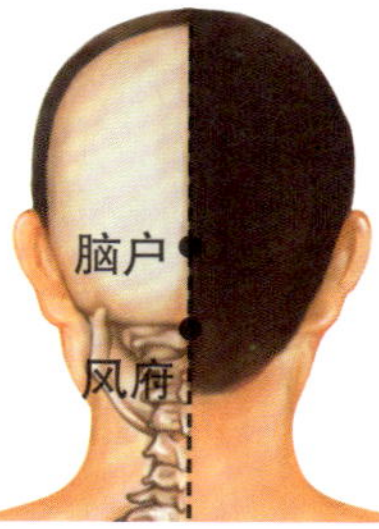

精准定位：在头部，枕外隆凸的上缘凹陷中。

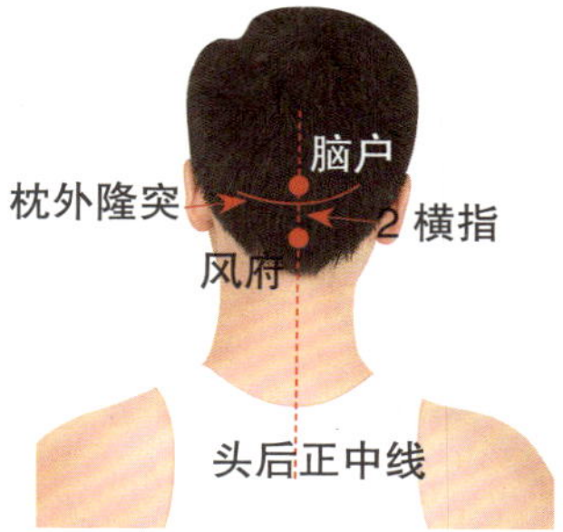

快速取穴：先找到风府穴，直上约 2 横指，按到一突起骨性标志上缘凹陷处即是。

强间 GV18

功效

平肝息风 柔筋止痛

主治

目眩 烦心 失眠

癫狂 颈项强痛

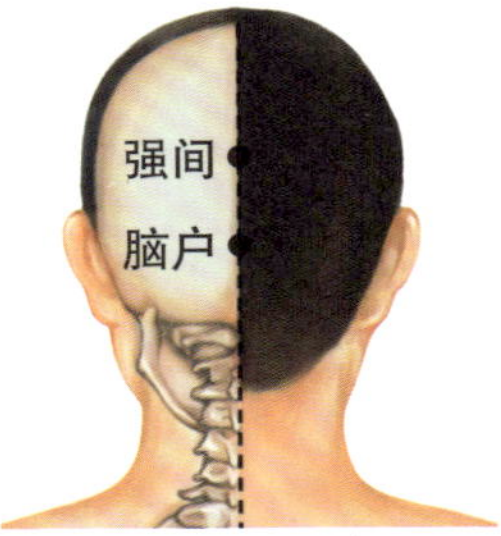

精准定位：在头部，后发际正中直上 4 寸。

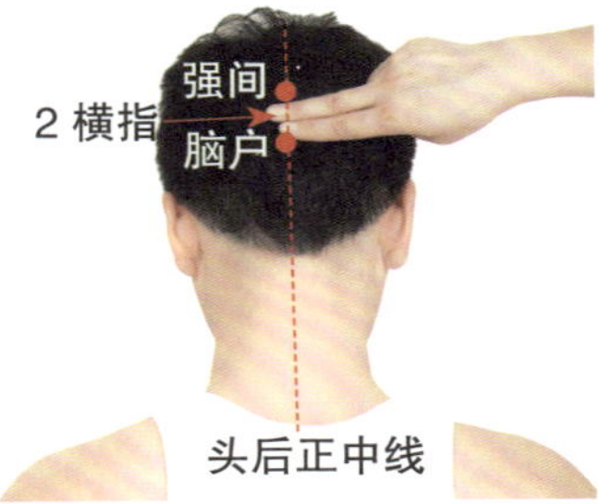

快速取穴：先找到脑户穴，直上 2 横指处即是。

后顶 GV19

功效

平肝息风 柔筋止痛

主治

颈项僵硬 头痛

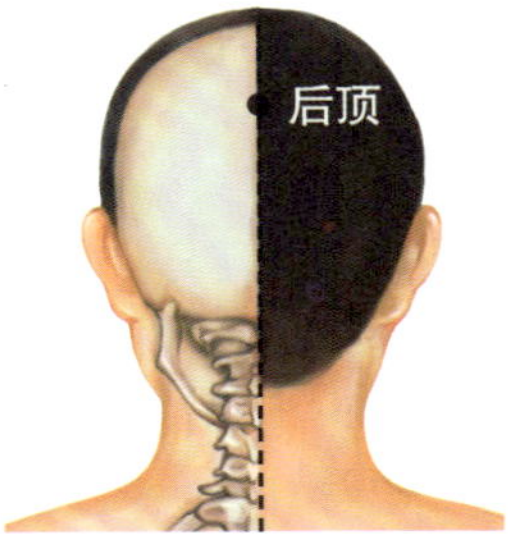

精准定位：在头部，后发际正中直上 5.5 寸。

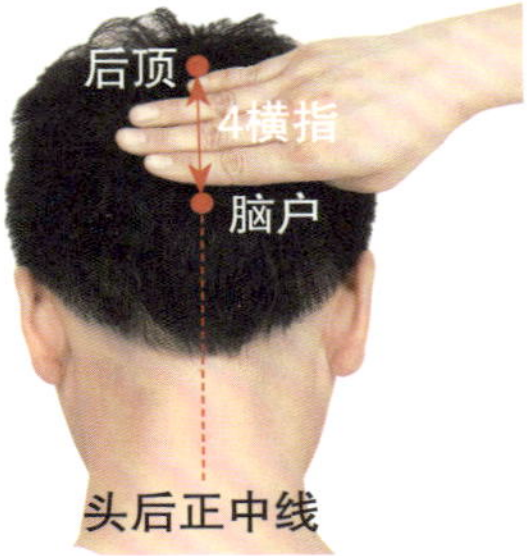

快速取穴：先找到脑户穴，直上 4 横指处即是。

百会 GV20

功效

平肝息风 补脑安神

主治

头晕 失眠 健忘

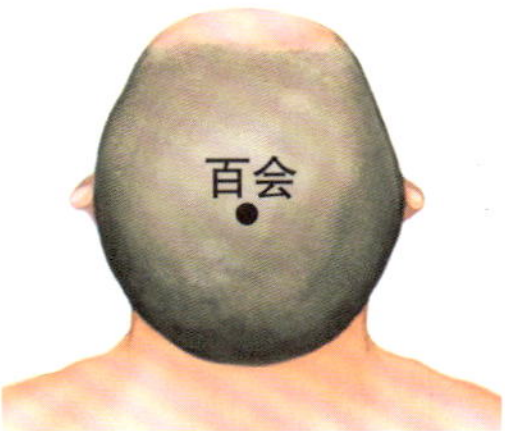

精准定位：在头部，前发际正中直上 5 寸。

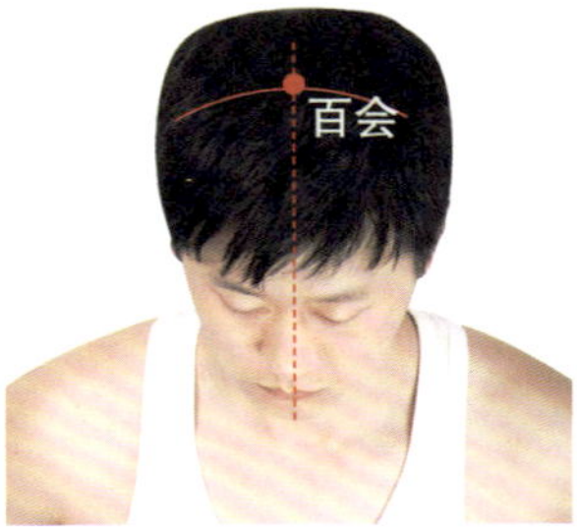

快速取穴：正坐，两耳尖与头正中线相交处，按压有凹陷处即是。

前顶 GV21

功效

平肝息风 开窍醒脑

主治

癫痫 头晕 目眩

小儿惊风

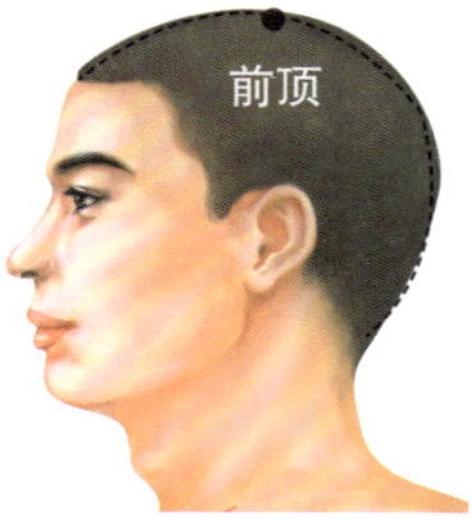

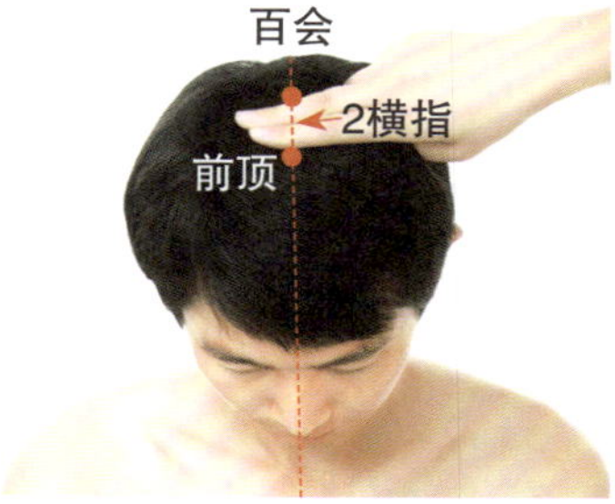

精准定位：在头部，前发际正中直上 3.5 寸。

快速取穴：正坐，由百会穴向前 2 横指处即是。

囟会 GV22

功效

平肝息风 开窍醒脑

主治

头痛 目眩 心悸

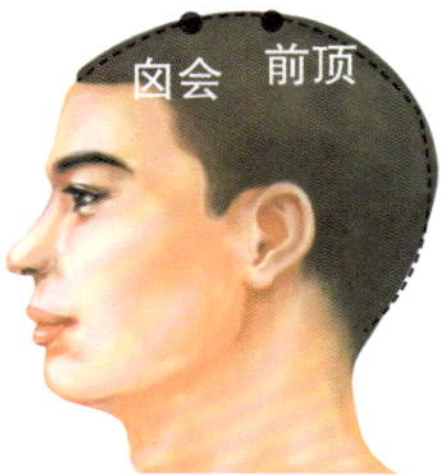

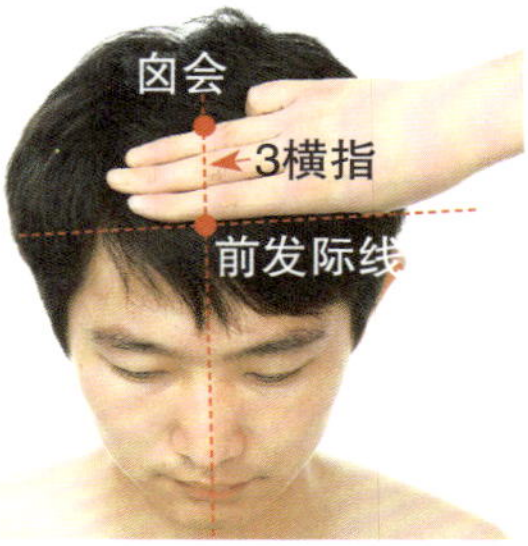

精准定位：在头部，前发际正中直上 2 寸。

快速取穴：正坐，从前发际正中直上 3 横指处即是。

上星 GV23

功效

清热通络 平肝息风

主治

眩晕 目赤肿痛

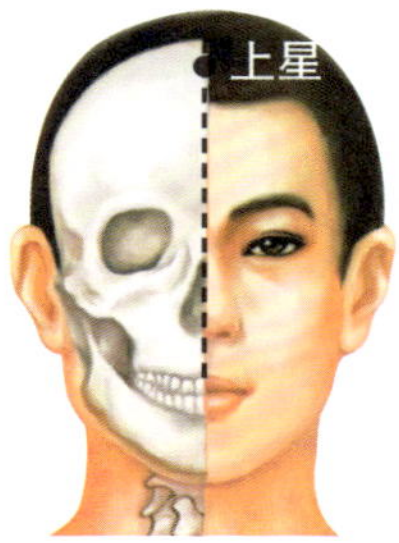

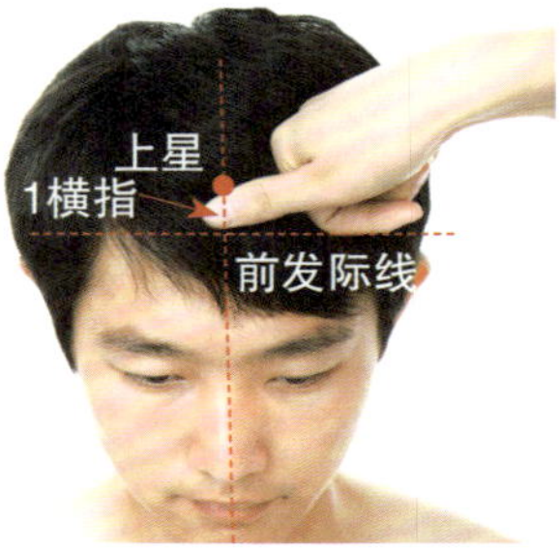

精准定位：在头部，前发际正中直上 1 寸。

快速取穴：正坐，从前发际正中直上 1 横指处即是。

神庭 GV24

功效

清热通络 开窍醒脑

主治

失眠 目眩 鼻塞

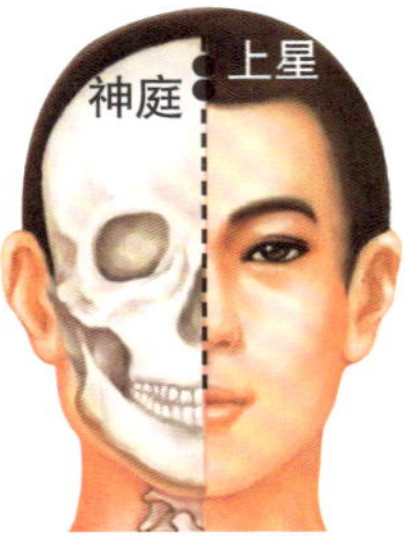

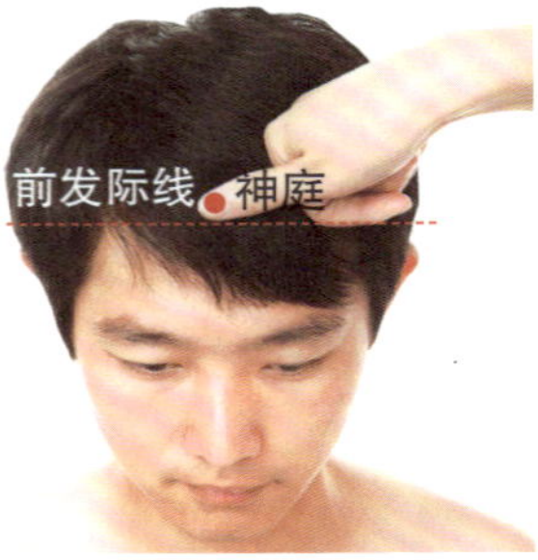

精准定位：在头部，前发际正中直上 0.5 寸。

快速取穴：正坐，从前发际正中直上半横指，拇指指甲中点处即是。

素髎 GV25

功效

宣通鼻窍 镇惊安神

主治

惊厥 昏迷 鼻塞

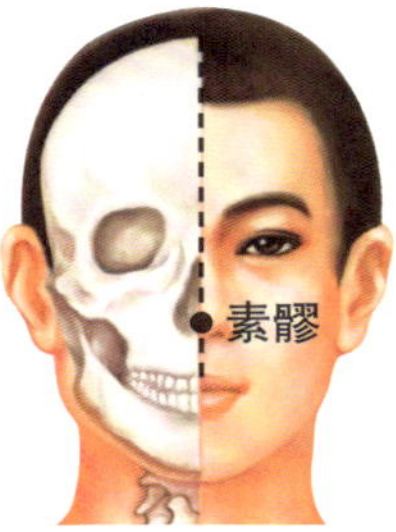

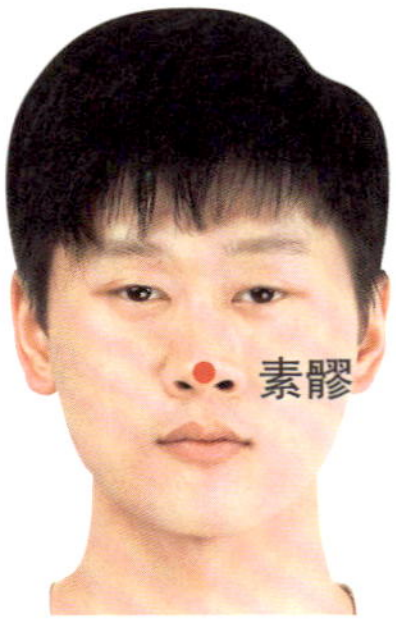

精准定位：在面部，鼻尖的正中央。

快速取穴：正坐或仰卧，面部鼻尖正中央即是。

水沟 GV26

功效

镇惊安神 强腰止痛

主治

中暑 面肿 鼻塞

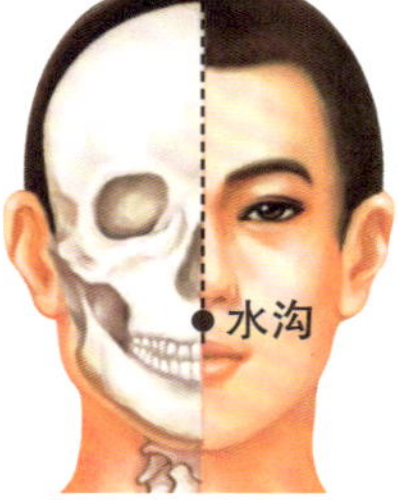

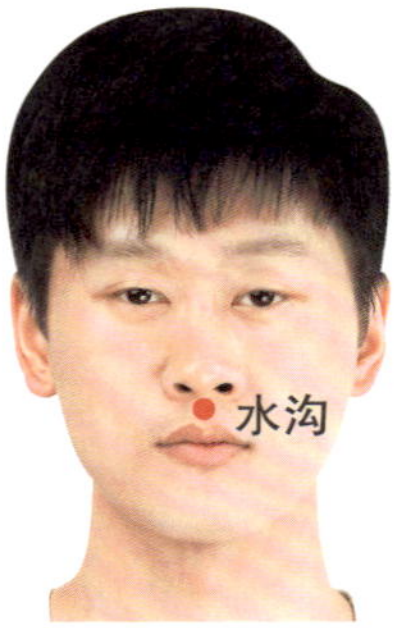

精准定位：在面部，人中沟上 1/3 与中 1/3 交点处。

快速取穴：仰卧，面部人中沟上 1/3 处即是。

兑端 GV27

功效

消肿止痛 祛风通络

主治

癫痫 鼻塞

昏迷 晕厥

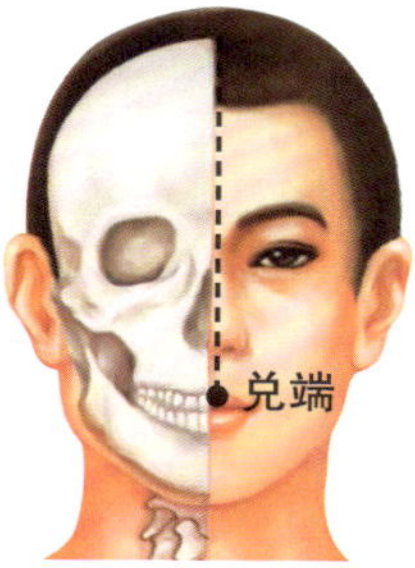

精准定位：在面部，上唇结节的中点。

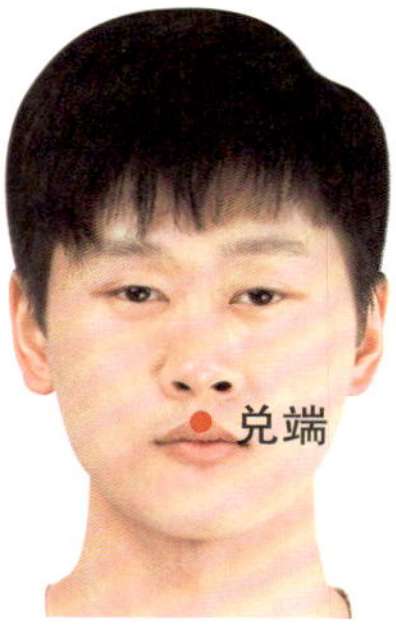

快速取穴：面部人中沟下端的皮肤与上唇的交界处即是。

龈交 GV28

功效

清热消肿 安神醒脑

主治

齿龈肿痛 小儿面疮

口臭 面赤颊肿

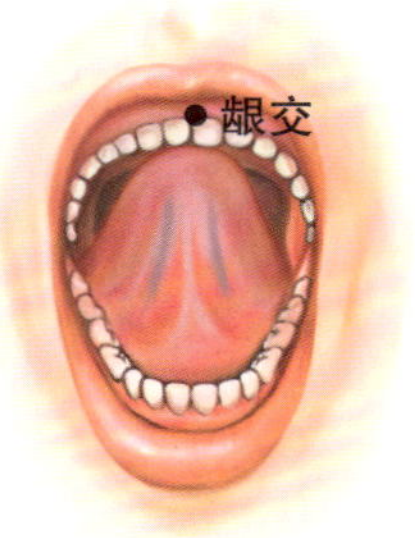

精准定位：在上唇内，上唇系带与上牙龈的交点。

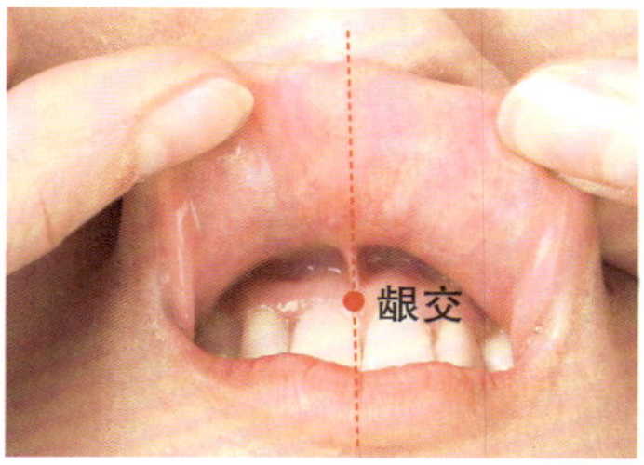

快速取穴：在唇内的正中线上，上唇系带与上牙龈相接处即是。

印堂 GV29

功效

息风止痛 清热止血

主治

头痛 眩晕 失眠

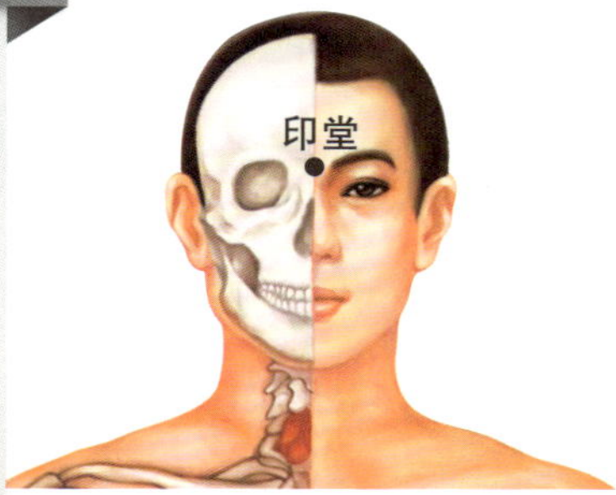

精准定位：在头部，两眉毛内侧端中间的凹陷中。

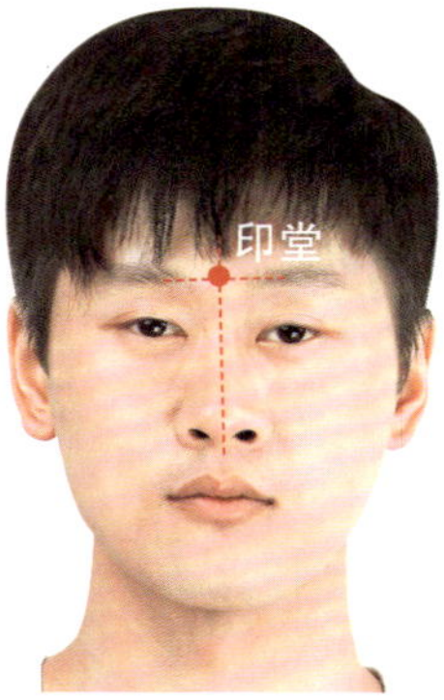

快速取穴：两眉毛内侧端连线中点处即是。

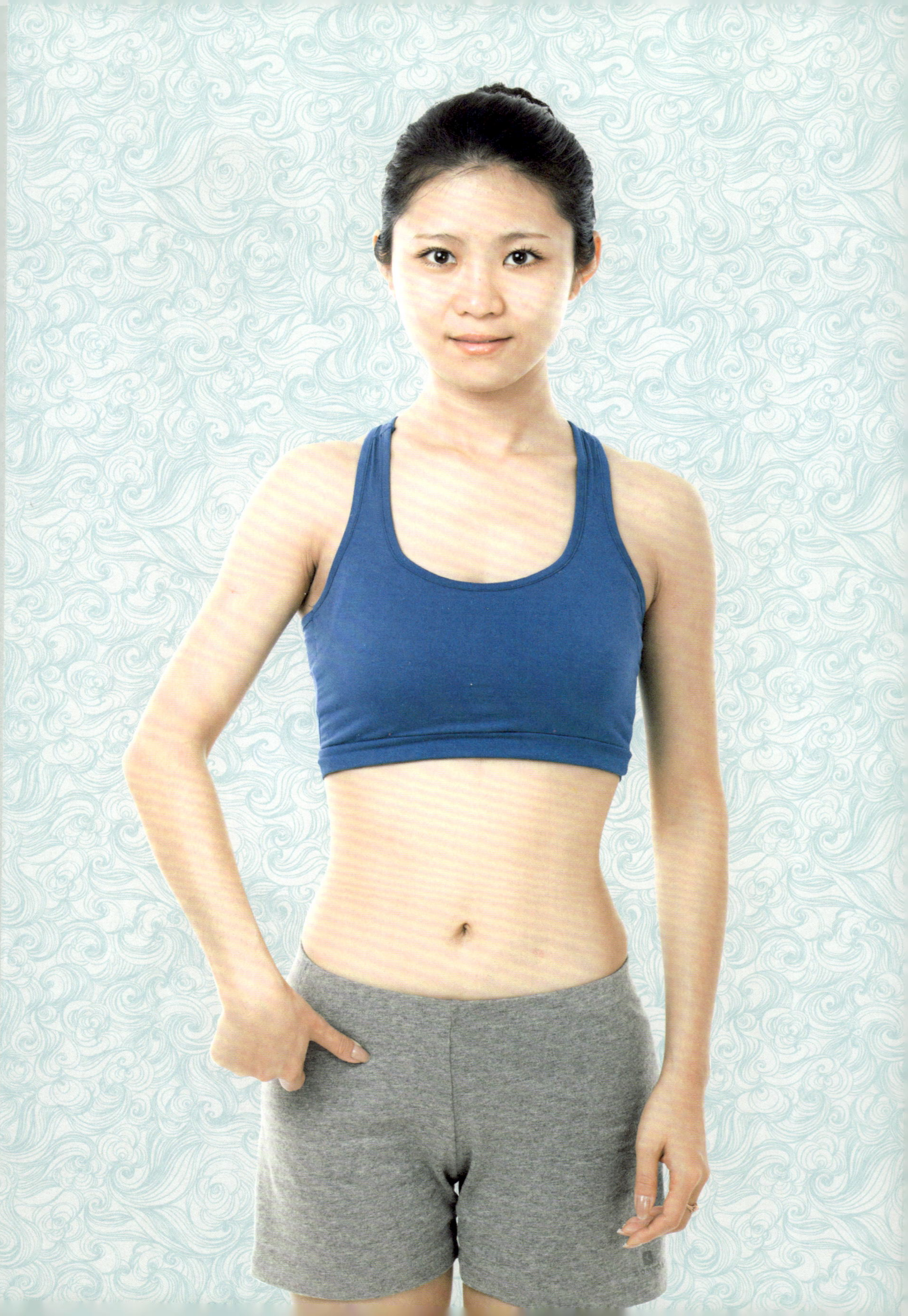

第十六章　经外奇穴

经外奇穴是指十四经穴之外具有固定名称、位置和主治作用的腧穴。经外奇穴的分布比较分散，虽然大多不在十四经循行路线上，但与经络系统仍有一定关系，并有着十分特殊的功效，都是在实际治疗中取得很好疗效的穴位，是前人的实践总结，是经验效方。

经穴歌诀

四神聪穴百会围，当阳临泣后五分，印堂两眉中间取，鱼腰眉毛中间量，
眉梢后陷是太阳，耳尖折耳耳郭上，球后下眶边缘外，鼻旁唇沟上迎香，
鼻内相对内迎香，聚泉舌背中点当，系带中点取海泉，金津玉液左右看，
翳明风池翳风间，旁一上二颈百劳，子宫中极旁三寸，定喘大椎旁五分，
夹脊五分挟脊排，胃脘下俞八椎旁，痞根一腰旁三五，三腰下方下极俞，
腰宜四腰旁三寸，腰眼腰宜旁五分，五腰下方十七椎，腰奇尾端上二寸，
鹰嘴尖端肘尖取，二白腕上四寸辨，中泉阳溪阳池间，中魁中指背侧觅，
大小骨空拇小指，二三掌隙腰痛点，节后五分外劳宫，八邪十指指缝间，
四缝八指指中央，十宣十穴十指尖，髋骨梁丘旁寸半，鹤顶髌骨上缘中，
血海之上百虫窝，髌带两侧为膝眼，胆囊阳陵下二寸，阑尾三里下二寸，
内踝高点内踝尖，外踝高点外踝尖，八风十趾趾缝间，二趾纹端觅独阴，
十趾尖端气端全，奇穴效专有神功。

经外奇穴速记

穴位	列入国家标准的奇穴，共46个	头面颈部	共14个	胸腹部	共1个
背部	共9个	上肢	共11个	下肢	共11个

头面颈部穴

四神聪 EX-HN1

功效

息风止痛 安神补脑 明目开窍

主治

失眠 健忘 癫痫 头痛 眩晕

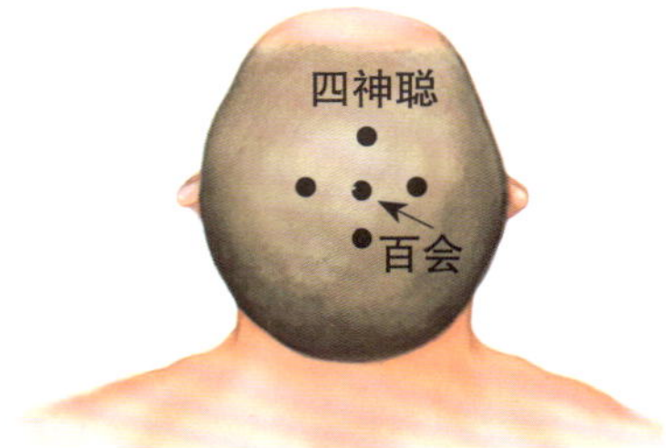

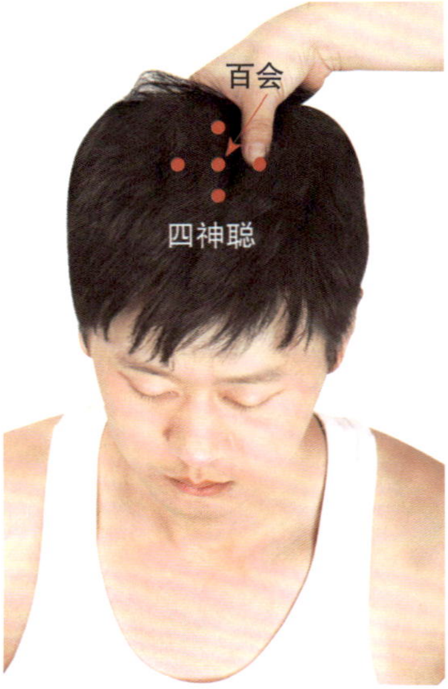

精准定位：在头部，百会穴（GV20）前后左右各旁开 1 寸，共 4 穴。

快速取穴：先找百会穴，其前后左右各 1 横指处即是，共 4 穴。

当阳 EX-HN2

功效

疏风通络 清头明目 安神补脑

主治

失眠 健忘 头痛 目赤肿痛 失眠

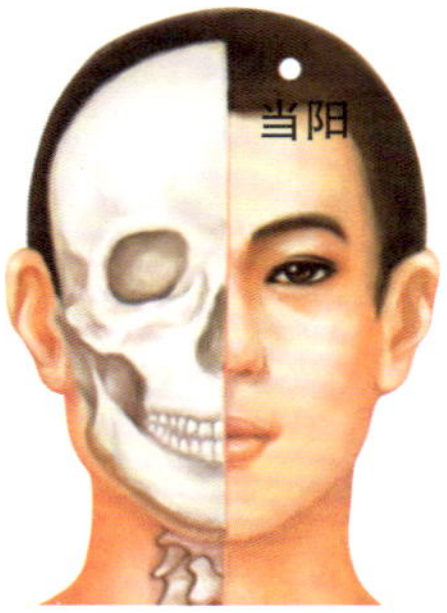

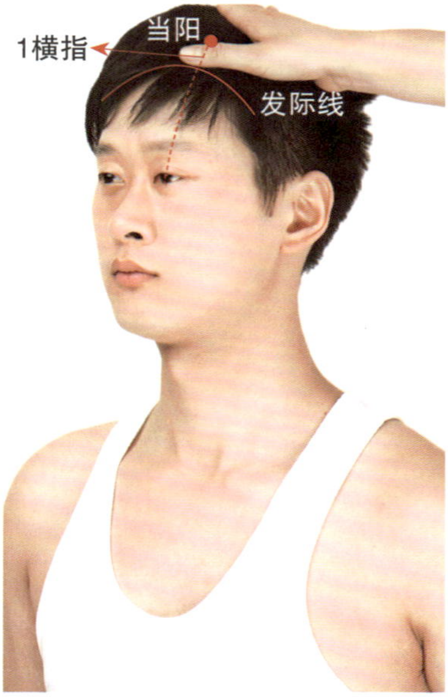

精准定位：在头部，瞳孔直上，前发际上 1 寸。

快速取穴：直视前方，沿瞳孔垂直向上，自发际直上 1 横指处即是。

鱼腰 EX-HN4

功效

清热消肿 散瘀止痛
疏经提肌

主治

口眼歪斜 眼睑下垂
鼻出血 目赤肿痛
近视 急性结膜炎

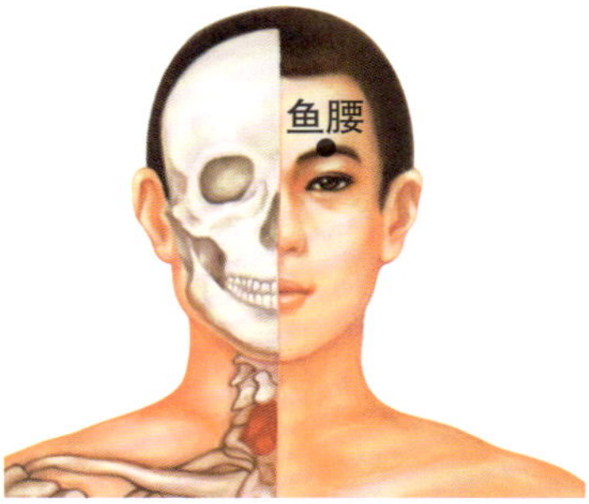

精准定位： 在头部，瞳孔直上，眉毛中。

快速取穴： 直视前方，从瞳孔直上眉毛中即是。

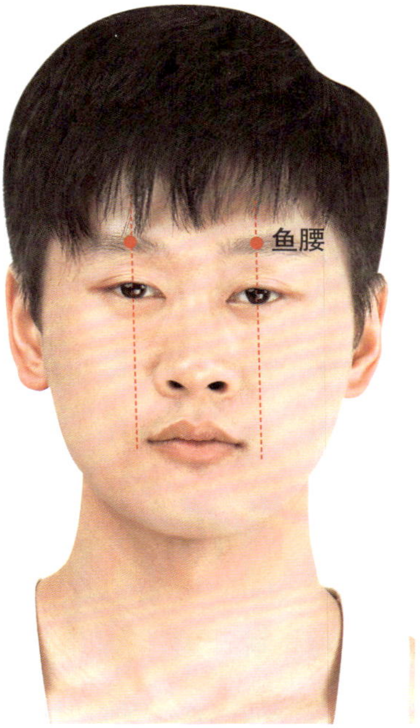

太阳 EX-HN5

功效

解除疲劳 振奋精神
止痛醒脑

主治

失眠 健忘 偏头痛
头痛 眩晕

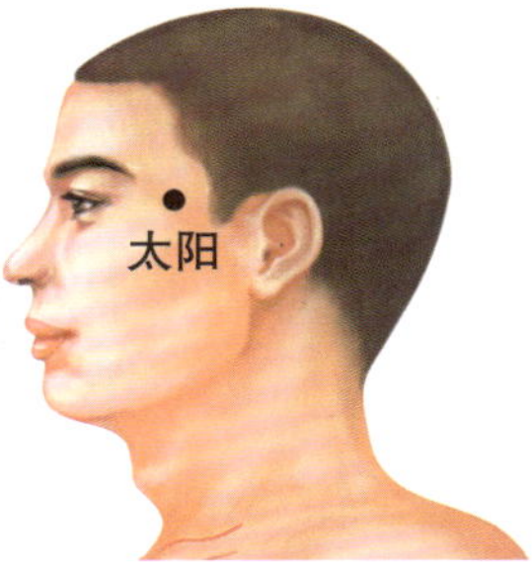

精准定位： 在头部，眉梢与目外眦之间，向后约 1 横指的凹陷中。

快速取穴： 眉梢与目外眦连线中点向后 1 横指，触及一凹陷处即是。

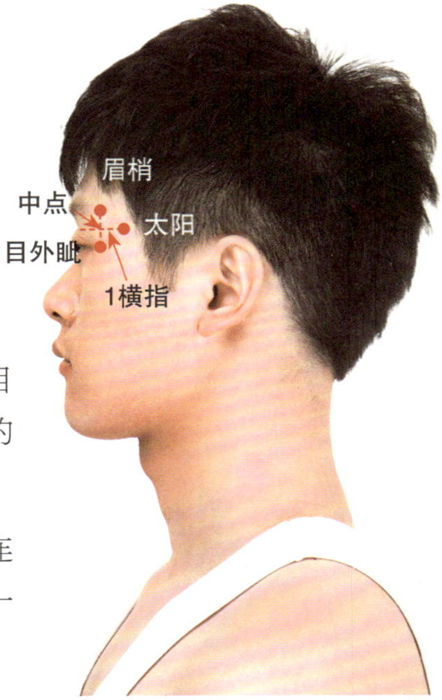

耳尖 EX-HN6

功效

清热祛风 解痉止痛
通经活络

主治

急性结膜炎
睑腺炎 沙眼 头痛
咽喉炎 高热

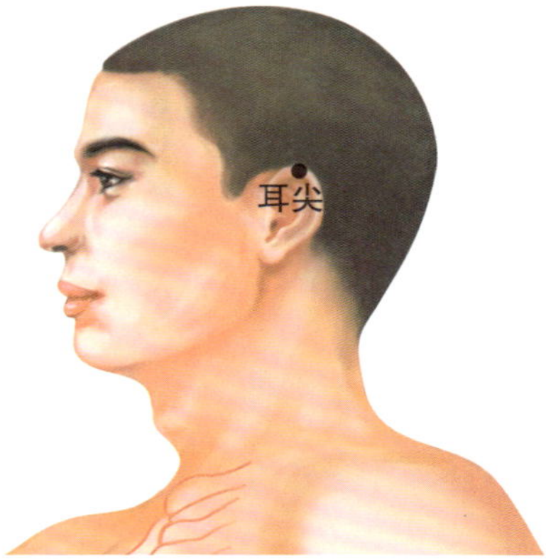

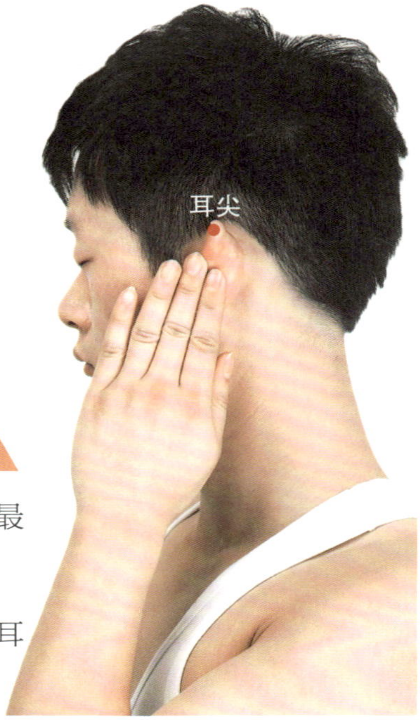

精准定位：在耳区，外耳轮的最高点。

快速取穴：将耳郭折向前方，耳郭上方尖端处即是。

球后 EX-HN7

功效

清热祛风 明目退翳

主治

视神经炎 青光眼
内斜视 青少年近
视等各种眼病

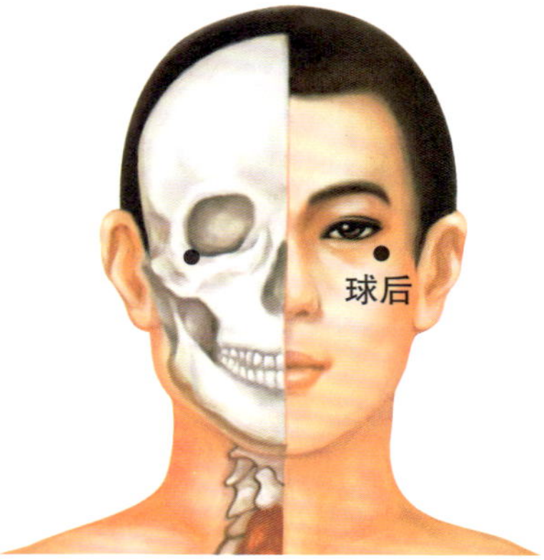

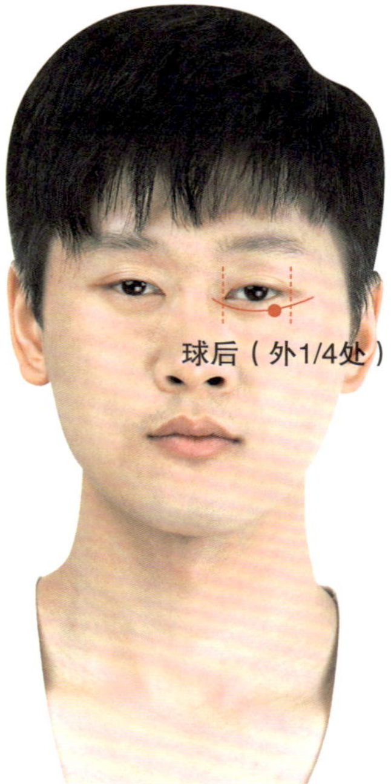

精准定位：在面部，眼眶下缘外 1/4 与内 3/4 交界处。

快速取穴：把眼眶下缘分成 4 等分，外 1/4 处即是。

上迎香 EX-HN8

功效

清热祛风 通窍止痛

主治

鼻窦炎 鼻出血

迎风流泪

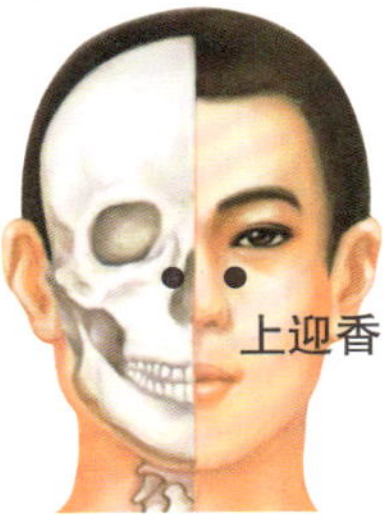

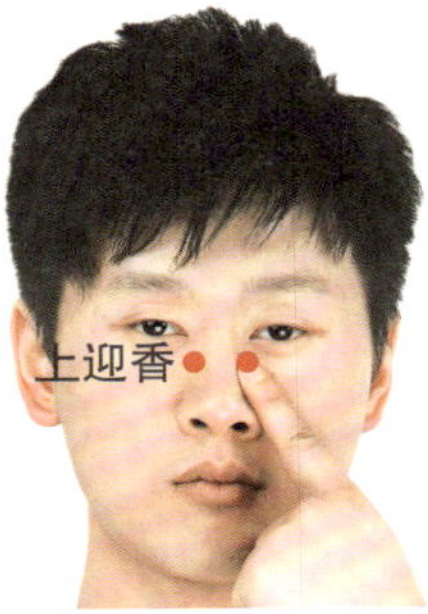

精准定位：在面部，鼻翼软骨与鼻甲的交界处，近鼻翼沟上端处。

快速取穴：沿鼻侧鼻翼沟向上推，上端尽头凹陷处即是。

内迎香 EX-HN9

功效

开窍醒神 清热泻火

主治

头痛 目赤肿痛

中暑 咽喉肿痛

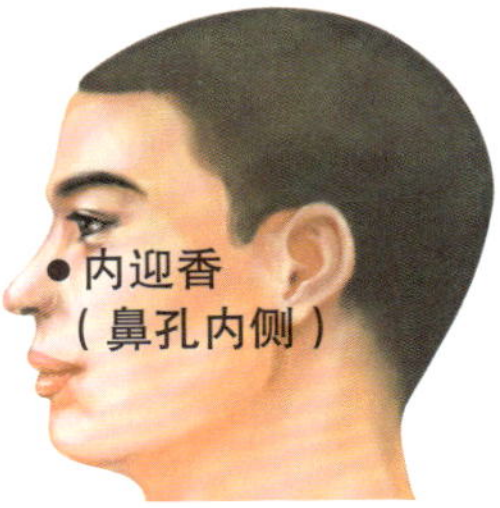

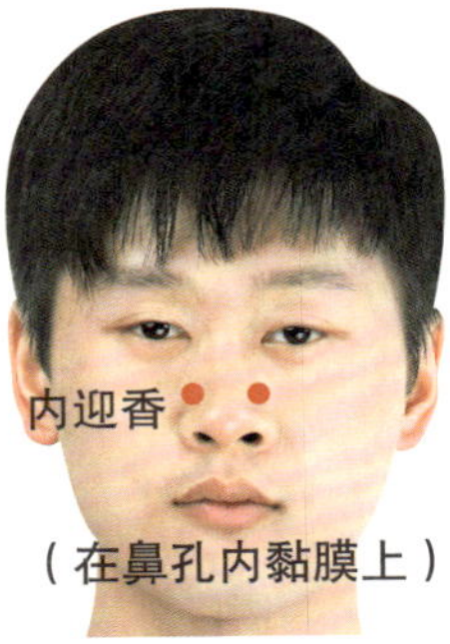

精准定位：在鼻孔内，鼻翼软骨与鼻甲交界的黏膜处。

快速取穴：正坐，在鼻孔内，与上迎香相对处的黏膜上。

聚泉 EX-HN10

功效

清散风热 祛邪开窍

主治

头痛 哮喘

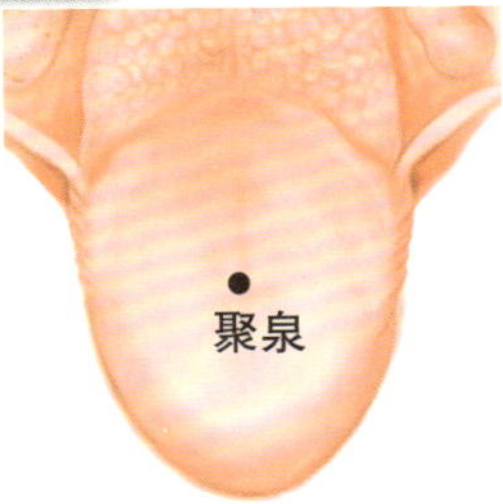

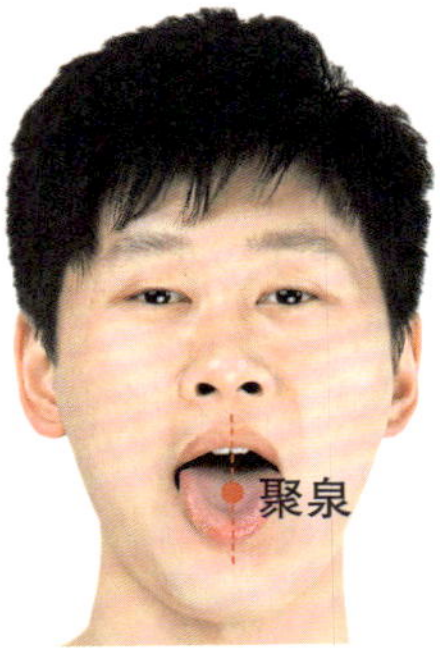

精准定位：在口腔内，舌背正中缝的中点处。

快速取穴：正坐，张口伸舌。在舌正中缝的中点处即是。

海泉 EX-HN11

功效

清散风热 祛邪开窍
生津止渴

主治

口舌生疮 咽喉炎
呕吐 腹泻 腹痛
消渴 高热神昏

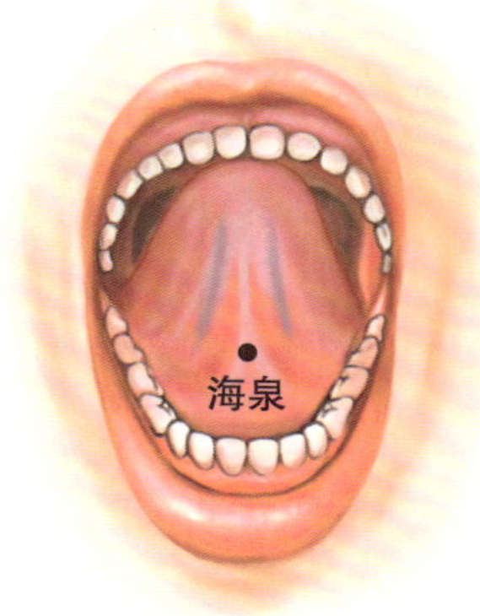

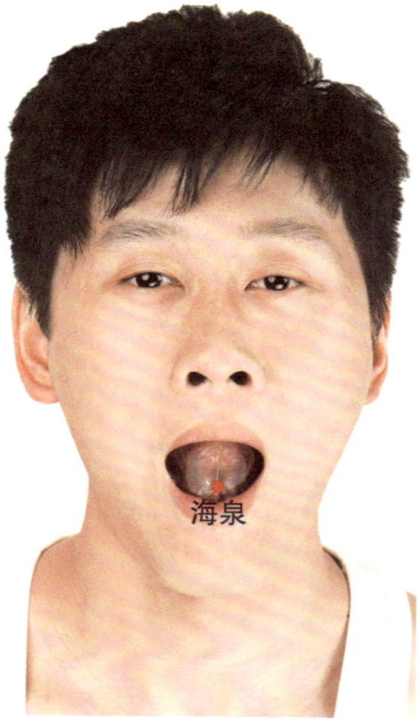

精准定位：在口腔内，舌下系带中点处。

快速取穴：正坐，张口，舌转卷向后方，舌下系带中点处即是。

金津 EX-HN12

功效

软舌消肿 清散风热
祛邪开窍 生津止渴

主治

口腔炎 咽喉炎
扁桃体炎 呕吐
腹泻

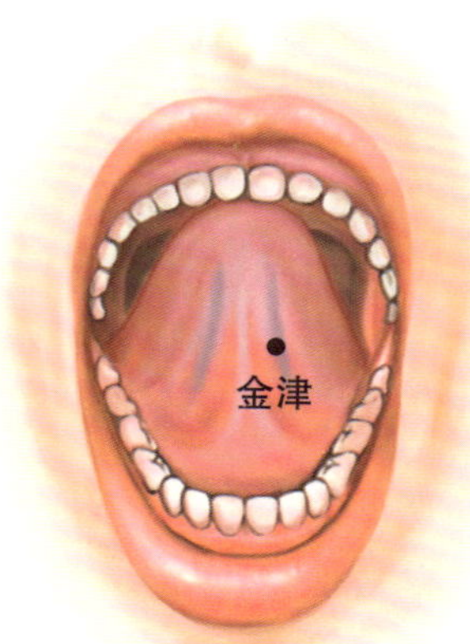

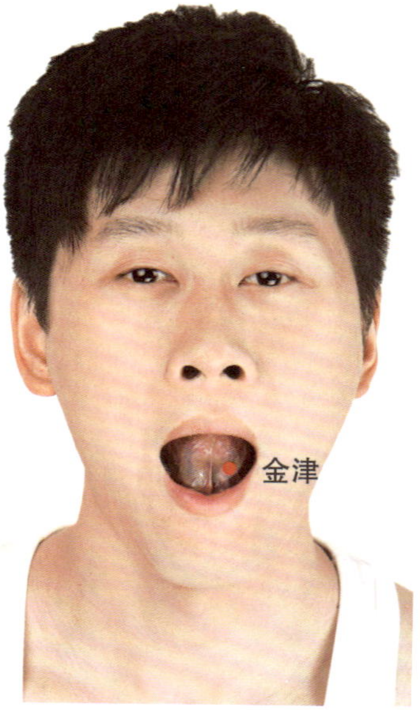

精准定位：在口腔内，舌下系带左侧的静脉上。

快速取穴：伸出舌头，舌底面系带左侧的静脉上即是。

玉液 EX-HN13

功效

软舌消肿 清散风热

主治

口腔炎 咽喉炎 呕吐 消渴

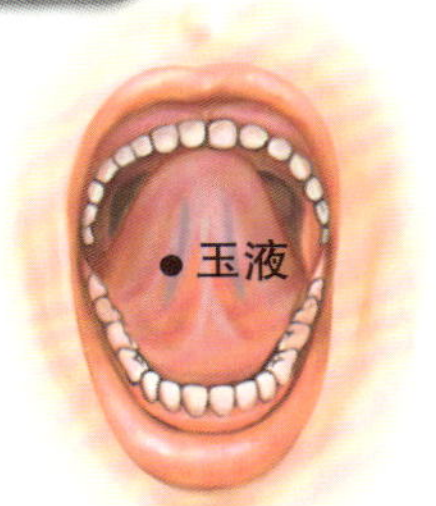

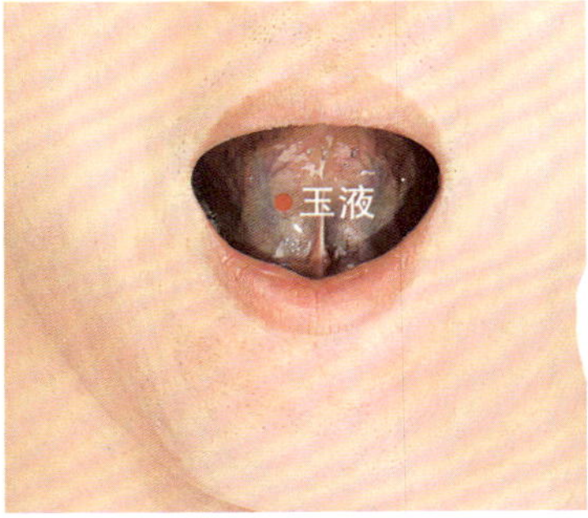

精准定位：在口腔内，舌下系带右侧的静脉上。

快速取穴：伸出舌头，舌底面系带右侧的静脉上即是。

翳明 EX-HN14

功效

息风止痛 祛邪开窍

主治

近视 白内障 青光眼 失眠 精神分裂

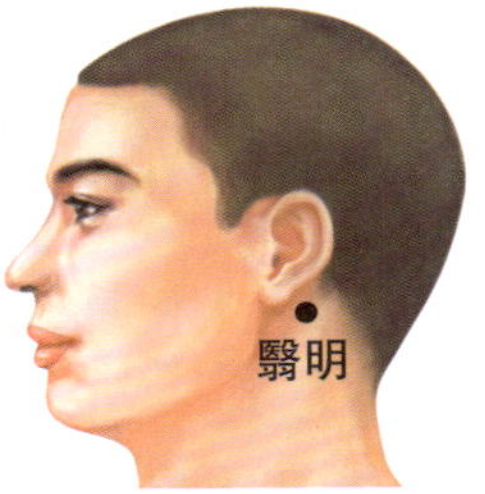

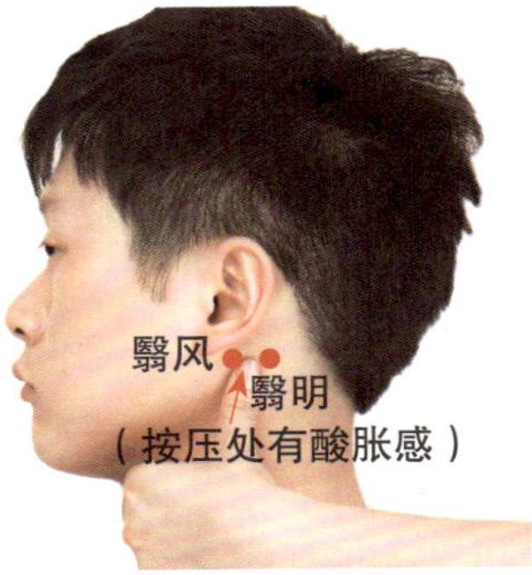

精准定位：在项部，翳风穴（TE17）后 1 寸。

快速取穴：将耳垂向后按，正对耳垂边缘凹陷处，向后 1 横指处即是。

颈百劳 EX-HN15

功效

滋补肺阴 息风止痛

主治

肺结核 颈椎病

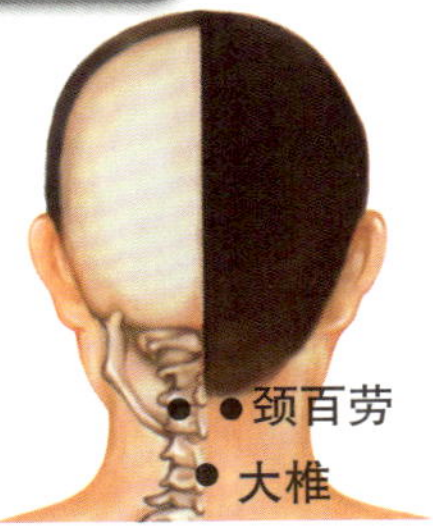

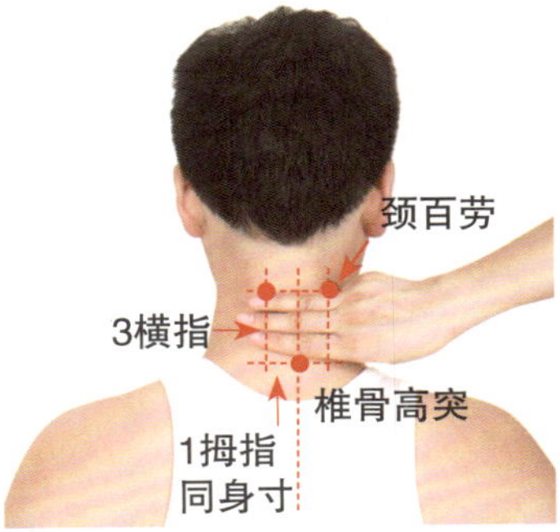

精准定位：在颈部，第 7 颈椎棘突直上 2 寸，后正中线旁开 1 寸。

快速取穴：颈背交界椎骨高突处椎体，直上 3 横指，再旁开 1 拇指同身寸处。

胸腹部穴

子宫 EX-CA1

功效

调经理气 升提下陷

主治

月经不调 子宫脱垂 痛经 子宫内膜炎 盆腔炎 膀胱炎 阑尾炎

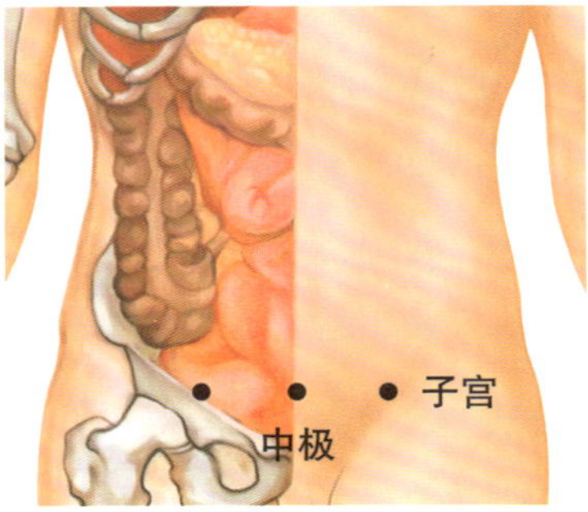

精准定位：在下腹部，脐中下4寸，前正中线旁开3寸。

快速取穴：先取中极穴，旁开4横指处即是。

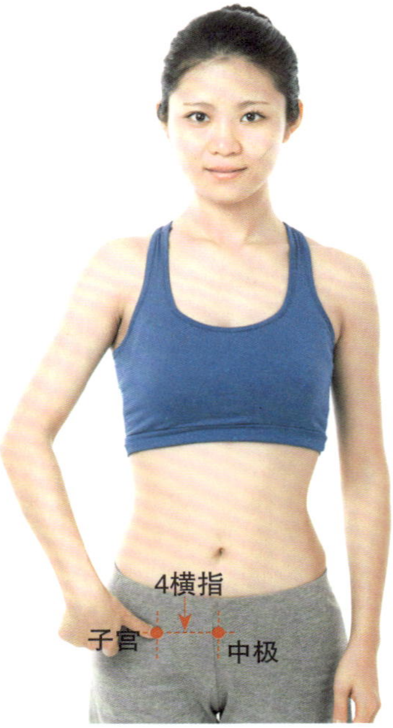

背部穴

定喘 EX-B1

功效

消喘止咳 息风止痛 舒筋活络

主治

支气管炎 百日咳 支气管哮喘 落枕 肩背痛

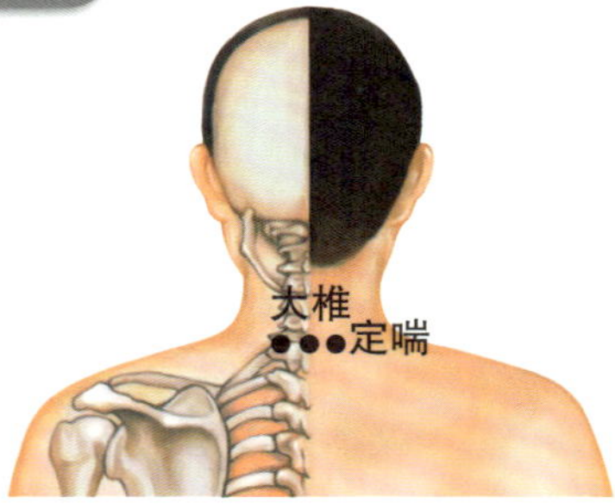

精准定位：在脊柱区，横平第7颈椎棘突下，后正中线旁开0.5寸。

快速取穴：颈背交界椎骨高突处椎体下缘，旁开半横指处。

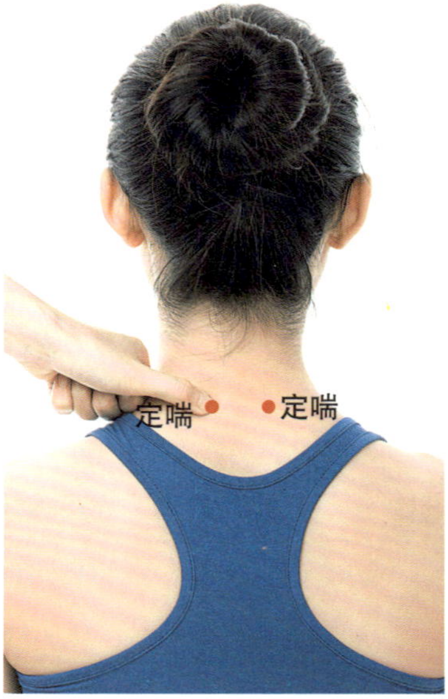

夹脊 EX-B2

功效

调理脏腑 息风止痛

主治

心、肺及上肢疾患

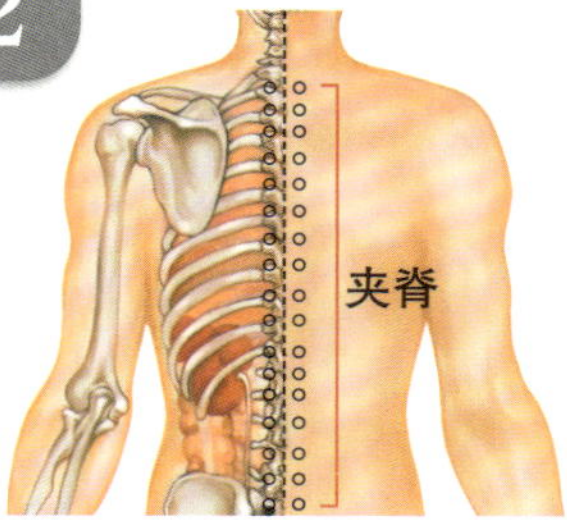

精准定位：在脊柱区，第 1 胸椎至第 5 腰椎棘突下两侧，后正中线旁开 0.5 寸，一侧 17 穴。

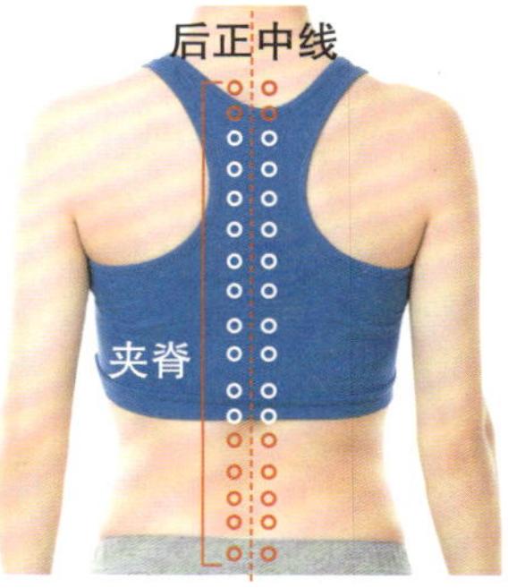

快速取穴：颈背交界椎骨高突处椎体，向下推共有 17 个椎体，旁开半横指处即是。

胃脘下俞 EX-B3

功效

益胃生津 息风止痛

主治

胃炎 胰腺炎

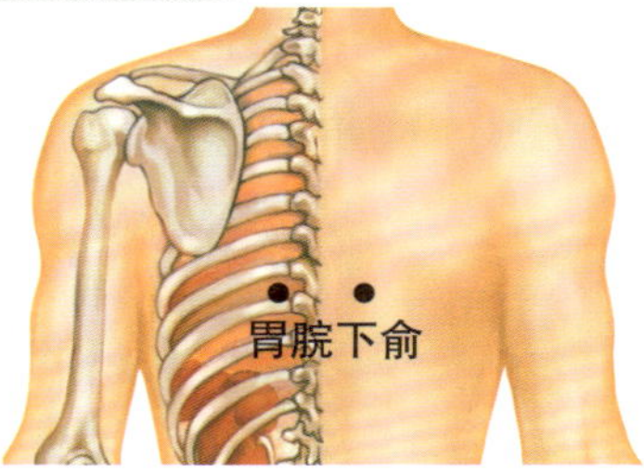

精准定位：在脊柱区，横平第 8 胸椎棘突下，后正中线旁开 1.5 寸。

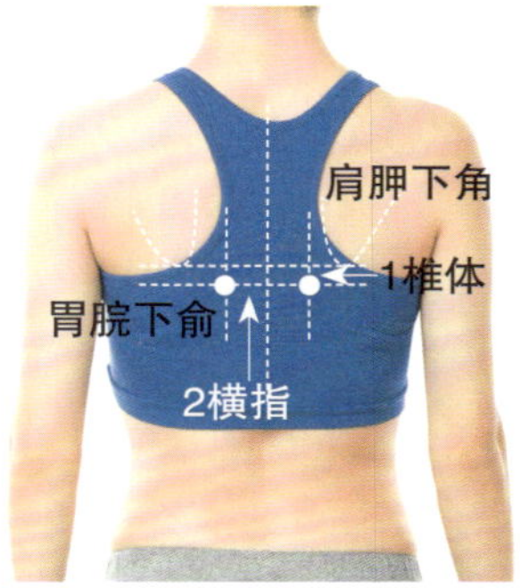

快速取穴：两肩胛下角连线与后正中线相交处向下推 1 个椎体，下缘旁开 2 横指处。

痞根 EX-B4

功效

消痞止痛 健脾和胃

主治

呕吐 咳嗽 咽干

胃痉挛 胃炎

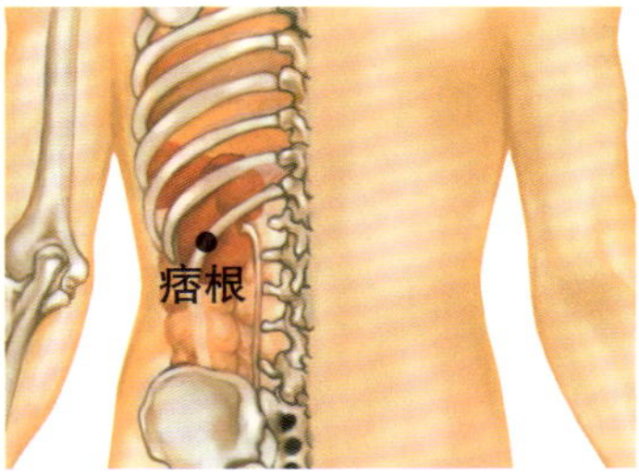

精准定位：在腰区，横平第 1 腰椎棘突下，后正中线旁开 3.5 寸。

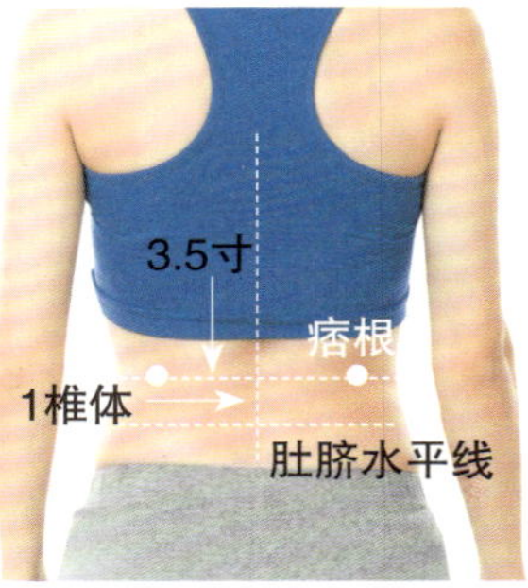

快速取穴：肚脐水平线与后正中线交点向上推 1 个椎体，在其棘突下，旁开 3.5 寸处。

下极俞 EX-B5

功效

强腰健肾 安神定志 止痛 通便

主治

肾炎 遗尿 肠炎 腰肌劳损 阳痿 遗精

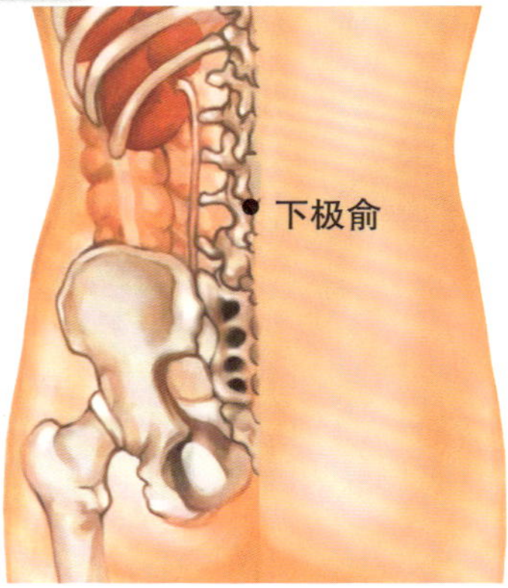

精准定位： 在腰区，第 3 腰椎棘突下。

快速取穴： 两侧髂嵴高点水平线与脊柱交点向上推 1 个椎体，下缘凹陷处即是。

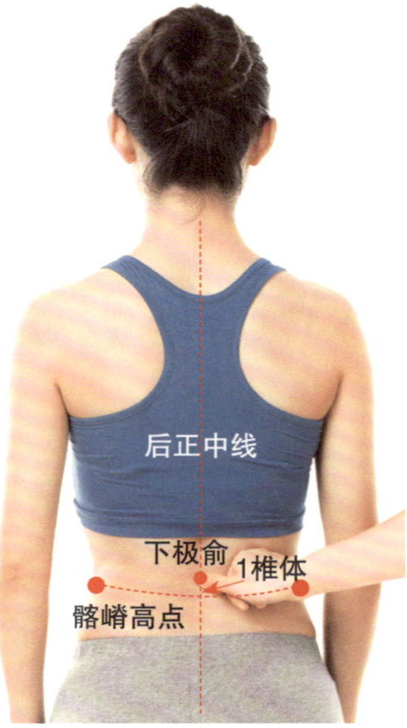

腰宜 EX-B6

功效

强腰健肾 安神定志 止痛 通便

主治

睾丸炎 遗尿 肾炎 腰肌劳损 腰椎间盘突出

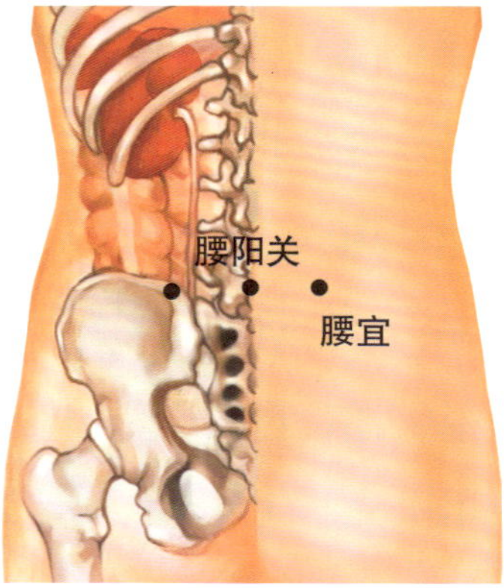

精准定位： 在腰区，横平第 4 腰椎棘突下，后正中线旁开 3 寸。

快速取穴： 两侧髂嵴高点水平线与脊柱交点旁开 4 横指凹陷处即是。

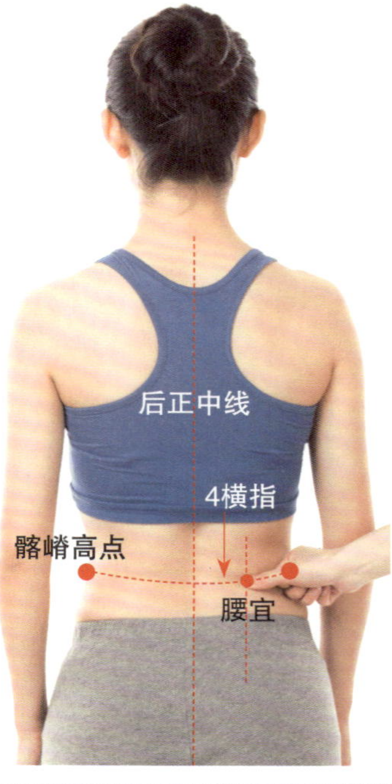

腰眼 EX-B7

功效

调经止带 通经止痛

主治

腰痛 遗尿 肾炎

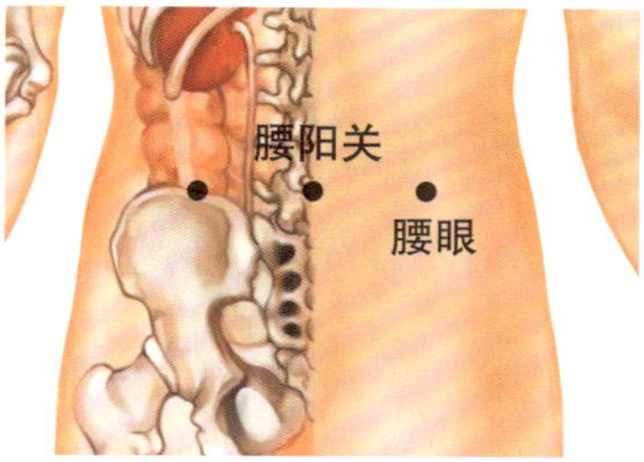

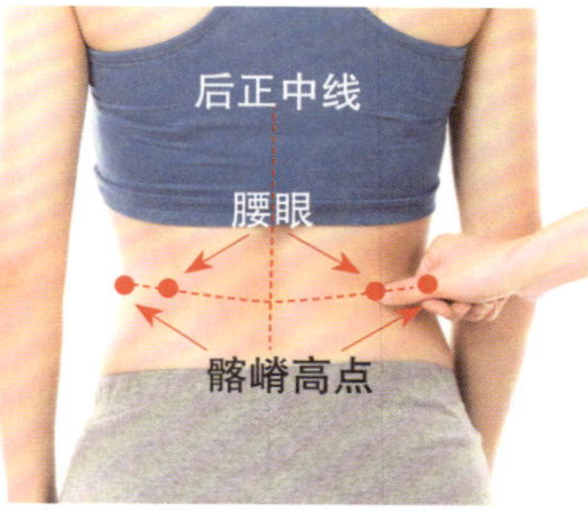

精准定位：在腰区，横平第4腰椎棘突下，后正中线旁开3.5寸凹陷中。

快速取穴：两侧髂嵴高点水平线与脊柱交点旁开3.5寸处即是。

十七椎 EX-B8

功效

温经通络 温肾壮阳

主治

痛经 崩漏 遗尿

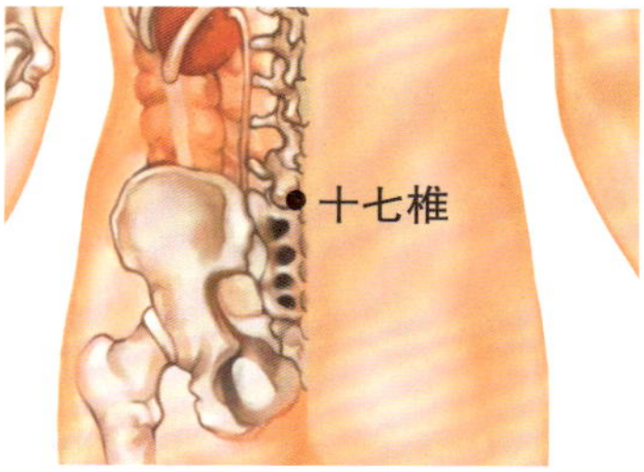

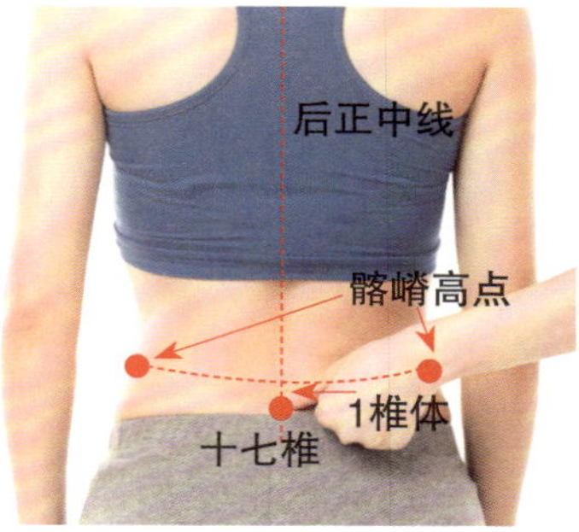

精准定位：在腰区，第5腰椎棘突下凹陷中。

快速取穴：两侧髂嵴高点水平线与脊柱交点向下推1个椎体，棘突下即是。

腰奇 EX-B9

功效

强腰健肾 安神定志

主治

失眠 头痛 便秘

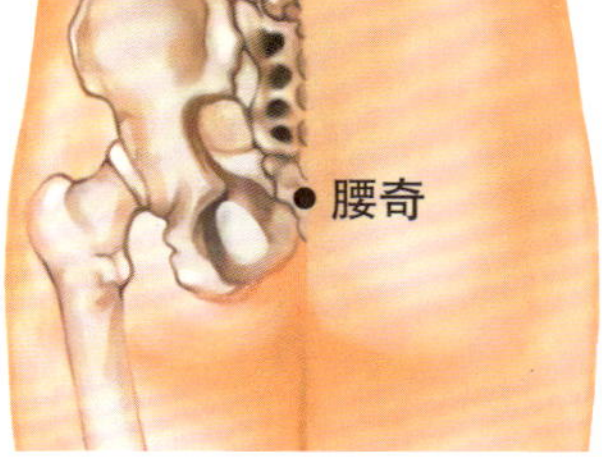

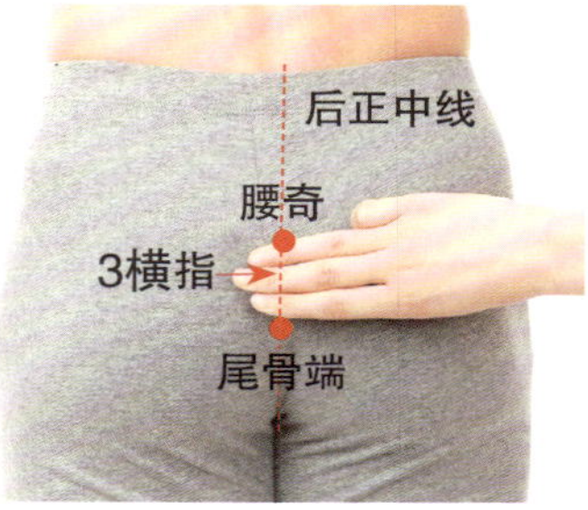

精准定位：在骶区，尾骨端直上2寸，骶角之间凹陷中。

快速取穴：顺着脊柱向下触摸，尾骨端直上3横指凹陷处即是。

上肢穴

肘尖 EX-UE1

功效

软坚散结

主治

颈淋巴结结核

疮疡

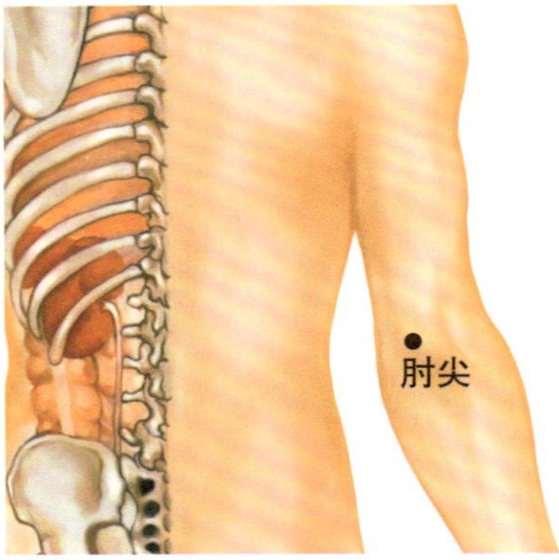

精准定位： 在肘后区，屈肘，尺骨鹰嘴的尖端。

快速取穴： 屈肘，摸到肘关节的最尖端处即是。

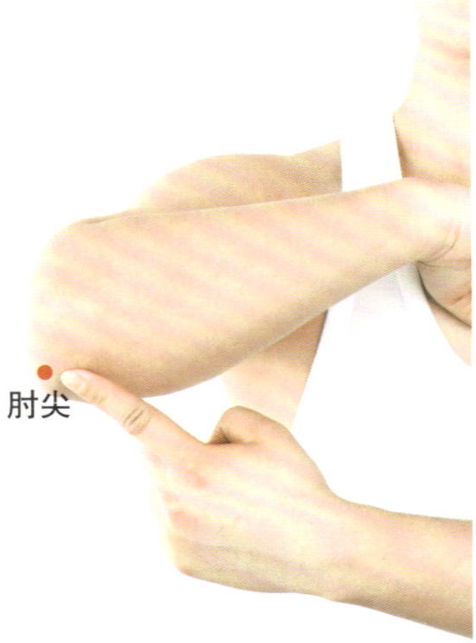

二白 EX-UE2

功效

提肛消痔 局部止痛

主治

前臂神经痛

脱肛 胸胁痛 痔疮

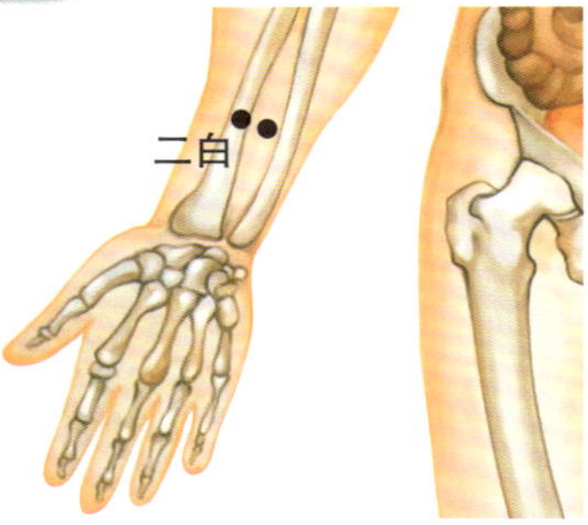

精准定位： 在前臂前区，腕掌侧远端横纹上 4 寸，桡侧腕屈肌腱两侧，一肢 2 穴。

快速取穴： 握拳，拇指侧一筋凸起，腕横纹直上 5 横指处与筋交点两侧即是。

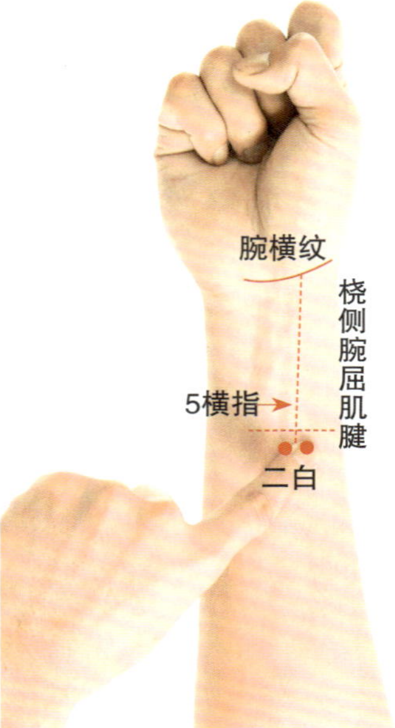

中泉 EX-UE3

功效
降逆止呕 宽胸止痛

主治
支气管哮喘 胃炎 胸胁胀痛

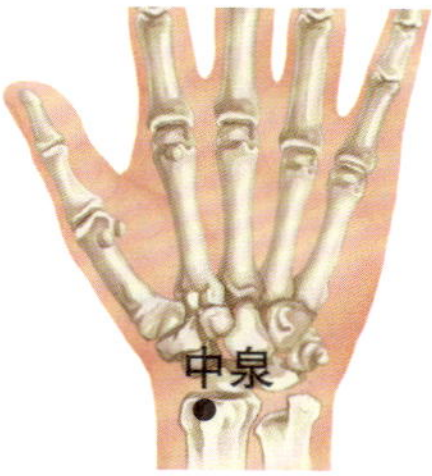

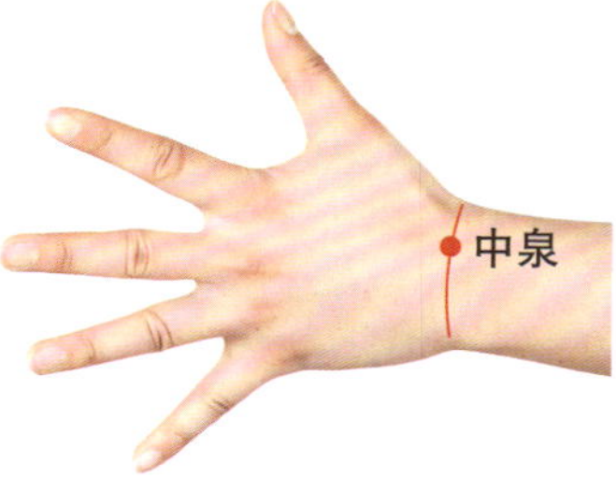

精准定位：在前臂后区，腕背侧远端横纹上，指总伸肌腱桡侧的凹陷中。

快速取穴：手用力撑开，总伸肌腱与腕背横纹交点靠拇指侧的凹陷处即是。

中魁 EX-UE4

功效
降逆消食 舒胸止呕

主治
贲门梗阻 急性胃炎

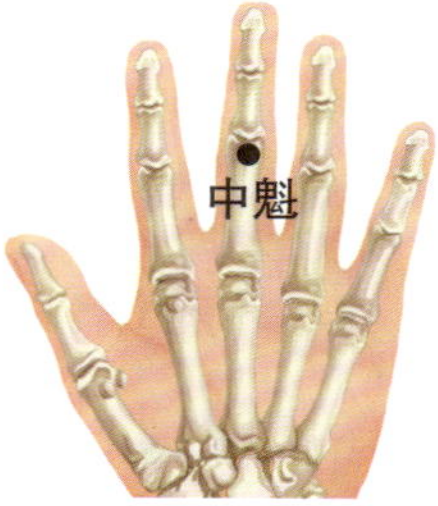

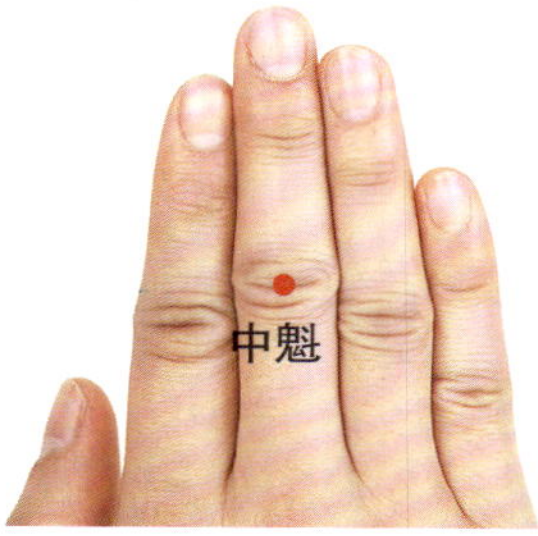

精准定位：在手指，中指背面，近侧指间关节的中点处。

快速取穴：中指背侧靠近心脏端的指间关节中点处即是。

大骨空 EX-UE5

功效
退翳明目

主治
目痛 角膜炎 鼻出血 急性肠胃炎

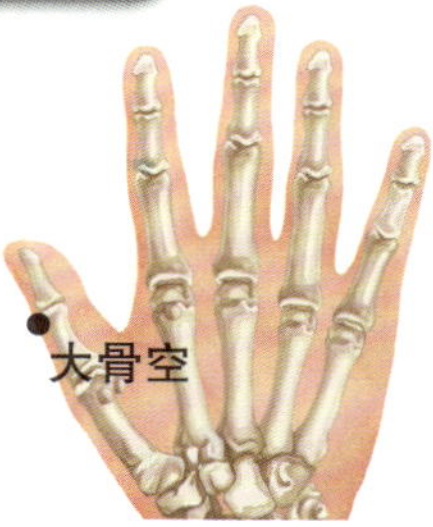

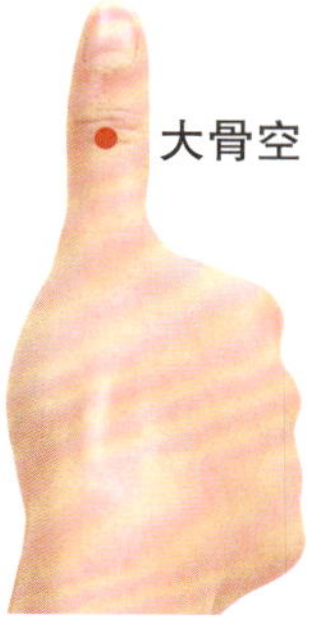

精准定位：在手指，拇指背面，指间关节的中点处。

快速取穴：抬臂俯掌，拇指指关节背侧横纹中点处即是。

小骨空 EX-UE6

功效

明目止痛

主治

目赤肿痛 咽喉肿痛 掌指关节痛

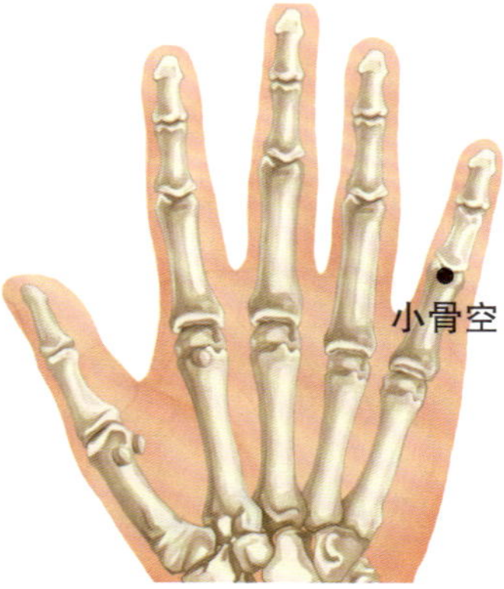

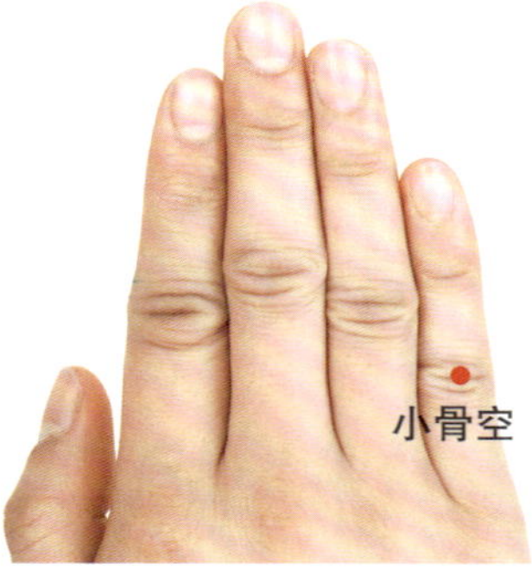

精准定位：在手指，小指背面，近侧指间关节的中点处。

快速取穴：小指背侧近端指间关节横纹中点处即是。

腰痛点 EX-UE7

功效

舒筋止痛 活血化瘀

主治

急性腰扭伤 头痛 目眩 耳鸣 气喘

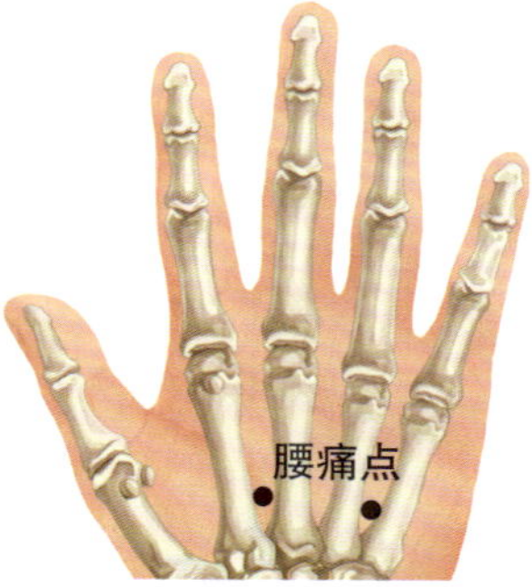

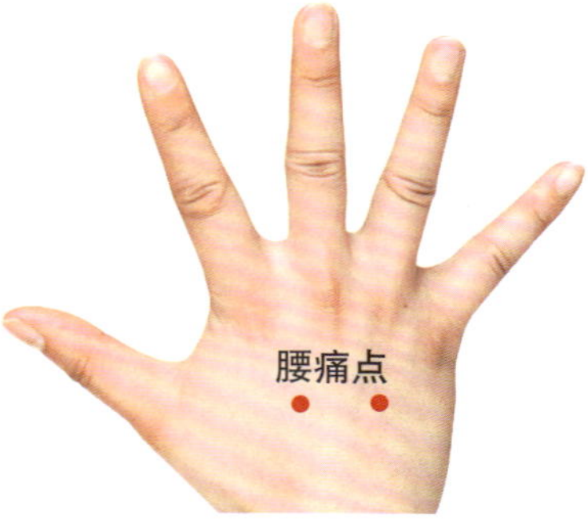

精准定位：在手背，当第2、3掌骨及第4、5掌骨间，腕背侧远端横纹与掌指关节的中点处，一手2穴。

快速取穴：手背第2、3掌骨间，第4、5掌骨间，掌背中点的凹陷处即是。

外劳宫 EX-UE8

功效

舒筋活络 活血化瘀

主治

颈椎病 偏头痛 腹泻
便溏 消化不良

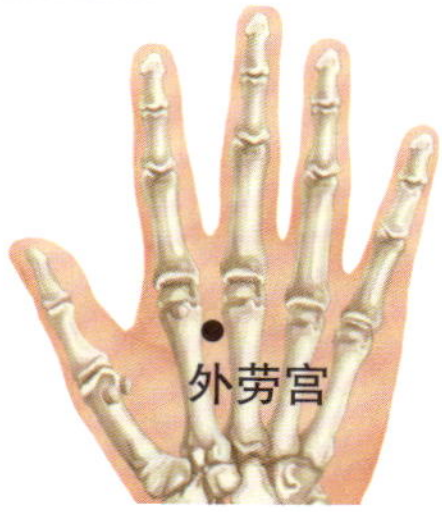

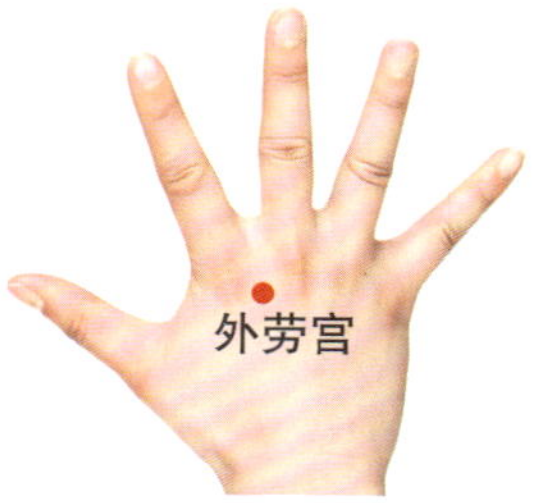

精准定位： 在手背，第 2、3 掌骨间，掌指关节后 0.5 寸（指寸）凹陷中。

快速取穴： 手背第 2、3 掌骨间从掌指关节向后半横指处即是。

八邪 EX-UE9

功效

祛风通络 清热止痛

主治

手指拘挛 手指麻木

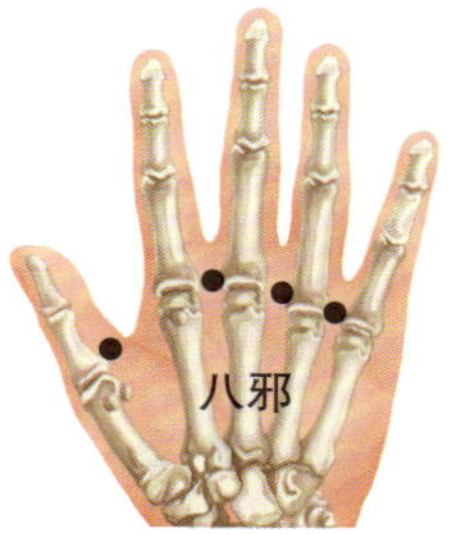

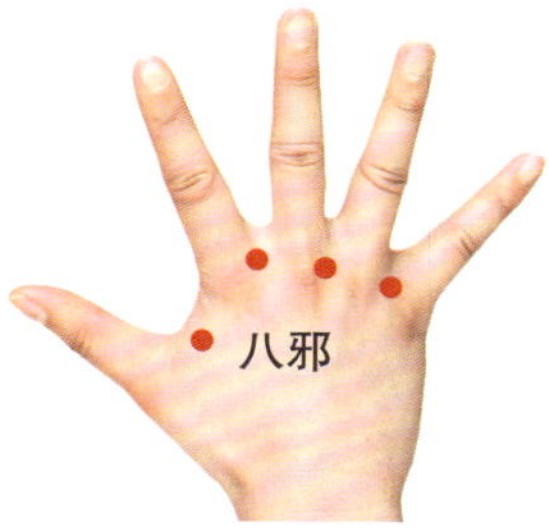

精准定位： 在手背，第 1~5 指间，指蹼缘后方赤白肉际处，左右共 8 穴。

快速取穴： 手背，第 1~5 指间，两手指根部之间，皮肤颜色深浅交界处。

四缝 EX-UE10

功效

消食导滞 止咳平喘

主治

小儿疳积 百日咳
小儿惊风

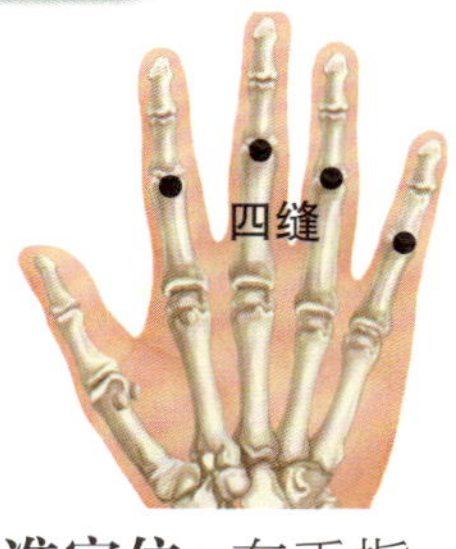

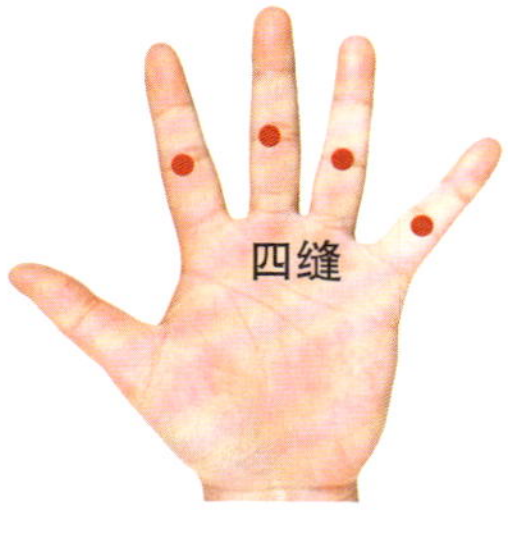

精准定位： 在手指，第 2~5 指掌面的近侧指间关节横纹的中央，一手 4 穴。

快速取穴： 手掌侧，第 2~5 指近端指间关节中点即是。

十宣 EX-UE11

功效

清热止痛 通窍定志

主治

外感发热 昏迷
休克 中暑 惊厥
急性咽喉炎
急性胃肠炎
扁桃体炎 高血压

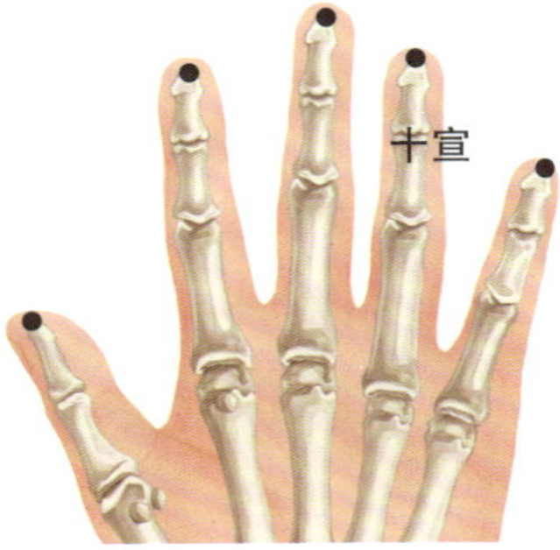

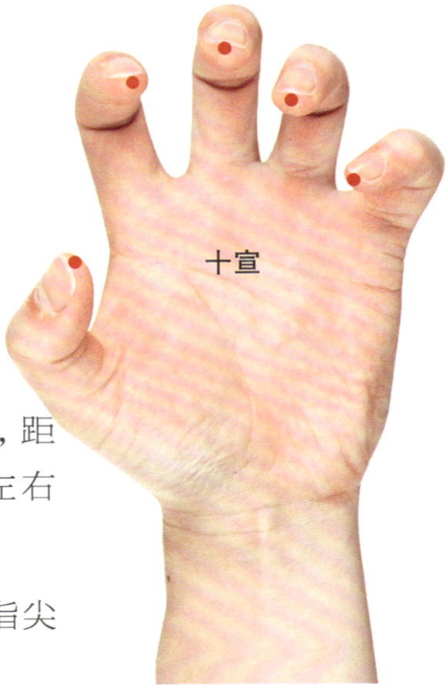

精准定位：在手指，十指尖端，距指甲游离缘 0.1 寸（指寸），左右手共 10 穴。

快速取穴：十指微屈，手十指尖端，指甲游离缘尖端处即是。

下肢穴

髋骨 EX-LE1

功效

活血止痛 通利关节

主治

腿痛 膝关节炎
膝部红肿

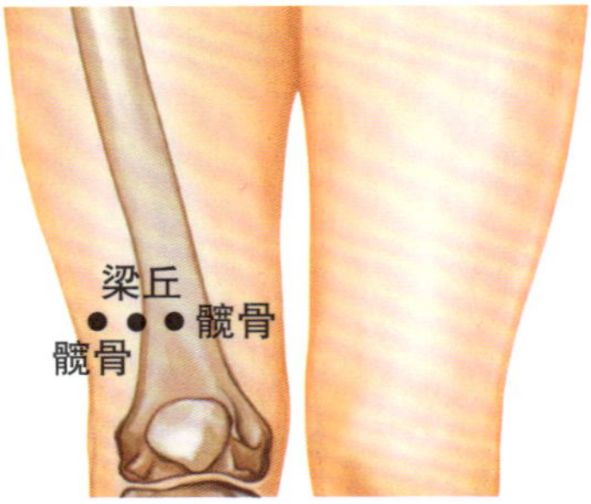

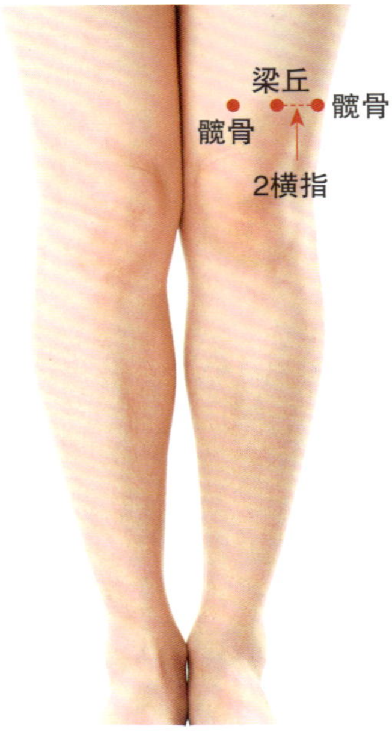

精准定位：在股前区，梁丘穴（ST34）两旁各 1.5 寸，一肢 2 穴。

快速取穴：先在髌骨外上缘上 3 横指取梁丘穴，在梁丘两侧各 2 横指处即是。

鹤顶 EX-LE2

功效

活血止痛 通利关节

主治

膝关节痛 下肢无力

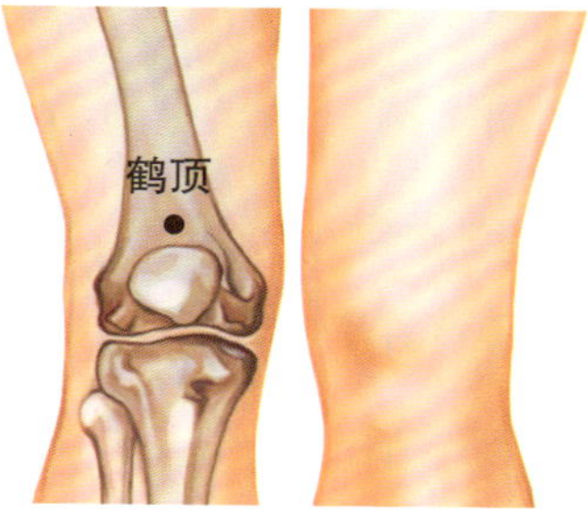

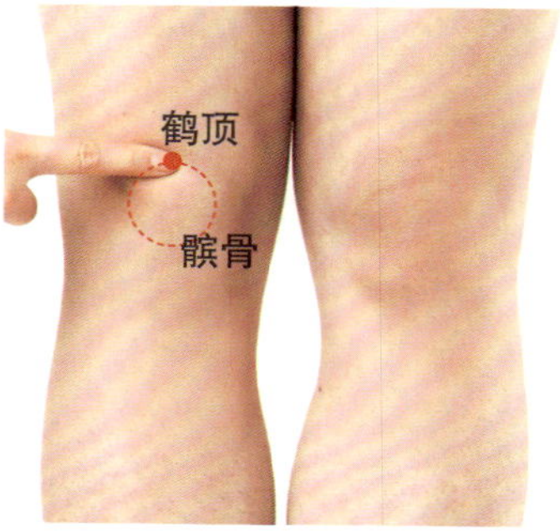

精准定位：在膝前区，髌底中点的上方凹陷中。

快速取穴：膝部正中骨头上缘正中凹陷处即是。

百虫窝 EX-LE3

功效

祛风活血 驱虫止痒

主治

荨麻疹 风疹

皮肤瘙痒 湿疹

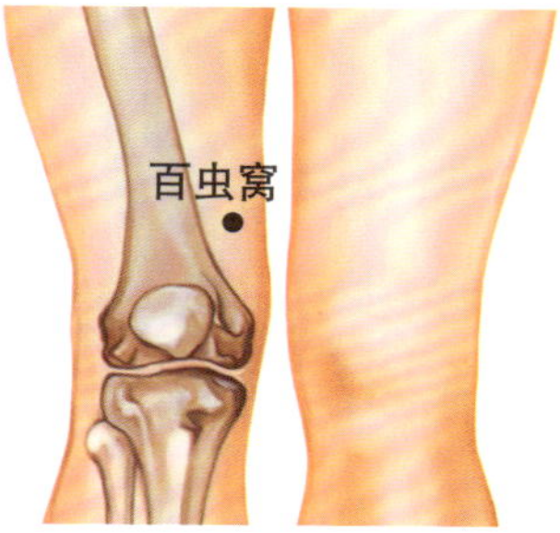

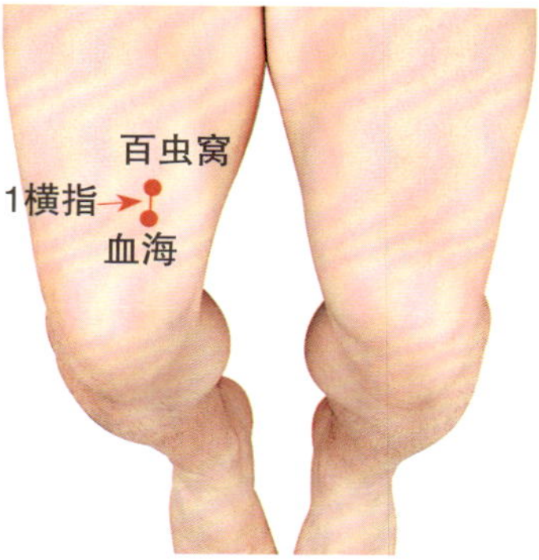

精准定位：在股前区，髌底内侧端上 3 寸。

快速取穴：屈膝，血海穴上 1 横指处即是。

内膝眼 EX-LE4

功效

祛风除湿 舒筋利节

主治

髌骨软化症

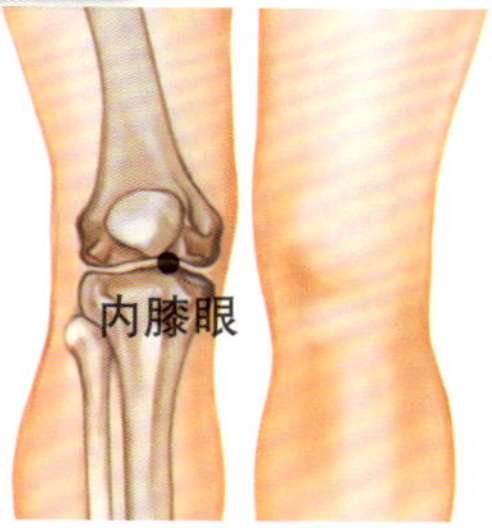

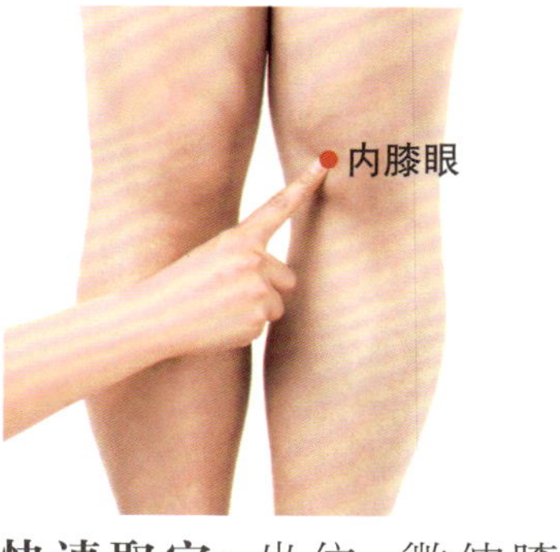

精准定位：在膝部，髌韧带内侧凹陷处的中央。

快速取穴：坐位，微伸膝关节，膝盖下内侧凹窝处即是。

胆囊 EX-LE6

功效

消炎止痛 消石驱虫
通经活络

主治

急、慢性胆囊炎
胆石症 胆绞痛
下肢瘫痪

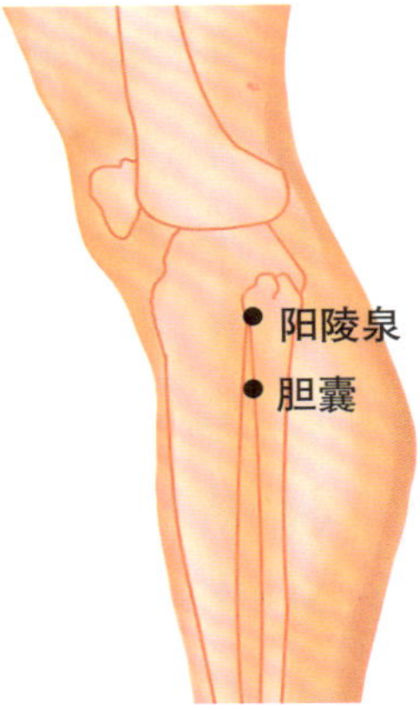

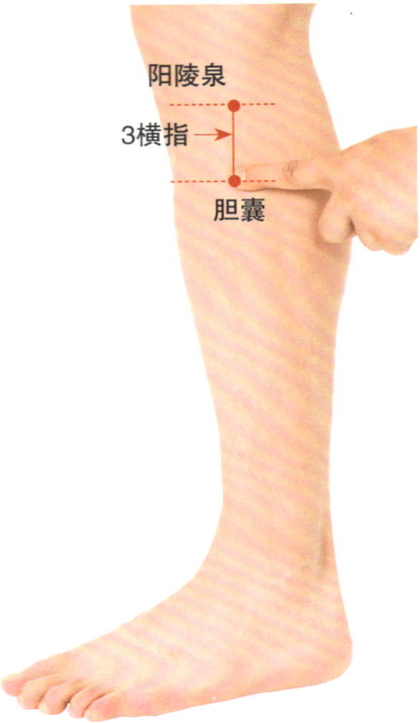

精准定位： 在小腿外侧，腓骨小头直下2寸。

快速取穴： 小腿外侧上部，阳陵泉穴直下3横指处即是。

阑尾 EX-LE7

功效

消炎止痛 消积散食
通经活络

主治

急、慢性阑尾炎
胃炎 消化不良

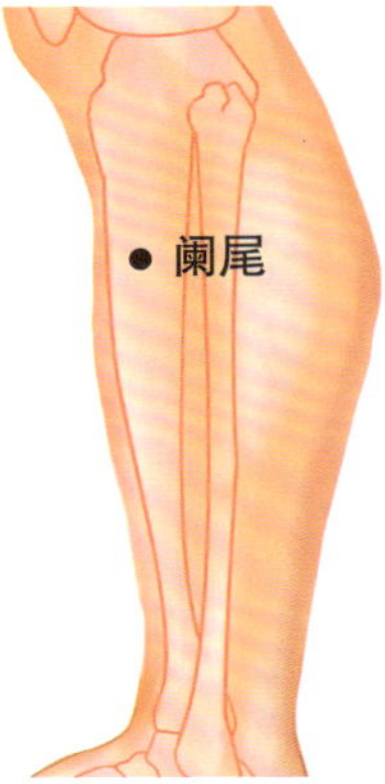

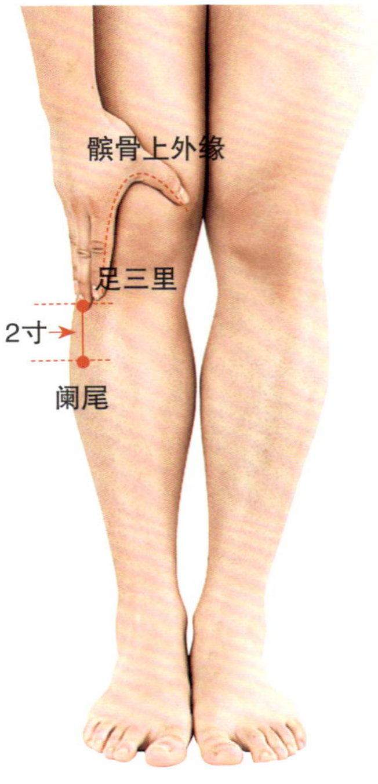

精准定位： 在小腿外侧，髌韧带外侧凹陷（犊鼻）下5寸，胫骨前嵴外1横指（中指）。

快速取穴： 足三里穴向下2寸处即是。

内踝尖 EX-LE8

功效

活络止痛 舒筋利节
舒筋活络

主治

目赤肿痛 咽喉肿痛
掌指关节痛

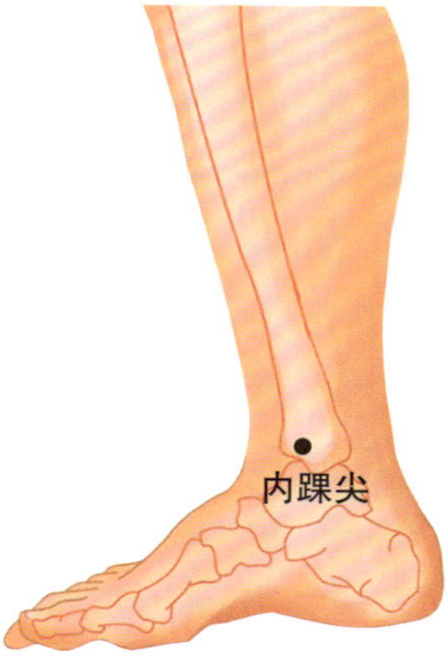

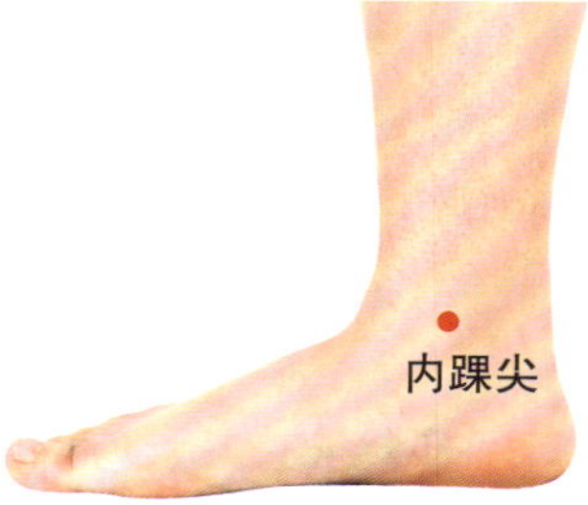

精准定位：在踝区，内踝的最凸起处。

快速取穴：正坐，垂足，内踝之最高点处即是。

外踝尖 EX-LE9

功效

活络止痛 舒筋利节

主治

牙痛 腓肠肌痉挛
寒热脚气

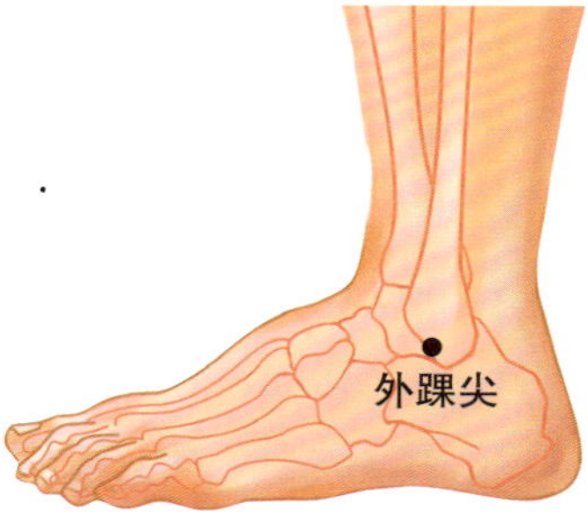

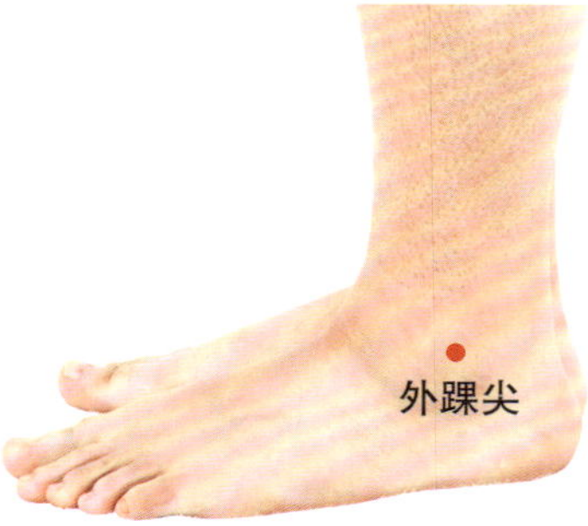

精准定位：在踝区，外踝的最凸起处。

快速取穴：正坐，垂足，外踝之最高点处即是。

八风 EX-LE10

功效

消肿止痛 清热解毒

主治

头痛 牙痛 胃痛
足背肿痛 趾痛
月经不调 脚气

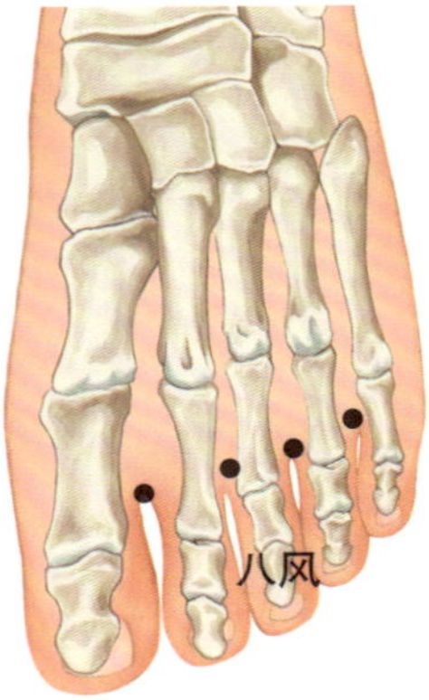

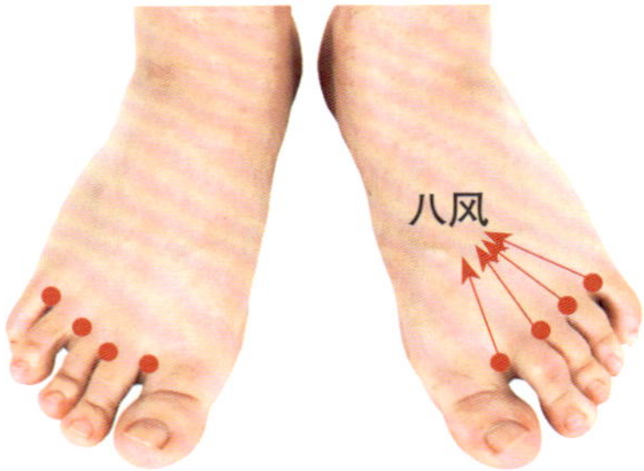

精准定位： 在足背，第 1~5 趾间，趾蹼缘后方赤白肉际处，左右共 8 穴。

快速取穴： 足 5 趾各趾间缝纹头尽处即是，一侧 4 穴。

独阴 EX-LE11

功效

息风止痛 调理冲任
调经止带

主治

疝气 心绞痛 呕吐
月经不调

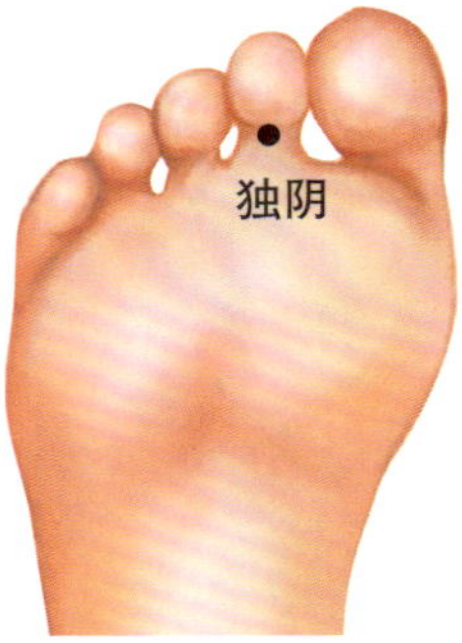

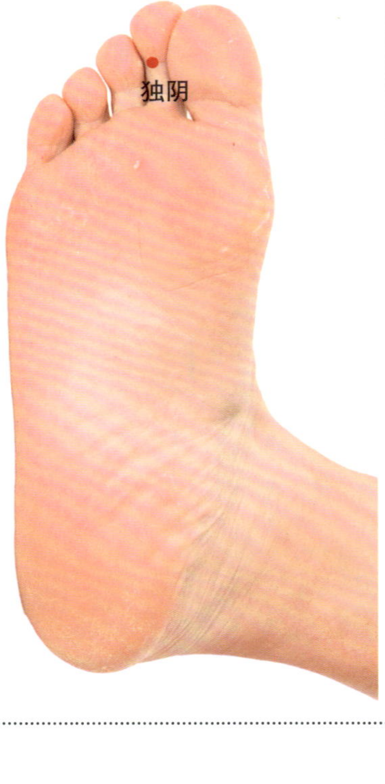

精准定位： 在足底，第 2 趾的跖侧远端趾间关节的中点。

快速取穴： 仰足，第 2 足趾掌面远端趾间关节横纹中点处即是。

气端 EX-LE12

功效

活络止痛 舒筋利节
通窍开络

主治

足背肿痛 足趾麻木

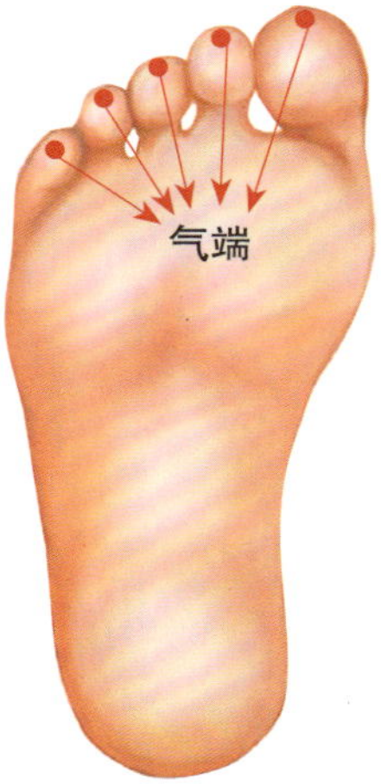

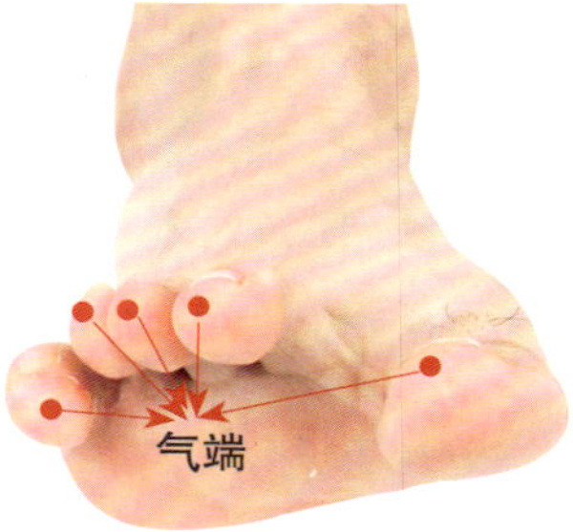

精准定位：在足趾，十趾端的中央，距趾甲游离缘 0.1 寸（指寸），左右共 10 穴。

快速取穴：正坐，足十趾尖端趾甲游离尖端即是。

附录 十四经脉腧穴及经外奇穴索引（按笔画）

五画

六画

七画

八画

九画

十画

十一画

十二画

十三画

十四画及以上

图书在版编目（CIP）数据

精准取穴专家教：视频版 / 刘乃刚，胡波主编 . -- 南京：江苏凤凰科学技术出版社，2019.1
（汉竹·健康爱家系列）
ISBN 978-7-5537-9618-5

Ⅰ . ①精… Ⅱ . ①刘… ②胡… Ⅲ . ①选穴 Ⅳ . ① R224.2

中国版本图书馆 CIP 数据核字 (2018) 第 202118 号

中国健康生活图书实力品牌

精准取穴专家教：视频版

主　　编　刘乃刚　胡　波
编　　著　汉　竹
责任编辑　刘玉锋　黄翠香
特邀编辑　张　瑜　仇　双　杨晓晔
责任校对　郝慧华
责任监制　曹叶平　方　晨

出版发行　江苏凤凰科学技术出版社
出版社地址　南京市湖南路1号A楼，邮编：210009
出版社网址　http://www.pspress.cn
印　　刷　南京精艺印刷有限公司

开　　本　720 mm × 1 000 mm　1/16
印　　张　13
字　　数　200 000
版　　次　2019年1月第1版
印　　次　2019年1月第1次印刷

标准书号　ISBN 978-7-5537-9618-5
定　　价　39.80元